国家卫生和计划生育委员会"十二五"规划教材
全国中医药高职高专院校教材
全国高等医药教材建设研究会规划教材
供中药等专业用

中药炮制技术

第 3 版

主　　编　刘　波　李　铭
副 主 编　姜建辉　张昌文　龙全江　袁国卿
编　　委　（按姓氏笔画为序）

王　妍（北京卫生职业学院）

王洪云（保山中医药高等专科学校）

龙全江（安徽中医药高等专科学校）

任燕冬（黑龙江中医药大学佳木斯学院）

刘　波（山东中医药高等专科学校）

李　铭（保山中医药高等专科学校）

李卫先（湖南中医药高等专科学校）

沈　伟（山东中医药高等专科学校）

宋　磊（山东中医药高等专科学校）

张　欣（江西中医药高等专科学校）

张昌文（湖北中医药高等专科学校）

姜建辉（四川中医药高等专科学校）

袁国卿（南阳医学高等专科学校）

谢仲德（重庆三峡医药高等专科学校）

U0370022

人民卫生出版社

图书在版编目（CIP）数据

中药炮制技术/刘波,李铭主编.—3版.—北京:人民卫生
出版社,2014

ISBN 978-7-117-18940-8

Ⅰ.①中…　Ⅱ.①刘…②李…　Ⅲ.①中药炮制学-高等
职业教育-教材　Ⅳ.①R283

中国版本图书馆 CIP 数据核字（2014）第 114699 号

人卫社官网　www. pmph. com	出版物查询，在线购书
人卫医学网　www. ipmph. com	医学考试辅导，医学数据库服务，医学教育资源，大众健康资讯

版权所有，侵权必究！

中药炮制技术
第 3 版

主　　编：刘　波　李　铭
出版发行：人民卫生出版社（中继线 010-59780011）
地　　址：北京市朝阳区潘家园南里 19 号
邮　　编：100021
E - mail：pmph @ pmph.com
购书热线：010-59787592　010-59787584　010-65264830
印　　刷：三河市君旺印务有限公司
经　　销：新华书店
开　　本：787×1092　1/16　印张：22
字　　数：549 千字
版　　次：2005 年 6 月第 1 版　2014 年 8 月第 3 版
　　　　　2018 年 8 月第 3 版第 8 次印刷（总第 15 次印刷）
标准书号：ISBN 978-7-117-18940-8/R · 18941
定　　价：40.00 元

打击盗版举报电话：010-59787491　E-mail：WQ @ pmph.com
（凡属印装质量问题请与本社市场营销中心联系退换）

《中药炮制技术》网络增值服务编委会名单

主　　编　刘　波

副 主 编　沈　伟　宋　磊　姜建辉

编　　委　(按姓氏笔画为序)

王　妍(北京卫生职业学院)

王洪云(保山中医药高等专科学校)

龙全江(安徽中医药高等专科学校)

任燕冬(黑龙江中医药大学佳木斯学院)

刘　波(山东中医药高等专科学校)

李　铭(保山中医药高等专科学校)

李卫先(湖南中医药高等专科学校)

沈　伟(山东中医药高等专科学校)

宋　磊(山东中医药高等专科学校)

张　欣(江西中医药高等专科学校)

张昌文(湖北中医药高等专科学校)

姜建辉(四川中医药高等专科学校)

袁国卿(南阳医学高等专科学校)

谢仲德(重庆三峡医药高等专科学校)

全国中医药高职高专国家卫生和计划生育委员会规划教材
第三轮修订说明

全国中医药高职高专卫生部规划教材第1版(6个专业63种教材)2005年6月正式出版发行,是以安徽、湖北、山东、湖南、江西、重庆、黑龙江等7个省市的中医药高等专科学校为主体,全国20余所中医药院校专家教授共同编写。该套教材首版以来及时缓解了中医药高职高专教材缺乏的状况,适应了中医药高职高专教学需求,对中医药高职高专教育的发展起到了重要的促进作用。

为了进一步适应中医药高等职业教育的快速发展,第2版教材于2010年7月正式出版发行,新版教材整合了中医学、中药、针灸推拿、中医骨伤、护理等5个专业,其中将中医护理学专业名称改为护理;新增了医疗美容技术、康复治疗技术2个新专业的教材。全套教材共86种,其中38种教材被教育部确定为普通高等教育"十一五"国家级规划教材。第2版教材由全国30余所中医药院校专家教授共同参与编写,整个教材编写工作彰显了中医药特色,突出了职业教育的特点,为我国中医药高等职业教育的人才培养作出了重要贡献。

在国家大力推进医药卫生体制改革,发展中医药事业和高等中医药职业教育教学改革的新形势下,为了更好地贯彻落实《国家中长期教育改革和发展规划纲要(2010-2020)》和《医药卫生中长期人才发展规划(2011-2020)》,推动中医药高职高专教育的发展,2013年6月,全国高等医药教材建设研究会、人民卫生出版社在教育部、国家卫生和计划生育委员会、国家中医药管理局的领导下,全面组织和规划了全国中医药高职高专第三轮规划教材(国家卫生和计划生育委员会"十二五"规划教材)的编写和修订工作。

为做好本轮教材的出版工作,成立了第三届中医药高职高专教育教材建设指导委员会和各专业教材评审委员会,以指导和组织教材的编写和评审工作,确保教材编写质量;在充分调研的基础上,广泛听取了一线教师对前两版教材的使用意见,汲取前两版教材建设的成功经验,分析教材中存在的问题,力求在新版教材中有所创新,有所突破。新版教材仍设置中医学、中药、针灸推拿、中医骨伤、护理、医疗美容技术、康复治疗技术7个专业,并将中医药领域成熟的新理论、新知识、新技术、新成果根据需要吸收到教材中来,新增5种新教材,共91种教材。

新版教材具有以下特色:

1. 定位准确,特色鲜明 本套教材遵循各专业培养目标的要求,力求体现"专科特色、技能特点、时代特征",既体现职业性,又体现其高等教育性,注意与本科教材、中专教材的区别,同时体现了明显的中医药特色。

2. 谨守大纲,重点突出 坚持"教材编写以教学计划为基本依据"的原则,本次教材修订的编写大纲,符合高职高专相关专业的培养目标与要求,以培养目标为导向、职业岗位能力需求为前提、综合职业能力培养为根本,注重基本理论、基本知识和基本技能的培养和全面素质的提高。体现职业教育对人才的要求,突出教学重点、知识点明确,有与之匹配的教学大纲。

3. 整体优化,有机衔接　本套教材编写从人才培养目标着眼,各门教材是为整个专业培养目标所设定的课程服务,淡化了各自学科的独立完整性和系统性意识。基础课教材内容服务于专业课教材,以"必需,够用"为度,强调基本技能的培养;专业课教材紧密围绕专业培养目标的需要进行选材。全套教材有机衔接,使之成为完成专业培养目标服务的有机整体。

4. 淡化理论,强化实用　本套教材的编写结合职业岗位的任职要求,编写内容对接岗位要求,以适应职业教育快速发展。严格把握教材内容的深度、广度和侧重点,突出应用型、技能型教育内容。避免理论与实际脱节,教育与实践脱节,人才培养与社会需求脱节的倾向。

5. 内容形式,服务学生　本套教材的编写体现以学生为中心的编写理念。教材内容的增减、结构的设置、编写风格等都有助于实现和满足学生的发展需求。为了解决调研过程中教材编写形式存在的问题,本套教材设有"学习要点"、"知识链接"、"知识拓展"、"病案分析(案例分析)"、"课堂讨论"、"操作要点"、"复习思考题"等模块,以增强学生学习的目的性和主动性及教材的可读性,强化知识的应用和实践技能的培养,提高学生分析问题、解决问题的能力。

6. 针对岗位,学考结合　本套教材编写要按照职业教育培养目标,将国家职业技能的相关标准和要求融入教材中。充分考虑学生考取相关职业资格证书、岗位证书的需要,与职业岗位证书相关的教材,其内容和实训项目的选取涵盖相关的考试内容,做到学考结合,体现了职业教育的特点。

7. 增值服务,丰富资源　新版教材最大的亮点之一就是建设集纸质教材和网络增值服务的立体化教材服务体系。以本套教材编写指导思想和整体规划为核心,并结合网络增值服务特点进行本套教材网络增值服务内容规划。本套教材的网络增值服务内容以精品化、多媒体化、立体化为特点,实现与教学要求匹配、与岗位需求对接、与执业考试接轨,打造优质、生动、立体的网络学习内容,为向读者和作者提供优质的教育服务、紧跟教育信息化发展趋势并提升教材的核心竞争力。

新版教材的编写,得到全国40余家中医药高职高专院校、本科院校及部分西医院校的专家和教师的积极支持和参与,他们从事高职高专教育工作多年,具有丰富的教学经验,并对编写本学科教材提出很多独到的见解。新版教材的编写,在中医药高职高专教育教材建设指导委员会和各专业教材评审委员会指导下,经过调研会议、论证会议、主编人会议、各专业编写会议、审定稿会议,确保了教材的科学性、先进性和实用性。在此,谨向有关单位和个人表示衷心的感谢!

希望本套教材能够对全国中医药高职高专人才的培养和教育教学改革产生积极的推动作用,同时希望各位专家、学者及读者朋友提出宝贵意见或建议,以便不断完善和提高。

全国高等医药教材建设研究会
第三届全国中医药高职高专教育教材建设指导委员会
人民卫生出版社
2014 年 4 月

全国中医药高职高专第三轮规划教材书目

中医学专业

1	大学语文（第3版）	孙 洁	12	中医妇科学（第3版）	盛 红
2	中医诊断学（第3版）	马维平	13	中医儿科学（第3版）★	聂绍通
3	中医基础理论（第3版）★	吕文亮	14	中医伤科学（第3版）	方家选
		徐宜兵	15	中药学（第3版）	杨德全
4	生理学（第3版）★	郭争鸣	16	方剂学（第3版）★	王义祁
5	病理学（第3版）	赵国胜	17	针灸学（第3版）	汪安宁
		苑光军	18	推拿学（第3版）	郭 翔
6	人体解剖学（第3版）	盖一峰	19	医学心理学（第3版）	侯再金
		高晓勤	20	西医内科学（第3版）★	许幼晖
7	免疫学与病原生物学（第3版）	刘文辉	21	西医外科学（第3版）	贾 奎
		刘维庆	22	西医妇产科学（第3版）	周梅玲
8	诊断学基础（第3版）	李广元	23	西医儿科学（第3版）	金荣华
9	药理学（第3版）	侯 晞	24	传染病学（第2版）	陈艳成
10	中医内科学（第3版）★	陈建章	25	预防医学	吴 娟
11	中医外科学（第3版）★	陈卫平			

中医骨伤专业

26	中医正骨（第3版）	莫善华	30	骨科手术（第3版）	黄振元
27	中医筋伤（第3版）	涂国卿	31	创伤急救（第3版）	魏宪纯
28	中医骨伤科基础（第3版）★	冼 华	32	骨伤科影像诊断技术	申小年
		陈中定	33	骨科手术入路解剖学	王春成
29	中医骨病（第3版）	谢 强			

中 药 专 业

34	中医学基础概要（第3版）	宋传荣	40	中药方剂学（第3版）	吴俊荣
		何正显			马 波
35	中药药理与应用（第3版）	徐晓玉	41	有机化学（第3版）★	王志江
36	中药药剂学（第3版）	胡志方			陈东林
		李建民	42	药用植物栽培技术（第2版）★	宋丽艳
37	中药炮制技术（第3版）	刘 波	43	药用植物学（第3版）★	郑小吉
		李 铭			金 虹
38	中药鉴定技术（第3版）	张钦德	44	药事管理与法规（第2版）	周铁文
39	中药化学技术（第3版）	李 端			潘年松
		陈 斌	45	无机化学（第3版）	冯务群

★为"十二五"职业教育国家规划教材。

第三届全国中医药高职高专教育教材建设指导委员会名单

顾　问

刘德培　于文明　王　晨　洪　净　文历阳　沈　彬　周　杰
王永炎　石学敏　张伯礼　邓铁涛　吴恒亚

主任委员

赵国胜　方家选

副主任委员（按姓氏笔画为序）

王义祁　王之虹　吕文亮　李　丽　李　铭　李建民　何文彬
何正显　张立祥　张同君　金鲁明　周建军　胡志方　侯再金
郭争鸣

委　员（按姓氏笔画为序）

王文政　王书林　王秀兰　王洪全　刘福昌　李灿东　李治田
李榆梅　杨思进　宋立华　张宏伟　张俊龙　张美林　张登山
陈文松　金玉忠　金安娜　周英信　周忠民　屈玉明　徐家正
董维春　董辉光　潘年松

秘　书

汪荣斌　王春成　马光宇

第三届全国中医药高职高专院校中药专业教材评审委员会名单

主任委员

胡志方

副主任委员

李　铭　潘年松

委　员（按姓氏笔画为序）

李　端　杨德全　宋丽艳　张钦德　陈　斌　金　虹

前　言

为了更好地贯彻落实《国家中长期教育改革和发展规划纲要》和《医药卫生中长期人才发展规划(2011—2020年)》,推动中医药高职高专教育的发展,培养中医药类高级技能型人才,在总结汲取前两版教材成功经验的基础上,在全国高等医药教材建设研究会、全国中医药高职高专教材建设指导委员会的组织规划下,按照全国中医药高职高专院校各专业的培养目标,确立本课程的教学内容并编写了本教材。

本次修订始终贯彻"宽基础、重实践"的原则。在体例上,突出了以能力为本位的课程特色,保留了前两版教材的优点,做到概念阐述科学规范,基本理论、基本知识力求简明扼要,操作方法力求详尽,重点突出,难点有解释。在内容上,以《中华人民共和国药典》2010年版等现行国家药品标准为依据,在第一章新增了"中药饮片GMP介绍"一节,教材内容的深度与广度能很好地体现教材的定位和特色,且较全面涵盖了执业药师考试的知识点,做到思想性、科学性、先进性、启发性和实用性相结合。

全书正文分上、下两篇。上篇为基本知识与技能部分,分四章讲述了中药炮制的基本理论、基本知识和基本技能。下篇为炮制技术部分,分十一章叙述了中药炮制的操作技术,系统介绍了242种中药的处方用名、来源、炮制方法、成品性状、炮制作用、炮制研究、贮藏等内容。教材后附有实训指导、常用炮制设备的标准操作规程,目的是强化学生实践技能和职业能力的培养;附有教学大纲,便于教师在授课过程中参考,利于学生在学习过程中把握重点;附有主要参考书目和药名索引,以便于学生查阅。

本次修订的一大特色,是新增了与纸质教材配套的网络增值服务。主要有四大模块:教学课件模块,扩展阅读模块,多媒体模块,其他资源模块。内容包括每一章的授课PPT,第五章至第十五章炮制操作的视频,纸质教材每章后复习思考题的答案,章节习题,期中、期末和执业药师考试题等。既可供教师教学参考,又能供学生自学和自我检测,为读者、作者、编辑间搭建了交流互动的平台。

本教材可供全国中医药高职高专院校、高等职业技术学院中药等专业专科层次使用,也可作为饮片生产企业职工培训和执业药师资格考试的参考用书。

本教材在修订过程中,得到了人民卫生出版社以及有关专家的热情鼓励和指导,全国许多兄弟院校和参编单位领导、教师给予了大力支持,在此一并表示衷心的感谢。

由于编者业务水平所限,书中可能存在不足之处,敬请各院校专家和读者批评指正,以便进一步修订和完善。

《中药炮制技术》编委会

2014年5月

目　录

上篇　基本知识与技能

第一章　绪　论

 学习要点

1. 中药炮制、炮炙、中药饮片的含义,炮制在历史上的称谓。
2. 中药炮制的起源与发展概况,古代炮制专著,传统制药原则。
3. 中药炮制的有关法规依据。

中药炮制是以中医药理论为指导,根据临床辨证施治用药的需要和药物自身性质,以及调剂、制剂的不同要求,制备中药饮片的一门制药技术。炮制是中医药学特有的制药术语,历史上曾有"炮炙"、"修治"、"修事"等称谓,虽然名称不同,但所叙述的内容都是一致的,而应用较多的是"炮炙"和"炮制"两词。"炮炙"古代系指用火加工处理药物的方法,但它不能确切反映和概括中药材加工处理的全貌。为了保持炮制的原意,又能较广泛地包括药物的加工技术,现代多用"炮制"一词;而"炮炙"一词,现代一般指除净制、切制以外的其他炮制方法。

中药材系指药用植物、动物或矿物的药用部分,采收后经产地初加工而成的原料药材,简称药材。

中药饮片系指药材经过炮制后可直接用于中医临床或制剂生产使用的处方药品,简称饮片。

中成药系指在中医药理论指导下,以中药饮片为原料,根据疗效确切、应用广泛的处方,按一定标准制成一定剂型的药品。

中药材、中药饮片、中成药是中药行业的三大支柱。从三者的含义中不难看出,中药材必须经过炮制,制成中药饮片,才能应用于临床和用于制备中成药,这是中医用药的一大特点。中药的疗效并非是原药材的疗效,实际是饮片的疗效,可见中药饮片在中药行业中占有十分重要的地位。

学习中药炮制的任务,一是遵循中医药理论体系,在继承传统炮制理论和技术的基础上,运用现代炮制技术和设备,进行中药饮片的炮制加工;二是应用现代科学技术对中药炮制进行整理、研究,探讨炮制原理,改进炮制工艺和设备,完善饮片质量标准,提高饮片质量,保证中医临床用药安全、有效,使中药炮制技术不断创新和发展。

第一节　中药炮制的起源与发展概况

一、中药炮制的起源

中药炮制是随着中药的发现和应用而产生的,其历史可追溯到原始社会。"药食同源"

一词,形象地概括了人类在寻找食物的过程中,逐渐认识药物的这一实践过程。人类早期为了使药物便于服用,就像处理食物一样对其进行洗净、打碎、擘成小块、锉为粗末等简单加工,这便是中药炮制的萌芽。

火的出现和应用,使人类的饮食方式从"茹毛饮血"变成了"炮生为熟"。随着火的利用和医药知识的积累,一些制备熟食的方法,如"炮"和"炙"被用于处理药物,使一些药物有了生熟之分。这样洗涤、打碎等简单加工,再加上用火处理药物的方法,便形成了中药炮制的雏形。

酒的发明与应用,在我国非常久远。在长期的生活实践中,人们逐渐用酒治病或制造药酒来治病,丰富了用药经验。特别是酒作为辅料用于炮制药物,产生了辅料制法,从而充实了中药炮制的内容。

陶器的发明与应用,出现在我国的仰韶文化时期(公元前5000年左右)。人们从最初用砂锅、陶罐等作为烹饪器和储物器,逐渐发展为早期用于药物蒸制、煮制或煅制(陶制煅药罐)的必要工具,丰富和拓展了中药炮制的内容。

二、中药炮制的发展概况

中药炮制的发展,大体可分为炮制技术的起始与形成时期、炮制理论形成时期、炮制品种和技术的扩大应用时期、振兴发展4个时期。

(一)中药炮制技术的起始与形成时期(春秋战国至宋代)

1. **汉代以前**　随着中药在医疗上的应用,产生了中药炮制方法,但方法过于简单,个别药物的简单炮制被零散地记载于古代文献中。

《五十二病方》是迄今为止我国发现的最古老的医方书,大约成书于春秋战国时期。在收录现存的283个方和247种药物中,包括了净制、切制、水制、火制、水火共制等炮制方法以及用醋、酒等辅料炮制药物的内容。书中不仅有炮、炙、燔、煅、细切、熬、渍等炮制术语,并有操作过程的简单记述,是我国现存记载中药炮制最早的医药文献。

《黄帝内经》约为战国至秦汉时期的著作。在《灵枢·邪客》中有"秫米半夏汤",方中的"治半夏"即为炮制过的半夏,可见当时已注意到了有毒药物的炮制。《灵枢·寿夭刚柔》中对治疗痹病的药物要求"㕮咀,渍酒中"。其中的"㕮咀",即切制饮片之意。说明随着中药在医疗中的应用,即产生了中药炮制的方法。

2. **汉代**　中药炮制技术有了很大的进步和发展,药物的炮制已由净制、切制的处理,开始向药性处理方面发展,同时,炮制理论也开始引起人们的注意。这个时期已初步确立了中药炮制的目的和原则,并出现了大量炮制方法和炮制品,但炮制方法比较简单。

《神农本草经》是我国第一部药学专著。书的序录中,论述了当时药物应用时的炮制原则。如在药用部位的选择方面有"药有……根茎花实、草石骨肉"。在产地采收加工、改变药性及炮制去毒方面有"药有……有毒无毒,阴干暴干,采造时月,生熟,土地所出,真伪新陈,并各有法"及"若有毒宜制,可用相畏相杀者;不尔,勿合用也"。在记载的药物中也论述了具体的炮制方法,如"露蜂房……火熬之良","桑螵蛸……采蒸之","贝子……烧"等。其中的某些方法仍为现代所运用。

张仲景不仅在医疗实践中丰富和发展了中药炮制,还在《金匮玉函经·证治总例》中提出了药物"有须烧炼炮炙,生熟有定",开创了药物生熟异用学说的先导。

知识链接

汉代药物的炮制方法多散在于处方药物的"脚注"中,与药物配伍、剂型、煎法、服用相联系,并且有些药物在不同的方剂中,分别采用不同的炮制方法,充分体现了依法炮制与辨证施治的关系。

3. 两晋、南北朝时期　由于医药的不断发展,人们对药物性能、炮制又有了许多新的认识,创立了新的炮制方法,并对当时及其以前的炮制内容进行了整理、总结,出现了中药炮制专著。

晋代,葛洪的《肘后备急方》不仅为临床医学作出了重要贡献,而且记载了80多种药物的炮制方法。书中新的炮制方法也有创立,如用干馏法制备竹沥,用大豆汁、甘草、生姜等解乌头、芫花、半夏之毒等。

梁代,陶弘景在《本草经集注》序言的"合药分剂料理法则"中,第一次将零星的炮制技术作了系统归纳。在切制方面,首次记载了中药由"㕮咀"到切制的转变。

南北朝刘宋时期,雷敩总结了前人炮制方面的记述和经验,结合当时的炮制成就撰写而成我国第一部炮制专著——《雷公炮炙论》。书中阐述药物的炮制方法较详细完备,除沿用前人的方法外,还增加了许多新方法,并广泛应用辅料炮制药物。书中记述了各种炮制方法,其中许多炮制方法具有一定的科学性。如莨菪、吴茱萸等含生物碱成分的药物用醋处理,可使生物碱成盐,增大其在水中的溶解度;茵陈等有效成分为挥发油的药物,要"勿令犯火",以防受热挥发;白芍、知母、没食子等含鞣质的药物,要竹刀刮去皮,勿令犯铁,等等,至今仍有指导意义。该书对后世中药炮制的发展有较大的影响。

4. 唐代　药物品种日益增多,炮制方法日臻完备,并首次将炮制内容作为法定内容加以收载。

孙思邈在《备急千金要方》的"合和第七"中,对药物的炮制原则作了进一步补充。不仅阐明了炮制的重要性,并且指出药物炮制已由依方脚注,逐渐发展为将药物预先进行炮制,具有了以法统药的雏形。

《新修本草》(苏敬等著)是唐代由国家颁布的第一部药典。该书把炮制内容列为法定内容,对保证和提高药品质量具有重要的意义。书中除了有煨、煅、燔、炒、蒸、煮法外,还记载了发芽法、发酵法、朴硝提净法等,并首次明确指出应以米酒、米醋作为炮制辅料。在炮制新方法上,增加了钟乳石水飞制细粉法、反复蒸曝制熟地黄法、松脂的精制法、麸炒法、童便制、酒淬法、纸炒法、醋煅淬法、黑豆蒸法、面煨法、湿纸煨法、米泔浸法、米炒法、石灰炒法等。

5. 宋代　炮制方法有了很大改进,炮制品种更加丰富,炮制目的也多样化了,为中药炮制的完善奠定了基础。现代沿用的方法,在宋代多已出现或与之近似。

唐慎微所著的《经史证类备急本草》,广泛辑录了宋以前有关药学方面的文献。宋以前大量本草书、医学书籍中丰富的炮制内容,多借此书存留大概,得以流传。该书中每味药物之后都附有炮制方法,为后世制药行业提供了药物炮制资料,后世的某些炮制专著便是辑录本书的炮制资料而成的。

《太平惠民和剂局方》(陈师文等)是宋代颁布的第一部国家成药规范。书中对药物炮制十分重视,充分体现了炮制与中药制剂的密切关系。该书强调"凡有修合,依法炮制……"并特设"论炮炙三品药石类例",专章规定了185种中药的炮制方法和要求,并对一些药物的炮制作用进行了解释,成为国家法定制药技术标准的组成部分,对保证药品质量起了很大的作用。现代应用的许多方法,特别是配制成药时的炮制方法,很多都与该书所列的方法相似。

总之,中药炮制的发展,从春秋战国至宋代主要取得了两方面的成就:一是从最早的个别药物的简单处理,发展形成了较系统的炮制通则;二是中药炮制的方法、品种初具规模,并在文献中出现了专门论述炮制内容的章节和炮制专著。这一时期,对某些药物的炮制理论也有阐述,但零散而不系统。

(二) 中药炮制理论的形成时期(金元至明代)

1. 金元时期 许多医药学家结合药物的临床应用,阐述其炮制理论,使得炮制理论不断发展和提高。这些理论对后世炮制影响很大。

王好古在《汤液本草》的"用药酒洗曝干"篇中,对酒制药物的理论进行了概括:"黄芩、黄连、黄檗、知母,病在头面及手梢皮肤者,须用酒炒之,借酒力以上腾也。咽之下、脐之上,须酒洗之,在下生用"。在"用圆散药例"篇中又说"去湿以生姜","去膈上痰以蜜"。

葛可久在《十药神书》中首次提出了"大抵血热则行,血冷则凝……见黑则止"的炭药止血理论。

2. 明代 中药炮制技术有了较大进步,炮制理论也有了显著建树。

徐彦纯在《本草发挥》中对炮制的作用有较多重要的论述,提出了童便制和盐制的炮制目的:"用附子、乌头者当以童便浸之,以杀其毒,且可助下行之力,入盐尤捷也","心虚则盐炒之","以盐炒补心肺"等。

陈嘉谟在《本草蒙筌》的"制造资水火"中指出:"凡药制造,贵在适中,不及则功效难求,太过则气味反失……酒制升提,姜制发散。入盐走肾脏,仍仗软坚;用醋注肝经,且资住痛。童便制除劣性降下,米泔制去燥性和中。乳制滋润回枯,助生阴血;蜜制甘缓难化,增益元阳。陈壁土制窃真气骤补中焦,麦麸皮制抑酷性勿伤上膈。乌豆汤、甘草汤渍曝,并解毒致令平和;羊酥油、猪脂油涂烧,咸渗骨容易脆断。有剜去瓤免胀,有抽去心除烦。"这些论述,虽有一定的局限性,但简便易诵,颇具影响。

李梴在《医学入门》中对炮制理论也有论述:"芫花本利水,无醋不能通","诸石火煅红,入醋能为末","凡药入肺蜜制,入脾姜制,入肾用盐,入肝用醋,入心用童便;凡药用火炮、汤泡、煨、炒者去其毒也"。

李时珍在《本草纲目》中将药物的炮制方法专列一项,称为"修治"。所收载的1892种药物中,有330味列有"修治"的方法。既收列前人的记载,又介绍了当时的炮制经验,并提出了自己的看法,其中记载有李时珍本人的炮制经验或见解的有144条。该书中的多数制法,至今仍为炮制生产所沿用。

缪希雍编撰的《炮炙大法》是我国第二部炮制专著。该书收载有439种药物的炮制方法,简要叙述了各药的出处、采集时间、优劣鉴别、炮制辅料、操作方法及贮存。并在卷首将前人的炮制方法归纳为17种,即"雷公炮炙十七法"。

总之,金元至明代,炮制技术方面有较大的进步,但更重要的是,人们在前人零散解释炮制作用的基础上,通过系统归纳和概括,逐步形成了较为系统的炮制理论,是中药炮制理论的形成时期。

(三) 中药炮制品种和技术的扩大应用时期(清代)

清代,在明代炮制理论和方法的基础上,增加了炮制品种,炮制理论也有补充。此时的医药文献都非常重视中药的炮制,并有专项记载炮制的方法和作用。此外,对某些炮制方法也有不同的认识和看法。

刘若金在《本草述》中收载有关炮制的药物 300 多种,记述了药物的各种炮制方法、作用、目的以及理论解释,内容丰富。该书经杨时泰修改删节为《本草述钩元》,使得原著的意旨更为明确易解。如黄芪"治痈疽生用,治肺气虚蜜炙用,治下虚盐水或蒸或炒用"等。

张仲岩所著《修事指南》为清代炮制专著。该书收录药物 232 种,较系统地叙述了各种炮制方法。张仲岩认为,炮制在中医药学中非常重要,"炮制不明,药性不确,则汤方无准而病症无验也"。并在《本草蒙筌》炮制理论的基础上,增添了一些新的理论,如"吴茱萸制抑苦寒而扶胃气,猪胆汁制泻胆火而达木郁,牛胆汁制去燥烈而清润⋯⋯""煅者去坚性,煨者去燥性,炙者取中和之性,炒者取芳香之性⋯⋯"从而充实了中药炮制的理论。

赵学敏的《本草纲目拾遗》和唐容川的《血证论》除了记载当时很多炮制方法外,还特别记载了相当数量的炭药,并在张仲景"烧灰存性"的基础上明确提出了"炒炭存性"的要求。炭药的炮制和应用,在清代有了相当大的发展,很有特色。

应当指出的是,明清时期虽然炮制品种增加很多,但有些是在当时炮制理论影响下推理出来的,所以认识上不甚一致。如赵学敏在《本草纲目拾遗》中不同意半夏长期浸泡,云:"今药肆所售仙半夏,惟将半夏浸泡,尽去其汁味,然后以甘草浸晒,入口淡而微甘,全失本性⋯⋯是无异食半夏渣滓,何益之有?"

总之,清代对某些炮制作用有所发挥,炮制品种有所增多,是炮制品种和技术的扩大应用时期。

(四) 中药炮制的振兴发展时期(现代)

现代,特别是新中国成立后,在沿用古代炮制理论和方法的基础上,运用现代科学技术和手段,对炮制方法进行了改进,对炮制原理进行了研究,对中药饮片列入药品管理作了法律规定,使中药炮制得到了前所未有的发展。

继承整理方面,新中国成立初期将散在于各地具有悠久历史的炮制经验进行了整理总结,并相继出版了《中药炮制经验集成》和《历代中药炮制法汇典》等一系列炮制专著。《中华人民共和国药典》(简称《中国药典》)从 1963 年版开始正式把中药炮制作为法定内容予以收载,在附录中收载有"炮制通则",并且在以后各版中进行了充实提高。《中医药创新发展规划纲要(2006—2020 年)》把"开展中药饮片传统炮制经验继承研究"作为优先研究领域之一。

法律和质量标准方面,《中华人民共和国药品管理法》(1984 年制定、2001 年修订)规定中药饮片属于药品,确立了中药饮片的法律地位。为实行中药饮片"批准文号"管理,《中国药典》2005 年版首次单列了 13 个中药饮片的国家药品标准,而 2010 年版单列饮片标准及列在药材品种项下的饮片标准多达 439 个。《中国药典》2010 年版还明确了中成药制剂处方为饮片入药,解决了长期以来中药饮片国家标准严重缺乏等一系列问题。原卫生部于 1988 年制定了《全国中药炮制规范》,国家中医药管理局于 1994 年制定了《中药饮片质量通则》,各省、自治区、直辖市制定了适合本地区的中药炮制规范,为中药炮制提供了法律依据和国家质量标准。

人才培养方面,一是沿袭了"师徒相承"的带徒形式,使炮制技术和实践经验得以承传,培养了从事中药炮制的专门人才和研究炮制科学的高级骨干人才;二是学校教育得到了长足发展,全国中医药院校和部分职业院校设置的中药及相关专业都开设中药炮制课,并将其列为专业课程之一,先后出版了高等和中等中医药院校统编和国家规划教材,培养了一大批中高级技术人员和高学历的科研人员,为继承和发扬中药炮制奠定了坚实的人才基础。

科研方面,已形成了由中高级科技人员组成的科研队伍。自"七五"计划以来,国家科研主管部门和生产主管部门,把中药炮制研究列为国家重点科技项目,对中药饮片生产的关键技术、关键设备进行研制,对饮片质量进行研究,取得了较大突破和显著的科研成果,基本实现了饮片炮制工艺规范化、生产设备现代化、饮片质量标准化,使中药炮制研究工作发展到了一个崭新的阶段。《中医药创新发展规划纲要(2006—2020年)》把"建立中药材、中药饮片、提取物及制剂的质量标准"作为战略目标之一,把"开展炮制工艺与设备现代化研究"、"研究建立中药材种质、品种、质量、种植、采集、加工、饮片炮制、提取等技术标准与技术规范"作为优先研究领域之一。

生产方面,为适应中医药事业的迅速发展和中药需求量的增加,自1955年以来,全国各地陆续建立了不同规模的饮片加工厂,使中药炮制向大生产、机械化、自动化加工过渡。特别是国家食品药品监督局(现国家食品药品监督管理总局)规定自2008年1月1日起,所有中药饮片生产企业必须在符合GMP的条件下生产,使全国中药饮片企业的生产条件和技术设备得到了显著改善,饮片质量得到了很大提高。《中国药典》、《全国中药炮制规范》、《中药饮片质量通则》及各省市的中药炮制规范,都对中药饮片的炮制工艺、规格质量作了明确规定,这对统一和规范炮制方法及饮片质量标准起到了保障作用。

总之,现代,在继承传统中药炮制经验的基础上,运用现代科学技术研究炮制原理,改进了炮制设备,规范了炮制工艺,制定了科学的质量标准,使中药炮制的理论和技术更趋完善。

第二节　传统的制药原则

清代徐大椿(灵胎)在《医学源流论·制药论》中要求炮制应弄清源流,去伪存真,并将传统的制药原则和具体操作方法进行了归纳,对中药炮制有很大的指导意义。

(一) 传统的制药原则

徐大椿将传统的制药原则归纳为:"或以相反为制,或以相资为制,或以相恶为制,或以相畏为制。"

1. 相反为制　系指用药性相对立的辅料(包括药物)来制约中药的偏性或改变药性。如用辛热升提的酒来炮制苦寒沉降的大黄,使药性由降转升;用辛热的吴茱萸炮制黄连,可降低其苦寒之性;用咸寒润燥的盐水炮制益智仁,可缓和其温燥之性。

2. 相资为制　系指用药性相似的辅料或某种炮制方法来增强药效。如用咸寒的盐水炮制苦寒的知母、黄柏,可增强滋阴降火作用;酒炙仙茅、阳起石,可增强温肾助阳作用;蜜炙百合可增强润肺止咳作用;蜜炙黄芪能增强补中益气作用。

3. 相恶为制　系指利用某种辅料或某种方法来减弱药物的烈性。相恶为制是中药配伍中"相恶"内容在炮制中的延伸应用。"相恶"原来是指两种药物合用,一种药物能使另一种药物作用降低或功效丧失,一般属于配伍禁忌。但据此理,炮制时可用某种辅料或方法以减弱药物的某种作用,使之趋于平和,以免损伤正气。如麸炒枳实可缓和其破气作用;米泔水制苍术可缓和其燥性。

4. 相畏为制　亦称相杀为制,系指利用某些辅料炮制药物,以制约该药物的毒副作用。如生姜能杀半夏、南星毒(即半夏、南星畏生姜),故用生姜来炮制半夏、天南星。另外,一些辅料如白矾、石灰、皂荚、蜂蜜、童便、黑豆、甘草、豆腐等,也能降低药物的毒性,也应列为"相畏为制"的内容。

（二）具体操作方法

徐大椿将具体操作方法归纳为："或制其形，或制其性，或制其味，或制其质。"

1. **制其形**　系指通过炮制，改变药物的外观形态和分开药用部位。"形"，指形状、部位。中药因形态各异，体积较大，不利于配方和煎药。所以在配方前都要通过碾、捣或切片等方法加工成饮片，煎熬时才能达到"药力共出"的要求。不同药用部位功效有异，需分开入药，《本草蒙筌》云："根梢各治，尤勿混淆。"如当归传统上就要求根梢分别入药。

2. **制其性**　系指通过炮制，改变药物的性能。如通过炮制，可增加药物的香气，以达启脾开胃的作用；可除药物的臭气，以利服用；可抑制过偏之性，免伤正气；可改变药物寒、热、温、凉或升、降、浮、沉的性质，满足临床灵活用药的要求。

3. **制其味**　系指通过炮制，调整中药的五味或矫正劣味。根据临床用药要求，用不同的方法炮制，特别是用辅料炮制，能改变中药固有的味，使某些味得以增强或减弱，达到"制其太过，扶其不足"的目的。

4. **制其质**　系指通过炮制，改变药物的性质或质地。改变药物性质的内容较广，包括改变药性和功用。如毒性药多以蒸、煮等法加热至透心而有余味；药物煨或制霜，既要求保留原有性质，又能纠偏；药物经发酵或复制等，都是在无损或少损固有药效的前提下，增加新的作用，扩大治疗范围或抑制其偏性，更好地适应临床用药的需要。改变药物质地，有利于最大限度发挥药物疗效。如穿山甲砂烫至酥泡，龟甲、鳖甲砂烫至酥脆，矿物药煅或淬至酥松等，均利于粉碎和煎出有效成分。

第三节　中药炮制的研究

中药炮制是我国的一门传统制药技术，有着悠久的历史和丰富的内涵，是中医用药的特点所在。但由于受历史条件及当时科学技术水平的限制，对炮制原理、炮制理论、工艺方法及质量标准的表述还都是经验型的，各地的炮制方法也不统一，因此有待运用现代科学方法进行深入研究，以弄清原始炮制意图，阐明炮制原理，进而改革炮制方法，统一炮制工艺和辅料，制定饮片质量标准，提高中药饮片质量，保证临床用药安全、有效。

（一）研究的内容

1. **炮制文献研究**　对古今文献进行整理、经验进行总结，是开展炮制研究必不可少的一项基础工作。研究中药炮制，既要搞清炮制的历史沿革，系统整理相关历史文献，研究炮制的起源、原始意图和演变过程，为实验研究提供参考，又要收集总结各地的炮制经验，了解各地现行的炮制方法及其应用现状，还要查阅现代文献，了解该药的研究概况。只有做好文献研究，才能搞清各类炮制方法及每味中药的炮制历史源流、原始意图和演变过程，总结前人的炮制经验和临床体会，综合分析古今文献资料，进而为现代炮制研究的正确选题和立项提供有针对性的史料线索和可靠的传统炮制依据，并恰当地运用现代科学技术知识和手段进行实验设计与研究，最终达到继承和发扬的目的。

2. **炮制原理和炮制理论的研究**　炮制原理系指药物炮制的科学依据和药物炮制的作用。炮制原理的研究是炮制研究的关键所在，其目的是探讨在一定的工艺条件下，中药在炮制过程中产生的物理变化和化学变化，以及这些变化导致药理作用的改变和产生的临床意义，从而对炮制方法作出一定的科学评价。只要弄清炮制原理，其他问题就可迎刃而解。

中药炮制的理论大多散载于历代中医药文献中,如陈嘉谟的炮制理论、"血见黑则止"的炭药止血理论,等等,这些传统炮制理论至今仍指导着中药饮片生产和中医临床用药。但古人的炮制理论太概括、不够全面,如酒制后的中药饮片并非都具升提作用(如酒熟地、酒制当归等),炭药也并非都用于止血(如灯心炭、蜂房炭等)。因此应通过现代科学研究和临床观察,以现代科研结果为依据详细加以阐明,并在此基础上提出更加科学的中药炮制新理论。

3. 中药炮制现状调查研究 采取深入实地考察、信息检索和函调相结合等方法,进行调查研究,总结现行中药炮制生产、应用、教学、科研等方面值得肯定和借鉴的成功做法以及取得的成果,同时还应指出现存的主要问题,从而提出改革意见或建议,亦为创新课题的设立提供较充分的现代炮制依据,以便明确立项目的,找准课题起点,确立研究的中心内容,把握主攻方向和预期目标。

4. 炮制工艺规范化研究 炮制工艺规范化研究的内容应包括:原料药材的来源及其规格质量、药材的净制、软化、切制、粉碎、干燥和炮炙等。通过对最佳炮制工艺筛选及其工艺技术参数的优化、中试生产及其样品稳定性考察,提供准确、可信的科研数据,确定规范化的炮制工艺技术参数。炮制工艺的研究还必须重视炮制设备的选用和配套,以及化学、药理学、毒理学、微生物学等测试指标和方法的选择,以表明最佳炮制工艺的先进性、合理性和实用性。

5. 炮制辅料的研究 炮制辅料的研究是指对炮制辅料的品种、规格、质量、用法、用量、辅料的作用、辅料炮制的原理和理论以及辅料制品的临床疗效等,进行深入探讨,以提供科学依据,进而制定各种炮制辅料的质量标准,以确保辅料制饮片的质量。

6. 中药饮片质量标准化研究 传统中药饮片的质量标准是历代中医药学家长期实践经验的积累和总结,又被称为"成品性状"。它是以饮片的形态、质地、色泽、气味等作为质量判断指标,采用眼看、口尝、鼻闻、手试等检验手段对中药饮片的质量优劣进行检测,现今饮片性状仍是判断饮片质量的主要标准。中药饮片质量标准化研究,应在传统经验认定饮片质量的基础上,运用现代科技手段进行研究,建立健全中药饮片的性状、鉴别、检查、浸出物、有效成分和有毒成分的含量等定性、定量指标及其限度和检测方法,使中药饮片达到多指标、数据化,最终实现中药饮片质量标准化。

7. 中药饮片生产设备的研制 新中国成立以来,人们在中药炮制机械设备的研制方面做了大量科研工作,取得了许多成绩。但目前现有的中药炮制设备大都不定型,其规格少、性能较差、生产效率低,致使产品质量不理想,饮片成本较高,远不能满足当前和今后中药饮片生产发展的需要。因此,急需改造旧设备,如净制设备、浸润机械、切药机、干燥机、包装机等。同时还应加快研制与传统炮制工艺或新炮制工艺相适应、相互衔接和配套的新型设备,以提高中药饮片生产能力和产品质量,并逐步实现中药饮片生产机械化、自动化、微机程控化。

8. 中药饮片片型改革的研究 中药饮片的片型现在仍以片、段、丝、块等传统饮片类型为主流。在保证中医临床疗效的基础上,必须针对传统饮片的不足之处,大力开展中药饮片片型改革研究,研制药效针对性强、方便服用、起效快速、长效高效的新型中药饮片,并制定各种规格饮片的质量标准及检测方法,从而保证或提高中药的临床疗效。

9. 中药饮片包装仓贮的研究 中药饮片的包装对保证饮片质量起着重要的作用。因此,应针对中药饮片品种繁多、性质复杂、包贮技术要求高等特点,采用多学科的高新技术,加强中药饮片的包装材料、包装方法、包装规格、包装稳定性等方面的研究,以及仓贮对中药饮片质量影响的研究,从而提供更加科学、实用的现代化仓贮保管技术。

10. 中药炮制临床应用的研究 中药炮制临床研究是指对不同规格的生、熟饮片进行临床疗效考察,研究其在复方应用中作用的异同和确切的疗效。特别是有改进或创新的炮制研究课题,更应进行临床疗效对比观察,从而证实通过研究改革后的中药饮片是确保了原有的临床疗效,还是提高了原有的临床疗效,但绝不能降低原有的疗效。炮制临床研究是为中药饮片炮制提供最具说服力的实用依据。

（二）研究的方法

1. 运用文献学研究的方法 中药炮制源于古代,只有搞清炮制历史才能搞清炮制意图,才能有目的地研究各种炮制原理及其优缺点。历代中药炮制技术和要求变化很大,其中有科学合理的,也有不尽科学合理的,甚至有误传误用的。所以通过文献学研究的方法,从古至今纵向综合分析,以搞清炮制历史的来龙去脉、原始意图、炮制方法及其变化,这是中药炮制研究的基础。

2. 运用现状调查研究的方法 运用信函、电讯、网络和深入实地考察等手段,对中药饮片炮制现状进行调查研究。一方面要了解当前中药炮制科研进度情况及存在的问题,另一方面要调查了解中药饮片生产、经营和管理、临床应用等方面的现实状况及其存在的主要问题。同时根据需要,酌情搜集有代表性的市售原药材和饮片样品,然后对此进行综合分析,在调查报告中提出个人见解,从中寻求选题范围和研究内容。

3. 应用化学的方法 中药的疗效是由其所含的有效成分决定的。中药经炮制后,所含化学成分的性质和含量会产生不同程度的改变,使药理作用、临床疗效发生相应的变化。可见,研究中药炮制前后化学成分和含量的变化是中药炮制研究的核心,它的研究结果不但能阐明炮制原理,而且能指导炮制工艺的设计和改进,也是制定质量标准的依据。

4. 应用实验药理学的方法 采用现代实验药理学方法研究中药炮制作用,已成为当前和今后中药饮片炮制研究必须采用的主要手段之一。由于中医药的实验药理学尚未完全建立健全起来,因此中药炮制研究的药理实验应尽量选用适合中医病理模型的方法和指标来进行,也可以选用公认、成熟、经典的实验药理指标和方法,深入研究中药炮制前后药理作用的变化,尤其需要对炮制工艺、辅料、片型等改革后的中药饮片进行毒理学和药效学验证,以保证中药饮片安全和有效。

5. 应用临床疗效观察的方法 中药炮制是为中医临床辨证施治服务的,目的是保证临床用药安全有效。经化学、药理学等方法进行中药炮制研究的结果,最终必须接受临床疗效的检验和验证。因此,研究中药炮制绝不能离开临床疗效。由于临床研究影响因素复杂,不可能用临床疗效指标作为炮制方法优选的手段,而往往是在各项研究指标比较成熟的条件下,以临床疗效观察作为最后验证的手段。

6. 应用多学科结合的方法 中药炮制是一门内容丰富、涉及知识面比较广的综合性学科,因此必须借助其他相关学科的新技术、新成就,应用文献学、化学、药理学、免疫学、微生物学、生物化学、物理学和临床医学等多学科相结合来进行综合性系统性研究,这种研究方法已成为现代中药炮制研究的有效途径和重要方法。多学科研究的成果比较全面、系统、准确、可靠和实用,便于推广应用。

第四节　中药炮制的法律依据及质量标准

一、中药炮制的法律依据

《中华人民共和国药品管理法》(简称《药品管理法》)是我国颁布的一部综合性药品管理法律,在中华人民共和国境内从事药品的研制、生产、经营、使用和监督管理的单位或者个人,必须遵守本法。本法将中药饮片列入药品管理,确立了中药饮片的法律地位。其第十条第二款规定:"中药饮片必须按照国家药品标准炮制;国家药品标准没有规定的,必须按照省、自治区、直辖市人民政府药品监督管理部门制定的炮制规范炮制。省、自治区、直辖市人民政府药品监督管理部门制定的炮制规范应当报国务院药品监督管理部门备案。"这便是中药炮制所必须遵守的法律依据。

二、中药饮片的质量标准

中药饮片质量的国家药品标准包括《中国药典》、《全国中药炮制规范》和《中药饮片质量通则》。国家药品标准对中药饮片有规定的,执行国家药品标准;国家药品标准没有规定的,执行地方标准,即各省、自治区、直辖市人民政府药品监督管理部门制定的《中药炮制规范》。

(一) 国家药品标准

1.《中国药典》　是我国监督管理药品质量的法定标准,是药品现代化生产和质量管理的重要组成部分,是药品生产、经营、使用和行政、技术监督管理各部门应共同遵循的法定技术依据。《中国药典》一经颁布实施,同品种的上版标准和其原国家药品标准即同时停止使用。

《中国药典》自1963年版开始,均在一部收载中药材品种,药材正文项下列有"饮片"或"炮制"项,2005年版首次单列中药饮片。现在执行《中国药典》2010年版一部的药品标准。该版药典中的饮片除需要单列者外,一般并列于药材的正文中,用"饮片"与药材分开,饮片正文中列有炮制方法、鉴别、检查、含量测定、性味归经、功能主治、用量用法、注意、贮藏等。药材正文中未列饮片和炮制项的,其名称与药材名相同,该正文同为药材和饮片标准;正文中饮片炮制项为净制、切制的,其饮片名称或相关项目与药材相同。药典后的附录中设有"炮制通则",规定了各种炮制方法的含义、具有共性的操作方法及质量要求,是国家监督管理药品质量的法定技术标准,是国家药品标准的核心。

2.《全国中药炮制规范》　是原卫生部于1988年颁布的,亦称部颁标准。原国家食品药品监督管理局(SFDA)于2003年成立后,卫生部门就不能再发布药品标准。但由于中药太庞杂,某些中药饮片标准还有待逐步更新,因此,《全国中药炮制规范》作为过渡性标准,现阶段仍然有效。本规范主要精选全国各省、自治区、直辖市近代实用的炮制品及其最合适的炮制工艺以及相适应的质量要求,力尽做到理论上有根据、实践上行得通,每一炮制品力求统一工艺。本规范的附录中收录了"中药炮制通则"及"全国中药炮制法概况表",共收载常用中药554种及其不同规格的中药饮片,属于国家药品质量标准。

3.《中药饮片质量通则》　是国家中医药管理局于1994年颁布的,亦称局颁标准。分两部分:一是《中药饮片生产过程质量标准通则(试行)》,对每一道加工工序(包括挑选整理、水处理、切制、粉碎、干燥、炮炙等)制定了质量标准;二是《中药饮片质量标准通则(试行)》,对饮片的性状、片型、水分、药屑杂质、包装等制定了质量标准,属于国家药品质量标准。

(二)地方药品标准

凡是国家药品标准收载的中药饮片品种,必须执行国家药品标准的有关规定。但是,由于中药饮片品种多,规格不一,各地用药习惯、炮制方法不统一,要将中药饮片纳入国家标准化、规范化管理,需分阶段、分品种逐步实施。因此,各省、自治区、直辖市药品监督管理部门结合其地方特色,对国家药品标准没有收载的饮片品种,制定了地方药品标准,即各省、自治区、直辖市的《中药炮制规范》。地方标准报国务院药品监督管理部门备案后,即可作为本地法定的强制性标准。但应当强调的是,地方标准应与《中国药典》和《全国中药炮制规范》、《中药饮片质量通则》相一致,只有在《中国药典》及局(部)颁标准中没有收载的品种或项目的情况下,制定出适合本地的标准才有意义。

第五节　中药饮片 GMP 介绍

原国家食品药品监督管理局在《药品生产质量管理规范》(GMP)的基础上,颁发了《中药饮片 GMP 补充规定》,补充制定了《中药饮片 GMP 认证检查项目》,并在《关于推进中药饮片等类别药品监督实施 GMP 工作的通知》中规定:所有中药饮片生产企业必须在符合 GMP 的条件下生产,凡未取得《药品 GMP 证书》的生产企业不得生产。

中药饮片 GMP 主要对人员、厂房与设施、设备、物料和产品、确认与验证、文件管理、生产管理、质量管理等方面作了规定,下面予以简要介绍。

1. 人员　企业的质量管理负责人、质量受权人应当具备医药专业大专以上学历、或中级专业技术职称、或执业药师资格,同时应有中药饮片生产或质量管理 5 年以上的实践经验,其中至少有 1 年的质量管理经验。

关键人员均应为企业的全职在岗人员。其中,质量保证和质量控制人员应具备中药材和中药饮片质量控制、鉴别真伪优劣的能力;炮制操作人员应具有中药炮制专业知识和实际操作技能,从事毒性中药材等有特殊要求的生产操作人员,应具有相关专业知识和技能,并熟知相关的劳动保护要求;养护、仓储保管人员应掌握中药材、中药饮片贮存养护知识与技能。

2. 厂房与设施　生产区应与生活区严格分开,不得设在同一建筑物内。生产区应按生产工艺流程合理布局,并设置与其生产规模相适应的净制、切制、炮炙等操作车间。厂房应易于清洁,不易产生脱落物,不易滋生霉菌;应有防止昆虫、啮齿类动物等进入的设施。

一般中药材加工炮制区,净选区内应设有拣选工作台,工作台表面应平整,不易产生脱落物;炮制过程中有产热、产汽或产尘工序的区域,应安装排风、降温设施或捕尘设备;直接口服饮片(系指无需经过煎煮,可直接口服或冲服的中药饮片)粉碎、过筛、内包装等生产区域,应参照 D 级洁净区(100000 级)的要求设置,企业应采取适当的微生物监控措施。

毒性中药材加工炮制区,应与其他饮片生产区严格分开,并使用专用设施和设备,生产的废弃物应经过处理并符合要求。

仓储区内中药材与中药饮片应分库存放;毒性或有特殊要求的中药材和中药饮片应设

专库存放,并有相应的防盗及监控设施。贮存易串味、鲜活中药材应有专库或冷藏等设施。

3. 设备 应根据中药材、中药饮片的不同特性及炮制工艺的需要,选用能满足生产工艺要求的设备。与中药材、中药饮片直接接触的设备、工具、容器应易清洁消毒,不易产生脱落物,不对药品质量产生不良影响。

4. 物料和产品 购入物料应符合药品标准、包装材料标准和其他有关标准。所用物料不得对中药饮片质量产生不良影响。直接接触中药饮片的包装材料应至少符合食品包装材料标准。

中药饮片包装必须印有或者贴有标签,注明品名、规格、产地、生产企业、产品批号、生产日期、执行标准,实施批准文号管理的中药饮片还必须注明药品批准文号。毒性和有特殊要求的中药材、中药饮片外包装上应有明显的标志。

5. 确认与验证 企业应按品种进行工艺验证,关键工艺参数应在工艺验证中体现。关键生产设备和仪器应进行确认,关键设备应进行清洁验证,且生产一定周期后应进行再验证。验证应有验证方案、验证报告以及记录,确保验证真实性。

6. 文件管理 质量管理文件应包含物料的购进、验收、贮存养护制度;应包含每种中药饮片的生产工艺规程和关键工艺参数、收率限度范围、质量标准、检验操作规程、批记录等。其中,批记录主要包括:投料记录、生产设备编号记录、生产前的检查和核对记录、生产操作记录、清场记录、关键工艺执行情况检查审核记录、特殊问题和异常事件记录、检验记录和审核放行记录。

7. 生产管理 饮片生产企业不得外购中药饮片中间产品或成品进行分包装或改换包装标签。中药饮片应按照工艺规程组织生产,在同一操作间内同时进行不同品种、规格的中药饮片生产操作应有有效的隔离措施。净制后的中药材和中药饮片不得直接接触地面;洗涤中药材应当使用流动的饮用水,用过的水不得用于洗涤其他中药材,不得同时在同一个容器中洗涤、浸润不同的中药材;毒性中药材和中药饮片的生产操作应当有防止污染和交叉污染的措施,应对炮制全过程进行有效监控。

8. 质量管理 中药材和中药饮片应按法定标准进行检验;企业应配备必要的检验仪器,并有相应标准操作规程和使用记录;检验仪器应能满足实际生产品种要求,除重金属及有害元素、农药残留、黄曲霉毒素等特殊检验项目和使用频次较少的大型仪器外,原则上不允许委托检验。每批中药材和中药饮片应当留样,中药材留样量至少能满足鉴别的需要,中药饮片留样量应为两倍检验量,留样时间至少为 1 年。

(刘 波)

❓ 复习思考题

1. 解释:中药炮制、炮炙、中药饮片。
2. 简述中药炮制的起源、发展各分为几个阶段,各阶段的主要特点是什么。
3. 说出我国古代三部炮制专著及其作者、成书年代和意义。
4. 传统的制药原则有哪些?举例说明。
5. 中药炮制研究的内容主要有哪些?
6. 中药炮制的法律依据和质量标准是什么?
7. 简述中药饮片 GMP 对厂房与设施、生产管理和质量管理的要求。

第二章　中药炮制的目的及对药物的影响

 学习要点

1. 中药炮制的目的。
2. 炮制对四气五味、升降浮沉、归经、毒性的影响,举例说明。
3. 炮制与药物临床疗效的关系,举例说明。
4. 炮制对含生物碱类、含苷类、含挥发油类、含蛋白质氨基酸类药物的影响。

第一节　中药炮制的目的

中药品种繁多,炮制方法各异,因此中药炮制的目的也是多方面的。往往一种炮制方法同时具有多种目的,或者由于炮制方法不同,一种药物同时可有多方面的作用。这些作用虽有主次之分,但彼此之间又有紧密的联系。中药炮制的目的可概括为下述几个方面。

（一）提高药物净度,确保用药质量

中药在采收、运输、贮藏保管过程中,常混有泥沙杂质、霉败品、非药用部位或疗效不同的药用部位;在切制、炮炙过程中,常产生碎屑或残存辅料,这些情况都不利于保证用药剂量的准确。通过净制处理,可使其达到规定的药用净度标准。

（二）降低或消除药物的毒性或副作用

降低毒性是中药炮制的主要目的之一。有的药物虽有较好的疗效,但因毒性或副作用较大,临床用药不安全。炮制后可降低其毒性,以发挥其特有疗效并保证用药安全。历代对有毒药物的炮制都很重视,也有较好的除毒方法和对炮制作用的论述。如川乌、草乌生品有大毒,用蒸、煮等法炮制后,毒性降低,可供内服。又如马钱子用砂烫法、斑蝥用米炒法、苍耳子用清炒法、商陆用醋炙法炮制,以降低其毒性。

炮制还可除去或降低药物的副作用。如厚朴生品辛辣峻烈,对咽喉有刺激性,姜炙后,则可消除其副作用;马兜铃味苦劣,易致恶心呕吐,蜜炙后,能降低其致呕的副作用;柏子仁具有宁心安神、润肠通便等作用,若用于宁心安神则需避免服后产生滑肠致泻的作用,去油制霜后可消除其副作用。

（三）增强疗效

增强疗效是中药炮制的主要目的之一。中药除了通过配伍来提高疗效外,炮制是达到这一目的的另一有效途径和手段。如种子类药物炒黄后,种皮爆裂,有效成分易于煎出,使药效增强。辅料炮制所用的辅料大多能与药物产生协同作用而增强疗效。如麸炒能增强健脾胃作用,醋炙能增强疏肝止痛作用,蜜炙能增强润肺止咳作用等。

（四）改变或缓和药物的性能

药物过偏的性能,会带来一定的副作用。如大寒伤阳,大热伤阴,过酸损齿伤筋,过苦伤胃耗液,过甘生湿助满,过辛损津耗气,过咸助痰湿等。为了适应不同病情和患者体质的需要,一方面可通过配伍的方法,另一方面可通过炮制的方法来改变或缓和药物偏盛的性味。如麻黄生品辛温发散,发汗力强,蜜炙后,辛散作用缓和,发汗作用减弱,止咳平喘作用增强;生地黄味甘苦性寒,能清热凉血,蒸后的熟地黄味甘性微温,具滋阴补血的功能。

(五) 改变或增强药物的作用部位和趋向

中医对疾病的部位通常以经络、脏腑来归纳,对药物作用趋向以升降浮沉来表示。

炮制能引药入经。如香附生品归肝、脾、三焦经,上行胸膈,外达肌表,醋炙后引药入肝,增强疏肝止痛作用;生小茴香入肝、肾、脾、胃经,能散寒止痛,理气和胃,盐炙后引药入肾,专行下焦,暖肾散寒,疗疝止痛。

炮制还可改变药物的作用部位和趋向。如生黄连性味苦寒,善清心火,酒炙后能引药上行,清上焦头目之火;黄柏生品性寒而沉降,酒炙后借酒升腾之力,引药上行,转降为升,清上焦湿热;知母能升能降,生品偏于升,长于泻肺胃之火,盐炙后偏于降,专于入肾,能增强滋阴降火的作用。

(六) 便于调剂和制剂

药物切制成一定规格的饮片,便于调剂时称量和配方的煎煮。如自然铜、石决明、穿山甲等矿物类、贝壳类及动物骨甲类药物,质地坚硬,难于粉碎,不便于制剂和调剂,采用明煅、煅淬、砂烫等方法炮制能使其质地酥脆,易于粉碎和煎出有效成分。

(七) 矫臭矫味,利于服用

动物类或其他具有腥臭味的药物,往往为病人所厌恶,难以口服或服后出现恶心、呕吐等不良反应。炮制能矫其腥臭味,以便于服用。如九香虫用清炒法,僵蚕用麸炒法,鳖甲、龟甲用砂烫醋淬法,乌梢蛇、蕲蛇用酒炙法,五灵脂、乳香、没药用醋炙法,人中白用水漂法等,都能达到矫臭矫味的目的。

(八) 利于贮藏及保存药效

药物在加工炮制过程中都经过干燥处理,使其含水量降低,并能杀死霉菌,避免霉烂变质,有利于贮存。某些药物蒸后还可杀死虫卵,防止孵化,达到利于贮存的目的,如桑螵蛸等。有效成分为苷类的药物,经加热处理能破坏酶,避免有效成分被酶解损失,以达到保存药效的目的,如黄芩、苦杏仁、芥子、槐花等。

(九) 制造新药,扩大用药品种

炮制可制造某些新的药物,以扩大用药品种。如人头发通常不作药用,但经扣锅煅法制成的血余炭,则为止血散瘀之良药;棕榈生品一般不入药,煅制成的棕榈炭具有收涩止血的功能;大麦经发芽制成麦芽,具有消食、疏肝的作用。某些药物又可通过炮制使一药多用,如黑豆生品具滋补肝肾、养血祛风、解毒的功能;黑豆经干馏制成的黑豆馏油,具有止痒、收敛的功能;经发酵制成的淡豆豉,具有解表、除烦的功能;经发芽制成的大豆黄卷,具有清热利湿、发汗解表的功能。

第二节 炮制对药性的影响

(一) 炮制对四气五味的影响

四气五味是中药的基本性能之一。四气包括寒、热、温、凉,五味有酸、苦、甘、辛、咸之不同。性味是每味药物所固有的,并且各有所偏,中医就是借助其偏性来治疗阴阳偏胜偏衰的病变。常通过炮制对药物性味产生影响,达到调整药物治疗作用的目的。

炮制对药物性味的影响大致有 3 种情况:一是通过炮制,纠正药物过偏之性。如性味苦寒的黄连,经辛温的姜汁制后,其苦寒之性得以缓和以免伤中,即所谓以热制寒,属于传统的相反为制,简称"反制"。二是通过炮制,使药物的性味增强。如黄连经性味苦寒的胆汁制后,其苦寒之性增强,即所谓"寒者益寒";性味辛热的仙茅,经辛热的酒制后,增强其温肾壮阳的作用,即所谓"热者益热",属于传统的相资为制,亦称"从制"。三是通过炮制,改变药物性味,扩大药物的用途。如天南星辛温,善于燥湿化痰,祛风止痉;加胆汁制成的胆南星,则性味转为苦凉,具有清热化痰、息风定惊的功能。

(二)炮制对升降浮沉的影响

升降浮沉是指药物作用于机体的趋向。升降浮沉与性味有着密切的关系。《本草备要》云:"气厚味薄者浮而升,味厚气薄者沉而降,气味俱厚者能浮能沉,气味俱薄者可升可降。"一般而言,性温热、味辛甘的药物,属阳,作用升浮;性寒凉、味酸苦咸的药物,属阴,作用沉降。

药物经炮制后,由于性味的变化,可以改变其作用趋向,尤其对具有双向性能的药物更明显。明代李时珍在《本草纲目》中指出:"升者引之以咸寒,则沉而直达下焦;沉者引之以酒,则浮而上至巅顶。"药物大凡生升熟降。辅料的影响更明显,通常酒炒性升,醋炒收敛,盐炒则下行。如黄柏性味苦寒,主降,酒制后作用向上,主升,清上焦湿热;砂仁性味辛温,作用升浮,具有行气开胃、化湿醒脾的功能,盐制后,作用沉降,下行温肾散寒,理气安胎;莱菔子能升能降,生品以升为主,用于涌吐风痰,炒后以降为主,长于降气化痰,消食除胀。

(三)炮制对归经的影响

药物的作用部位常以归经来表示。所谓归经,系指药物有选择性地对某些脏腑或经络表现出明显的作用,而对其他脏腑或经络的作用不明显或无作用。中药炮制很多是以归经理论作指导的,特别是用某些辅料炮制药物,如醋制入肝经、盐制入肾经等。

炮制可引药入经或改变归经。如益智仁性味辛温,归脾、肾经,具有温脾止泻、摄唾涎、暖肾、固精缩尿的功能,盐炙后引药入肾,专行下焦,长于固精缩尿;生地黄味甘、苦,性寒,归心、肝经,能清热凉血,炮制后的熟地黄味甘性温,主入肾经,能滋阴补血,益精填髓。

(四)炮制对毒性的影响

炮制可达到消除或降低药物毒性的目的,从而保证临床用药安全有效。去毒常用的方法有净制、浸漂、炒黄、米炒、砂烫、醋制、蒸制、煮制、制霜、水飞等。这些方法既可单独运用,也可几种方法联合运用。如蕲蛇去头,半夏用白矾水浸泡,苍耳子炒黄,斑蝥米炒,马钱子砂烫,芫花、狼毒醋制,川乌、草乌蒸或煮,硫黄、藤黄用豆腐制,吴茱萸用甘草汁制,巴豆去油制霜,朱砂、雄黄水飞等,均可达到除毒的目的。

炮制有毒药物时一定要注意去毒与保存药效并重,并且应根据药物的性质和毒性表现,选用恰当的炮制方法,才能收到良好的效果。

第三节　炮制对药物临床疗效的影响

中药炮制是中医长期临床用药经验的总结,炮制方法的确定应以临床需求为主要依据。炮制工艺是否合理,方法是否恰当,直接影响药物临床疗效的发挥。

15

（一）净制对药物疗效的影响

中药净制方法虽然比较简单，但对药效的影响很大。由于原药材中常混有一些杂质或非药用部位，或各个部位作用不同，若一并入药会影响药用剂量的准确，而降低疗效，甚至会造成医疗事故。因此，中药在用于临床以前，需经过净制处理方能入药。如巴戟天的木心为非药用部位，且占的比例较大，若不除去，则用药剂量不准，降低疗效；麻黄茎具发汗作用，而麻黄根具止汗作用，二者作用不同，必须分开分别药用。有的药材中还可能混有外形相似的其他有毒药物，如八角茴香中混入莽草，黄芪中混入狼毒，贝母中混入光菇子，天花粉中混入王瓜根等，这些异物若不拣出，轻则中毒，重则造成死亡。

（二）切制对药物疗效的影响

中药材切制前，需经过软化处理，但软化时，控制水处理的时间和吸水量很重要，若浸泡时间过长，吸水量过多，则药材中的成分大量流失，降低疗效。如槟榔软化时，若长时间浸泡，则槟榔碱损失严重。若用蒸、煮法软化药材，还应控制温度和时间，以免有效成分被破坏。如黄芩用蒸煮法软化，若蒸制或煮制时间太长，黄芩苷会被水解或分解，而降低药效。

切制时，若饮片厚薄、长短、粒度相差太大，在煎煮过程中就会出现易溶、难溶、先溶、后溶等问题，煎出液将会取气失味或取味失气，达不到气味俱存的目的，也就影响了药物疗效的发挥。因此，切制饮片时，应根据药物的性质，切制出符合规定的合格饮片。如调和营卫的桂枝汤，方中桂枝以气胜，白芍以味胜。若白芍切厚片，则煎煮时间不好控制，煎煮时间短，虽能全桂枝之气（味），却失白芍之味；煎煮时间长，虽能取白芍之味，却失桂枝之气。方中桂枝和白芍为主药，均切薄片，煎煮适当时间，即可达到气味共存的目的。

饮片干燥也很重要，切制后的饮片含水量高，若不及时干燥，或干燥方法不得当，就会造成有效成分损失，甚或发霉变质，不堪药用。

（三）加热炮制对药物疗效的影响

加热是中药炮制的重要手段。一种是干热炮制，即主要用火加热，是中药炮制最重要的手段之一，如清炒法、煅法、煨法、烘焙法、干馏法等。另一种是湿热炮制，即为水火共制的一类炮制方法，如蒸法、煮法、燀法、提净法、复制法等。

干热炮制的各种方法中以炒制和煅制应用最广泛。药物炒制，其方法简便，但在提高药物疗效、抑制偏性、减少毒副作用方面都收到良好效果，并可从多种途径改变药效。如种子和细小的果实类药物炒后不仅有香气，而且有利于有效成分的煎出而提高疗效；苦寒药物炒后苦寒之性缓和，免伤脾阳，如炒栀子；温燥药或作用较猛的药物炒后可缓和烈性，如炒牵牛子、麸炒苍术、麸炒枳实；毒性大的药物，炒后可降低毒性，如砂烫马钱子；有异味的药物炒后可矫臭矫味，利于服用，如麸炒僵蚕、炒九香虫等；荆芥生用发汗解表，炒炭则能止血。由此可见，中药采用清炒或加辅料炒等法处理，能从不同途径调整药效，满足临床不同的用药要求。

煅制可使质地坚硬的矿物类和动物甲壳类药物变得酥脆，利于煎煮和粉碎，使药物疗效增强，有的也会发生作用的改变。如白矾煅后燥湿、收敛作用增强；石膏煅后具收敛生肌作用。头发通常不入药，煅炭后则为有效的止血药。

此外，煨法、干馏等法对药物疗效也有明显影响。药物煨制后药效常有明显的变化，如木香生品行气止痛作用明显，而煨木香则专于实肠止泻。干馏法可制造新药，如以淡竹为原料，经火烤灼而制备的鲜竹沥，对痰热咳嗽有良效。

湿热法炮制，加热温度比较恒定，易控制，因此加热时间和用水量才是影响药物疗效的主要因素。若上述条件掌握不好,会造成药物炮制程度的"不及"或"太过",而影响疗效。程度不及,达不到熟用的目的;程度太过,则会降低疗效或丧失疗效。如蒸制何首乌时,若时间太短,服后仍可出现便溏或腹泻,甚至有轻微的腹痛现象;苦杏仁焯制时间过短和水量过少则达不到杀酶的目的,不利于苦杏仁苷的保存,时间过长苦杏仁苷又易溶于水或被水解,降低药效。

（四）辅料炮制对药物疗效的影响

中药炮制的常用辅料可分为固体辅料和液体辅料。辅料炮制常与加热的方法相结合,所以对药物的影响比较复杂,实际是辅料与加热的综合作用。从对药物的影响来看,液体辅料比固体辅料影响的范围更广泛。中药加入辅料用不同方法炮制,可借助辅料发挥协同、调节作用,使固有性能有所损益,以尽量符合临床治疗的要求。例如,酒制既可缓和性味苦寒药物的苦寒之性,免伤脾胃,又能引药上行,清上焦之火,如酒黄连等;醋制能使活血药作用缓和而持久,提高疗效,如醋五灵脂、醋乳香等;盐制能使温肾药增强补肾作用,如盐补骨脂等;姜制能增强药物化痰止呕作用,如姜半夏、姜竹茹等;蜜制能增强止咳药止咳平喘或补气药补中益气的作用,如蜜紫菀、蜜百部、蜜黄芪等;麸炒能缓和药物辛燥之性,增强健脾胃的作用,如麸炒苍术、麸炒白术等;土炒能增强药物健脾止泻的作用,如土白术等。

总之,中药炮制与临床疗效有着密切的关系。药物通过不同的方法和不同的辅料炮制后,可以从不同途径,以不同方式,趋利避害,提高疗效。

第四节　炮制对调剂和制剂的影响

中药材必须经过一定的炮制加工制成中药饮片,才能应用于临床配方和制剂。不同的处方对药物会有不同的炮制要求,而不同的剂型也会对炮制有特殊的要求。同时,中药饮片的质量又会直接影响调剂与制剂的质量。由此可见,炮制与调剂和制剂的关系极为密切,炮制对保证调剂和制剂的质量有着重要的意义。

（一）炮制对中药调剂的影响

利于调剂是中药炮制的目的之一。中药调剂主要是针对调配汤剂处方而言,在调配处方时,应力求称量准确与方便,利于煎煮。中药材只有经过炮制加工制成一定规格的饮片,并使其达到药用净度标准,才能符合调配时的要求。

1. 保证配方的质量和剂量的准确　中药材中常残留一些杂质、霉变品、虫蛀品及非药用部位或疗效不同的药用部分,通过净选加工,使中药材符合药用净度和纯度标准,从而保证了配方药物的质量和药用剂量的准确。

2. 利于配方时的称量　许多中药材或形体粗大、细长,或体积膨大,或质地坚硬,不利于配方时药物的称量,特别不利于配方中微小剂量的称量。经炮制加工成一定规格的饮片,如切成片、丝、块、段,或粉碎成一定粒度的粉末,可使其形体变小,便于配方调配时的称量和分剂量。

3. 利于汤剂的制备　中药材经炮制后,制成一定规格的中药饮片或粗末,使其比表面积增大,煎煮时,有利于溶媒渗入药材组织细胞内,能加速药材中有效成分的浸出,从而提高汤剂的质量,利于药物疗效的发挥。

4. 利于随方炮制　处方是根据辨证的结果,在具体治则、治法指导下选用的方药。由于病证的不同,对处方中的药物往往有某些特殊的炮制要求。而按处方要求临时随方炮制,即可满足临床治疗疾病的需要。

5. 利于调配和复核　中药饮片能显露出其特有的内部组织结构特征,某些中药饮片还具有特有的、甚至是固定的片型,便于配方调配与复核时对药物的识别和鉴别,避免差错事故的发生。

(二) 炮制对中药制剂的影响

利于制剂是中药炮制的目的之一。中药饮片是中药制剂的基本原料,一般情况下,中药制剂各剂型处方中的药物,需按要求"依法炮制"。因为不同的处方,有不同的炮制要求;而不同的剂型,亦会有不同的炮制要求。

1. 使制剂处方中的药物符合药用净度标准　中药制剂中的内服药,其给药途径多为口服,这就需要按照药品卫生标准严格要求。净制可保证药材品质及入药部位的准确性。因此,净制对中药制剂的质量与疗效影响很大,不容忽视。如皮壳、绒毛、果核、粗皮、木心等,往往作用很弱或无作用,若不除去,则会影响剂量,降低疗效。

2. 为制剂处方提供符合规格要求的中药饮片　制备中成药的原料,需将中药材按处方要求"依法炮制",加工成符合制剂要求的中药饮片,以确保中药制剂的疗效。如全鹿丸中的杜仲需要用盐水炒,首乌冲剂中需用制首乌作原料,十全大补丸中熟地黄不能用生地黄代替。某些中成药方中的药物还需特殊处理或比汤剂要求更严。如附桂理中丸,为了突出温中的功效,党参和甘草要求蜜酒炙,取其增强温补中气的作用;干姜制成炮姜,使其作用持久;白术赤石脂炒,增强补脾止泻作用。某些有毒中药,制备丸、散剂前更应依法严格炮制。如乌头类药物,如果炮制不当,不仅疗效欠佳,而且能引起中毒。

3. 利于制剂制备时的粉碎和煎煮　制剂处方中的中药,均以饮片形式配方,并要求有一定的形状、大小、规格。饮片切制时,必须按饮片制备程序炮制加工,这样既能最大限度地保存有效成分,又利于粉碎,有益于服后吸收,便于发挥疗效。若太厚太大会影响有效成分的溶出,或给粉碎带来困难;太小太碎煎煮时容易成糊状,影响有效成分的煎出和煎液的过滤。又如质地坚硬(或坚韧)的矿物类、动物甲壳类药物,经煅烧或砂烫等方法炮制后,质地变得酥脆;果实种子类药物有其坚硬的果皮或种皮,炒后鼓起、爆裂,质地酥松,均有利于制备时的粉碎和煎煮。

总之,应根据中药调剂和制剂处方中药物的不同要求,规范炮制工艺,决不能轻率简化甚至改变,务求与理法方药取得一致,才能确保用药安全有效。

第五节　炮制对药物理化性质的影响

药物的理化性质,是药物发挥临床作用的基础。药物经炮制后,能使其理化性质发生不同程度的变化,可能是量变,也可能是质变。有的成分被溶解出来,使成分含量增加;有的成分被分解破坏,使成分含量减少;也可能产生新的成分。因此,研究中药炮制前后理化性质的变化,对探讨中药炮制作用和炮制原理具有重要意义。但由于某些中药的有效成分还不甚明了,所以不能系统地对其进行研究,也就不能全面深刻地论述这一问题。本节仅就下列几个方面予以简述。

(一) 炮制对含生物碱类药物的影响

生物碱是一类存在于生物体内的含氮有机化合物,大多有明显的生物活性。生物碱通常有类似碱的性质,能与酸结合成盐。游离生物碱一般不溶或难溶于水,而溶于乙醇、三氯甲烷等有机溶剂;生物碱盐一般能溶于水和乙醇等极性有机溶剂,而难溶于极性小的有机溶剂。所以常用酒、醋等作为炮制辅料。

净制:能提高药物的纯净度。如黄柏中的小檗碱存在于皮中,净制后,除去残存的外部粗皮和内部的木质部,能提高药用剂量的准确性。麻黄茎与根、莲子肉与心,所含的生物碱成分不同,作用也不同,需分开,以提高药用部位的净度。

水制:易使水溶性生物碱流失。因此用水处理时,要尽量减少与水的接触时间。含水溶性生物碱的药物有黄连、黄柏、槟榔、苦参、广豆根、麻黄等。

加热炮制:能使某些生物碱被水解、分解或挥发。如毒性大的乌头碱经蒸、煮法炮制后水解生成毒性小的乌头次碱和乌头原碱;士的宁经高温砂烫能生成异士的宁及氮氧化合物而降低毒性;小檗碱受热过高易被破坏,因此炮制黄连、黄柏时温度不可过高,时间不可过长;槟榔碱遇热易挥发散失,干燥时,不宜暴晒。石榴皮、龙胆、山豆根等药物中所含生物碱遇热活性降低,而所含生物碱又是有效成分,因此以生用为宜。

酒制:有利于生物碱的煎出。酒中含有乙醇,是一种良好的极性有机溶剂,既能溶解游离生物碱又能溶解生物碱盐。所以药物经酒制后,能提高生物碱的溶出率,从而提高药物疗效。如酒黄连中小檗碱的溶出率较生品大大提高。

醋制:能与生物碱生成盐,利于煎出。如延胡索中含有延胡索乙素等游离生物碱,是具有止痛、镇静作用的成分,但难溶于水,醋炙后能与醋酸结合生成醋酸盐,在水中溶出量增大,从而增强止痛效果。

（二）炮制对含苷类药物的影响

苷系指糖或糖的衍生物与非糖化合物通过苷键结合而成的有机化合物,在自然界中分布极广,大多有一定的生物活性。苷一般易溶于水或乙醇,有的也溶于三氯甲烷和乙酸乙酯,而难溶于乙醚和苯。

水制:易使苷类成分流失。由于苷类成分易溶于水,故药物用常水软化处理时尽量采用"少泡多润"的方法。如大黄、甘草、秦皮、桔梗、知母等。

加热炮制:利于苷类成分的保存。含苷类成分的药物往往含有相应的分解酶,用炒、蒸、煮、燀、烘或暴晒等方法处理,能破坏或抑制酶的活性,使苷类有效成分不被酶解,保存药效。

酒制:可提高药物中苷类成分的溶解度,而增强疗效。如黄芩经酒制后,水煎液中黄芩苷的含量较生品水煎液的含量增高。

含苷类的药物除医疗上有专门要求外,炮制时一般少用或不用醋处理。因苷类成分在酸性条件下易被水解,不但减少了苷类成分的含量,也增加了成分的复杂性。在生产过程中,有机酸会被水或醇溶出,使水呈酸性而促进苷的水解,应加以注意。

（三）炮制对含挥发油类药物的影响

挥发油又称芳香油、精油,是一类存在于植物体内具有挥发性的油状液体,大多数具有显著的生物活性和芳香气味。挥发油可随水蒸气蒸馏,大多数比重比水轻,在水中溶解度极小,在70%以上的乙醇中能全溶,易溶于多种有机溶剂及脂肪油中。

水制:能使挥发油随水流失或发酵变质。含挥发油的药物,用水软化时,宜用淋法或"抢水洗",以免药材长时间浸泡,挥发油溢出水面,随水流失。也不要带水堆积久放,以防发酵变质,色泽变黯,影响质量。但厚朴、鸢尾等所含挥发油在植物体内以结合状态存在,需堆积"发汗"后香气才能逸出。

加热炮制:易使挥发油挥发散失,或产生新的成分。若挥发油具有治疗作用,则应尽量避免加热处理,干燥时宜阴干或于60℃以下烘干,以免挥发油含量减少而影响疗效,如茵陈、薄荷等。若挥发油具有毒性或刺激性,则应通过加热处理使其挥发散失,以降低或缓和毒性或刺激性,如乳香、没药、肉豆蔻、苍术等。

含挥发油的药物经加热炮制后,有的也发生了质的变化,如颜色加深,折光率增大;有的产生新的成分;有的还可改变药理作用。如荆芥炒炭后,能产生9种生荆芥油中所没有的挥发性成分,并且具有止血作用。肉豆蔻经煨制后,其挥发油抑制家兔离体肠管收缩的作用增强,从而起到涩肠止泻的作用。

(四)炮制对含鞣质类药物的影响

鞣质又称单宁,是一类广泛存在于植物体中,分子较大、结构复杂的多元酚类化合物,具有一定的生物活性,在医疗上常作为收敛剂,具有收敛止血、止泻、抗菌、保护黏膜等作用,有时也用作生物碱及重金属中毒的解毒剂。鞣质易溶于水,尤其易溶于热水中。

水制:易使鞣质类成分流失。如地榆、虎杖、石榴皮等药物,用水软化处理时,要尽量缩短与水的接触时间,以免所含鞣质随水流失。

加热炮制:一般对鞣质影响不大,但温度过高易被破坏。如地榆、槐花等炒炭时,若温度适宜,鞣质的含量会有所增加,但若温度过高,则鞣质的含量反而降低,甚至全部被破坏。鞣质为强还原剂,在空气中易被氧化,生成鞣红,因此干燥时不易暴晒或长时间晒制。如槟榔、白芍切片后暴晒会泛红,即是因此造成的。鞣质在碱性溶液中更易被氧化,炮制过程中要特别注意。

含鞣质的药物不要与铁接触,以免发生反应生成黑绿色的鞣质铁盐。切制时宜用竹刀、铜刀切,洗涤时在木盆中洗,煎煮时用砂锅等,以免鞣质与铁发生反应。

(五)炮制对含有机酸类药物的影响

有机酸是分子中含有羧基的一类酸性有机化合物,对人体营养及生理活动都有重要作用。在植物体内除少数以游离状态存在外,一般与金属离子或生物碱结合成盐的形式存在。低分子的有机酸大多易溶于水或乙醇,难溶于其他有机溶剂;高级脂肪酸及芳香酸较易溶于有机溶剂而难溶于水。

水制:易使有机酸流失。若有机酸是有效成分,水处理时应少泡多润,以免成分损失;若有机酸是有毒成分,则应长时间浸泡,以使其溶于水而除去。如白花酢浆草、酢浆草,所含草酸盐有毒,应用水处理将其除去。

加热炮制:可使有机酸被破坏。如山楂中含有大量有机酸,炒焦后,有机酸被破坏一部分,从而减少了对胃肠道的刺激。有的药物经加热后,有机酸会发生质的变化。如咖啡经炒后,绿原酸被破坏,生成咖啡酸和奎宁酸。大多数有机酸是有效成分,应尽量避免加热处理,或加热处理时应控制好火候。

有些有机酸能与生物碱生成盐,有利于药效的发挥。

(六)炮制对含油脂类药物的影响

油脂主要是指高级脂肪酸的甘油酯类,大多存在于植物的种子中。通常具有润肠通便或致泻等作用,有的作用峻烈,有一定的毒性。油脂不溶于水,易溶于石油醚、苯、三氯甲烷、丙酮和热乙醇中。

加热炮制:能降低油脂的含量。含油脂的种子类药物,不宜久炒或炒制温度过高,以免失效。如酸枣仁久炒或温度过高,则油枯而失效。

去油制霜:可使油脂含量减少,以降低药物毒性或滑肠致泻的副作用。如巴豆、千金子、木鳖子去油制霜能降低其毒性,缓和泻下作用;柏子仁、瓜蒌子等去油制霜后,能消除或降低滑肠致泻的副作用。

（七）炮制对含树脂类药物的影响

树脂是一类复杂的混合物,常与挥发油、树胶、有机酸等混合存在,大多有一定的生物活性。树脂一般不溶于水,而溶于乙醇等有机溶媒中。

加热炮制:能破坏树脂类成分。如牵牛子经炒制后,其部分树脂被破坏,泻下作用缓和。但有的树脂类药物,若加热处理不当反而会影响疗效,如乳香、没药中的树脂如果炒制时温度过高,能使树脂发生"质变",影响疗效的发挥。

醋制:能提高药物的疗效。如乳香、没药经醋炙后,活血止痛作用增强。

豆腐制:能降低树脂类药物的毒性。如藤黄中的有毒成分藤黄酸,是一种酸性树脂,而豆腐为一种碱性的凝固蛋白质,豆腐蒸或煮藤黄,能溶解部分藤黄酸,而达到降低毒性的目的。

（八）炮制对含蛋白质、氨基酸类药物的影响

蛋白质是由氨基酸以肽键形式相互结合而形成的链状高分子化合物。大多数蛋白质可溶于水,生成胶体溶液。许多氨基酸是人体生命活动不可缺少的。氨基酸溶于水。

水制:易使蛋白质、氨基酸类成分随水流失。若需要浸泡宜采用少泡多润法。但苍耳子的毒性成分为毒蛋白,经水浸泡后能溶于水,而降低毒性。

加热炮制:易使蛋白质凝固变性或产生新的物质。若蛋白质是毒性成分,可通过加热处理,使毒性蛋白变性而降低或消除毒性,如巴豆、白扁豆、蓖麻子、苍耳子等。所有的酶都是蛋白质,加热炮制能使酶失活,从而保存苷类有效成分。若蛋白质、氨基酸是有效成分,则尽量不加热,如雷丸、天花粉、蜂毒、蛇毒、蜂王浆等以生用为宜。有些蛋白质受热后,能产生新的物质,起到某些治疗作用,如鸡蛋黄、黑大豆等经干馏处理,能生成含氮的吡啶类、卟啉类衍生物,产生清热解毒等作用。

氨基酸还能在少量水分存在的条件下与单糖发生作用,生成具有特异香味的杂环化合物。如缬氨酸和糖能产生香味可口的微褐色类黑素;亮氨酸和糖类能产生强烈的面包香味。所以麦芽、稻芽等炒后变香而具健脾消食作用。

蛋白质能和鞣酸、重金属盐等产生沉淀,一般不宜和鞣质类药物一起加工炮制。酸碱度对蛋白质和氨基酸的稳定性、活性影响很大,加工炮制时也应根据药物性质妥善处理。

（九）炮制对含糖类药物的影响

糖是植物中常见的一类化合物,其存在形式一般为单糖、低聚糖、多糖、苷类等,有一定的生物活性。单糖及低聚糖易溶于水,在热水中溶解度更大,多糖难溶于水,但能被水解成低聚糖、单糖。

水制:能使糖类成分流失。在炮制含糖类的药物时,要尽量少用水处理,必须用水泡时要少泡多润,尤其要注意药物与水的共同加热处理。

加热炮制:能使还原糖的含量增加。如何首乌经黑豆汁蒸制后,其总糖、还原糖的含量增加,补益作用增强。地黄清蒸或酒蒸后制成的熟地黄,其还原糖的含量较生地黄增加2倍以上。

（十）炮制对含无机化合物类药物的影响

无机化合物类成分大量存在于矿物和甲壳类药物中,且大多以盐的形式存在。植物药中也有一些无机盐类,如钾、钙、镁盐等。在各类药物中,还普遍存在某些微量元素,如铜、

铬、锰、铁、锌、碘、氟等,有十分重要的生物活性。

水制:易使无机盐类成分流失。如夏枯草中含有大量钾盐,若长时间水处理,其成分会大量流失,从而大大降低其降血压、利尿作用。朱砂水飞后,不仅使其纯净细腻,还可除去其所含的可溶性汞盐和游离汞等有毒成分。

加热炮制:能改变药物的理化性质。如矿物类药物采用明煅或煅淬法炮制,不仅质酥易于粉碎和煎出有效成分,还可改变其化学成分。如石膏、白矾等含结晶水的矿物,经煅制后失去结晶水而改变药效;炉甘石生品主要成分为碳酸锌($ZnCO_3$),煅后变为氧化锌(ZnO),具有收湿敛疮的功能。但矿物药中的朱砂、雄黄应忌火煅,以免生成游离汞或砒霜等剧毒成分。

总之,中药经过各种不同的方法加工炮制后,其理化性质发生了不同的变化,其中有些已被人们所了解,但绝大多数还有待人们去探索。这就要求我们必须以中医药理论为指导,应用现代科学方法进行研究,通过炮制对药物理化性质的影响来解析中药炮制机制,使传统的中药炮制技术在新的历史条件下得到更好的发展。

(李　铭)

❓复习思考题

1. 举例说明中药炮制的目的。
2. 举例说明炮制对中药药性的影响。
3. 简述炮制对药物临床疗效的影响。
4. 简述炮制对含生物碱类、苷类、挥发油类、蛋白质类药物的影响。

第三章 中药炮制的分类及辅料

> **学习要点**
>
> 1. 雷公炮炙十七法、陈嘉谟三类分类法、药典三类分类法、五类分类法、药用部位来源分类法、工艺与辅料相结合分类法。
> 2. 辅料、固体辅料、液体辅料的含义。
> 3. 常用的固体和液体辅料,酒、醋传统上各有哪些称谓。

第一节 中药炮制的分类

中药炮制方法是在漫长的医疗实践中积累起来的,大部分内容散见于本草著作及医学著作中。随着中药炮制的不断发展,炮制方法也不断增多,人们为了便于系统地掌握和运用,就出现了中药炮制的分类。

我国药学史上第一位总结炮制方法的医药家陶弘景,在《本草经集注·序》的"合药分剂料理法则"中,把炮制方法与药用部位结合起来进行记述。如"凡汤酒膏中用诸石,皆细捣之如粟米……凡汤中用完物皆擘破……用细核物亦打破……诸齿骨并炙捣碎之……凡桂心、厚朴、杜仲、秦皮、木兰之辈,皆削去上虚软甲错处,取里有味者秤之……"这种分类方法是很粗略的,只能说是炮制分类的开端。

中药炮制的分类法主要有雷公炮炙十七法、三类分类法、五类分类法、药用部位来源分类法、工艺与辅料相结合分类法等。

(一)雷公炮炙十七法

明代缪希雍在《炮炙大法》的卷首把前人的炮制方法归纳为 17 种,这就是后世所说的"雷公炮炙十七法"。现简要分述如下:

1. 炮 古代是指将药物埋在灰火中,"炮"到焦黑。现代,炮属烫法,是以高温砂烫至发炮(发泡)鼓起,如炮姜、炮山甲等。

2. 爁 系指对药物进行焚烧、烘烤之意。如《太平惠民和剂局方》云:"骨碎补,爁去毛。"

3. 煿 系指以火烧物,使之干燥爆裂(有爆裂的响声)。

4. 炙 有几种释义。一种是指将药物置于近火处烤黄,如《五十二病方》中的"炙蚕卵"及"炙梓叶";一种是"炙"同于"炒",如张仲景用的炙阿胶同于炒,《太平惠民和剂局方》中"炒香"与"炙香"即无区别;一种是指涂辅料后炒,如雷敩的"炙淫羊藿"系指用羊脂油与淫羊藿拌炒。现代,"炙"是指药物加液体辅料拌润后,用文火炒干;或将药物炒至一定程度后,再加液体辅料,继续以文火炒干。

5. 煨 是将药物埋在尚有余烬的灰火中缓慢令熟的意思。现代采用药物用湿面或湿纸包裹，放入加热的滑石粉中缓慢令熟的方法，是在原法基础上的发展。

6. 炒 汉代以前“炒”法少见，多为“熬”法，只是所用的工具有所不同，但均是将装有药物的容器置于火上，使之达到适中的程度。雷敩时代已有麸炒、米炒、酥炒、酒炒等加辅料炒法，宋代记述的炒法更多。现代炒法一般包括清炒法、加辅料炒法，已成为炮制操作中的一类主要方法。

7. 煅 是将药物在火上煅烧的方法。多用于矿物类及贝壳类药物的炮制。如云母、矾石的“烧”、张仲景的“炼”钟乳石，实际上都是煅。有些药物煅后需趁热投入液体辅料中，以利于粉碎和增强疗效，称煅淬。

8. 炼 将药物长时间用文火慢慢烧制，其含义比较广泛，如炼丹、炼蜜等。

9. 制 即制约之意。是将药物加入辅料，以制其偏性，使之就范的泛称。通过制，能改变或缓和某些药物固有的性能，如姜制厚朴、酒制大黄等。

10. 度 指度量药物的大小、长短、厚薄。《五十二病方》中某些药物是以长度来计量的，如黄衿（芩）长三寸。随着历史的发展，后来逐步改用重量来计量。度，也有程度、限度之意，如淫羊藿，炙待脂尽为度。

11. 飞 指“研飞”或“水飞”。系指药物先研细，再利用药物粗细粉末在水中悬浮性不同的性质，制备极细粉的方法。如水飞朱砂等。而“飞丹炼石”的“飞”，则是指炼丹过程中的升华过程。

12. 伏 一般指的是“伏火”，即药物按一定程序于火中处理，经过一定的时间，在相应温度下达到一定的要求。如伏龙肝，系指灶下黄土经长时间持续加热而成，其中氧化物较多，呈弱碱性，已非一般黄土。另外，伏也指药材加工处理的时间要求。如自然铜先“甘草汤煮一伏时”，后“用火煅两伏时”。

13. 镑 是利用一种多刃的刀具（镑刀），将坚韧的木质或角质类药物刮削成极薄片。如镑檀香、羚羊角等。

14. 摋 “侧手击也”。即打击之意，使药物破碎。

15. 㬠 即晒。指在日光下晒干。

16. 曝 指在强烈的日光下暴晒。

17. 露 指药物不加遮盖地于日间晒、夜间露，即所谓“日晒夜露”。如露乌贼骨。

上述十七法因历史的变迁，其内涵现已难准确表达，但却可窥见明代以前中药炮制的大概。由于医药的发展，炮制方法不断增多，十七法远不能涵盖所有的炮制方法，但其至今仍有一定的影响，尤其对学习中药炮制和查阅古代文献有一定的帮助。

（二）三类分类法

明代陈嘉谟在《本草蒙筌》中提出三类分类法，即“火制四，有煅、有炮、有炙、有炒之不同；水制三，或渍、或泡、或洗之弗等；水火共制者，若蒸、若煮而有二焉，余外制虽多端，总不离此二者。”该分类法是以火制、水制、水火共制三类炮制方法为纲，统领各种中药的炮制，包含了中药炮制的主要内容，是中药炮制分类的一大进步。但该分类法叙述过于简略，并且尚不能包括中药炮制的全部内容。

近代依据中药炮制的工艺分为净制、切制、炮炙三大类。《中国药典》2010 年版一部附录收载的“炮制通则”就是采用此分类法。其中净制包括挑选、筛选、风选、水选、除去非药用部位等；切制包括软化处理、切片等；炮炙包括炒、炙、制炭、煅、蒸、炖、煮、焯、煨、发酵、发芽、制霜、水飞等。这种分类方法对条文式的法规、通则等较适用,但由于炮炙部分包含范围太广,显得前后不相称。

（三）五类分类法

由于陈嘉谟的三类分类法不能包括中药炮制的全部内容,后来广大医药工作者在三类分类法的基础上提出了五类分类法:修治、水制、火制、水火共制、其他制法。这种分类法基本概括了所有的炮制方法,不但能比较系统、全面地反映药物加工炮制工艺,而且能有效地指导生产实践。

（四）药用部位来源分类法

《雷公炮炙论》按上、中、下三品分类,各种炮制方法散列于各药之后,无规律可循。宋代《经史证类备急本草》、《太平惠民和剂局方》及明代《炮炙大法》,均按药物来源属性的金、石、草、木、果、禽、兽等分类,但仍局限于本草学范畴。

现今,《全国中药炮制规范》及各省市的炮制规范,大多以药用部位来源进行分类:根及根茎类、果实种子类、全草类、叶类、花类、皮类、藤木类、树脂类、动物类、矿物类、加工类、菌藻及其他类等,每种药物项下再分述各种炮制方法。此种分类方法的优点便于具体药物的查阅,但体现不出炮制工艺的系统性。

（五）工艺与辅料相结合的分类法

本教材为了贯彻《中国药典》"炮制通则"的精神,采用了工艺与辅料相结合的分类方法。它根据现行的炮制程序,分为净制、切制、炮炙三部分。由于炮炙一项的内容太庞杂,有必要进一步分门别类,因此又以工艺为纲、辅料为目来分类叙述。如工艺分为炒法、炙法、煅法、蒸煮燀法、其他制法等,在炙法中再按辅料不同分为酒炙、醋炙、盐炙、姜炙、蜜炙、油炙等。这种分类方法既能体现整个炮制工艺程序的系统性、条理性,又便于叙述辅料对药物所起的作用,是中药炮制中共性与个性的融合。在叙述和学习上都感到概念清晰,查阅方便,便于掌握,中药炮制类教科书一般均采用此种分类方法。

第二节　中药炮制常用辅料

中药炮制的辅料是指炮制过程中对药物具有辅助作用的附加物料。它具有与主药起协同作用而增强疗效,或降低毒性,或影响主药的理化性质,或作为主药的中间传热体等作用。

目前常用的辅料种类较多,一般分为固体辅料和液体辅料两大类。炮制时以固体状态存在的辅料,称为固体辅料。炮制时以液体状态存在的辅料,称为液体辅料。

（一）固体辅料

1. 麦麸　为禾本科植物小麦的种皮,呈褐黄色,以片大、无细麸和面粉者为佳。主含淀粉、蛋白质、维生素等。

麦麸味甘、淡,性平,具有和中益脾的作用。药物经麦麸制后,能缓和燥性,增强健脾和中作用,并能矫臭矫味、赋色、吸附油脂。

常用麦麸制的药物有白术、苍术、枳壳、枳实、僵蚕、薏苡仁、肉豆蔻、葛根等。

2. 稻米　为禾本科植物稻的种仁,炮制多选用大米或糯米。主含淀粉、蛋白质、脂肪、矿物质,尚含少量 B 族维生素、多种有机酸类及糖类。

稻米味甘,性平,具有补中益气、健脾和胃、除烦止渴、止泻痢的作用。药物经稻米制后,能降低刺激性和毒性,或增强补中益气的作用。

常用米制的药物有斑蝥、红娘子、党参等。

3. 土 中药炮制常用灶心土,又称伏龙肝。也可用黄土、赤石脂等。灶心土为灶下黄土经柴草长时间熏烧而成,呈焦土状,有烟熏气味。主含硅酸盐、钙盐及多种碱性氧化物。

灶心土味辛,性温,具有温中燥湿、止血、止呕、涩肠止泻的作用。药物经土制后,能缓和燥性,增强补脾安胃、收涩止泻等作用。

常用土炒的药物有白术、山药、当归等。

4. 河砂 为经筛选、洗净泥土、除去杂质后的中等粒度的河砂。

炮制用河砂主要作为中间传热体,取其温度高、传热快、受热均匀的特点。质地坚硬的药物经砂烫后变得松脆,利于粉碎和煎出有效成分;高温砂烫还可破坏药物毒性,易于除去非药用部分。

常用砂烫炒的药物有马钱子、骨碎补、狗脊、穿山甲、龟甲、鳖甲等。

5. 蛤粉 为帘蛤科动物文蛤、青蛤的贝壳,经煅制粉碎后的灰白色粉末。主含氧化钙、碳酸钙等。

蛤粉味苦、咸,性寒,具有清热化痰、软坚散结、制酸止痛的作用。药物经蛤粉制后,能除去腥味,增强清肺化痰作用,并可作为中间传热体,使药物受热均匀,质地变酥脆,利于粉碎。

常用蛤粉烫炒的药物有阿胶、鹿角胶、黄明胶等。

6. 滑石粉 为硅酸盐类矿物滑石经精选、净化、粉碎、干燥而制得的细粉。呈白色或类白色,微细,无砂性,手摸有滑腻感,气微,味淡。主要成分为含水硅酸镁。

滑石粉味甘、淡,性寒,具有利尿通淋、清热解暑、祛湿敛疮的作用。炮制用滑石粉作为中间传热体,使药物受热均匀,形体鼓起,质变酥松,还能降低毒性,矫臭矫味。

常用滑石粉烫炒的药物有刺猬皮、鱼鳔胶、水蛭等。

7. 豆腐 为豆科植物大豆的种子经粉碎加工而成的乳白色固体。主含蛋白质、维生素、淀粉等。

豆腐味甘,性凉,具有益气和中、生津润燥、清热解毒的作用。豆腐具有较强的沉淀与吸附作用。药物经豆腐制后,能降低毒性,去除污物。

常用豆腐制的药物有藤黄、硫黄、珍珠(花珠)、玛瑙等。

8. 白矾 又称明矾,为硫酸盐类矿物明矾石经加工提炼而成的结晶体。无色或淡黄白色,透明或半透明,有玻璃样光泽,质硬而脆,气微,味酸、微甘而极涩,易溶于水。主要成分为含水硫酸铝钾。

白矾味酸、涩,性寒,外用解毒杀虫、燥湿止痒,内服止血止泻、祛风痰,另有防腐作用。与药物共制后,可防止腐烂,降低毒性,增强疗效。

常用白矾制的药物有半夏、天南星、白附子、郁金等。

9. 朱砂 为硫化物类矿物辰砂。主含硫化汞。炮制用朱砂粉,是朱砂经水飞而成的朱红色极细粉末。其含硫化汞(HgS)不得少于98.0%。

朱砂味甘,性微寒,有毒,具有清心镇惊、安神、解毒的作用。药物经朱砂制后,能起协同作用,增强疗效。

常用朱砂拌制的药物有麦冬、茯苓、茯神、远志、灯心草等。

10. 萝卜 为新鲜萝卜。含大量水分,尚含粗纤维、蛋白质、维生素等成分。
萝卜味甘,性温,具有消导降气、利尿的作用。与药物共制后,能缓和药性,增强疗效。
萝卜多用作提净芒硝的辅料。

（二）液体辅料

1. 酒　传统名称有：酿、益、醇、醨、酎、醴、醅、醑、醍、清酒、米酒、无灰酒等。酒有黄酒、白酒两大类。

黄酒为米、麦、黍等用曲酿制而成；一般为橙黄色至深褐色透明液体，气味醇香特异；含乙醇15%～20%，相对密度0.98，尚含有糖类、酸类、酯类、氨基酸、矿物质等成分。白酒为米、麦、黍、高粱等用曲酿制经蒸馏而成；一般为无色澄明液体，气味醇香特异，有较强的刺激性；含乙醇50%～70%，相对密度0.82～0.92，尚含有酸类、酯类、醛类等成分。

除另有规定外，炮制用酒一般为黄酒。浸提药物一般用白酒。

酒味甘、辛，性大热，具有宣行药势、活血通络、祛风散寒、矫臭矫味的作用。药物经酒制后，能缓和苦寒之性，引药上行，增强活血通络的作用，并能矫臭矫味。同时酒中含有乙醇，是一种良好的溶媒，有助于有效成分的溶出而提高疗效。

常用酒制的药物有黄连、大黄、白芍、当归、川芎、牛膝、续断、乌梢蛇、蕲蛇、黄芩、熟地黄、山茱萸、女贞子、黄精等。

2. 醋　古称酢、醯、苦酒，习称米醋。是以米、麦、高粱、麦麸或酒糟等酿制而成。一般为淡黄棕色至棕色澄明液体，有特异的醋酸气味。主要成分为醋酸，占4%～6%，尚含有维生素、琥珀酸、草酸、山梨糖、灰分等。

炮制用醋为食用醋，且存放时间越长越好，习称"陈醋"。化学合成的醋精不能作为醋制的辅料使用。

醋味酸、苦，性温，具有散瘀止痛、理气、止血、行水消肿、解毒、矫味矫臭的作用。药物经醋制后，能引药入肝经，入血分，增强散瘀止痛、疏肝行气解郁的作用，并能解毒，矫臭矫味。同时醋具有酸性，能与药物中所含的游离生物碱等成分结合成盐，增大溶解度而易于煎出有效成分。

常用醋制的药物有延胡索、香附、柴胡、青皮、三棱、莪术、乳香、没药、芫花、甘遂、大戟、五味子、鳖甲、穿山甲、龟甲、自然铜、磁石、赭石、紫石英等。

3. 食盐水　系食盐加入适量水溶解、过滤而得到的澄明液体。主含氯化钠，尚含少量的氯化镁、硫酸钙等物质。

食盐味咸，性寒，具有强筋骨、软坚散结、清热、凉血、解毒、防腐的作用。药物经盐水制后，能引药入肾，引火下行，增强补肝肾、治疝、利尿、泻相火的作用，并能缓和药物辛燥之性。

常用食盐水制的药物有杜仲、巴戟天、砂仁、黄柏、知母、车前子、泽泻、小茴香、橘核、荔枝核等。

4. 姜汁　系生姜经捣碎取汁，或由生姜或干姜加入适量水煎煮去渣而得的黄白色液体，有香气，具辛辣味。主含挥发油、姜辣素（姜烯酮、姜酮、姜萜酮混合物），尚含多种氨基酸、淀粉及树脂状物。

生姜味辛，性温，具有发表、散寒、温中止呕、开痰、解毒的作用。药物经姜汁制后，能增强温中化痰止呕的作用，缓和寒性和刺激性，降低毒性。

常用姜汁制的药物有厚朴、草果、竹茹、黄连、栀子、半夏、天南星、白附子等。

5. 蜂蜜　系蜜蜂采集花粉酿制而成。为半透明、有光泽、浓稠的液体，色淡黄、气芳香、味极甜。主含果糖、葡萄糖，两者约占蜂蜜的70%，不含有淀粉及糊精，水分不超过25%。尚含少量蔗糖、麦芽糖、矿物质、蜡质、含氧化合物、酶类、氨基酸、维生素及微量元素等物质。

一般枣花蜜、山白蜜、荔枝蜜等质量为佳。荞麦蜜色深、有异臭，质较差。采自石楠科植物或杜鹃花、乌头花、夹竹桃花、光柄山月桂花、山海棠花、雷公藤花等有毒植物花粉酿制的蜜有毒,不宜作为炮制辅料。

中药炮制常用的是炼蜜,即将生蜜加入适量水煮沸,滤过,去沫及杂质,浓缩而成。

蜂蜜味甘,性平,具有补中益气、润肺止咳、润肠通便、缓急止痛、解毒、矫味的作用。药物经蜜制后,能增强补中益气、润肺止咳的作用,并能解毒,缓和药性,矫臭矫味。

常用蜜制的药物有黄芪、甘草、麻黄、枇杷叶、款冬花、紫菀、马兜铃、百部、白前等。

6. 羊脂油　为牛科动物山羊或绵羊的脂肪经熬制而成,以尾油为佳。主要成分为油脂,含饱和脂肪酸和不饱和脂肪酸。

羊脂油味甘,性热,具有温散寒邪、补肾助阳、润燥、解毒的作用。药物经羊脂油制后,能增强补虚助阳的作用。

常用羊脂油制的药物有淫羊藿。

7. 麻油　为胡麻科植物脂麻的干燥成熟种子经压榨而得的油脂。主含亚油酸甘油脂、芝麻素等。

麻油味甘,性微寒,具有清热、润燥、生肌的作用。因沸点较高,常用作炮制质地坚硬或有毒的药物,使之酥脆,降低毒性。

常用麻油制的药物有马钱子、地龙、蛤蚧、穿山甲等。

8. 黑豆汁　为黑大豆经水煎煮去渣而得的黑色混悬液体。主含蛋白质、脂肪、淀粉、维生素、色素等。

黑豆味甘,性平,具有滋补肝肾、活血、利水、祛风、解毒的作用。药物经黑豆汁制后,能增强疗效,降低毒性或副作用。

常用黑豆汁制的药物有何首乌、川乌、草乌、附子等。

9. 甘草汁　为甘草饮片经水煎煮去渣而得的黄棕色至深棕色液体。主含甘草甜素(又称甘草酸或甘草皂苷)、甘草苷、还原糖、淀粉及胶类物质等。

甘草味甘,性平,具有补脾益气、清热解毒、祛痰止咳、缓急止痛的作用。药物经甘草汁制后能缓和药性,降低毒性。

常用甘草汁制的药物有远志、巴戟天、吴茱萸、半夏、乌头、附子等。

10. 胆汁　系牛、猪、羊的新鲜胆汁,为绿褐色、微透明的液体,略有黏性,有特异腥臭气,传统认为牛胆汁为佳。主含胆酸钠、胆色素、黏蛋白、脂类及无机盐类等。

胆汁味苦,性大寒,具有清肝明目、利胆通肠、解毒消肿、润燥的作用。药物经胆汁制后,能降低毒性,缓和燥性,增强疗效。

常用胆汁制的药物有黄连、天南星等。

11. 米泔水　为淘米时第二次滤出的灰白色混浊液体。含少量淀粉及维生素。因易酸败发酵,应临用时收集。大量生产也有用2kg大米粉加100kg水,充分搅拌代替米泔水用。

米泔水味甘,性凉,具有益气、除烦、止渴、解毒、清热凉血、利小便的作用。常用来浸泡含油脂较多的药物,以除去部分油质,降低药物辛燥之性,增强补脾和中的作用。

常用米泔水制的药物有苍术、白术等。

12. 清水　为天然水经净化处理所得的水,又称饮用水,在"饮片切制"一章中称常水。其质量应符合中华人民共和国国家标准——《生活饮用水卫生标准》(GB 5749-2006)。

清水作为中药炮制的用水,常用作洗漂、喷淋、浸泡、渍润等洗涤和软化用水,蒸、煮、燀、提净、水飞等法中的用水,以及制备液体辅料(如姜汁、盐水、甘草水、黑豆汁、米泔水)时的用水等。

此外,液体辅料还有石灰水、酥油、吴茱萸汁、萝卜汁、鳖血等。

（王洪云）

复习思考题

1. 中药炮制的分类方法有哪些？

2. 解释:炮、煅、煿、掇、晾、曝、露、酎、酢、醮。

3. 陈嘉谟的三类分类法内容是什么？

4. 中药炮制辅料的含义是什么？

5. 简述中药炮制常用辅料的名称和炮制药物时的作用。

第四章 中药饮片的质量要求及贮藏保管

 学习要点

1. 净度、灰分、酸不溶性灰分、对抗同贮法、气调养护技术、泛油、风化、潮解溶化的含义。
2. 中药饮片的外观质量指标和内在质量指标。
3. 传统及现代常用的贮藏保管方法。
4. 贮藏过程中的变异现象和造成变异的自然因素。

保证中药饮片质量及饮片的贮藏保管是整个中药炮制过程中的两个重要环节,直接影响临床用药的安全性和有效性。若炮制不当,饮片达不到规定的质量标准;若贮藏保管不当,饮片会出现变异现象,甚至成为废品。因此,应十分重视饮片的质量及贮藏保管方法。

第一节 中药饮片的质量要求

中药炮制的主要目的是减毒、增效,因此控制好饮片质量至关重要。现代科学技术的发展,为中药饮片质量的检测与评价提供了科学手段和依据,从传统经验检测方法到现代检测技术的应用;从饮片的净度、形、色、气、味等外观指标,到水分、灰分、浸出物、有效成分、有毒成分、有害成分等内在质量指标;从定性鉴别到定量测定,中药饮片的质量标准更趋于客观化、合理化和科学化。

(一)净度

净度系指中药饮片的纯净度,一般用饮片中所含杂质及非药用部位的限度来表示。

饮片应有一定的净度标准,以保证调配剂量的准确。饮片中不应夹带泥沙、灰屑等杂质;应无霉烂品、虫蛀品;非药用部位如壳、核、芦头、栓皮、头、足、翅等均不得带入。

《中国药典》对部分单味药材及饮片所含杂质作了限量规定,而《中药饮片质量标准通则(试行)》则对净制后的药材及饮片所含杂质,按不同的药用部位分别作了限量规定,对炮炙后的中药饮片所含药屑、杂质、生片、糊片也作了限量规定,保证了临床用药的安全和有效。净制后饮片的净度标准在"第五章 净选加工"第四节中介绍,炮炙后饮片的净度标准在各章节的"成品质量"项下介绍。

(二)片型及粉碎粒度

1. 片型 指中药饮片的外观形状。药材经切制后,其片型应符合国家药品标准。国家药品标准没有收载的,应符合各自的地方药品标准。《中药饮片质量标准通则(试行)》规定:切制后的饮片应厚薄均匀、整齐,表面光洁、片面无污染、无整体,无连刀片和斧头片。饮片的类型及规格在"第六章 饮片切制"中作了具体规定。

2. 粉碎粒度 一些不宜切制或医疗上有特殊要求的药物,应经挑选整理或水处理后,用手工或机械粉碎成颗粒或粉末,以便于调剂和制剂。粉碎后的药物应有一定的粉碎粒度,且应粉粒均匀,无杂质。颗粒或粉末的分等应符合现行版《中国药典》和《中药饮片质量标准通则(试行)》的规定。

(三) 色泽

中药饮片都有其固有的色泽,饮片的色泽是反映其内在质量的一项重要指标。若加工、贮存不当,饮片的色泽会发生不正常变化,说明其内在成分已发生变化。故色泽的变异,不仅影响饮片的外观质量,也是饮片内在质量变化的标志之一。饮片色泽应符合现行版《中国药典》、《全国中药炮制规范》的规定。《中药饮片质量标准通则(试行)》对炮制后色泽不符合规定的饮片制定了限量指标。具体在各章节的"成品质量"项下介绍。

(四) 气味

中药饮片均有固有的气味,如檀香有清香气,阿魏有浊臭气,桂枝有辛辣味等。饮片的气味是体现其内在质量的一个重要因素,药物的气味不仅与治疗作用有一定的关系,往往也是鉴别饮片质量的重要依据。

饮片虽然经过了净制、切制或炮炙,但应具有原有的气味,且原气味不应变淡、散失,更不应带有异味。另一方面,由于炮制过程中加热和加辅料的作用,外源性因素能导致药物气味的改变,因此饮片若用辅料炮制,除具有原来药物的气味外,还应具有辅料的气味。但有些药物具有不良的腥臭气味,不利于服用,需通过加热炮制予以矫正。

(五) 水分

水分是控制中药饮片质量的一项基本指标。中药饮片的含水量控制在适宜的范围内,不仅可以防止霉败变质、虫蛀、有效成分分解或酶解,而且可保证配方剂量的准确。一般中药饮片的含水量应控制在7%~13%,但蜜炙品不得超过15%,烫制后醋淬品不得超过10%。

(六) 灰分

灰分系指药物在高温下灼烧、灰化,所剩残留物的重量,也称为总灰分。将干净而无任何杂质的饮片高温灼烧所得之灰分,称为生理灰分。在生理灰分中加入稀盐酸滤过,将残渣再灼烧,所得之灰分称为酸不溶性灰分。

总灰分和酸不溶性灰分是控制中药饮片质量的基本指标。同一饮片质量稳定时,其灰分应在一定范围内。灰分超过正常值,说明无机盐杂质含量多,原因可能是掺杂或有外源性杂质,饮片净度不符合要求;灰分低于正常值,应考虑饮片的质量问题,可能有伪品或劣品之嫌。

值得注意的是,加辅料炒法如土炒、砂烫、蛤粉烫、滑石粉烫等,因无机辅料去除不干净,会造成灰分含量不符合规定。因此可以通过反复测试和比较,客观地制定各类饮片的灰分限量,以此规范炮制工艺和控制饮片质量。

(七) 浸出物

浸出物系指用水或其他适宜的溶媒对中药材或饮片中可溶性物质进行浸提,所得的干膏重量。根据药材或饮片中主要成分的性质和特点,可选用不同性质的浸出溶媒。《中国药典》规定的浸提溶媒为水、乙醇和乙醚,因此浸出物的测定,主要分为水溶性浸出物、醇溶性浸出物和挥发性醚浸出物。

药材或饮片中加入溶媒,经过浸润、渗透-解吸、溶解-扩散、置换等过程,其中的大部分化学成分(包括有效成分)被提取出来,因此检测浸出物的含量是评价中药饮片质量的一项重要指标,尤其对有效成分尚不完全清楚或尚无精确定量方法的饮片具有重要的意义。《中国药典》2010年版对310余种药材及饮片规定了浸出物的含量指标。

（八）有效成分

测定饮片中有效成分的含量是评价饮片质量最可靠、最准确的方法。对于有效成分明确的中药饮片,或有效成分虽不确定、但指标成分和类别成分明确的中药饮片,应规定其含量限度,并建立相应的含量测定方法。

《中国药典》2010年版收载有效成分、指标成分和类别成分含量限度的药材及饮片共393种。例如,生黄芩和酒黄芩含黄芩苷均不得少于8.0%。生苦杏仁含苦杏仁苷不得少于3.0%,燀苦杏仁含苦杏仁苷不得少于2.4%,炒苦杏仁含苦杏仁苷不得少于2.1%。黄芪中含黄芪甲苷不得少于0.040%、含毛蕊异黄酮葡萄糖苷不得少于0.020%,炙黄芪中含黄芪甲苷不得少于0.030%、含毛蕊异黄酮葡萄糖苷不得少于0.020%。炙淫羊藿按含淫羊藿苷和宝藿苷Ⅰ的总量计,不得少于0.60%。

（九）有毒成分

中药既含有效成分,同时也可能含有毒成分,某些中药的有毒成分亦是其有效成分。对于中药的有毒成分,一方面通过炮制降低其含量,另一方面可通过炮制将其转化为无毒成分甚至是有效成分,从而达到安全有效的目的。

《中国药典》2010年版对有毒药物建立了毒性成分限量指标。例如,生斑蝥含斑蝥素不得少于0.35%,米炒斑蝥含斑蝥素应为0.25%~0.65%。制马钱子含士的宁应为1.20%~2.20%,含马钱子碱不得少于0.80%。马钱子粉含士的宁应为0.78%~0.82%,含马钱子碱不得少于0.50%。巴豆霜含脂肪油应为18.0%~20.0%等。

（十）有害物质

中药饮片中的有害物质主要包括重金属、有害元素、农药残留等。重金属系指铅、镉、汞、铜等金属杂质,对人体有严重的毒害。砷是中药材因使用除草剂、杀虫剂和化学肥料等而引入的剧毒有害元素。有机氯类、有机磷类和拟除虫菊酯类农药残留是中药材在种植过程中,因使用杀虫剂或因种植环境等因素而残存的有害物质。这些物质是影响中药材、中药饮片、中成药质量及其临床用药安全、有效的重要因素。因此,必须采取科学合理的炮制方法来降低或消除有害物质的含量。《中国药典》2010年版对部分中药饮片规定应做有害物质限度检测。

（十一）鉴别

鉴别系指检验药材或饮片真实性的方法。包括经验鉴别、显微鉴别及理化鉴别。

经验鉴别:系用简便易行的传统方法观察药物颜色的变化、浮沉情况以及爆鸣、色焰等特征,以鉴别药物真伪的方法。

显微鉴别:系利用显微镜对药材(饮片)切片、粉末或表面等的组织、细胞或内含物等特征进行鉴别的方法,包括组织鉴别和粉末鉴别,主要用于鉴别饮片的真伪和纯度。

理化鉴别:系用化学或物理的方法,对中药材及饮片中所含某些化学成分进行的鉴别试验。主要包括物理鉴别、化学鉴别、光谱鉴别和色谱鉴别等方法。

中药材及饮片成分复杂,应根据所含成分的化学性质选择适宜的专属性方法。理化鉴别通常仅做定性试验,只有少数可做限量试验,但其中的薄层色谱法具有专属性强、快速、经济、操作简便、重现性好等优点而被广泛采用,目前被作为中药真伪鉴别的首选方法。而对于达不到专属性要求的物理化学鉴别、荧光鉴别及光谱鉴别等一般性的鉴别方法,尽量不宜采用。

（十二）包装检查

包装的目的是为了保护药物不受污染,便于贮存、运输和装卸。包装除应符合《中华人民共和国药品管理法》第六章"药品包装的管理"的规定要求外,还应检查其是否完好无损,这在饮片的贮存、保管及运输过程中起着保质、保量的作用。

第二节 中药饮片的贮藏保管

中药饮片的贮存保管是中药采集、加工、炮制后的一个重要环节。贮存保管的核心是保持饮片的固有品质,减少贮品的损耗。良好的贮存条件、合理的保管方法是保证中药饮片质量的重要手段。

（一）贮藏保管方法

中药材及其饮片的贮藏保管是一门综合性科学,是一项比较复杂和技术性相当强的工作。在贮藏保管方面,人们经过长期的生产实践,积累了丰富的经验,形成了多种传统和现代的贮藏保管方法。

1. 传统贮藏保管方法 传统贮藏保管技术具有经济、有效、简便易行等优点,是最基本的贮藏方法,因此,迄今为止仍被广泛应用。

（1）清洁养护法:清洁卫生是一切防治工作的基础,也是贯彻"以防为主,防治并举"保管方针的重要措施之一。其主要内容包括对中药材及其饮片、仓库及其周围环境保持清洁以及库房的消毒工作。

（2）防湿养护法:系利用通风、吸湿、暴晒或烘烤等方法来改变库房的小气候,起到抑制霉菌和害虫活动的作用。常用的方法如下:

通风:是利用空气自然流动或机械产生的风,把库房内潮湿的空气置换出来,但又不使外部潮湿空气进入库房内,以此来控制和调节库内的温度和湿度。

吸湿:是利用自然吸湿物或空气去湿机,来降低库内空气的水分,以保持仓库凉爽而干燥的环境。传统常用的吸湿物有生石灰、木炭、草木灰等,现在发展到用氯化钙、硅胶等以吸潮。

曝晒:即用日光晒,系利用太阳热能和紫外线杀灭害虫,在生产实践中应用甚广。

烘烤:即加热烘烤,系利用较高温度杀灭虫卵及其害虫的方法。此方法尤其适用于入库前或雨季前后饮片的干燥。

（3）密封贮存法（包括密闭贮存法）:密封或密闭贮存系指将中药材及其饮片与外界（空气、温度、湿气、光线、微生物、害虫等）隔离,尽量减少外界因素对药物影响的贮存方法。传统多采用缸、坛、罐、瓶、箱、柜、铁桶等容器贮存,与木炭、生石灰等吸湿剂相结合的贮存效果更好。现在常利用密封性能更高的新材料,如聚乙烯塑料薄膜袋真空密封,或用密封库、密封小室等密封贮存。

密封贮存完全与外界环境隔离,贮存前必须严格检查中药材及其饮片是否干燥,含水量不能超过安全标准,并检查确实无虫蛀、霉变迹象,否则达不到密封贮存的目的。密封的形式有整库密封、堆垛密封、小件密封、包装袋真空密封等。

密闭贮存并不能完全隔绝空气,适用于不易发霉和泛油的一般性药物。药房的货存量少,也常采用缸、瓶、塑料箱、铁箱等容器密闭贮存。

（4）对抗同贮法:系采用两种以上的药物同贮,或采用一些有特殊气味的物品与药物同贮,通过相互克制而抑制虫蛀、霉变、泛油等变异现象的贮存方法。此法仅适用于少数药物范围内。如花椒可分别与蕲蛇、白花蛇、蛤蚧、全蝎、海马等同贮;丹皮可分别与泽泻、山药、白术、天花粉、冬虫夏草等同贮;细辛可分别与人参、全蝎、海马等同贮;大蒜可分别与土鳖虫、蕲蛇、白花蛇等同贮;三七与樟脑同贮;柏子仁与滑石、明矾同贮;冰片与灯心草同贮;硼砂与绿豆同贮;胶类药物与滑石粉或米糠同贮;荜澄茄、丁香与人参、党参、三七等同贮,均能达到防止虫蛀、霉变或泛油的目的。

采用特殊气味的物品同贮,主要用的是白酒或药用乙醇,因二者是良好的杀菌剂。对于易虫蛀、霉变或泛油的药物或饮片,均可采用喷洒少量95%乙醇或50°左右的白酒,密封同贮,以达到防蛀、防霉、防止泛油的效果。该法的关键是密封不透气,否则达不到对抗同贮的目的。

2. 现代贮藏保管新技术　传统的贮藏方法虽然能解决一定的问题,但远不能适应现代中药事业发展的需要。近年来,随着科学技术的发展,一些物理的、化学的方法不断在中药材及其饮片贮藏保管中得到应用,使贮藏手段进一步科学化、合理化。现简要介绍如下:

(1)气调养护技术:系采用降氧、充氮气,或降氧、充二氧化碳的方法,人为地造成低氧或高浓度二氧化碳状态,达到杀虫防虫,防霉抑霉,防止泛油、变色、气味散失等目的。该法不仅能有效地杀灭药材的害虫,还能防止害虫及霉菌的生长,具有保持药材色泽、品质等优势,并且能减轻劳动强度,不污染环境,容易管理,费用低,是一种值得推广的较理想的贮藏保管技术。尤其在贮存极易遭受虫害的药材以及贵重、稀有的药材时,更具实际应用价值。

(2)气幕防潮技术:气幕又称气帘或气闸,是安装在库房门上,配合自动门以防止库内冷空气排出库外,库外热空气侵入库内的装置,从而达到防潮的目的。

(3)干燥技术:有远红外辐射干燥技术、微波干燥技术等。详见"第六章　饮片切制"第三节的"饮片干燥"项下。

(4)气体灭菌技术:气体灭菌主要是指环氧乙烷防霉技术和混合气体防霉技术。

环氧乙烷防霉技术:其原理是利用环氧乙烷与细菌蛋白分子中氨基、羟基、酚基或巯基上的活泼氢原子起加成反应,生成羟乙基衍生物,使细菌代谢受阻而产生不可逆的杀灭作用。其特点是有较强的扩散性和穿透力,对各种细菌、霉菌及昆虫、虫卵均有十分理想的杀灭作用。目前已广泛用于医疗材料及某些药物的消毒灭菌。但环氧乙烷是一种低沸点(13~14℃)的有机溶剂,有易燃易爆的危险。

混合气体防霉技术:系由环氧乙烷与氟利昂按国际通用配方混合而成的混合气体,对各种细菌、霉菌及昆虫、虫卵均有十分理想的杀灭作用。混合气体防霉技术克服了环氧乙烷易燃易爆,危险性大的缺点。该法具有灭菌效果可靠、安全、操作简便等优点。

(5)低温冷藏技术:系利用机械制冷设备产生冷气,使药物在低温状态下贮藏,以抑制害虫、霉菌的生长繁殖,达到安全养护的目的。该法能防蛀、防霉,同时又不影响药物的质量,特别适用于一些贵重中药及受热易变质的饮片,是一种理想的养护技术。应当注意的是,低温冷藏前,须保证中药饮片包装严密,以防吸潮或失水干枯。

(6)蒸汽加热技术:是利用蒸汽杀灭中药材及饮片中所含的霉菌、杂菌及害虫的方法。蒸汽灭菌是一种简单、价廉和可靠的灭菌方法,按灭菌温度一般分为低高温长时灭菌、亚高温短时灭菌和超高温瞬间灭菌3种。目前,我国常用的是低高温长时灭菌的方法,但采用超高温瞬间灭菌,无论是从能源的节约上,还是中药成分的保护上,都要较前法优越得多。超高温瞬间灭菌是将需灭菌物迅速加热到150℃,经2~4秒瞬间完成灭菌。由于灭菌温度高,灭菌时间短,这样加热杀灭微生物的速度比药物成分发生反应的速度来得快,因此药效损失甚微。该法具有无残毒、成本低、成分损失少等优点。

(7)中药挥发油熏蒸防霉技术:是利用某些中药挥发油挥发以熏蒸中药材或饮片,以达到抑菌和灭菌的目的。其特点是能迅速破坏霉菌的结构,使霉菌孢子脱落、分解,从而达到杀灭霉菌或抑制其繁殖的目的,且对中药表面色泽、气味均无明显改变。多数中药的挥发油具有一定的抑菌和灭菌效果,其中以荜澄茄、丁香挥发油的效果最佳。

(8)无菌包装技术:先将中药材或饮片灭菌,然后把无菌的中药材或饮片放进一个霉菌无法生长的环境中,可避免其再次受到污染。在常温条件下,即使无任何防腐剂或冷冻设施,也可保证中药材或饮片在规定的时间内不会发生霉变。

(9)^{60}Co-γ射线辐射:放射性核素^{60}Co产生的γ射线有很强的穿透力和杀菌能力,可杀灭微生物和芽胞,灭菌效率高,是较理想的灭菌方法。但需专门设施,设备费用较高,且对操作人员存在一定的潜在危险性,在中药生产企业大范围推广应用的意义不大。

(二)贮藏中的变异现象

若饮片贮藏保管不当,会发生多种变异现象,影响饮片的质量,从而影响临床用药的安全与有效。研究贮藏保管过程中可能发生的变异现象及其原因,对探讨和制定科学合理的贮藏方法有着十分重要的意义。

1. 虫蛀　系指中药及其饮片被仓虫蛀蚀的现象。虫蛀是中药饮片贮藏过程中最严重的变异现象之一。含淀粉、糖类、脂肪、蛋白质等成分的饮片最易被虫蛀,一般易在饮片重叠空隙处或裂痕处以及碎屑中发生。被虫蛀的药物,虽然残留有被蛀蚀的部分,但因已受虫体及其排泄物的污染,且内部组织遭到破坏,重量减轻;另一方面由于害虫在生活过程中能分泌出水分和热量,促使药物发热、发霉、变色、变味,致使药物失去部分或大部分有效成分,严重影响饮片的质量。

2. 发霉　系指药物受潮后,在适宜的温度条件下造成霉菌的滋生和繁殖,其表面或内部布满菌丝的现象。中药贮存的两大问题,一个是霉变,另一个是虫蛀,经常是霉变危害更大。饮片霉变时先出现许多白色毛状、线状、网状物或斑点,继而萌发黄色或绿色的菌丝,这些菌逐渐分泌一种酵素,溶蚀药材组织,使很多有机物分解,不仅使药材腐烂变质,而且有效成分也会遭到破坏,以致不能药用。

3. 变色　系指饮片的天然色泽发生了变化。颜色的变化既可影响外观质量,也可造成饮片内在质量的下降。若贮存保管不当,会导致某些饮片的颜色由浅变深(由白色变为黄色),如白芷、泽泻、天花粉、山药等;或由深变浅,如黄芪、黄柏等;或由鲜艳变黯淡,如金银花、菊花、红花、腊梅花等花类药物以及大青叶、荷叶、人参叶等叶类药物。

4. 气味散失　系指饮片受外界因素的影响,或贮存日久导致其固有气味变淡薄或散失的现象,也是饮片质量受到严重影响的标志。气味散失多发生于含挥发油类成分的饮片,如薄荷、荆芥、细辛、香薷、白芷、冰片等。由于贮存环境差,库内闷热,或贮存日久,芳香性成分渐渐挥发散失,致使有效成分不同程度地减少。

5. 泛油　泛油又称"走油"。系指饮片中所含挥发油、油脂、糖类等成分,因受热或受潮而在其表面出现油状物质,或返软、发黏、颜色变浑,发出油败气味的现象。泛油是一种酸败变质现象,影响疗效,甚至可产生不良反应。

含油质多的药物,常因受热过高而使其内部油质溢出表面,造成泛油现象。如苦杏仁、桃仁、柏子仁、当归、炒酸枣仁等。含糖分多的药物,常因受潮造成返软,出现泛油现象。如枸杞子、天冬、麦冬、玉竹、牛膝、黄精、熟地黄等。

6. 风化 系指某些含结晶水的矿物类药物与干燥空气接触日久,导致逐渐脱水而成为粉末状态的现象。风化了的药物由于失去了结晶水,成分结构发生了改变,其质量和药性也随之改变。易风化的药物有芒硝、硼砂等。

7. 潮解溶化 系指固体药物吸收潮湿空气中的水分,并在湿热气候影响下,其外部慢慢溶化成液体状态的现象。如咸秋石、硇砂、青盐、芒硝等。

8. 粘连 系指某些熔点比较低的固体树脂类药物及胶类药物,受热或受潮后黏结成块的现象。如乳香、没药、阿魏、芦荟、儿茶、阿胶、鹿角胶、黄明胶等。

9. 挥发 系指某些含挥发油的药物,因受空气和温度的影响及贮存日久,使挥发油散失,失去油润,产生干枯或破裂的现象。如肉桂、沉香、厚朴等。

10. 腐烂 系指某些鲜活药物因受温度和空气中微生物的影响,引起发热,使微生物繁殖和活动加快,导致腐烂的现象。如鲜生地黄、鲜生姜、鲜芦根、鲜石斛、鲜白茅根、鲜菖蒲等。

11. 自燃 自燃又称冲烧,系指质地轻薄松散的植物类药材,如红花、艾叶、甘松等,由于本身干燥不适度,或在包装码垛前吸潮,在紧实状态中细胞代谢产生的热量不能散发,当温度积聚到67℃以上时,热量便能从中心一下冲出垛外,轻者起烟,重者起火。另外,柏子仁虽属于种子类药物,但也容易产生自燃现象。

(三)造成变异的自然因素

中药饮片在贮藏过程中会发生多种变异现象,究其原因,概括起来有两方面的因素:一是饮片本身的性质;二是自然因素,其中以自然因素为主。造成饮片质量变异的自然因素,主要归纳为以下几个方面:

1. 空气 空气中的氧和臭氧是氧化剂,对药物的变异起着重要的作用,能使某些药物中的挥发油、脂肪油、糖类等成分氧化、酸败、分解,引起泛油;使花类药物变色,气味散失;也能氧化矿物类药物,如使灵磁石变为呆磁石。

药物经炮制加工制成饮片,改变了原药材的形状,饮片与空气的接触面积较原药材大,更容易发生泛油、虫蛀、霉变、变色等变异现象。因此,饮片一般不宜久贮,贮存时应包装存放,避免与空气接触。

2. 温度 一般来说,药物的成分在15～20℃的常温条件下是比较稳定的。但随着温度的升高,其物理、化学和生物的变化均可加速。贮藏保管时,若温度过高,能促使药材的水分蒸发,其含水量和重量下降,同时加速氧化、水解等化学反应,造成变色、气味散失、挥发、泛油、粘连、干枯等变异现象;若温度过低,某些新鲜的药物如鲜石斛、鲜芦根等,或某些含水量较多的药物,也会受到有害的影响。

3. 湿度 湿度是影响饮片变异的一个极重要因素。它不仅可引起药物的物理、化学变化,而且能导致微生物的繁殖及害虫的生长。一般饮片的绝对含水量应控制在7%～13%。贮存时要求空气的相对湿度在60%～70%。若相对湿度超过70%,饮片会吸收空气中的水分而使其水量增加,导致发霉、潮解溶化、粘连、腐烂等现象的发生;若相对湿度低于60%,饮片的含水量又易逐渐下降,出现风化、干裂等现象。

4. 日光 日光的直接或间接照射,会导致饮片变色、气味散失、挥发、风化、泛油,从而影响饮片的质量。如红花等花类药物,常经日光照射,不仅色泽渐渐变暗,而且变脆,引起散瓣;薄荷等芳香挥发性成分的药物,常经日光照射,不仅使药物变色,而且使挥发油散失,降低质量。

5. 霉菌 霉菌的生长繁殖深受环境因素的影响,一般而言,室温在 20～35℃,相对湿度在 75% 以上,霉菌极易生长繁殖,从而溶蚀药物组织,使之发霉、腐烂变质而失效。含营养物质的饮片,尤其易受霉菌感染而腐烂变质,如淡豆豉、瓜蒌、肉苁蓉等。

6. 虫害 一般而论,温度在 18～35℃,饮片的含水量在 13% 以上,空气的相对湿度在 70% 以上,最适宜害虫的生长繁殖。若饮片的含水量超过 13%,尤其是含蛋白质、淀粉、油脂、糖类的中药饮片最易被虫蛀,如蕲蛇、泽泻、党参、芡实、莲子等。所以饮片入库贮存,一定要充分干燥,且须密闭或密封保管。

另外,在贮存保管过程中,仓鼠可盗食、污染药物,传播病毒和致病菌,破坏包装和建筑物,历来是中药贮存时防治的对象之一。

（四）贮藏保管应注意的问题

1. 饮片贮存方法要适宜 饮片的贮存方法,对保证饮片质量关系重大。因此,应根据不同饮片的特性,选用合适的方法贮存,并尽量应用现代贮存保管新技术。

2. 饮片贮存要勤检查 饮片贮存前,除验准品名、规格、数量外,还要对饮片的性状、片型、杂质及水分含量等进行检查,若不符合规定,必须进行处理,以确保饮片的质量。饮片贮存期间,要随时注意季节的变化,要勤检查,特别是在炎热、多雨季节更应注意,一旦发现有变异现象发生,应及时处理。

3. 严格控制饮片的保存期限 任何药物都不能长期贮存,否则会造成有效成分损失,导致疗效降低。少数中药强调需长期贮存,如金代李东垣强调陈皮、半夏、枳壳、麻黄、狼毒、吴茱萸等六味药材以陈久者良。但绝大多数饮片都会因长期贮存而出现泛油、变色、气味散失、风化、挥发等变异现象,从而造成不必要的损失。为了保证药品质量,必须遵循"先进先出"的原则。

（张　欣）

❓ 复习思考题

1. 中药饮片的质量要求包括哪些内容？外观质量指标和内在质量指标各有哪些？
2. 常用的传统和现代贮藏保管方法有哪些？
3. 什么是对抗同贮法？主要包括哪些内容？
4. 气调养护技术的原理是什么？
5. 简述贮藏中的变异现象和影响变异的自然因素。

下篇 炮制技术

第五章 净选加工

学习要点

1. 净选加工、净药材、分档、伤水的含义,净选加工的目的。
2. 清除杂质、分离和清除非药用部位、其他加工的方法及代表性药材。
3. 净制设备的性能和工作原理,净药材的质量要求。
4. 净选加工中某些药物的炮制研究。

净选加工又称净制,是中药炮制的第一道工序。系指中药材在切制、炮炙前,选取规定的药用部位,除去非药用部位和泥沙等杂质,除去虫蛀品和霉变品,区分疗效不同的药用部位,将药材分档或进行简单加工的一类炮制方法。净制后达到药用净度标准的中药材称为"净药材",只有净药材方可进行切制、炮炙处理,或用于临床或制剂生产。

净选加工的目的:

1. **除去泥沙杂质及虫蛀霉变品** 主要是除去药材在产地采收、加工、贮存运输过程中混入的泥沙杂质,以及贮存过程中产生的虫蛀品和霉变品。

2. **除去非药用部位** 药材在采收过程中,所残存的某些非药用部位,既能影响药用剂量的准确,又可能产生毒副作用,故须除去。如去皮壳、去瓤、去核、去心、去芦及去头尾足翅等。

3. **区分疗效不同的药用部位** 有些药材不同的药用部位,作用各异,需分开分别药用。如麻黄茎与根、莲子与莲子心,它们的作用不同,需区分应用。

4. **将药材分档** 为了使药材在水处理和加热处理过程中的炮制程度均匀一致,应将药材按大小、粗细进行分类。如大黄、白术、泽泻、半夏、川乌等。

5. **简单加工** 某些药物须经碾捣、揉搓等简单的炮制加工,以便于调配和制剂,使其充分发挥疗效。如某些质地坚硬或形体甚小的矿物、动物和植物类药物,以及质地松软的竹茹、桑叶等。

净选加工包括清除杂质、分离和清除非药用部位以及其他加工。在实际操作中它们往往是相互联系、相互渗透的,有的药材在清除杂质的同时也除去了非药用部位。

第一节 清除杂质

清除杂质,包括挑选、筛选、风选、水选等方法(操作视频列于网络增值服务中,下同)。

(一)挑选

挑选是用手挑拣去除混在药材中的杂质、霉败品,或区分不同药用部位,或按药材大小、粗细进行"分档"的一类操作方法。

操作时,将药材摊在拣选工作台上,挑拣去除木屑、砂石、霉败品、非药用部位等,或区分疗效不同的药用部位,或将药材大小分档。如乳香、没药、五灵脂、桑螵蛸等所含的木屑、砂石等;苏叶、藿香、淡竹叶、香薷、丹参等常夹有枯枝、腐叶及杂草等;枸杞子、百合、薤白、菊花中带有的霉败品等,均需挑拣除去。麻黄茎具发汗作用,根具止汗作用,二者作用不同,采集麻黄时常混有少量的根,需将根挑拣出来,分别药用。白术、大黄、泽泻、川芎、三棱、山药、天花粉、白芷、姜黄、木通等药材,为了使软化时浸泡和闷润的时间一致,须按大小、粗细分类,分别浸润。

经挑选后的药材和饮片,应符合《中国药典》、《中药饮片质量标准通则(试行)》规定的药用净度标准(详见本章第四节,下同)。

(二)筛选

筛选是根据药材和杂质的体积大小不同,选用不同规格的筛或罗,以除去药材中的杂质,或将大小不等的药材进行分档的一类操作方法。

筛选用的器具,传统常使用竹筛、铁丝筛、铜筛、罗等。现在大生产多用筛药机。经筛选后的药材和饮片,应大小均匀,且符合《中国药典》、《中药饮片质量标准通则(试行)》规定的药用净度标准。

1. 传统药筛的使用方法

(1)竹筛:将待筛选药物置于适宜孔径的竹筛内,两手握住筛的外沿,两手之间的距离约为药筛边缘周长的五分之二,两手手腕成曲轴式运动,药物在筛内呈波浪式跳动和滑动,即可将药物中的杂质除去或将药物大小分档。

竹筛是用藤皮及竹条编织而成的,形如深盘,直径60~65cm,高约5cm,筛底用宽3mm左右的藤皮,编织成大小不等的筛孔。竹筛常分6种型号:

一号筛,又称菊花筛。孔眼内径为16~20mm,如筛菊花、桑叶等用。

二号筛,又称玄胡筛。孔眼内径为10mm,如筛延胡索、浙贝母等用。

三号筛,又称大中眼筛。孔眼内径为7mm,如筛半夏等用。

四号筛,又称小中眼筛。孔眼内径为5mm,如筛香附米等用。

五号筛,又称大紧眼筛。孔眼内径为3mm,如筛薏苡仁、牵牛子等用。

六号筛,又称小紧眼筛。孔眼内径为2mm,如筛牛蒡子等用。

其中,一至四号筛主要用于药物的分档,五至六号筛多用于筛去药物中的杂质。

(2)铁丝筛:将待净制的药物置于铁丝筛中,两手握住筛的外沿,两手手腕成曲轴式运动或左右晃动,灰屑及辅料通过筛孔被除去。

铁丝筛多在加辅料炒法中应用,用于筛去炮制后的固体辅料,如麦麸、米、土粉、河砂、蛤粉、滑石粉等。

(3)罗:将适宜孔径的罗放在罗框上,取适量待净制的药物置于罗内,手握住罗的上沿,前后往复匀速推拉,药材在罗内上下和前后晃动,灰屑即被罗去。也可按上述铁丝筛的使用技巧进行操作。

罗主要用于罗去药材中的泥土、灰屑或麦麸中的细粉。罗常分两种型号:

一号罗,孔眼内径为1mm,如葶苈子、荆芥等筛选用。

二号罗,孔眼内径为0.5mm,如槐花、麦麸等筛选用。

2. 筛药机的工作原理　目前大生产主要用筛药机。如振荡式筛药机(图5-1)、箱式双层电动筛药机(图5-2,图5-3)等。

（1）振荡式筛药机:由筛子主体、玻璃纤维板弹簧、偏心轮、电机及底座组成。该机结构简单,效率高且噪音小。筛选时,根据需要可更换不同孔径的筛网。

其工作原理是:在机器曲轴的带动下,筛箱做前后往复运动和上下跳动,筛箱内的药物也随之做上下和向前跳动,并在运动中,将药物中的泥沙杂质及灰屑筛去,或将中药饮片大小分档。

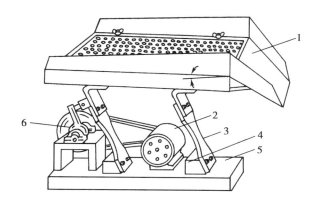

图 5-1　振荡式筛药机示意图

1. 筛子主体　2. 电动机　3. 玻璃纤维板弹簧　4. 斜度 78° 的实心刨铁　5. 实心底座　6. 偏心轮(7.5mm)

（2）箱式双层电动筛药机:主要结构与振荡式筛药机相似。筛分上下两层,上层筛孔较大,下层筛孔较小。整个药筛都密封在箱中,箱的上部有吸尘罩,避免了工作时的灰屑飞扬。此设备可根据不同药物更换上下筛,适用范围广,既适用于子粒药物的筛选,又适宜具有一定片型药物的筛选。

其工作原理是:待筛选的药物经上料台进入上层筛中,筛选过程中,体积大、没有通过上层筛的药物从上层筛的出料口倾出;体积小、通过上层筛的药物及杂质又经下层筛筛选,药物从下层筛出料口倾出;杂质和碎屑通过筛孔落入筛底,从杂质出口排出。

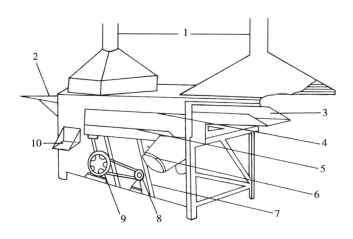

图 5-2　箱式双层电动筛药机示意图

1. 吸尘罩　2. 进料口　3. 上层筛出料口　4. 上层筛(粗筛)　5. 下层筛(细筛)　6. 下层筛出料口　7. 弹簧板　8. 电机　9. 偏心轮　10. 杂质出口

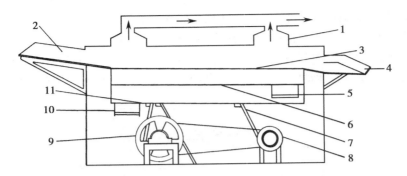

图 5-3 箱式双层电动筛药机内部结构示意图

1. 吸尘罩 2. 上料台 3. 上层筛(粗筛) 4. 上层筛出料口 5. 下层筛出料口
6. 下层筛(细筛) 7. 弹簧板 8. 电机 9. 偏心轮 10. 杂质出口 11. 筛底

(三) 风选

风选是利用药物与杂质的轻重不同,借助簸箕或风机产生的风力,将药物与杂质分开的一类操作方法。

某些药物中含有非药用的果柄、花梗、叶子、干瘪的果实或种子等,或含有砂石、灰屑等杂质,均可用风选法除去。少量药物的风选常使用簸箕等器具。大量药物的风选常采用风选机。

1. 簸箕的操作方法 两手握住簸箕的后半部分,两臂同时用力,在小臂和手腕的带动下,使簸箕扬簸产生风力,药物与杂质因轻重不同而分开。

2. 风选机的工作原理 风选机的种类较多,现主要介绍风选机(图 5-4、图 5-5)、滑栅吸式风选机(图 5-6)和旋风分离吸式风选机(图 5-7)。

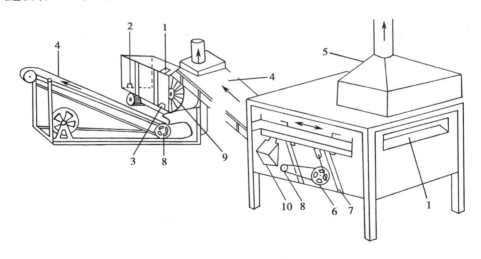

图 5-4 风筛机示意图

1. 进药口 2. 质轻药材或杂质出口 3. 质重药材或杂质出口 4. 传送带 5. 吸尘罩
6. 偏心轮(7.5mm) 7. 钢板弹簧 8. 电机 9. 扇叶 10. 筛药机杂质出口

(1)风选机:又称风筛机,由筛选和风选两部分组成。筛选部分结构同双层箱式筛药机,风选部分由风扇、风箱等部分组成。筛选部分和风选部分既可单独使用,又可联合使用,联合使用时由传送带相连。

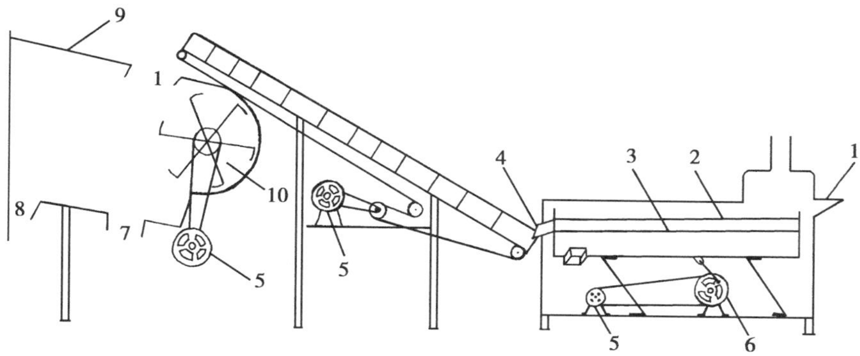

图 5-5　风筛机内部结构示意图

1. 进药口　2. 上层筛(粗筛)　3. 下层筛(细筛)　4. 出料口　5. 电机　6. 偏心轮(7.5mm)　7. 质重药材或杂质出口　8. 质轻药材或杂质出口　9. 风选箱　10. 扇叶

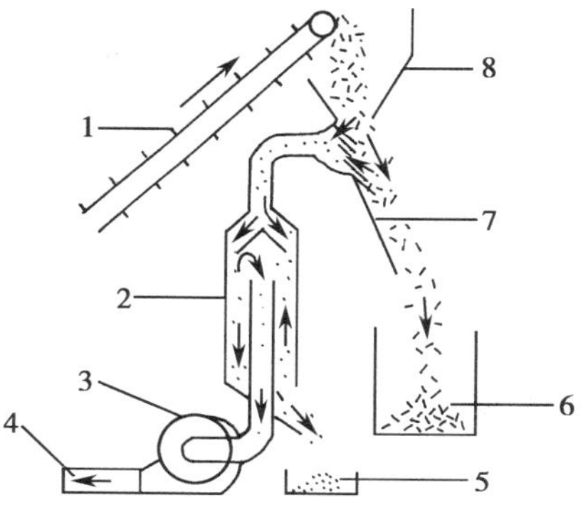

图 5-6　滑栅吸式风选机示意图

1. 上料输送带　2. 气流清选筒　3. 电机　4. 灰尘　5. 杂质　6. 净药材　7. 滑板栅　8. 漏斗

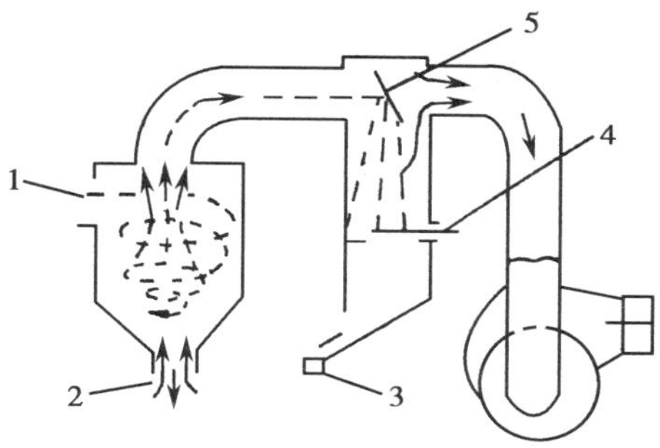

图 5-7　旋风分离吸式风选机示意图

1. 药材入口(切向)　2. 进风口和出药口　3. 杂质出口　4. 插板　5. 挡板

其工作原理是:药物经进药口进入筛体,经筛选可除去尘土、砂石。筛选后的药物经传送带进入风选箱。由于药物与杂质的轻重不同,借助扇叶转动产生的风力,轻的被吹到风选箱远端,重的在近端落下,分别经药物(或杂质)的出口排出。如单独使用风选部分,药物从风箱进药口投入,即可将药物与杂质分开。根据药物质地不同,风选时的风力可由扇叶转速进行调节。

(2)滑栅吸式风选机:主要由升运带、滑板栅、风机等组成。

其工作原理是:待风选的药物经输料带进入上料口后,落入由多片倾斜滑板组成的滑板栅上,当药物经各滑板间隙下落时,药物中的杂质、尘土随各滑板间隙的气流被吸走,干净的药物沿滑板落入贮药器内。被气流吸走的杂质和灰尘则进入气流清选筒中,由于筒的直径扩大,使气流的速度降低,稍重的杂质即沉降,从杂质出口排出,灰尘则被风机吸走。滑板间隙气流(风力)的大小,可根据不同药物进行调节。

(3)旋风分离吸式风选机:主要由旋风分离器、沉降筒、风机等组成。

其工作原理是:待风选药物通过离心力的作用,沿切线方向进入旋风分离器内,旋风分离器中气流的速度,应控制在药物悬浮速度以下,以利于药物的沉降。药物中的杂质、尘土等被分离器中的气流吸走,干净的药物从旋风分离器下部的出药口中流出。被吸走的杂质、尘土在挡板的作用下,落入沉降筒内,从杂质出口排出,灰尘则被风机吸走。

经风选后的药材和饮片,应符合《中国药典》、《中药饮片质量标准通则(试行)》规定的药用净度标准。

（四）水选

水选是用大量清水洗涤或浸漂药材,以除去杂质的方法。

有些药材常附着泥沙、苔藓、盐分,或具有腥臭味,用筛选或风选不易除去,需用清水洗漂,使其洁净。

1. 刷洗 某些药物的层纹中常夹杂有泥沙或附着苔藓等杂质,需在大量水中用硬毛刷或铜丝刷反复刷洗除去。如贝壳类的牡蛎等。

2. 漂洗 某些药物所含的盐分、腥臭味或附着于表面的泥土灰屑,需在大量水中搓洗或反复浸漂除去。如海藻、昆布等含盐分的药物,紫河车、五谷虫、人中白等具有腥臭味的药物,均需用多量水浸漂,每天换水 2~3 次(古代用常流水漂洗),漂至口尝无咸味或嗅之无腥臭味为度。乌梅、大枣、山茱萸、菟丝子等表面附着的泥土灰屑,均需用多量清水反复搓洗除去。若酸枣仁中残留非药用的核壳,可利用仁与核壳在水中的浮力不同,用浸漂法除去。

水选操作,在保证药物洁净的前提下,应尽量缩短药材与水的接触时间,防止药材"伤水"。伤水系指药物吸水过多,成分流失的现象。水刷洗或漂洗后的药材还要及时干燥,防止霉变。

经水选的药材或饮片,应符合《中国药典》、《中药饮片质量标准通则(试行)》规定的药用净度标准。

第二节 分离和清除非药用部位

药材在采集过程中,常残存非药用部位或混有疗效不同的药用部位,从而影响其质量,药用前须分离或除去。

（一）去根或茎

去残根系指药用部位为茎或根茎的药材,需除去残留的主根、支根、须根等非药用部位。如石斛、荆芥、黄连、芦根、藕节、马齿苋、马鞭草、益母草、卷柏、瞿麦等,均需除去残根。

去残茎系指药用部位为根的药材,需除去残茎、叶基等非药用部位。如龙胆、白薇、丹参、威灵仙、续断、防风、秦艽、山豆根等,均需除去残茎。

去根或茎的方法,应根据具体情况,灵活选用挑选、风选、剪切、揉搓等方法,使药物符合《中国药典》、《中药饮片质量标准通则(试行)》规定的药用净度标准。

（二）去枝梗

去枝梗系指除去某些果实、花、叶类药物中非药用的枝梗,以使其纯净,用量准确。如五味子、花椒、连翘、小茴香、路路通、夏枯草、辛夷、密蒙花、款冬花、侧柏叶、钩藤、桑寄生、桑螵蛸等,均需除去枝梗。

去枝梗的方法,通常用挑选、筛选、风选、刀切等方法,使药物符合《中国药典》、《中药饮片质量标准通则(试行)》规定的药用净度标准。

（三）去皮壳

去皮壳系指除去某些药材中的栓皮、表皮、种皮或果皮等非药用部位。清代《修事指南》中指出:"去皮者免损气"。目前认为,去皮壳有两方面的目的:一是除去非药用部位,如药物的栓皮、表皮或种皮等;二是分离不同药用部位,如白扁豆、花椒等。

去皮壳的药材大体有三大类:

树皮类:如厚朴、杜仲、肉桂、黄柏等。

根及根茎类:如知母、桔梗、南沙参、北沙参、黄芩、党参、白芍等。

果实种子类:如草果、益智仁、使君子、鸦胆子、木鳖子、大风子、榧子、石莲子、白果、桃仁、苦杏仁、白扁豆、花椒等。

去皮壳的方法,一般有以下几种:

1. 刮去皮 树皮类药物中所含的栓皮、苔藓及其他不洁之物,须用刀刮去。如厚朴的栓皮中基本不含有效成分厚朴酚与和厚朴酚,刮去后能保证药用剂量的准确。某些根或根茎类药物,如桔梗、知母、南沙参等,须在产地趁鲜刮去皮,否则,干后皮紧贴于肉上,不易除去。

 知识链接

桔梗可以不去皮

传统要求桔梗应去"浮皮"后入药。现代研究表明,带皮桔梗与去皮桔梗的溶血指数相同,均无明显的毒性反应;带皮桔梗具有显著的祛痰作用,与去皮桔梗相似或略强;临床应用带皮桔梗也未见不良反应。因此,《中国药典》规定桔梗入药可以不去皮。

2. 沸水煮或烫后去皮 某些根或根茎类、种子类药物,沸水煮或烫后容易去皮。如党参、白芍等应置于沸水中煮后刮去皮;北沙参、桃仁、苦杏仁、白扁豆等,沸水烫后,皮即易被剥去或搓去。

3. 晒干后去皮 如黄芩的粗皮晒干后翘起,撞后可去皮。花椒的果皮能温中散寒,止痛,杀虫;种子利水,平喘,二者作用不同,需分开分别药用,晒干后,果皮即与种子分离。

4. 炒后去壳 如草果的果壳坚硬,不易被除去。可将草果置于锅内,用中火加热,炒至呈焦黄色并微鼓起时,取出稍晾,放搓皮板中搓破,筛去大片的果皮后,再簸去隔膜及碎屑,即得草果仁。

5. 砸去皮壳 果实、种子类药物,可砸破皮壳,取仁用。如巴豆、白果、使君子等。

目前,大量生产多用机械去皮壳。

(四) 去毛

去毛系指有些药物的表面或内部,常着生许多绒毛,服后能刺激咽喉引起咳嗽,或具有其他有害作用,故须除去。

去毛的方法,一般有以下几种:

1. 刷去毛 将枇杷叶、石韦的叶片洗净,润软后,用铜丝刷刷去棕黄色绒毛,再趁软切成宽丝,干燥。枇杷叶、石韦等叶的背面密生许多绒毛,历代文献记载均须刷去。唐代《新修本草》指出:"凡使枇杷叶,须火布拭去毛,毛射人肺,令咳不已。"

 知识链接

枇杷叶入煎剂可不去毛

现代研究表明,枇杷叶的绒毛与叶的化学成分基本相同,绒毛不含有致咳或产生其他副作用的化学成分,绒毛引起咳嗽,是吸入后的刺激所致,并且煎煮过程中绒毛不易脱落。所以《中国药典》主张枇杷叶入煎剂时,可不去毛,加强过滤即可。

2. 挖去毛 金樱子的绒毛着生在果实内部,常在产地纵剖成两瓣,挖去毛。但商品药材中往往残存未去净绒毛或完整的金樱子,要挑拣出来,用温水洗净、润软,完整的要剖开,挖净绒毛和核,干燥。如果干挖,绒毛飞扬,易刺激咽喉并触肉作痒。

金樱子和枇杷叶去毛操作时,要戴口罩,以防飞扬的绒毛刺激咽喉。

3. 燎去毛 鹿茸的茸毛是非药用部位,应先在酒精灯上稍燎一下,将毛燎焦后,再用刀器(瓷片或玻片)刮净。但要注意不可将鹿茸燎焦燎裂,以免切片时破碎,影响饮片质量。

4. 烫去毛 骨碎补、狗脊等药物表面着生的鳞片或绒毛是非药用部位,可用砂烫法将毛烫焦,取出稍晾后,与瓷片或石块一同放入竹笼或布袋内,撞去毛。

(五)去心

"心",一般指根类药物的木质部或种子的胚芽。早在汉代《伤寒论》中就有麦冬、天冬去心的记载。清代《修事指南》中指出:"去心者免烦"。目前认为,去心有两方面的目的:一是除去非药用部位,如巴戟天、牡丹皮、地骨皮、白鲜皮、五加皮的木质心不入药用,须除去,以保证调剂用量的准确;二是分离不同药用部位,如莲子心(胚芽)能清心火,莲子肉(胚乳)能补脾止泻,益肾涩精,养心安神,二者作用不同,须分开分别药用。

去心的方法,一般有以下几种:

1. 捶破后抽去心 如巴戟天等须去木质心的药物,一般是趁鲜捶破,或润软后捶破,除去心。

2. 剖开后去心 如莲子肉和心的分离,是将干燥的莲子略浸,润软,剖开,取出莲子心,分别晒干。

3. 竹签插出心 莲子也可趁鲜在产地去心,方法是用竹签或竹筒沿莲子的一端插出莲子心,莲子肉仍保持原椭圆形,晒干或烘干。

(六)去芦

"芦"又称"芦头"。系指药材残留的根头、根茎、残茎、叶基等非药用的部位。《修事指南》中指出:"去芦者免吐"。目前认为,去芦的目的,是除去非药用部位。

通常认为需要去芦的药材有桔梗、人参、党参、丹参、南沙参、玄参、防风、川牛膝、草乌、续断、茜草、地榆、白术、山豆根、白薇、白前、前胡、百部、柴胡、藁本、紫菀、秦艽、黄芪等。

去芦的方法,一般在产地加工时除去,或洗净润软后切除,或用挑选法除去。操作时应根据具体情况,灵活运用。使药物符合《中国药典》、《中药饮片质量标准通则(试行)》规定的药用净度标准。

 知识链接

桔梗和人参可以不去芦

现代研究表明,桔梗芦头和根的成分基本一致,且芦头中皂苷含量较根多20%～30%,故桔梗可不去芦头,以节约原料,减少生产环节。

前人将人参与参芦分别入药,把参芦作为涌吐剂,用于虚弱患者的催吐。现代研究认为,参芦与人参的成分相同,且总皂苷含量高于人参,又无涌吐作用。因此,有人主张临床应用时可不去芦。

(七)去核

去核系指有些果实类药物,常用果肉而不用核或种子,其中有的核或种子属于非药用部位,或具有副作用,须除去。《修事指南》中指出"去核者免滑"。目前认为,去核有两方面的目的:一是除去非药用部位,如乌梅、山楂、诃子等;二是核具有滑精的副作用,须除去,如山茱萸等。

去核的方法根据药物不同而不同,一般有以下几种:

1. 砸破后去核取肉　乌梅按医疗要求用肉者,将乌梅置于温水中迅速洗涤干净,润至果肉柔软后,砸破果实,剥取果肉,干燥。质地柔软者,可直接砸破,剥取果实。乌梅的核分量较重,且无治疗作用,故须除去。

2. 筛去核　山楂饮片中已脱落的核应用药筛筛去。山楂(北山楂)多将核除去,以增强果肉的疗效。南山楂以个入药,临床应用多不去核。

3. 烘烫后去核　山茱萸多在产地趁鲜去核,即用文火烘或置于沸水中略烫,及时除去果核。商品山萸肉中所带的果核、果梗超过3%时,要将带核的果实拣出,用清水喷淋,润软后,除去果核,干燥。山茱萸的果核分量较重,无治疗作用,且有滑精的副作用,故须除去。

（八）去瓤

有些果实类药物,须除去非药用的瓤。《本草蒙筌》中有"剜去瓤免胀"的记述,《修事指南》中指出"去瓤者免胀"。目前认为,去瓤的主要目的是除去非药用部位。

枳壳通常用果肉而不用瓤,瓤无治疗作用,须除去。其方法是,原药用小刀挖去瓤,洗净,捞起,润软,用铁锚压扁,再上木架压3~5天,压扁后,对合成扁半圆形,切制成2mm厚的凤眼片,晒干或低温干燥。

 知识链接

枳壳应去瓤核

据研究,枳壳瓤中基本不含挥发油等有效成分,且瓤占枳壳重量的20%,并极易霉变和虫蛀,其煎液味极苦涩,不堪入口,故应去净瓤核。

（九）去头尾足翅

某些动物或昆虫类药物,须除去其头尾或足翅。其目的是除去有毒部位或非药用部位。

如乌梢蛇、金钱白花蛇、蕲蛇等均须去头和鳞片;蛤蚧须除去头足及鳞片。方法是头足用剪刀剪去,鳞片用刀刮净。

斑蝥、红娘子、青娘子均须去头足翅。方法是用镊子将头足翅逐个除去。斑蝥中含有斑蝥素,对皮肤黏膜有强烈的刺激性,故净选时,要戴口罩和手套,去掉的头足翅和用过的器具要妥善处理,以防中毒。

（十）去残肉

某些动物类药物,均须除去残肉筋膜,其目的是使药物纯净。如龟甲、鳖甲、狗骨等。

去残肉的方法有:

1. 浸泡法　将龟甲、鳖甲等用清水浸泡,不换水,至皮肉筋膜与甲骨分离时取出,洗净,日晒夜露至无臭味,干燥。

2. 蒸法　将龟甲、鳖甲置于蒸锅内,沸水蒸45分钟,取出,放入热水中,立即用硬刷除去皮肉,洗净,晒干。

3. 胰脏净制法　取新鲜或冰冻的猪胰脏,除去外层脂肪和结缔组织,称量后绞碎,用水少许搅匀,纱布过滤,取滤汁配制成约0.5%的溶液。用Na_2CO_3调pH在8.0~8.4。水浴加热至40℃时,加入鳖甲、龟甲,使其全部浸没。恒温35~40℃,每隔3小时搅拌1次,经12~16小时,残皮和残肉能全部脱落,捞起鳖甲、龟甲,洗净晒干,至无臭味即得。

4. 酵母菌法　取龟甲0.5kg,用冷水浸泡2天,弃去浸泡液,加卡氏罐酵母菌300ml,加水淹过龟甲 1/6~1/3 体积,盖严。2 天后溶液上面起一层白沫,7 天后将药物捞出,用水冲洗 4~6 次,晒干,至无臭味即得。

第三节　其他加工

（一）碾捣

碾捣系指将净药物置于碾盘上碾压,或置于铁研船中串压,或置于捣筒中锤捣,以达到规定程度的方法。某些矿物、动物、植物类药物,由于质地坚硬或形体甚小,不便切制,不论生熟,均须碾碎或捣碎,以便于调剂和制剂,使其充分发挥疗效。采用碾碎或捣碎的药物,大致可分为以下几类:

1. 提前碾捣

（1）矿物类药物:本类药物质地坚硬,不利于称量和煎煮,需提前碾捣碎或煅、煅淬后粉碎。如自然铜、磁石、石膏、阳起石、龙骨、龙齿等。

（2）甲壳类药物:某些甲壳类药物需砂烫或砂烫醋淬至质地酥脆后,粉碎或捣碎,如穿山甲、龟甲、鳖甲等;贝壳类药物需煅至质地酥脆后粉碎或碾捣碎,如石决明、牡蛎、瓦楞子、蛤壳、紫贝齿等。

2. 临用时捣碎

（1）果实种子类药物:本类药物大多含有脂肪油或挥发油,碾或捣碎后不宜贮存过久,以免泛油变质或挥发而失效,宜临用时捣碎。如芥子、莱菔子、紫苏子、决明子、牵牛子、砂仁、草豆蔻、肉豆蔻、酸枣仁、苦杏仁等。

（2）根及根茎类药物:大多数根及根茎类药物需切制成一定形状的饮片供临床应用,但有的药物形体很小,不便切制,须在调剂时捣碎。如川贝母、制半夏、三七等。

（二）制绒

制绒系指净药物置于碾盘上或置于铁研船内,碾压成绒状,以缓和药性或便于应用。

如大腹毛（大腹绒）,为槟榔的果皮（大腹皮）碾压而成的纤维性绒状,目的是使药物洁净,并利于配方称量和煎出成分。艾绒,为艾叶碾轧加工而成的絮绒状,目的是便于制备"灸"法所用的艾条或艾炷。麻黄绒,为麻黄段碾轧而成纤维性绒状,目的是缓和发汗之力,用于老人、幼儿及体虚患者的风寒感冒或咳喘。

（三）拌衣

将药物表面用水湿润,使辅料粘附于药物表面上,从而起到一定的治疗作用。

1. 朱砂拌　将药物湿润后,加入定量的朱砂细粉拌匀,晾干。如朱砂拌茯神、茯苓、远志、灯心草、麦冬等,以增强宁心安神的作用。一般每 100kg 净药物,用朱砂粉 2kg（灯心草用6.25kg）。

2. 青黛拌　与朱砂拌法类同。如青黛拌灯心草,有清热凉肝作用。一般每 100kg 净药物,用青黛粉 2kg。

（四）揉搓

某些质地松软而呈丝条状的药物须揉搓成团,便于调配和煎煮。如竹茹、谷精草等。另外,如桑叶、荷叶等须揉搓成小碎片,以便于调剂和制剂。

第四节　净制药材的质量标准

净药材的质量必须符合《中国药典》、《全国中药炮制规范》和《中药饮片质量标准通则

（试行）》中的规定要求,以保证药用剂量的准确和临床疗效的发挥。

（一）质量要求

《中药饮片质量标准通则(试行)》规定,经净制后的药材必须大小粗细分档,无虫蛀、霉变、走油泛黑,无杂质。

杂质的含义,《中国药典》2010 年版一部的规定更为广泛:①来源与规定相同,但其性状或部位与规定不符;②来源与规定不同的有机质;③无机杂质,如砂石、泥块、尘土等。

（二）质量指标

1.《中国药典》的限量规定 《中国药典》2010 年版一部对部分净药材中所含的杂质限量作了规定。具体规定如下:

杂质不得过 1% 的有:五味子、南五味子、原豆蔻(白豆蔻)、苘麻子。

杂质不得过 2% 的有:大蓟、小蓟、广藿香、瓦松、布渣叶、龙脷叶、老鹳草、合欢花、红花、印尼白蔻、连钱草、青葙子、苦地丁、乳香珠、狼毒、银杏叶、商陆、锁阳、鹅不食草、蔓荆子、罂粟壳、槲寄生、薏苡仁。

杂质不得过 2.5% 的有:鸦胆子。

杂质不得过 3% 的有:三白草、山茱萸、女贞子、石韦、白蔹、地锦草、荜茇、巫山淫羊藿、淫羊藿、青翘(连翘)、蒺藜、黑芝麻、僵蚕。另外规定颠茄中直径超过 1cm 的颠茄茎不得过 3%。

杂质不得过 3.5% 的有:飞扬草。

杂质不得过 4% 的有:丁香、小茴香、仙茅、白薇、沙棘、穿山甲。另外规定颠茄中颜色不正常(黄色、棕色或近黑色)的不得过 4%。

杂质不得过 5% 的有:土鳖虫、升麻、北豆根、补骨脂、草乌、急性子、麻黄、黑种草子、酸枣仁。

杂质不得过 6% 的有:石榴皮、地龙、侧柏叶、番泻叶。

杂质不得过 7% 的有:吴茱萸。

杂质不得过 8% 的有:金钱草。

杂质不得过 9% 的有:老翘(连翘)。

杂质不得过 10% 的有:天然没药、原乳香、蒲黄(不能通过七号筛的杂质)。

杂质不得过 15% 的有:胶质没药。

2.《中药饮片质量通则》的限量规定 《中药饮片质量标准通则(试行)》对各类净药材所含的杂质限量作了规定。具体规定如下:

根、根茎、藤木、叶、花、皮类:泥沙和非药用部位等杂质不得超过 2%。

果实、种子类:泥沙和非药用部位等杂质不得超过 3%。

全草类:不允许有非药用部位,泥沙等杂质不得超过 3%。

动物类:附着物、腐肉和非药用部位等杂质不得超过 2%。

矿物类:夹石、非药用部位等杂质不得超过 2%。

菌藻类:杂质不得超过 2%。

树脂类:杂质不得超过 3%。

需去毛、刺的药材:其未去净的茸毛和硬刺不得超过 10%。

（三）检查方法

取规定量的供试品,摊开,用肉眼或放大镜(5～10 倍)观察,将杂质拣出;如其中有可以筛分的杂质,则通过适当的筛,将杂质分出。将各类杂质分别称量,计算其在供试品中的含量(%)。

(张昌文)

复习思考题

1. 解释:净选加工,净药材,分档,伤水。
2. 清除杂质的方法有哪些? 各有什么特点?
3. 去皮壳、去毛、去心、去核、去头尾足翅的方法分别有哪些? 举例说明。
4. 简述振荡式筛药机、风筛机、滑栅吸式风选机和旋转分离吸式风选机的工作原理。
5. 其他加工主要有哪些方法?

学习要点

1. 饮片切制、抢水洗、下色、浸润、伏润、露润、看水头、把货、个货、败片的含义。
2. 饮片切制的目的。
3. 药材切制前的软化方法；手工切制方法；机械切制设备的原理或标准操作规程；饮片切制过程的质量标准。
4. 常见 8 种饮片的类型及规格。
5. 饮片的干燥方法；影响饮片质量的因素。

将净选后的中药材进行软化处理，再切制成片、丝、块、段等形状，且具有一定规格饮片的方法，称为饮片切制。

饮片切制历史悠久，它是由"咬咀"发展而来的，咬咀是指用口咬碎药材的意思。饮片切制早在《五十二病方》中就载有"细切"、"削"、"剡"等早期用语。但"饮片"一词在医药书籍中出现较晚，据考证，直到明代陶华《伤寒六书》制药法中，才明确提出了"川大黄……锉成饮片"。从此，医药书籍中多有引用，并沿用至今。

饮片切制的目的：

1. 利于有效成分煎出 饮片的厚薄直接影响到临床疗效，一般按药材的质地不同而采取"质坚宜薄，质松宜厚"的切制原则，以利于煎出有效成分。

2. 利于炮炙 药材切制饮片后，便于炮炙时控制火候，使其受热均匀，也利于与各种辅料均匀接触和吸收，提高炮炙效果。

3. 利于调配和制剂 药材切制成饮片后，体积适中，利于调配。在制备液体剂型时，药材切制后不仅能增强浸出效果，而且能避免煎煮过程中出现糊化、粘锅等现象，显示出饮片"细而不粉"的特色；制备固体剂型时，由于切制品便于粉碎和混合均匀，从而使处方中的药物比例相对稳定。

4. 利于鉴别 对性状相似的药材，切制成一定规格的片形，能显露出组织结构的特征，有利于区别，防止混淆。

5. 利于贮存 药材切制后，含水量下降，减少了霉变、虫蛀等因素，并且方便包装，有利于贮存。

第一节 药材切制前的软化处理

切制饮片时，除少数中药材如鲜石斛、鲜芦根、鲜生地黄、丝瓜络、竹茹、谷精草、鸡冠花、通草、灯心草等可进行鲜切或干切外，大多数干燥的中药材，切制前必须进行适当的软化处理,使其由硬变软,质地柔软适中,以利于切制。

中药材的软化处理,要根据药材的种类、质地、内含物和季节等情况,灵活选用适当的方法,并且软化时要严格控制水量、温度和时间。

大多数中药材可用常水软化法软化处理,少数不宜用常水软化法软化的药材,可用加热等其他方法软化。目前,为适应大量生产的需要,广大中药工作者对中药材软化的新技术进行了研究,并得到了推广。

一、药材的软化方法

(一) 常水软化法

常水软化法,系指用日常饮用水软化药材的方法,又称冷水软化法。本法是干燥的中药材切制前最常用的软化方法。

常水软化处理的方法有淋法、洗法、泡法、漂法、润法等。

1. 淋法(喷淋法) 系指用清水喷淋或浇淋药材的方法。

(1)操作方法:将药材整齐堆放,均匀喷淋清水(一般 2~4 次,喷淋的次数根据药材质地和季节灵活掌握,并控制水量),待药材全部渍湿后,上盖湿物(麻袋等),润至适合切制的程度。

(2)适用药材:多适用于气味芳香、质地疏松的全草类、叶类、果皮类,以及有效成分易随水流失的药材。如益母草、薄荷、荆芥、佩兰、香薷、枇杷叶、陈皮、黄柏等。

(3)注意事项:淋法处理后的药材,不要带水堆积,以防色泽变黯或返热烂叶;每次软化的药材量以当日切完为度;切制后的饮片应及时干燥,以保证质量。

若用淋法处理后仍不能软化的药材,可选用洗法、泡法、润法等进行处理。

2. 洗法(抢水洗) 是用清水洗涤药材的方法。由于药材与水接触时间较短,又称抢水洗。

(1)操作方法:将药材投入多量清水中,快速洗涤并及时取出,再用润法润至适合切制的程度。大多数药材洗 1 次即可,但有些药材附着大量泥沙等杂质,则需用水洗数遍,每次用水量不宜太多,洗毕后取一定量的样品再置于清水中洗涤,水中不应有明显的沉积物。

(2)适用药材:适用于质地松软、水分易渗入及有效成分易溶于水的药材。如丹参、五加皮、瓜蒌皮、白鲜皮、合欢皮、南沙参、石斛、瞿麦、防风、龙胆、北沙参、细辛、蒲公英、紫菀、地丁等。

(3)注意事项:洗法在保证药材洁净和易于切制的前提下,应快速洗涤,尽量缩短药材与水接触的时间,以防止药材"伤水"和有效成分的流失。洗法还可以用作清洁药物,以洗净泥土杂质。

目前大生产中多采用滚筒式洗药机(图 6-1)洗涤药材。该洗药机的特点是:利用导轮作用,故噪音及振动很小;冲洗水用水泵循环,可反复使用,以节约用水。该机每小时可淋洗药材 50~150kg。

其工作原理是:待洗涤的药材,从滚筒进口均匀地送入筒内,打开放水开关,筒内的水阀喷水进行淋洗,药材在滚筒带动下,不停地翻滚,在翻滚中被水反复喷淋和洗涤,并逐渐向滚筒出口方向滚动,当药材从出口滚出时,即被淋洗干净。洗涤后的药材直接送入润药机的浸润罐内进行滋润软化。

3. 泡法(浸泡法) 系将药材用清水浸泡一定时间,使其吸入适量水分的方法。

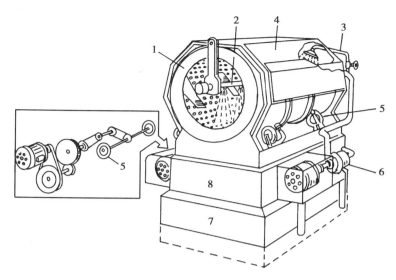

图 6-1 滚筒式洗药机示意图

1. 滚筒 2. 冲洗管 3. 二次冲洗管 4. 防护罩 5. 导轮 6. 水泵 7. 水泥水槽 8. 水箱

（1）操作方法：先将药材洗净，再注入清水至淹没药材，放置一定时间（视药材的质地、大小和季节、水温等灵活掌握），通常中间不得换水，一般浸泡至六七成透，捞出，放容器内，盖严，闷润至适合切制的程度。

（2）适用药材：适用于质地坚硬，水分较难渗入的药材。如白术、大黄、萆薢、天花粉、木香、乌药、土茯苓、泽泻、姜黄、三棱等。

（3）注意事项：泡法要本着"少泡多润"的原则，即尽量缩短在水中的浸泡时间，适当延长润制时间。既要使药材吸收一定量的水分促使其软化，又要防止药材"伤水"。

一般体积粗大、质地坚实者，浸泡的时间宜长些；体积细小，质地不太坚实者，浸泡的时间宜短些。春、冬季节气温较低，浸泡的时间宜长些；夏、秋季节气温较高，浸泡的时间宜短些。质轻遇水漂浮的药材，如枳壳、青皮等，在浸泡时要压以重物，使其完全浸入水中。

某些药材在浸泡时，所含成分渐向水中扩散，致使浸泡液呈现一定色泽的现象，习称"下色"。对于易"下色"的药材，浸泡时，要求浸泡液稍有变色，略呈药材色泽时，即应捞出，再采用润法使之软化，以防止药材中的成分流失或造成"伤水"。易下色的药材有白术、苍术、泽泻、射干、大黄、甘草等。

4. 漂法　系将药材用多量清水浸漂，并定时换水，多次漂洗的方法。

（1）操作方法：将药材放入多量的清水中，每日换水 2~3 次。漂去有毒成分、盐分等，并使药材软化，利于切制或炮炙。古代一般用长流水漂制。

（2）适用药材：适用于毒性药材和富含盐分的药材。如天南星、半夏、附子、川乌、草乌、盐苁蓉、昆布、海藻等。

（3）注意事项：漂的时间根据药材的质地、季节、水温灵活掌握。一般原则是，毒性药材漂至口尝微有麻舌（辣）感；含有盐分的药材漂至口尝无咸味。漂后需切制的药材，还要用润法润至适合切制的程度。

5. 润法　系指保持湿润的外部环境，使已渍湿药材的外部水分，徐徐渗入内部，使其柔软适宜切制的方法。润法与淋法、洗法、泡法、漂法等密切配合，广泛应用。

（1）操作方法：将淋、洗、泡过的药材，置于适宜的容器内密闭，或堆积于润药台上以湿物遮盖或不遮盖，保持湿润状态，使药材外部的水分徐徐渗入到药材组织内部，以达到柔软适中，适合切制的程度。

根据药材的性质不同，润法有多种方法：

浸润：以定量水或其他溶液浸渍药材，经常翻动，使水分缓缓渗入内部，以"药透水尽"为度。如酒浸黄连、水浸郁金、枳壳、枳实等。

伏润（闷润）：质地致密且坚硬的药材，经水洗、泡或用其他辅料处理后，装缸（坛）等容器内，在基本密闭条件下进行闷润，使药材内外软硬一致，达到适合切制的程度。如郁金、川芎、白术、白芍、山药、三棱、槟榔等。

露润（吸潮回润）：药材不经水处理，直接摊放于湿润而垫有篾席的地上，使其自然吸潮回润，达到适合切制的程度。如当归、玄参、牛膝等。

盖润：经过淋、洗处理的药材，用湿物（麻袋等）遮盖，使水分渗入内部，达到适合切制的程度。如益母草、丹参、板蓝根、桔梗、独活、茜草、秦艽等。

晾润：将抢水洗后的药材，置于阴凉通风处，摊开，不加遮盖，使部分水分渗入内部。若没被润软，要喷淋清水，继续滋润至适合切制的程度。如北沙参、茯苓皮等。

复润：有些药材一次难以润透，可在闷润至发热或稍发黏时，取出，用清水洗涤，稍经晾晒后再行闷润，如此反复操作，直至药材润透，适合切制的程度。如大黄、何首乌、乌药、常山、三棱、泽泻、川芎、白芷等。复润不仅避免了因过多用水造成有效成分损失，而且因中途淋水和晾晒，防止了发热霉变。

（2）适用药材：适用于淋、洗、泡、漂法适用的药材。

（3）注意事项：润制时间长短视药材质地及季节而定。润制过程中要勤检查，若出现发热、发黏、变红、变味等现象，应立即用清水快速洗涤，摊开晾晒后再适当闷润，否则影响饮片外观和内在质量。

润药得当，既能保证质量，又可减少有效成分损失，传统有"七分润工，三分切工"之说，可见润药工艺的重要。

 知识链接

砂 润 法

药材软化还可用砂润法：取一个下部漏空的容器，装入中等粗粒的河砂，用水饱和后（至漏水口有水滴出为度），将大小分档的药材埋入湿砂内，每天淋水1次，使砂中的水分逐渐渗入到药材组织内部，以达到软化、适合切制的程度。该法设备简单，操作方便，且药材在润制过程中不发霉、不伤水。有人研究，大黄、槟榔、山药等28种药材可用此法软化。

（二）其他软化法

有些药材不适宜用常水软化，可根据自身的性质，采用其他的软化方法。

1. 湿热法软化 即蒸、煮法软化，是将净药材抢水洗涤或不洗，置于蒸制容器内蒸制或置于沸水中煮制一定时间，取出趁热润软的方法。

有些药材质地坚硬，常水不易渗入，久泡又易损失药效，如木瓜、红参、天麻等；或常水虽可软化，但有效成分易被酶解，如黄芩等，此两种情况均不宜用常水软化法软化。而采用蒸、煮法，既能加速软化，又利于保存有效成分和保持片形美观，并能缩短干燥时间。

2. 干热法软化 系指通过烘、煨等方法直接加热,使药材软化的方法。

如阿胶烫炒前,要将整块阿胶放烘箱内,60℃烘软,趁热切制成立方块(称阿胶丁)后,再用蛤粉烫制。肉豆蔻多是用煨法煨熟后,趁热切制成厚片。

3. 酒处理软化 某些动物类药材切制前,若用水软化,易变质或难以软化,通常需用酒软化。

如鹿茸切片,要先燎去茸毛,刮净,以布带缠绕茸体,自锯口面小孔处,不断灌入热白酒至满,稍润或稍蒸至适合切制的程度,趁热横切成薄片,压平,干燥。蕲蛇、乌梢蛇等的软化,一般是用黄酒润透后,切寸段,干燥。

(三)药材软化新技术

传统的软化方法,劳动强度大,生产周期长,操作不当容易损失药效,因此,仅适用于少量生产。目前在大量生产中,为了缩短生产周期,减少损耗,提高饮片质量,采用了一些实用的软化新技术,收到了良好的效果。

1. 减压冷浸法 是利用减压抽真空的方法,抽出药材组织间隙中的气体,再将水注入罐内至浸没药材,恢复常压后,水能迅速进入药材组织内部,从而达到提高软化效果的目的。

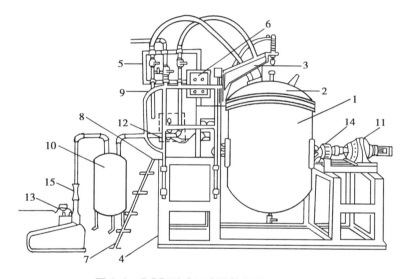

图 6-2 DCS 型减压冷浸软化装置示意图

1. 罐体　2. 罐盖　3. 移位架　4. 机架　5. 管线架　6. 开关箱　7. 梯子　8. 工作台
9. 扶手架　10. 缓冲罐　11. 减速机　12. 液压动力站　13. 真空泵
14. 罐体定位螺栓　15. 减震胶管

DCS 型减压冷浸软化装置(图6-2),是采用旋片式真空泵,经缓冲罐抽真空。罐盖的开启和移位采用液压传动,罐体由减速机低速传动,可正反旋转360°,罐体可停于任何角度进出料,所有动作均由工作台上的电器开关控制,便于操作。

其工作原理是:将药材装入罐内,盖好罐盖,启动真空泵,抽出罐内及药材组织间隙中的气体,当真空表指针接近 -98.7kPa 时,注入清水浸没药材至一定时间,使药材快速吸入定量水分后,再恢复常压,放出多余水分,揭盖,取出浸润好的药材。

2. 真空加温润药法 是将药材放入密封容器(不锈钢板制成)内,先减压抽真空,使药材组织内的空气尽量被抽出,在负压状态下,导入饱和蒸汽,利用蒸汽的热度、湿度和穿透力,迅速渗透到药材组织内部,以达到快速软化的目的。

常用的有真空加温润药机(图6-3)和卧式减压快速润药机(图6-4)。

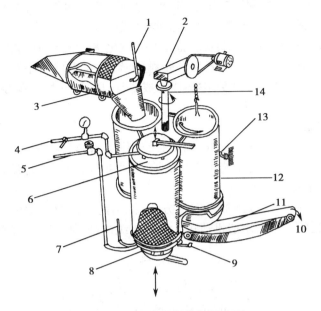

图6-3　真空加温润药机示意图

1. 加水管　2. 减速器　3. 洗药机　4. 通真空泵　5. 蒸汽管　6. 顶盖　7. 水银温度计　8. 底盖
9. 放水阀门　10. 药材至切药机　11. 输送带　12. 保温筒　13. 定位钉　14. 转动轴

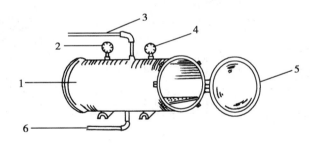

图6-4　卧式减压快速润药机示意图

1. 润药筒　2. 真空表　3. 真空管　4. 温度计　5. 密封盖　6. 蒸汽管

(1)真空加温润药机:该机用三只润药筒(每只可装药材150~200kg)作真空筒,筒内底部装有不锈钢多孔活板,可沥水和开合,润药筒安装成"品"字形,通过中心转动轴转动,三只筒可轮流使用。

其工作原理是:待经洗药机洗净、自动投入润药筒内的药材沥尽水后,再密封上下两端筒盖,启动真空泵,当筒内真空度达到 -86.7 kPa 时(质地坚硬紧密的药材要达到真空度 -93.3 kPa 以上),开始通入蒸汽,此时筒内真空度逐渐下降,温度逐步上升到预定范围(可自行调节,一般 60~80℃),此时真空泵自动关闭,关闭蒸汽,保温 15~20 分钟后(时间可根据药材性质掌握),即可取出药材,然后由输送带将药材送到切药机上切片。从洗药→蒸润→切片整个工序,一般需 40 分钟即可完成。

(2)卧式减压快速润药机:该机是用一只直径 100cm,长 200cm 的铁筒制成,一头固封,一头是可开闭的密封盖,横卧在两根槽钢上,筒内底部铺有多孔钢板,便于排水和通蒸汽,钢板上装有滚轴,便于药材进出,筒底部接蒸汽管,上部接真空管、并装有真空表和温度计。主要用于润制长条状或成捆的药材,如甘草、木通、夜交藤、忍冬藤、鸡血藤等。

其工作原理是:将净药材冲洗后,整捆或用容器盛装放入筒内,密封,启动真空泵,当筒内减压至真空度达到 −86.7kPa 时,放入蒸汽,至筒内温度升至预定要求时(一般 50℃ 以下),关闭真空泵和蒸汽,保温 10～20 分钟,即可取出进行切片。

3. 加压冷浸法　是将净药材和水装入耐压容器内,用加压机械,将水压入药材组织内,以加速药材软化。该法一般需加压至 +140kPa 以上,故对设备要求较高。

二、药材软化程度的检查方法

药材在水处理过程中,要检查其吸水量是否合适,其软化程度是否符合切制要求,习称"看水头"或"看水性"。看水头是传统的经验判断方法,需要对不同药材反复练习,才能掌握其技巧。现将常用的检查方法介绍如下:

1. 弯曲法　适宜于长条状药材的检查。有两种方法:一种方法是将软化后的药材握于手中,大拇指向外推,其余四指向内收;另一种方法是用两手握住药材的两端,向相反的方面用力。若药材略弯曲而不易折断,即为合格。如白芍、山药、木通、木香等。

2. 指掐法　适宜于团块状药材的检查。软化后的药材用手指甲能掐入表面,即为合格。如白术、白芷、天花粉、泽泻等。

3. 穿刺法　适宜于粗大块状药材的检查。软化后的药材用铁扦能刺穿而无硬心感,即为合格。如大黄、泽泻、虎杖等。

4. 手捏法　适宜于不规则的根与根茎类药材的检查。软化后的药材若用手捏粗的一端,感觉其较柔软,即为合格。如白芷、当归、独活等。

5. 手握法　适宜于某些体积小的块根、果实等类药材的检查。软化后的药材用手握无吱吱响声或无坚硬感,即为合格。如延胡索、枳实、雷丸等。

6. 刀劈法　质地坚硬的药材,软化至用刀剖开,内有六七成透,应捞出,闷润至内心有潮湿的痕迹,即为合格。如泽泻、大黄等。刀劈法能直接观察到药材内部的吸水情况,又可作为检验药材是否宜切的手段,因而是很实用的检查方法。

三、机械切制时药材软化程度的特点

目前,机械切制已成为饮片切制的主要手段,机切药材的软化处理方法和程度与手工切制有所不同,传统手工切制的软化程度已不能完全适用于机械切制,掌握好机切药材的软化程度,是切好饮片的关键。机械切制的"水头"特点是:药材的吸水量较手工切要少;其软化程度较手工切要硬。一般机切药材应少泡多润,减少在水中停留的时间,既要把药材润透,又要有一定的硬度,以承受住机器的挤压力和刀片高速运转的冲击力。若过软,药材易卷曲滞塞刀口,致使无法切片,或切出的饮片多数不合格,成为败片。

第二节　饮片的类型及切制方法

一、常见的饮片类型、规格及选择原则

饮片的形状,取决于药材本身的性质(如质地、外部形态、内部组织结构等)和各种不同

需要(如炮制、调剂、制剂、鉴别等),其中药材的性质是决定饮片类型的重要因素,因为它直接关系到饮片切制的操作和临床疗效。根据《中国药典》2010年版的规定,结合传统饮片类型在目前的实际应用情况,将常见的饮片类型归纳为8种。现分述如下:

1. 极薄片　厚度为0.5mm以下。适用于质地致密、极坚实的药材。如羚羊角、水牛角、松节、苏木、降香等。

2. 薄片　厚度为1～2mm。适用于质地致密坚实、切薄片不易破碎的药材。如白芍、乌药、槟榔、当归、川木通、川牛膝、天麻、三棱等。

3. 厚片　厚度为2～4mm。适用于质地较松泡、粉性大、切薄片易破碎的药材。如山药、天花粉、泽泻、丹参、升麻、南沙参、党参等。

4. 斜片　厚度为2～4mm。适用于长条形而纤维性强的药材。如桂枝、桑枝、山药、黄芪、玄参、苏梗、鸡血藤、木香等。

5. 直片(顺片)　厚度为2～4mm。适用于形状肥大、组织致密和需突出其鉴别特征的药材。如大黄、白术、升麻、川芎、附子等。其中川芎、白术的直片又称"蝴蝶片",附子经食用胆巴加工切制成的直片称"黑顺片"。

6. 丝(包括细丝和宽丝)　细丝宽度为2～3mm,宽丝宽度为5～10mm。适用于皮类、叶类和较薄的果皮类药材。如黄柏、厚朴、桑白皮、青皮、合欢皮、陈皮等均切细丝;荷叶、枇杷叶、淫羊藿、冬瓜皮、瓜蒌皮等均切宽丝。

7. 段(包括短段和长段)　短段长度为5～10mm,长段长度为10～15mm。短段又称"咀",长段称"节"。适用于全草类和形态细长,内含成分易于煎出的药材。如薄荷、荆芥、香薷、益母草、青蒿、佩兰、瞿麦、牛膝、北沙参、白茅根、藿香、木贼、石斛、芦根、麻黄、忍冬藤、谷精草、大蓟、小蓟等。

8. 块　边长为8～12mm的立方块或长方块。有些药材为方便炮制和煎煮,需切成不等的块状。如大黄、何首乌、干姜、六神曲、鱼鳔胶、阿胶等。传统又将大黄、何首乌、干姜的立方块称"咀";阿胶的立方块称"丁"。

二、饮片的切制方法

中药材的切制可分为手工切制和机械切制两种方法。目前,大多采用机械化切制。但由于机器切制还不能满足某些饮片类型的切制要求,故在某些环节上,手工切制仍在使用。

(一)手工切制

手工切制经验性强,且生产效率低,劳动强度大,只宜于少批量饮片的生产。特别是商品价值较高的饮片,目前仍使用手工切制。

1. 切制工具　手工切制用的切药刀,全国各地不甚相同,但切制方法相似。

(1)切药刀:又称铡刀。主要由刀片(又称药刀或刀叶,一般分祁州刀和南刀两类)、刀床(又称刀桥)、刀鼻(又称象鼻)、装药斗、压板、蟹爪钳(又称槟榔钳)等部件组成。用于切制根及根茎类、藤木类、果实类、全草类药材。现多用于切制比较美观、商品价值高的饮片。

(2)片刀:类似于菜刀。多用于切厚片、直片、斜片等。如浙贝母、白术、甘草、黄芪、苍术等。

2. 切制方法　手工切制一般分为"把活"和"个活"两种操作手法。

(1)把货与把活:需理成一把(束)切制的药材,称把货,一般指长条状的药材。切制把货的操作,称把活。把活的操作方法是:将长条状的把货药材理顺,整理成把,放在刀床上,左手拿压板压住、捋紧,并推送至刀口,右手握刀下压,药材即被切制成饮片。如切制桔梗、党参、荷叶等。

（2）个货与个活：需单个或2~4个左右一起切制的药材，称个货，一般指团块状（颗粒状）的药材。在中药行业中，对于未被切制的完整中药材，不论何种形状，也习称"个货"。切制个货的操作，称个活。个活有两种操作方法：一种手法是，将团块状的"个货"药材，用蟹爪钳夹住，放在刀床上，左手拿压板压住，并推送至刀口，右手握刀下压，药材即被切制成饮片，如切制槟榔；另一种手法是，先将"个货"药材切一平底，竖起放在刀床上，或将几个团块状的"个货"药材，平整地排列在刀床上，左手拿压板压住，并推送至刀口，右手握刀下压，药材即被切制成饮片。如切制川芎、玄参等。

（二）机械切制

机械切制饮片具有速度快、产量大、效率高、节省劳动力和减轻劳动强度等优点，但也存在切制的饮片类型较少等缺点。因此，更新、改进现有的切药机械，使之能生产多种类型的饮片是机械切制亟待解决的问题。

目前，全国各地生产的切药机种类较多，如剁刀式切药机（图6-5）、旋转式切药机（图6-6，图6-7）、多功能切药机（图6-8）等。现将几种常用的切药机简介如下。

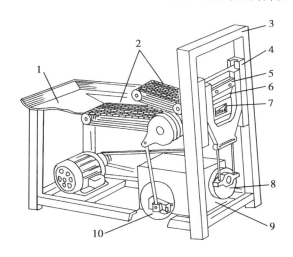

图6-5 剁刀式切药机示意图

1. 台面　2. 输送带　3. 机身　4. 导轮　5. 压力板　6. 刀片
7. 出料口　8. 偏心轮　9. 减速器　10. 偏心调片子厚度部分

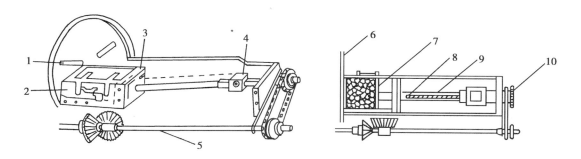

图6-6 颗粒状药材切片原理示意图

1、6. 刀　2. 装药药盒　3. 固定器　4. 开关　5. 原动轴　7. 推进器　8. 螺旋杆　9. 套管　10. 齿轮

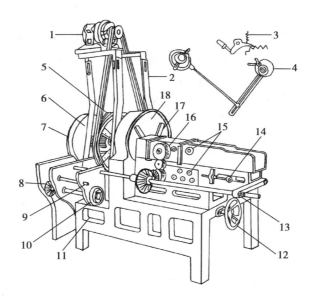

图 6-7　旋转式切药机示意图

1. 电动机　2. 架子　3. 弹簧　4. 撑牙　5. 皮带轮　6. 偏心轴(三套)　7. 完全罩　8. 撑牙齿轮　9. 撑牙齿轮轴　10. 手扳轮　11. 出料口　12. 机身进退手扳轮　13. 套轴　14. 输送带松紧调节器　15. 输送滚轮轴　16. 输送滚轮齿轮　17. 刀　18. 刀床

1. 剁刀式切药机　该机结构简单,由电机、台面、输送带、切药刀等部分组成。适应性强,一般根及根茎、全草类药材均可切制,但不适宜颗粒状(团块状)药材的切制。

其工作原理是:将润至适中的药材放于机器台面后,启动机器,再将药槽内的药材捋顺、压紧,防止塞刀或切出败片。压紧的药材经输送带(无声链条组成)进入刀床,被横切成饮片。片的厚度由偏心调节部进行调节。

2. 旋转式切药机　该机由电机、装药盒、固定器、输送带、旋转刀床、调节器等部分组成。主要适用于颗粒状药材的切制,不适合全草类药材切制。

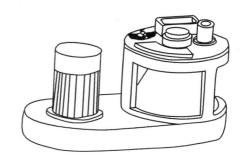

图 6-8　多功能切药机外形图

其工作原理是:将润至适中的药材放入固定器内,铺平,压紧,启动机器,在推进器的推动下,把药材推送至刀床切口,进行切片。

3. 多功能切药机　该机机盖设有 3 个形状不同的进料口,可任意调节厚薄,无机械输送,在刀盘和刀架的旋转作用下,完成多种切片功能。该机体积小,重量轻,噪音低;可根据药材的形状、直径选择不同的进药口,以保证饮片质量。主要用于少批量的根及根茎、颗粒状及果实类药材的切制,其切制的饮片类型可为不同规格的圆片、直片及斜片等。

机械切制的操作要领,中药工作者用歌诀的形式概括为:"刀快上线喂药匀,润透操作饮片平,时多时少厚薄片,刀钝曲线斧头形。"

（三）其他切制方法

对于坚硬的木质及动物骨、角类药材,用上述工具较难切制时,可根据不同情况,用以下方法进行切制。

1. **镑**　系用镑刀镑成极薄片的操作方法。镑刀为一块厚木板上平行镶嵌有多个平行的刀片,两端有手柄。操作时,将软化的药材用钳夹住,手持镑刀一端,来回镑成极薄的饮片。目前生产已用镑片机。无论是手工镑片还是机械镑片,均需将药材软化处理后,再进行操作。此法适用于动物角质类药材,如羚羊角、水牛角等。

2. **刨**　系用刨刀刨成极薄片或薄片的操作方法。刨刀又称药刨、雷公刨,类似于木工刨刀。操作时,先将药材固定,用刨刀将药材刨成极薄片或薄片。若利用机械刨刀,药材则需预先进行水处理。此法适用于木质或角质类药材,如檀香、松节、苏木、水牛角等。

3. **锉**　系用锉刀锉成粉末的操作方法。锉刀即钢锉。有些药材习惯上用其粉末,但由于用量少,一般不宜事先制备,而是随处方加工,如水牛角、羚羊角等。调配时,用钢锉将其锉为末,或再继续加工研细即可。

4. **劈**　系用斧类工具劈成块或厚片的操作方法。此法适用于动物骨骼类或木质类药材。如鹿角、降香、松节等。

某些贵重药材,还可采用特殊的工具加工切制,如鹿茸加工壶,就是专门用来加工鹿茸的。

第三节　饮片的干燥

药材切片前大多需求水处理,因此切成饮片后,必须及时干燥,否则易于变色、酸败甚或霉烂,影响质量。干燥方法主要分为自然干燥和人工干燥。药物性质不同,干燥方法也不尽相同,干燥方法是否适当,是保证饮片质量的关键。

一、自然干燥

自然干燥系指把切制好的饮片置于日光下晒干或置于阴凉通风处阴干。晒干法和阴干法都不需要特殊设备,具有经济方便,成本低等优点。但占地面积大、易受气候的影响、干燥后的饮片不太卫生是其缺点。晒干法适用于大多数中药饮片的干燥。阴干法适用于气味芳香、含挥发性成分较多、色泽鲜艳和受日光照射易变色、走油等中药饮片的干燥。自然干燥时若遇阴雨天气,可根据饮片的性质适当采用烘焙法干燥。

干燥方式的不同会影响饮片的质量,由于温度和时间的变化会对饮片化学成分产生不同的影响,在确定适宜的干燥方法时,应把有效成分的含量、药性等多种因素综合起来考虑,尽可能取其各方面的优势,才能获得质优效高的饮片。

二、人工干燥

人工干燥是利用一定的干燥设备,对切制后的饮片进行干燥。本法不受气候影响,卫生清洁,并能缩短干燥时间,减轻劳动强度,提高生产率,适宜大量生产。近年来,全国各地在生产实践中,设计并制造出多种干燥设备,如直火热风式、蒸汽式、电热式、远红外线式、微波式,其干燥能力和效果均有了较大的提高,这些干燥设备正在不断推广和完善。

人工干燥的温度,应视饮片的性质而灵活掌握。除另有规定外,一般以不超过80℃为宜;含芳香挥发性成分的饮片以不超过60℃为宜。已干燥的饮片需放凉后再贮存,否则,余热会使饮片回潮,易于发生霉变或虫蛀。

现将不同干燥机的工作原理简要介绍如下。

1. 翻板式干燥机　该机(图6-9)由送料带、干燥室、热源等几部分组成。

其工作原理是:湿饮片经上料输送带送入干燥室内。室内为由若干个小翻板构成的帘式输送带,共4层,由链轮传动,饮片平铺于帘式输送带上,当小翻板由前端传至末端时,饮片即翻于下层。经4次翻倒,饮片即被烘干。干燥饮片沿出料口经振动输送带进入立式送料器,上输入出料漏斗,下承容器装药。

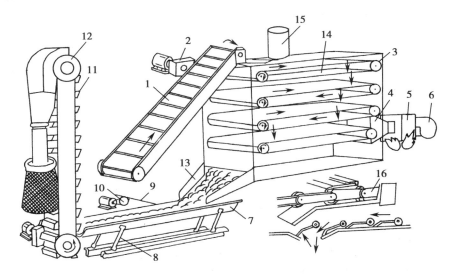

图6-9　翻板式干燥机示意图

1. 上料输送带　2. 减速器　3. 链轮　4. 热风口　5. 燃烧室　6. 鼓风机　7. 振动输送
8. 弹簧铜板　9. 连杆　10. 偏心轮　11. 立式送料器　12. 皮带盘　13. 出料口
14. A向　15. 排潮气口　16. 链条

2. 热风循环烘箱　该机(图6-10)由箱体、加热器、鼓风机、烘车及风力调节器等部分组成。

其工作原理是:将药材置于烘车上,推入烘箱内,密闭。空气由鼓风机送入,经加热器加热,热空气将药材干燥,变成湿热空气,由出口排出,由于湿热空气不断补充,保证药材水分不断蒸发而使之干燥。

3. 远红外线辐射干燥技术　其原理是:电能转变成远红外线辐射能,被干燥物体的分子吸收后产生共振,引起分子、原子的振动和转动,导致物体发热,将大量水分变成气态而扩散,最终达到干燥灭菌的目的。

其特点是干燥速度快,药材质量好,具有较高的杀菌、杀虫及灭卵能力,节省能源,造价低,便于自动化生产,减轻劳动强度。近年来在原料、饮片等脱水干燥及消毒中都有广泛应用。还可用于中药粉末及芳香性药物的干燥灭菌,并能较好地保留中药挥发油。

4. 微波干燥技术　微波干燥是由于微波能转变为热能使湿物料干燥的方法。

其原理是:物料中的极性水分子和脂肪能不同程度地吸收微波能量,在交流电场中,因电场时间的变化,使极性分子发生旋转振动,致使分子间互相摩擦而生热,从而达到干燥灭

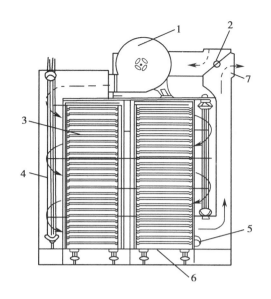

图 6-10　热风循环烘箱示意图
1. 鼓风机　2. 气流调节器　3. 搁板　4. 加热器
5. 搁板药架　6. 药架车　7. 湿热气出口

菌的目的。微波灭菌与被灭菌物的性质及含水量有密切关系,含水量越多,灭菌效果越好。其特点是干燥速度快,时间短(是常规热空气加热的 $1/100 \sim 1/10$),产品质量好,热效率高,且能杀灭微生物及霉菌,具有消毒作用。对中药中所含的挥发性物质及芳香性成分损失较少。适用于中药原药材、中药饮片及中成药的干燥灭菌。

5. 太阳能集热器干燥技术　太阳能是一种巨大且清洁的低密度能源,适用于低温烘干。其特点是节省能源,环境污染少,烘干质量好。避免了昆虫传菌和尘土的污染,并能防止自然干燥后药物出现杂色和阴面发黑等现象,提高了外观质量。

第四节　饮片切制过程的质量标准

《中药饮片生产过程质量标准通则(试行)》对药材软化、切制及饮片干燥后的质量都作了明确的规定。现分述如下。

一、软化药材的质量标准

(一)质量要求
经软化后的药材,必须无泥沙等杂质,无伤水、腐败,无霉变异味,软硬适度。

(二)质量指标
1. 喷淋　经清水喷洒或喷淋的药材应略润或润透。未润透或水分过大者不得超过 5%。

2. 淘洗　经清水淘洗、冲洗或抢水洗的药材,不得伤水。水分过大或未润透者不得超过 5%。

3. 浸泡　经清水或液体辅料浸泡的药材,应软硬适度,不流失有效成分。未泡透者不得超过 5%,伤水者不得超过 3% 。

4. 漂洗　经漂洗需去除腥味、咸味、毒性或需浸洗透心的药材,漂洗后应无或微有腥味、咸味,内无白心;有毒药材应略有麻辣味。不得有霉变、腐烂、酸败。

5. 润　经清水润过的药材,应软硬适度,不伤水、不酸败,润透程度一致。未润透者不得超过 10% 。

6. 渍　经清水或液体辅料浸渍的药材,未渍透者不得超过 5% 。

（三）检查方法

1. 取定量样品,用下列方法拣出未润透和水分过大的药材,合并称重计算。

(1)刀劈:质地坚硬的药材用刀劈开,内心应有潮湿痕迹。

(2)指掐:团块状的药材用指甲应能掐入药材表体。

(3)穿刺(针刺法):用钢针穿刺药材中心,应无坚硬感。

(4)弯曲:长条形药材用手弯曲,应曲而不折断。

(5)口尝:断面应无咸味或略有麻辣感。

(6)鼻闻:应无或微有腥味。

2. 表面泥土较重的药材,取定量样品置于清水中淘(冲)洗,洗水不得明显混浊。

二、切制饮片的质量标准

（一）质量要求

切制后的饮片应均匀、整齐、表面光洁,片面无机油污染,无整体,无长梗,无连刀片和斧头片。

（二）质量指标

1. 标准饮片　极薄片厚度为 0.5mm 以下,薄片厚度为 1～2mm,厚片厚度为 2～4mm,短段长度为 5～10mm,长段长度为 10～15mm,块为边长 8～12mm 的方块,细丝宽度为 2～3mm,宽丝宽度为 5～10mm 。

2. 不合格饮片　各类不合规格的饮片不得超过 10% 。其中,极薄片不得超过该品种标准厚度的 0.5mm;薄片、厚片、丝、块不得超过标准的 1mm;段不得超过标准的 2mm 。

3. 破碎片(碎丝)　不得超过 8% 。

4. 斜长片　不得超过 5% 。

5. 总异形片　以上总的异形片不得超过 15% 。

（三）检查方法

取定量样品拣出不合格片、破碎片和斜长片,分别称重计算。

三、干燥饮片的质量标准

（一）质量要求

干燥后的饮片,必须干湿度均匀,保持固有色泽、气味,片型整齐。

（二）质量指标

一般饮片的水分应控制在 7%～13% 。饮片干燥后不得变色。

（三）检查方法

取定量样品,按《中国药典》2010 年版一部附录Ⅸ H 的水分测定法测定水分。

第五节 饮片的包装

饮片的包装系指对饮片进行盛放、包扎并加以必要说明的过程。是饮片切制操作中很重要的一道工序。

1. 饮片包装的作用 饮片包装的作用主要有：①保存饮片的数量和品质；②方便饮片的存取、运输和销售；③体现或提高其商品价值；④有利于促进饮片生产的现代化、标准化。

由于历史的原因，中药饮片的包装一直不为人们所重视，使生产出的饮片无统一的包装标准。大多数饮片包装沿用原药材的包装，包装材料采用麻袋、化纤袋、蒲包、竹筐、木箱等，混乱不一，致使饮片污染严重。易混入麻袋纤维和灰尘，含糖类和淀粉类的药材易虫蛀和霉变。饮片包装不善，会严重影响饮片的保管、贮存、运输和销售。同时，由于中药饮片品种繁多，包装不善而带来的饮片混淆和发错药的现象也时有发生。

饮片包装改革势在必行。饮片包装要逐步实现规格化、标准化。包装材料应有利于保质、贮存、运输，并不得对成品有污染。

2. 饮片包装的有关规定 饮片包装关系到药品的数量和品质，能体现饮片的价值，也是体现中药现代化的标志之一。因此，国家有关部门颁布了相应的法律法规，对饮片包装实行监督管理。

《中华人民共和国药品管理法》第六章"药品包装的管理"中明确规定：直接接触药品的包装材料和容器，必须符合药用要求，符合保障人体健康、安全的标准，并由药品监督管理部门在审批药品时一并审批。药品生产企业不得使用未经批准的直接接触药品的包装材料和容器。

1998 年 4 月 7 日起实施的《国家中医药管理局中药饮片包装管理办法（试行）》规定，中药饮片的包装应严格执行《药品生产质量管理规范》中的有关规定。中药饮片的包装必须适合饮片质量的要求，方便储存、运输、使用。包装中药饮片要选用符合国家药品、食品包装有关产品质量标准的材料，禁止采用麻袋、竹筐、纤维袋等非药用包装材料和容器。凡直接接触中药饮片的包装材料为一次性使用，不得回收重新使用。

2002 年 9 月 15 日起实施的《中华人民共和国药品管理法实施条例》中，第四十五条规定：生产中药饮片，应当选用与药品性质相适应的包装材料和容器；包装不符合规定的中药饮片，不得销售。中药饮片的包装必须印有或者贴有标签，注明品名、规格、产地、生产企业、药品生产许可证号、产品批号、生产日期，并有质量合格的标志。实施批准文号管理的中药饮片还必须注明药品批准文号。

2003 年 12 月 18 日国家食品药品监督管理局（现国家食品药品监督管理总局）下发的《关于加强中药饮片包装监督管理的通知》中要求：中药饮片在发运过程中必须要有包装。每件包装上必须注明品名、产地、日期、调出单位等，并附有质量合格标志。

目前，我国对中药饮片推广使用小包装，某些地区已规定中药饮片的包装量最多不得超过 1kg。这有利于中药饮片的质量跟踪和追溯，保证饮片的质量。

3. 饮片包装的主要类型

（1）小包装加大包装：适用于所有一般性质的饮片，如根及根茎类、果实种子类、叶类、花类、全草类、矿物类、动物类等。小包装多用无毒聚乙烯塑料透明袋，外形有钩刺的饮片可用双层或多层无毒聚丙烯塑料袋包装，以防泄漏。一般每袋装 0.5kg、1.0kg，放入检验合格证后封口。为了便于储运,必要时小包装可转入大包装中。大包装可根据药材的质地和性质选用大铁盒、硬纸箱或无毒聚丙烯塑料编织袋等。大、小包装外面都注明饮片品名、规格、数量、生产批号、企业名。必须注意的是,饮片不得在热的情况下进行包装,必须待凉透后方可包装,否则会出现结露和霉变现象。

(2)精细包装:对于毒性、麻醉性、贵细药材的饮片,宜用小玻璃瓶、瓷瓶、塑料瓶、食品袋、小纸盒、PVC 易拉罐等。装量一般不超过200g,或分装到一日量或一次量的最小包装,并贴上完整的使用说明标签。对有特殊要求的饮片在外包装上应有明显的规定性标志。

4. 毒性饮片包装 毒性中药材经炮制增效去毒,无毒性的中药饮片按照普通饮片的包装规定进行包装。毒性中药饮片的包装除按照《中药饮片包装管理办法》项下的规定进行印刷包装外,还要根据《中华人民共和国药品管理法实施办法》的规定,增印毒性药品警示标记。包装完毕后,对包装的品种、数量、用具、器械等必须清场,并做好清场和包装记录。

另外,目前还有真空包装、充气包装(充氮气、二氧化碳等惰性气体)、除氧剂包装等方法。

中药饮片作为一种特殊商品,其包装的装潢设计也相当重要。好的装潢既要体现出产品的价值、产品造型的美观,又要经济、实用、方便,体现出中药饮片这种商品的特殊性,在充分发挥社会效益的同时,创造出良好的经济效益。

第六节　影响饮片质量的因素

在饮片生产中,只有认真按照炮制工艺操作,才能保证饮片质量。如果药材处理不当,或切制工具及操作技术欠佳,或切制后干燥不及时,或贮存不当,会出现下述现象,而影响饮片质量。

1. 败片 在中药饮片切制过程中,由于种种原因造成的不符合切制规格和片型标准的饮片,统称为败片。主要包括连刀片、掉边与炸心、皱纹片、斧头片、破碎片、斜长片等。

(1)连刀片(蜈蚣片):是饮片之间相牵连、未完全切断的现象。系药材软化时,外部含水量过多,或刀具不锋利,亦或刀与刀床不吻合所致。如桑白皮、黄芪、厚朴、麻黄等。

(2)掉边(脱皮)与炸心:掉边系指切出的饮片外层与内层相脱离,形成圆圈和圆芯两部分。炸心系指切出的饮片髓芯破碎。系药材软化时,浸泡或闷润不当,内外软硬度不同所致。如郁金、桂枝、白芍、泽泻等。

(3)皱纹片(鱼鳞片):系指饮片切面粗糙,具鱼鳞样斑痕。系药材软化时,"水头"不及,或刀具不锋利,亦或刀与刀床不吻合所致。如三棱、莪术等。

(4)斧头片:系指切出的饮片一边厚一边薄,形如斧头。系药材软化不透,或刀具不锋利,或刀与刀床不吻合,亦或操作技术不熟练,进料不均匀所致。

(5)破碎片:系指饮片不完整,或呈破碎状态的现象。系刀具不锋利,或软化不当,亦或传送带送药时挤压过度所致。如大黄、川芎、防风、苍术、羌活等。

(6)斜长片:系指饮片出现斜而长的现象。系药槽内的药材没理顺,或斜放,或横放所致。如白芍、大黄、当归、独活、佛手等。

2. 翘片 系指饮片边缘卷曲而不平整的现象。系药材软化时,内部含水分太多(伤水)所致。如槟榔、白芍、木通等。

3. 变色与走味 变色系指饮片干燥后失去了原药材的色泽。走味系指干燥后的饮片失去了药材原有的气味。系药材软化时浸泡时间过长,或切制后的饮片干燥不及时,或选用的干燥方法不当所致。如槟榔、白芍、大黄、薄荷、荆芥、藿香、香薷、黄连、黄芩等。

4. 油片(走油)　系指药材或饮片的表面有油分或黏液质渗出的现象。系药材软化时,吸水量"太过",或环境温度过高所致。如苍术、白术、独活、当归等。

5. 发霉　系指药材或饮片表面长出菌丝。系药材软化时间太长,或干燥不透,或干燥后未放凉即贮存,或贮存处潮湿所致。如枳壳、枳实、白术、山药、白芍、当归、麻黄、黄芩、泽泻、芍药等。

(沈　伟)

复习思考题

1. 饮片切制的目的是什么?

2. 常水软化法有哪些? 说出各法适用的药材和注意事项。

3. 中药饮片常见的类型和规格有哪些?

4. 饮片切制的方法有哪几种? 各适用于切制哪些类型的药材?

5. 饮片的干燥方法有哪些?

6. 饮片切制过程中的软化、切制、干燥环节的质量标准各是什么?

7. 简述滚筒式洗药机、真空加温润药机、剁刀式切药机、旋转式切药机、翻板式干燥机、热风循环烘箱的工作原理或使用方法。

第七章　清　炒　法

学习要点

1. 清炒法、炒黄法、炒焦法、炒炭法、火力、火候、黑色存性的含义。
2. 手工炒药的4个步骤；炒黄、炒焦、炒炭的操作方法、成品质量、注意事项、炮制目的。
3. 书后教学大纲中所列代表性饮片的炮制方法、成品性状、炮制作用，以及某些药物的炮制研究或炮制原理。
4. 机械炒药机的原理和标准操作规程。

将净选或切制后的药物，置于温度适宜的炒制容器内，不加辅料，用不同火力连续加热，并不断翻动或搅拌，使之达到一定程度的方法，称为清炒法。又称单炒法。

炒法早在《五十二病方》中就有“燔盐令黄”的记载。“燔”与“炒”同义。汉代《神农本草经》中的露蜂房有“火熬”的炮制方法，“熬”字亦作“炒”解释。炒法在唐代以后被广泛地用于药物的炮制，并根据不同药物有微炒、炒出汗，炒香、炒黄、炒熟、炒焦、炒黑之分。目前，清炒法主要包括炒黄、炒焦、炒炭3种方法。

不同的炒法因炒制程度的要求不同和药物本身性质的差异，所用的火力也不同。

火力，系指火的大小(强弱)或温度的高低。一般分文火、武火、中火、文武火、微火、煻火。文火的火苗较小，锅温较低，又称小火。武火的火苗大，锅温较高，又称强火、旺火、大火。中火即中等火力，火苗和锅温介于文、武火之间。文武火即先用文火、后用武火，或文火与武火交替使用。微火的火苗很小，冒点火头，锅温更低。煻火即热火灰的火力。

火力是加热炮制中的重要因素，操作时必须严格控制和掌握。一般说来，炒黄多用文火，炒焦多用中火，炒炭多用武火或中火，加辅料炒法多用中火或武火，扣锅煅法、蒸煮法多用文武火，焙法多用微火，煨法多用煻火。

火候，系指药物炮制的时间和程度。可以根据药物内外特征的变化和附加的判别方法进行判断。

炮制操作时要根据炒法的种类和药物性质掌握好加热时间。加热时间的长短及火力的大小都与火候有密切的关系，而火候又是影响炮制品质量的要素。

操作中还要根据炒法的类别、药物性质以及辅料的不同，掌握翻动的速度和方法，使之受热均匀，色泽一致，以达到临床用药所需的质量要求。只有熟练运用火力，正确判断火候，炮制药物时才能做到“贵在适中”，防止炮制程度的“不及”或“太过”。

炒法分手工炒和机械炒两种方法。

1. 手工炒药　手工炒药所用的器具包括炒药锅、药铲、药撮、炊帚等。炒药锅一般倾斜30°~45°，以便于搅拌和翻动以及药物的出锅。

手工炒药一般分预热、投药、翻炒、出锅4个操作步骤：

（1）预热：用一定的火力加热炒药锅，待锅温适宜后再投入药物进行炒制。传统上，常用手来判断或预试锅温，方法是：将手掌平悬于距热锅底约8cm处，用热锅烤炙手掌皮肤的热度来推断锅温是否适中。不同的火力烤炙皮肤的热度不同，此操作技能性强，需经长期的实践才能掌握。另外，也可用药物试炒（或烫）的方法来预试锅温：取少量药物置热锅内炒制，若炮制程度符合其质量要求，则可推断锅温适中。

（2）投药：锅温适宜后，即应迅速投入药物。投药量的多少要根据锅的大小和药物的品种而定，原则是少量分锅炒，投药太多易使药物受热不均匀。

（3）翻炒：投入药物后，应用药铲（或炊帚）等工具迅速搅拌或翻炒，操作要快、要勤，使药物均匀受热。翻动时，要求每次下铲都要露锅底，俗称"亮锅底"，目的是避免药物长时间停留锅底受热而导致程度太过。

（4）出锅：当药物炒至规定的程度时，要立即将其取出，俗称"出锅"。出锅要迅速，以免药物炮制程度"太过"，并应及时摊晾，除去药屑。

手工炒制具有器具简单易得，能炒炙出各种炮制品，应用范围广等优点。但也存在劳动强度大，生产量少，且饮片质量不易控制等缺点。

2. 机械炒药　目前大量生产多用炒药机。常用的炒药机有滚筒式炒药机（图7-1）、平锅式炒药机（图7-2、图7-3）、中药微机程控炒药机（图7-4）等。机器炒药操作方便，生产量大，能减轻劳动强度，故广泛应用于大批量药物的炒炙。

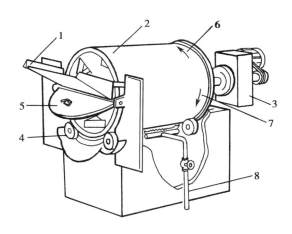

图7-1 滚筒式炒药机示意图

1. 上料口　2. 炒药筒　3. 减速器　4. 导轮
5. 盖板　6. 出料　7. 炒药　8. 煤气

（1）滚筒式炒药机：该机由炒药滚筒、热源及动力等部分组成。炒药机的温度可根据不同的药材及不同的炒制方法进行调节。由于炒药筒匀速回转，因而药物受热均匀，炒制的饮片色泽一致，且炒制时间比手工炒制可缩短1/3，加之结构简单，操作方便，劳动强度小，故应用广泛。可用于炒黄、炒焦、炒炭、砂烫、麸炒、土炒、醋炒、盐炒、蜜炙等。

其工作原理是：接通电源，扭动顺时开关，使锅体顺时针旋转。打开加热装置（炉火、煤气、电加热均可），使锅壁均匀受热，待锅体的温度达到工艺所需温度后，打开滚筒上盖，倒入待炒药物，在滚筒隔板的作用下不断翻动药物。药物炒好后，停机，扭动逆时开关，滚筒沿逆时针方向滚动，打开滚筒下盖，炮制后的中药饮片即被旋出筒外。

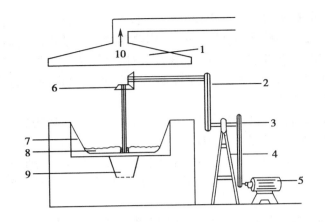

图 7-2　平锅式炒药机示意图（正视图）

1. 吸尘罩　2. 皮带　3. 导轮　4. 固定架　5. 电机　6. 链
转齿轮　7. 锅体　8. 搅拌叶　9. 出药口　10. 尘土

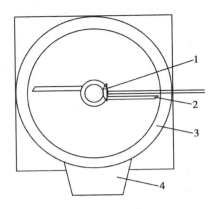

图 7-3　平锅式炒药机示意图（俯视图）

1. 链转齿轮　2. 搅拌叶
3. 锅体　4. 出药口

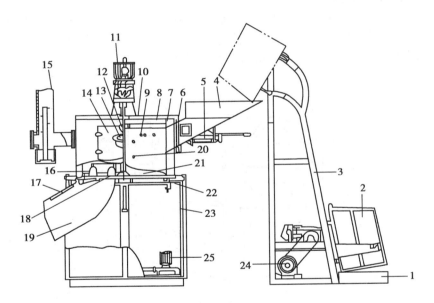

图 7-4　中药微机程控炒药机示意图

1. 电子秤　2. 料斗　3. 料斗提升架　4. 进料槽　5. 进料推动杆　6. 进料门　7. 炒药锅
8. 烘烤加热器　9. 液体辅料喷嘴　10. 炒药机顶盖　11. 搅拌电机　12. 观察照明灯
13. 取样口　14. 锅体前门　15. 排烟装置　16. 犁式搅拌叶片　17. 出药喷水管　18. 出
药门　19. 出药滑道　20. 测温电偶　21. 桨式搅拌叶片　22. 锅底加热器　23. 锅体机架
24. 料斗提升机　25. 液体辅料供给装置

（2）平锅式炒药机:该机由炒药平锅、电动搅拌器、热源及动力部分组成。炒药机的温度可根据不同的药材及不同的炒制方法进行调节。应用范围广,但以炒黄、炒焦、各种液体辅料炒制及烫制最为常用。

其工作原理是:接通电源,打开加热装置,待锅温适宜后,将药物倒入平锅内,开启电动搅拌器,此时搅拌器即做顺时针方向运转,使药物均匀翻动受热。药物炒好后,打开锅边上出药口的挡板,炒好的药物即被搅拌器旋出锅外。

(3)中药微机程控炒药机:该机是一种性能优良的炒药机器。既能自动操作,又可手动操作。用于炒制批量较大的药物,更具优越性。

其工作原理是:采用烘烤与锅底"双给热"方式炒制,良好的温场更能使药物上下受热均匀,保证了炮制后中药饮片的质量,并可缩短炒制时间。

第一节 炒黄法(包括炒爆)

将净选或切制后的药物,置于温度适宜的炒制容器内,用文火或中火炒至药物表面呈黄色或色泽加深,或鼓起爆裂,并透出香气的方法,称为炒黄法。

炒黄法多适用于果实种子类药物。传统有"逢子必炒"之说。

(一)炒黄的操作方法

1. 手工炒制

(1)净制:取药物,除去杂质,大小分档。

(2)预热:根据药物的性质,用文火(苍耳子、王不留行、水红花子用中火)加热,使炒药锅的热度达到药物炒黄时所要求的温度。

(3)炒制:将净药物置于温度适宜的炒药锅内,用文火或中火加热,快速翻炒,使药物均匀受热,炒至适中的程度后,立即出锅,放凉,除净药屑。

(4)收贮:将符合成品质量标准的饮片,经包装后,按药典规定及时贮藏。

2. 机械炒制　适用于大批量药物的炒制。不同的炒制设备其操作方法不尽相同,现以生产中常用的滚筒式炒药机(如 CY 型炒药机)为例,介绍机械炒制的方法和步骤。

(1)准备工作:①检查炒药机是否有"已清洁"标志牌及前批"清场合格证";锅筒、减速机、排风口、电器等是否完好无损,紧固件是否紧固。②在电源正常、各紧固件紧固、运动部位无障碍物、滚轮锅圈清洁无污物的情况下,开机空车运转,检查锅体运转情况正常;启动吸尘器使其正常运转。③准备好所用的工具、物品及容器具。④将待炒制的药物净制、分档。

(2)炒制:①接通电源,扭动顺时开关,使锅体顺时针旋转。打开加热装置,使筒壁均匀受热。②打开风机,将风机风量调至最小,使燃烧器火焰正常。③升温半小时左右,待锅体的温度达到工艺所需温度后,打开滚筒上盖,倒入待炒药物,在滚筒隔板的作用下不断翻动药物,随时检查炒制质量。④药物炒好后,先使锅体处于静止状态,再扭动逆时开关,滚筒沿逆时针方向滚动,打开滚筒下盖,炮制后的中药饮片即被旋出筒外,从下部接料,摊晾,筛去药屑。⑤关闭加热装置,主机继续运转 10～20 分钟后,再停机,关闭风机,关闭总电源。

(3)收贮:将符合成品质量标准的饮片,经包装后,按药典规定及时贮藏。

(4)清洁:按标准操作规程进行场地、机械设备的清洁或消毒。

(5)填写设备运行及生产记录。

(二)成品质量

炒黄品呈黄色或色泽加深,微带焦斑,形体鼓起甚至爆裂,质地松脆或手捻易碎,内部基本不变色,具香气或药物的固有气味。成品含生片、糊片不得超过2%,含药屑、杂质不得超过1%。

王不留行、水红花子属炒爆,成品应大部分爆成白花。

(三)注意事项

1. 药物炒前应大小分档,使炒制的药物程度均匀一致。

2. 炒制时要选用适宜的火力和加热时间,以免程度不及或太过。

3. 翻搅要均匀,出锅要迅速。

(四)炒黄的目的

1. **增强疗效**　如麦芽、谷芽等,炒黄后产生香气,增强消食健脾胃作用;决明子、王不留行、牵牛子等果实种子类药物,炒黄后种皮或果皮鼓裂,有利于有效成分的煎出,而增强疗效。

2. **缓和或改变药性**　如牛蒡子、冬瓜子、决明子、茺蔚子等,炒后缓和寒滑之性;紫苏子、芥子、蔓荆子等,炒后缓和辛散之性;莱菔子等,炒后改变药性。

3. **降低毒性或消除副作用**　如牵牛子、苍耳子、火麻仁、白果等,炒黄后可降低毒性;瓜蒌子等炒黄后能消除滑肠、致呕的副作用。

4. **保存药效**　如槐米、芥子等,炒黄后能破坏酶,利于苷类成分的保存。

5. **矫味矫臭**　如九香虫有异臭,炒黄后能产生香气,矫其腥臭气味。

牛　蒡　子

【处方用名】　牛蒡子、大力子、炒大力子、炒牛蒡子。

【来源】　本品为菊科植物牛蒡 *Arctium lappa* L. 的干燥成熟果实。秋季果实成熟时采收果序,晒干,打下果实,除去杂质,再晒干。

【炮制方法】

1. **牛蒡子**　取原药材,筛去灰屑及杂质。用时捣碎。本品含牛蒡苷($C_{27}H_{34}O_{11}$)不得少于5.0%。

2. **炒牛蒡子**　取净牛蒡子,置于温度适宜的热锅内,用文火炒至略鼓起,有爆裂声,略有香气逸出时,取出,放凉,除净药屑。用时捣碎。本品含牛蒡苷($C_{27}H_{34}O_{11}$)不得少于5.0%。

【成品性状】　牛蒡子呈长倒卵形,略扁,微弯曲,表面灰褐色,带紫黑色斑点,有数条纵棱,果皮较硬,富油性,味苦后微辛而稍麻舌。炒牛蒡子微鼓起,深灰褐色,微有光泽,略具香气,味苦后微辛而稍麻舌。

【炮制作用】　牛蒡子味辛、苦,性寒。归肺、胃经。具有疏散风热,宣肺透疹,解毒利咽的功能。

生牛蒡子长于疏散风热,解毒散结。用于风热感冒,咳嗽痰多,麻疹,风疹初起,咽喉肿痛,痄腮,丹毒,痈肿疮毒。

炒牛蒡子寒滑之性缓和,免伤脾胃,气香使宣散作用更佳,且有利于煎出药效,长于解毒透疹,利咽散结,化痰止咳。用于麻疹不透,咽喉肿痛,咳嗽气喘。

【贮藏】　置于通风干燥处。

【备注】　牛蒡子古代有炒制、炒炭、燀制、烧存性、去油、焙黄、炮、水煮、酥炙、酒蒸、酒炒等方法。近代以来全国各地多炒黄用。《中国药典》收载有炒黄法。

决　明　子

【处方用名】　决明子、草决明、炒决明子。

【来源】　本品为豆科植物决明 *Cassia obtusifolia* L. 或小决明 *Cassia tora* L. 的干燥成熟种子。秋季采收成熟果实,晒干,打下种子,除去杂质。

【炮制方法】

1. **决明子**　取原药材,除去杂质,洗净,干燥。用时捣碎。本品含大黄酚($C_{15}H_{10}O_4$)不得少于 0.20%,含橙黄决明素($C_{17}H_{14}O_7$)不得少于 0.080%。

2. 炒决明子 取净决明子,置于温度适宜的热锅内,用文火炒至鼓起,微有爆裂声,并逸出香气时,取出,放凉。用时捣碎。本品含大黄酚($C_{15}H_{10}O_4$)不得少于 0.12%,含橙黄决明素($C_{17}H_{14}O_7$)不得少于 0.080%。

【成品性状】 决明子略呈菱形或短圆柱形,表面绿棕色或暗棕色,平滑有光泽,具有棕色线纹,质坚硬,气微,味微苦。炒决明子种皮鼓裂,表面绿褐色或暗棕色,偶有焦斑,微有香气。

【炮制作用】 决明子味甘、苦、咸,性微寒。归肝、大肠经。具有清热明目,润肠通便的功能。

决明子生品长于清肝热,润肠燥。用于目赤涩痛,大便秘结。但药性寒滑。

炒决明子寒滑之性缓和,且质较松脆,易于粉碎和煎出药效,具有平肝养肾的功能。用于头痛、头晕、视物昏花等。

【炮制研究】 决明子主要含蒽醌化合物大黄酚、橙黄决明素、大黄素、大黄素甲醚、钝新素、钝叶素等。小决明子尚含红镰霉素及其苷类、决明内酯等。

1. 工艺研究 决明子炒制的最佳工艺为锅温 140℃时投药,炒至药温升至 140℃,再保持此温度 10 分钟,取出,放凉。

2. 化学成分研究 常规煎煮时间内,煎液中游离蒽醌的量,打碎品比未打碎者多,炒品又比生品多。说明决明子应炒后打碎入药。

3. 炮制原理研究 决明子中的结合性蒽醌是泻热通便的主要成分。加热炮制后,总蒽醌、结合性蒽醌均有不同程度的下降,而游离蒽醌则相应地有所增加。因此决明子炒后能缓和泻下作用。

【贮藏】 置于干燥处。

【备注】 决明子古代有炒制、火炙、煮制、醋渍、酒煮法。近代有清炒和盐炙等方法。现行主要用炒黄法。《中国药典》收载有炒黄法。

冬 瓜 子

【处方用名】 冬瓜子、冬瓜仁、炒冬瓜子、炒冬瓜仁。

【来源】 本品为葫芦科植物冬瓜 *Benincasa hispida* (Thunb.) Cogn. 的干燥成熟种子。食用冬瓜时,掏出瓜瓤,取出成熟的种子,洗净,干燥。

【炮制方法】

1. 冬瓜子 取原药材,除去杂质及灰屑。用时捣碎。

2. 炒冬瓜子 取净冬瓜子,置于温度适宜的热锅内,用文火炒至鼓起,表面淡黄色,稍带焦斑时,取出,放凉。用时捣碎。

【成品性状】 冬瓜子呈扁平的卵圆形或长卵形,一端钝圆,另一端尖,表面黄白色,质轻,味微甜。炒冬瓜子微鼓起,表面淡黄色,略有焦斑,气微香。

【炮制作用】 冬瓜子味甘,性微寒。归肺、肝、小肠经。具有清热化痰,排脓利湿的功能。

冬瓜子生品寒滑疏利,长于清热化痰,消痈排脓。用于肺热痰嗽,肺痈,肠痈初起。

炒冬瓜子寒滑之性缓和,免伤脾胃,长于渗湿化浊。用于湿热带下,白浊。

【贮藏】 置于通风干燥处,防蛀。

【备注】 冬瓜子古代有清炒、沸水沸 3 遍,晒干,醋浸一宿,晒干,如此反复 3 次的制法。近代有炒黄、麸炒、蜜炙等方法。现行主要用炒黄法。《中国药典》未收载该药物。

瓜 蒌 子

【处方用名】 瓜蒌子、栝蒌子、瓜蒌仁、炒瓜蒌仁、炒瓜蒌子、瓜蒌子霜。

【来源】 本品为葫芦科植物栝楼 *Trichosanthes kirilowii* Maxim. 或双边栝楼 *Trichosanthes rosthornii* Harms 的干燥成熟种子。秋季采摘成熟果实,剖开,取出种子,洗净,晒干。

【炮制方法】

1. 瓜蒌子 取原药材,除去杂质及干瘪的种子,洗净,干燥。用时捣碎。本品含 3,29-二苯甲酰基栝楼仁三醇($C_{44}H_{58}O_5$)不得少于 0.080%。

2. 炒瓜蒌子 取净瓜蒌子,置于温度适宜的热锅内,用文火炒至微鼓起,微带焦斑,有香气逸出时,取出,放凉。用时捣碎。本品含 3,29-二苯甲酰基栝楼仁三醇($C_{44}H_{58}O_5$)不得少于 0.060%。

3. 瓜蒌子霜 取净瓜蒌子种仁,碾成泥状,用布(少量可用数层吸油纸)包严,蒸热,趁热压榨去油,如此反复操作,至药物松散不再黏结成饼为度,取出,研散。

【成品性状】 瓜蒌子呈扁平椭圆形(双边瓜蒌子较大而扁),表面浅棕色至棕褐色,平滑,沿边缘有一圈沟纹,顶端较尖,有种脐,基部钝圆或较狭,种皮坚硬,种仁黄白色,富油性,气微,味淡。炒瓜蒌子微鼓起,表面浅褐色至棕褐色,偶带焦斑,气焦香,味淡。瓜蒌子霜为黄白色松散粉末,微显油性。

【炮制作用】 瓜蒌子味甘,性寒。归肺、胃、大肠经。具有润肺化痰,滑肠通便的功能。

瓜蒌子生品寒滑之性明显,长于润肺化痰,滑肠通便。用于燥咳痰黏,肠燥便秘。

炒瓜蒌子寒性减弱,长于理肺化痰。用于痰浊咳嗽。

瓜蒌子霜因除去了令人恶心呕吐、腹泻的油脂,使其滑肠作用显著减弱,并减少了呕吐副作用,功专润肺祛痰。用于肺热咳嗽,咯痰不爽,大便不实的患者。

【炮制研究】 瓜蒌子主要含脂肪油,占 26%～31%。含三萜类成分 3,29-二苯甲酰基栝楼仁三醇。其所含有机酸以石榴酸的含量较高,由其中某些酸构成的甘油酸酯和三酸甘油酯是具有抗血栓形成作用的成分。

研究表明,瓜蒌子中的脂肪油具有致泻作用,制霜后除去脂肪油约 51.29%,从而缓和了其滑肠致泻的副作用。各炮制品泻下作用强弱依次为:瓜蒌仁＞瓜蒌皮＞瓜蒌霜。体外试验表明,瓜蒌皮、瓜蒌仁均对治疗癌性腹水有效,但种壳和脂肪油均无效。

【贮藏】 置于阴凉干燥处,防霉,防蛀。

【备注】 瓜蒌子古代有炒法、乳炙、制霜、蛤粉烫、焙制、麸炒等方法。近代有炒黄、炒焦、麸炒、蜜炙、制霜等方法。现行主要用炒黄、制霜法。《中国药典》收载有炒黄法。

茺 蔚 子

【处方用名】 茺蔚子、益母草子、炒茺蔚子。

【来源】 本品为唇形科植物益母草 *Leonurus japonicus* Houtt. 的干燥成熟果实。秋季果实成熟时采割地上部分,晒干,打下果实,除去杂质。

【炮制方法】

1. 茺蔚子 取原药材,除去杂质。用时捣碎。

2. 炒茺蔚子 取净茺蔚子,置于温度适宜的热锅内,用文火炒至鼓起,有爆裂声,色泽变深,有香气逸出时,取出,放凉。用时捣碎。

【成品性状】 茺蔚子呈三棱形,表面灰棕色至灰褐色,有深色斑点,一端稍宽,平截状,另一端渐窄而钝尖,果皮薄,种仁类白色,富油性,味苦。炒茺蔚子表皮微鼓起,色泽加深,具香气。

【炮制作用】 茺蔚子味辛、苦,性微寒。归心包、肝经。具有活血调经,清肝明目的作用。

茺蔚子生品长于清肝明目。多用于目赤翳障,头晕胀痛。

炒茺蔚子寒性减弱,并质脆易碎,易于煎出有效成分,长于活血调经。用于月经不调,经闭,痛经。

【贮藏】 置于通风干燥处。

【备注】 茺蔚子古代有炒法、蒸法、童便加酒制、酒洗、隔纸烘等方法。近代以来多用炒黄法。《中国药典》收载有炒黄法。

青 葙 子

【处方用名】 青葙子、炒青葙子。

【来源】 本品为苋科植物青葙 Celosia argentea L. 的干燥成熟种子。秋季果实成熟时采割植株或摘取果穗,晒干,收集种子,除去杂质。

【炮制方法】

1. 青葙子 取原药材,除去杂质,筛去灰屑。

2. 炒青葙子 取净青葙子,置于温度适宜的热锅内,用文火炒至有爆裂声,并有香气逸出时,取出,放凉。

【成品性状】 青葙子呈扁圆形,少数呈圆肾形,表面黑色或红黑色,光亮,中间微隆起,侧边微凹处有种脐,种皮薄而脆,气微,味淡。炒青葙子色泽加深,光泽不明显,有香气。

【炮制作用】 青葙子味苦,性微寒。归肝经。具有清肝泻火,明目退翳的功能。

青葙子生品清肝平肝作用强。用于肝热目赤,目生翳膜,视物昏花,肝火眩晕。

炒青葙子寒性缓和,易于煎出有效成分。用于目生翳膜,视物昏暗,亦可用于肝阳上亢之头痛头昏(如高血压)。

【贮藏】 置于干燥处。

【备注】 青葙子古代有炒、焙等方法。近代以来主要用炒黄法。《中国药典》未收载其炮炙方法。

槐 花

【处方用名】 槐花、槐米、炒槐米、炒槐花、槐米炭、槐花炭。

【来源】 本品为豆科植物槐 Sophora japonica L. 的干燥花及花蕾。夏季花开放或花蕾形成时采收,及时干燥,除去枝、梗及杂质。前者习称"槐花",后者习称"槐米"。

【炮制方法】

1. 槐花 取原药材,除去杂质及灰屑。本品含芦丁($C_{27}H_{30}O_{16}$)槐花不得少于6.0%;槐米不得少于15.0%。

2. 炒槐花 取净槐花,置于温度适宜的热锅内,用文火炒至表面深黄色,有香气逸出时,取出,放凉。

3. 槐花炭 取净槐花,置于温度适宜的热锅内,用中火炒至表面焦褐色时,喷淋清水少许,灭尽火星,取出,摊晾。

【成品性状】 槐花皱缩而卷曲,花瓣多散落,完整者花萼呈钟状,黄绿色,花瓣黄色或黄白色,体轻,味微苦;槐米呈卵形或椭圆形,花萼下部有数条纵纹,萼的上方为黄白色未开放的花瓣,体轻,味微苦涩。炒槐花表面深黄色,具有香气。槐花炭表面焦褐色,体更轻,手捻粉末呈褐色。

【炮制作用】 槐花味苦,性微寒。归肝、大肠经。具有凉血止血,清肝泻火的功能。

槐花生品长于清泻肝火,凉血。用于血热妄行之便血,痔血,崩漏,吐血,衄血,肝热目赤,头痛眩晕。

炒槐花缓其苦寒之性,避免伤中,并能破坏酶,利于芦丁的保存。

槐花炭性涩,长于止血,而清热凉血作用极弱。用于便、痔血,崩漏,吐血、衄血等。

【炮制研究】 槐花主要含芦丁,白桦脂醇,槐二醇,槐花米甲素、乙素、丙素,槲皮素,异鼠李素,β-谷甾醇及鞣质等。

1. 化学成分研究 槐米炒炭时,芦丁可以转化成鞣质,使鞣质的含量增加,但温度过高,则芦丁和鞣质均会被破坏,鞣质甚至损失殆尽。

2. 药理研究 生槐米和槐米炭均有止血作用,槐米炭止血作用增强。但对槐米炭止血作用的成分有不同的说法。有的学者认为,当炮制方法适宜时,鞣质成分含量增高,止血作用增强。有的学者认为鞣质成分并不是主要的止血成分,因为槐米炒炭后无论鞣质含量增加或减少,均可以使止血作用增强;日本学者研究后认为止血的有效成分是槲皮素,而其所含的异鼠李素有拮抗槲皮素的止血作用,炒炭后槲皮素含量增加,抑制止血成分的异鼠李素含量减少,从而增强止血作用。

【贮藏】 置于干燥处,防潮,防蛀。

【备注】 槐花古代有炒黄、炒焦、炒黑、麸炒、地黄汁炒、烧灰存性、炒后醋煮、酒浸等方法。近代有炒黄、炒炭、醋炙、盐炙、蜜炙等方法。现行主要用炒黄、炒炭法。《中国药典》收载有炒黄、炒炭法。

葶 苈 子

【处方用名】 葶苈子、炒葶苈子。

【来源】 本品为十字花科植物播娘蒿 *Descurainia sophia*(L.)Webb. ex Prantl. 或独行菜 *Lepidium apetalum* Willd. 的干燥成熟种子。前者习称"南葶苈子",后者习称"北葶苈子"。夏季果实成熟时采割植株,晒干,搓出种子,除去杂质。

【炮制方法】

1. 葶苈子 取原药材,除去杂质及灰屑。南葶苈子含槲皮素-3-O-β-D-葡萄糖-7-O-β-D-龙胆双糖苷($C_{33}H_{40}O_{22}$)不得少于 0.075%。

2. 炒葶苈子 取净葶苈子,置于温度适宜的热锅内,用文火炒至微鼓起,有爆裂声,色泽加深,并有香气逸出时,取出,放凉。炒南葶苈子含槲皮素-3-O-β-D-葡萄糖-7-O-β-D-龙胆双糖苷($C_{33}H_{40}O_{22}$)不得少于 0.080%。

【成品性状】 葶苈子呈长圆形略扁(南葶苈子)或扁卵形(北葶苈子),表面棕色或红棕色,微有光泽,一端钝圆,另一端尖而微凹,有黏性,味微辛苦。炒葶苈子表面棕黄色,微鼓起,有油香气,不带黏性。

【炮制作用】 葶苈子味辛、苦,性大寒。归肺、膀胱经。具有泻肺平喘,利水消肿的功能。

葶苈子生品苦寒沉降,作用峻烈,能耗伤肺气,长于利水消肿,宜用于实证的患者。用于胸水积滞和全身水肿。

炒葶苈子其苦寒之性缓和,免伤肺气,且利于苷类成分的保存,宜用于实中夹虚的患者。用于咳嗽喘逆,腹水胀满。

【炮制研究】 葶苈子主要含芥子苷、芥子碱、槲皮素-3-O-β-D-葡萄糖-7-O-β-D-龙胆双糖苷及脂肪油等。

研究表明,葶苈子炒后芥子苷的含量是生品的 1.77 倍;炒后水煎液中芥子苷含量是生品水煎液的 2.73 倍。且炒后杀酶保苷,提高煎出率,减少了煎液中具刺激性的芥子油的含量,可增强止咳效果,故葶苈子炒用是有道理的。

【贮藏】 置于干燥处。

【备注】 葶苈子古代有熬黄黑色、清炒、焙法、隔纸炒、糯米炒、酒炒、浆水制、黑枣制、制霜、蒸制、醋炒等方法。近代有炒黄、蜜炙、盐炙等方法。现行主要用炒黄法。《中国药典》收载有炒黄法。

蔓 荆 子

【处方用名】 蔓荆子、蔓京子、万金子、炒蔓荆子。

【来源】 本品为马鞭草科植物单叶蔓荆 *Vitex trifolia* L. var. *simplicifolia* Cham. 或蔓荆 *Vitex trifolia* L. 的干燥成熟果实。秋季果实成熟时采收,除去杂质,晒干。

【炮制方法】

1. 蔓荆子 取原药材,筛去灰屑及杂质。用时捣碎。本品含蔓荆子黄素($C_{19}H_{18}O_8$)不得少于 0.030%。

2. 炒蔓荆子 取净蔓荆子,置于温度适宜的热锅内,用文火炒至色泽加深,取出,放凉,揉搓去膜,筛净灰屑。用时捣碎。本品含蔓荆子黄素($C_{19}H_{18}O_8$)不得少于 0.030%。

【成品性状】 蔓荆子呈球形,表面灰黑色或黑褐色,被灰白色粉霜状茸毛,基部有灰白色宿萼及短果梗,体轻,质坚韧,气特异而芳香,味淡微辛。炒蔓荆子表面黑色或黑褐色,气特异而芳香,味淡微辛。

【炮制作用】 蔓荆子味辛、苦,性微寒。归膀胱、肝、胃经。具有疏散风热,清利头目的功能。

蔓荆子生品微寒而辛散,长于疏风散热。用于风热感冒头痛,牙龈肿痛,目赤多泪,目暗不明,头晕目眩。

炒蔓荆子辛散之性和寒性缓和,且质酥易碎,易于煎出有效成分,长于升清阳之气和祛湿止痛。用于耳目失聪,风湿痹痛。

【炮制研究】 蔓荆子主要含挥发油、微量生物碱、蔓荆子黄素、蔓荆子黄酮苷、维生素 A 及 γ-氨基丁酸等。

研究表明,水溶性浸出物的含量,炒黄碎品＞生碎品＞炒黄品＞生品,说明蔓荆子炒黄后捣碎,确能提高有效成分的煎出。挥发油的含量,生品＞微炒品＞炒焦品＞炒炭品,说明蔓荆子炒制后,挥发油含量降低,可缓和其辛散之性。

【贮藏】 置于阴凉干燥处。

【备注】 蔓荆子古代有炒熟、炒黑、单蒸、酒蒸、酒煮、酒炒、酒蒸炒等方法。近代有炒黄、炒炭、酒制、蜜制、蒸制等方法。现行多炒黄用。《中国药典》收载有炒黄法。

芥 子

【处方用名】 芥子、白芥子、黄芥子、炒白芥子、炒芥子。

【来源】 本品为十字花科植物白芥 *Sinapis alba* L. 或芥 *Brassica juncea*（L.）Czern. et Coss. 的干燥成熟种子。前者习称"白芥子"，后者习称"黄芥子"。夏末秋初果实成熟时采割植株，晒干，打下种子，除去杂质。

【炮制方法】

1. 芥子 取原药材，洗净，干燥。用时捣碎。本品含芥子碱以芥子碱硫氰酸盐（$C_{16}H_{24}NO_5 \cdot SCN$）计，不得少于 0.50%。

2. 炒芥子 取净芥子，置于温度适宜的热锅内，用文火炒至微黄色至黄色（白芥子）或深黄色（黄芥子），有爆裂声，并透出香辣气味时，取出，放凉。用时捣碎。本品含芥子碱以芥子碱硫氰酸盐（$C_{16}H_{24}NO_5 \cdot SCN$）计，不得少于 0.40%。

【成品性状】 芥子呈圆球形，表面呈灰白色至淡黄色（白芥子），或黄色至棕黄色（黄芥子），味辛辣。炒芥子呈微黄色至深黄色（炒白芥子）或深黄色至棕褐色（炒黄芥子），偶有焦斑，有香辣气。

【炮制作用】 芥子味辛，性温。归肺经。具有温肺豁痰利气，散结通络止痛的功能。

生芥子力猛，辛散作用和通络散结作用强。多用于寒痰喘咳，胸闷胁痛，关节疼痛，痈肿疮毒。

炒芥子辛散走窜之性缓和，以免耗气伤阴，长于顺气豁痰，且质脆易碎，易于煎出药效，同时可破坏芥子酶，利于芥子苷的保存。常用于咳嗽气喘，特别适于寒痰咳喘，亦治食积成痞。

【炮制研究】 芥子主要含芥子苷、芥子碱、芥子酶、芥子碱硫氰酸盐、芥子酸、脂肪油、β-谷甾醇、苯甲酸、对羟基苯甲腈及维生素 A 等。

1. 工艺研究 比较远红外烘烤法、电热恒温烘烤法和清炒法，远红外烘烤法制得的白芥子，色泽均匀，烘烤时间短，含苷量高，损耗低，易于操作。

2. 化学成分研究 对芥子炮制前后的芥子苷进行含量测定，结果表明，炒芥子含苷量高于生品；水煎液中芥子苷含量：炒芥子粗粉 > 生芥子粗粉 > 炒芥子 > 生芥子。说明芥子入煎剂以打碎为宜。外用以生品研末为宜，以免用炒品酶失去活性，苷不能被水解而难以奏效。

3. 药理研究 硫苷化合物内服后能刺激黏膜，引起胃部温暖感，增加消化液的分泌，有健胃作用。此苷本身无刺激性，酶解后生成异硫氰酸酯类（芥子油），具有辛辣味和刺激性。炒后可杀酶保苷，使其服用后，在胃肠道环境中缓缓水解，逐渐释放出芥子油而发挥治疗作用。

【贮藏】 置于通风干燥处，防潮。

【备注】 芥子古代有微炒、炒熟、蒸熟、微焙法。近代有炒黄、炒焦等方法。现行主要用炒黄法。《中国药典》收载有炒黄法。

紫 苏 子

【处方用名】 紫苏子、苏子、炒苏子、炒紫苏子、苏子霜。

【来源】 本品为唇形科植物紫苏 *Perilla frutescens*（L.）Britt. 的干燥成熟果实。秋季果实成熟时采收,除去杂质,晒干。

【炮制方法】

1. 紫苏子 取原药材,洗净,干燥。用时捣碎。本品含迷迭香酸($C_{18}H_{16}O_8$)不得少于 0.25%。

2. 炒紫苏子 取净紫苏子,置于温度适宜的热锅内,用文火炒至有爆裂声,并有香气逸出时,取出,放凉。用时捣碎。本品含迷迭香酸($C_{18}H_{16}O_8$)不得少于 0.20%。

3. 苏子霜 取净紫苏子,碾成泥状,用布或数层吸油纸包裹,加热,压榨去油,至药物呈松散粉末,不再黏结成饼为度,再研成松散粉末。

【成品性状】 紫苏子呈卵圆形或类球形,表面灰棕色或灰褐色,有微隆起的暗紫色网纹,基部稍尖,果皮薄而脆,种子黄白色,有油性,压碎有香气,味微辛。炒紫苏子表面灰褐色,偶见焦斑,有细裂口,有香气,味微辛。苏子霜为灰白色粗粉状,气微香。

【炮制作用】 紫苏子味辛,性温。归肺经。具有降气化痰,止咳平喘,润肠通便的功能。

紫苏子生品辛燥之性较强,润燥滑肠力专。用于肠燥便秘,亦可用于痰壅气逆,咳嗽气喘,尤其适于喘咳而兼便秘者。

炒紫苏子辛散之性缓和,善于降气平喘,并易于煎出药效。常用于多种原因引起的气喘咳嗽。

苏子霜降气平喘,而无滑肠之虑。多用于脾虚便溏的喘咳患者。

【贮藏】 置于通风干燥处,防蛀。

【备注】 紫苏子古代有炒制、酒制、蜜炙、焙制、良姜拌炒、制霜等方法。近代以来主要用炒黄、蜜炙、制霜等方法。《中国药典》收载有炒黄法。

花 椒

【处方用名】 花椒、蜀椒、川椒、炒川椒、炒花椒。

【来源】 本品为芸香科植物青椒 *Zanthoxylum schinifolium* Sieb. et Zucc. 或花椒 *Zanthoxylum bungeanum* Maxim. 的干燥成熟果皮。秋季采收成熟果实,晒干,除去种子和杂质。

【炮制方法】

1. 花椒 取原药材,除去椒目(另作药用)、果柄等杂质。本品含挥发油不得少于 1.5% (ml/g)。

2. 炒花椒 取净花椒,置于温度适宜的热锅内,用文火炒至色泽加深,有香气,呈油亮光泽(出汗)时,取出,放凉。

【成品性状】 青椒外表灰绿色至暗绿色,散有多数油点及细密网状隆起的皱纹,内表面类白色,光滑,气香,味微甜而辛;花椒略呈球形,裂开为两瓣状,外表面紫红色至棕红色,散有多数疣状突起的油点,对光观察半透明,内表面淡黄色,香气浓,味麻辣而持久。炒花椒色泽加深,具油亮光泽,香气更浓。

【炮制作用】 花椒味辛,性温。归脾、胃、肾经。具有温中止痛,杀虫止痒的功能。

花椒生品多外用,长于杀虫止痒。用于疥疮,湿疹,阴痒。

炒花椒辛散作用缓和,长于温中散寒,驱虫止痛。用于脘腹冷痛,呕吐泄泻,虫积腹痛;外治湿疹,阴痒等。

【贮藏】 置于通风干燥处。

【备注】 花椒古代有炒出汗、面炒出汗、炒黄、炒炭、烘制、焙制、隔纸炒、灰中烧、酒蒸或闷、酒醋童便和米泔浸、醋浸或煮、醋浸后酒炒、阿胶与醋煮、盐炙、甘草煮、去油等方法。近代有炒黄、盐炙、醋炙等方法。现行主要用炒黄法。《中国药典》收载有炒黄法。

蒺 藜

【处方用名】 蒺藜、白蒺藜、刺蒺藜、炒蒺藜。

【来源】 本品为蒺藜科植物蒺藜 *Tribulus terrestris* L. 的干燥成熟果实。秋季果实成熟时采割植株,晒干,打下果实,除去杂质。

【炮制方法】

1. 蒺藜 取原药材,除去杂质。

2. 炒蒺藜 取净蒺藜,置于温度适宜的热锅内,用文火炒至表面微黄色,有香气逸出时,取出,放凉,碾去刺,筛去刺屑。

【成品性状】 蒺藜由5个分果瓣组成,呈放射状排列,常裂为单一的分果瓣,分果瓣呈斧状,灰白色,背部隆起呈黄绿色,有纵棱及多数小刺,质坚硬,味苦辛。炒蒺藜多为单一的分果瓣,微黄色,微具香气,味苦辛。

【炮制作用】 蒺藜味辛、苦,性微温;有小毒。归肝经。具有平肝解郁,活血祛风,明目,止痒的功能。

蒺藜生品长于平肝解郁,活血祛风,但辛散有毒。用于目赤翳障,风疹瘙痒,白癜风等。

炒蒺藜辛散之性缓和,毒性降低,并易于去刺,长于平肝潜阳,疏肝解郁。用于肝阳头痛,眩晕,胸胁疼痛,乳闭乳痈等。

【贮藏】 置于通风干燥处,防霉。

【备注】 蒺藜古代有炒制、鸡子清炒、烧灰、清蒸、人乳拌蒸、去刺酒蒸、酒炒、当归汁煮、醋炒等方法。近代有清炒、盐炙、麸炒等方法。现行主要用炒黄法。《中国药典》收载有炒黄法。

苍 耳 子

【处方用名】 苍耳子、苍耳、炒苍耳子。

【来源】 本品为菊科植物苍耳 *Xanthium sibiricum* Patr. 的干燥成熟带总苞的果实。秋季果实成熟时采收,干燥,除去梗、叶等杂质。

【炮制方法】

1. 苍耳子 取原药材,除去杂质。用时捣碎。

2. 炒苍耳子 取净苍耳子,置于温度适宜的热锅内,用中火炒至表面呈黄褐色时,取出,放凉,碾去刺,筛净。

【成品性状】 苍耳子呈纺锤形或卵圆形,表面黄棕色或黄绿色,全体有钩刺,质硬而韧,内有双仁,具油性,气微,味微苦。炒苍耳子表面黄褐色,碾后呈碎粒状或饼状,有刺痕,微有香气。

【炮制作用】 苍耳子味辛、苦,性温;有毒。归肺经。具有散风寒,通鼻窍,祛风湿的功能。

苍耳子生品有毒,长于消风止痒。用于风疹瘙痒,疥癣及其他皮肤病。

炒苍耳子毒性降低,且质松刺酥,易于去刺和煎出有效成分,长于通鼻窍,祛湿止痛。多用于风寒头痛,鼻塞流涕,鼻衄,鼻渊,风疹瘙痒,湿痹拘挛。

【炮制研究】 苍耳子主要含脂肪油,约40%。此外,尚含苍耳子苷(1.2%)、树脂、生物碱、维生素 C 及色素等。

1. **化学成分研究** 据初步研究,多数学者认为苍耳子的毒性与所含毒性蛋白有关,部分学者认为毒性物质为苍耳子苷和生物碱。苍耳子毒性成分毒蛋白,经水浸泡能溶于水,或加热处理使脂肪油中所含毒蛋白变性,凝固在细胞中不被溶出,而达到去毒的目的。

2. **药理研究** 服用苍耳子过量容易中毒。苍耳子中的毒蛋白是一种细胞原浆毒,其毒性可影响到机体的各个系统,尤以损害肝脏为甚,能引起肝性脑病而迅速死亡,即便治愈,也易留下肝脾肿大的后遗症。通过加热,能降低其毒性。

【贮藏】 置于干燥处。

【备注】 苍耳子古代有微炒、微炒存性、炒香去刺、焙制、烧灰、酥制、与黄精同蒸、单蒸、酒蒸、炒香浸酒等方法。近代有炒黄、麸炒等方法。现行主要用炒黄法。《中国药典》收载有炒黄法。

牵 牛 子

【处方用名】 牵牛子、黑丑、白丑、黑白丑、二丑、炒牵牛子。

【来源】 本品为旋花科植物裂叶牵牛 *Pharbitis nil*（L.）Choisy 或圆叶牵牛 *Pharbitis pur-purea*（L.）Voigt 的干燥成熟种子。秋末果实成熟、果壳未开裂时采割植株,晒干,打下种子,除去杂质。

【炮制方法】

1. **牵牛子** 取原药材,除去杂质,洗净,干燥。用时捣碎。

2. **炒牵牛子** 取净牵牛子,置于温度适宜的热锅内,用文火炒至稍鼓起,有爆裂声,色泽加深,并有香气逸出时,取出,放凉。用时捣碎。

【成品性状】 牵牛子似橘瓣状,表面灰黑色(黑丑)或淡黄白色(白丑),种皮坚韧,背面有一浅纵沟,腹面棱线下端有一点状种脐,微凹,质硬,横切面可见淡黄色或黄绿色皱缩折叠的子叶,微显油性,气微,味辛苦,有麻感。炒牵牛子色泽加深,表面黑褐色或黄棕色,稍鼓起或有裂隙,微具香气。

【炮制作用】 牵牛子味苦,性寒;有毒。归肺、肾、大肠经。具有泻水通便,消痰涤饮,杀虫攻积的功能。

牵牛子生品药力较猛,泻下力强,能耗伤元气,长于逐水消肿,杀虫攻积。用于水肿胀满,二便闭涩,虫积腹痛。

炒牵牛子毒性降低,泻下作用缓和,免伤正气,并易于捣碎和煎出药效,以涤痰饮,消积滞见长。用于痰喘咳逆,饮食积滞。

【贮藏】 置于干燥处。

【备注】 牵牛子古代有微炒、炒黄、焙、煨制、麸炒、米炒、蒸制、酒蒸、生姜汁同酒制、醋煮、盐炒、吴茱萸制、童便制、牙皂汁制、清水煮等方法。近代有炒黄、炒焦、砂烫、蜜炙等方法。现行主要用炒黄法。《中国药典》收载有炒黄法。

白 果

【处方用名】 白果、白果仁、炒白果、炒白果仁。

【来源】 本品为银杏科植物银杏 *Ginkgo biloba* L. 的干燥成熟种子。秋季种子成熟时采收,除去肉质外种皮,洗净,稍蒸或略煮后,烘干。

【炮制方法】

1. 白果仁　取原药材,除去杂质,去壳取仁。用时捣碎。

2. 炒白果仁　取净白果仁,置于温度适宜的热锅内,用文火炒至表面深黄色,带斑点,有香气逸出时,取出,放凉。用时捣碎。

【成品性状】　白果略呈椭圆形,表面黄白色或淡棕黄色,平滑,种仁宽卵球形或椭圆形,一端淡棕色,另一端金黄色,横断面外层黄色,胶质样,内层淡黄色或淡绿色,粉性,中间有空隙,味甘、微苦。炒白果仁呈深黄色,稍带焦斑,具香气。

【炮制作用】　白果仁味甘、苦、涩,性平;有毒。归肺经。具有敛肺定喘,止带缩尿的功能。

白果仁生品有毒,内服量宜少,能降痰,解毒杀虫。用于疥癣、酒渣鼻、阴虱、蛀牙等。

炒白果仁毒性降低,能敛肺定喘,止带缩尿。用于痰多喘咳,带下白浊,遗尿尿频。

【贮藏】　置于通风干燥处。

【备注】　白果古代有炒制、煨制、糯米蒸、煮制、油制等方法。近代有清炒、蒸制、煨制、蜜炙等方法。现行主要用炒黄法。《中国药典》收载有炒黄法。

常　　山

【处方用名】　常山、炒常山、酒常山。

【来源】　本品为虎耳草科植物常山 *Dichroa febrifuga* Lour. 的干燥根。秋季采挖,除去须根,洗净,晒干。

【炮制方法】

1. 常山　取原药材,除去杂质,大小分档,浸泡润透,切薄片,晒干。

2. 炒常山　取净常山片,置于温度适宜的热锅内,用文火炒至色变深时,取出,放凉。

3. 酒常山　取净常山片,用黄酒拌匀,闷润至透,置于温度适宜的热锅内,用文火炒干,取出,晾凉。

每100kg净常山,用黄酒10kg。

【成品性状】　常山为不规则的薄片,外表皮淡黄色,无外皮,切面黄白色,有放射状纹理,质硬,气微,味苦。炒常山表面黄色,偶有焦斑。酒常山表面黄色,略有酒香气。

【炮制作用】　常山味苦、辛,性寒;有毒。归肺、肝、心经。具有涌吐痰涎,截疟的功能。

生常山劫痰涌吐力强。用于痰饮停聚,胸膈痞塞,癫狂等。

炒常山与酒常山作用相似,可减轻呕吐的副作用,毒性降低,长于截疟。用于疟疾。

【炮制研究】　常山主要含常山碱甲、乙、丙、4-喹酮及伞形花内酯等。其中常山碱甲、乙、丙互为异构体,是常山抗疟的有效成分,尤以常山碱丙的抗疟效价最高。

1. 化学成分研究　常山中以常山碱的抗疟效价最高。据实验研究,常山中生物碱的含量是生常山＞润常山＞浸常山＞酒常山＞炒常山,生品与炮制品之间相差1.4～1.9倍。

2. 药理研究　抗疟效价是,生常山＞浸常山＞酒常山＞炒常山。因此,认为常山用于治疗疟疾时以原药材直接切片或打成粗末入药为宜。

毒性试验结果是,生常山＞酒常山＞浸常山＞炒常山。常山炮制品虽然毒性降低了,但生品的用量是炮制品的1/7～1/5时,其疗效即明显高于炮制品,故减少生常山的用量以降低毒性比炮制减毒的方法更可取。

【贮藏】　置于通风干燥处。

【备注】 常山古代有酒渍、白酒煮、酒蒸、酒炒、醋焙、醋煮、水煮、甘草水拌蒸、酒浸后甘草水拌蒸、瓜蒌汁拌炒等方法。近代有清炒、酒炙、醋炙、麸炒等方法。现行主要用炒黄、酒炙法。《中国药典》收载有炒黄法。

莱 菔 子

【处方用名】 莱菔子、萝卜子、炒莱菔子。

【来源】 本品为十字花科植物萝卜 *Raphanus sativus* L. 的干燥成熟种子。夏季果实成熟时采割植株,晒干,搓出种子,除去杂质,再晒干。

【炮制方法】

1. 莱菔子 取原药材,除去杂质,洗净,干燥。用时捣碎。

2. 炒莱菔子 取净莱菔子,置于温度适宜的热锅内,用文火炒至微鼓起,有爆裂声,并有香气逸出时,取出,放凉。用时捣碎。

【成品性状】 莱菔子呈类卵圆形或椭圆形,稍扁,表面黄棕色、红棕色或灰棕色,种皮薄而脆,种仁黄白色,有油性,气微,味淡而微苦辛。炒莱菔子鼓起,色泽加深,质酥脆,气微香,味淡、微苦、辛。

【炮制作用】 莱菔子味辛、甘,性平。归肺、脾、胃经。具有消食除胀,降气化痰的功能。莱菔子生品能升能散,有涌吐风痰的作用。用于痰涎壅盛者。

炒莱菔子性降,药性缓和,有香气,可消除生品服后恶心的副作用,长于降气化痰,消食除胀。用于食积腹胀,气喘咳嗽。

【炮制研究】 莱菔子含脂肪油、挥发油及少量莱菔子素、芥子碱、黄酮类等成分。莱菔子素为活性成分,有抗菌作用。

药理研究表明,莱菔子各炮制品均有增强离体兔回肠节律性收缩的作用和抑制胃排空率的作用。对胃排空的延迟,可使食物不至于过快地进入小肠,从而有利于减轻小肠消化的负担;对小肠运动的增强,则可加强其机械性消化的作用。两者均有利于小肠内食物的消化,这可能就是莱菔子"消食除胀"的机制之一。

在对离体豚鼠胃肌条节律性收缩和紧张性收缩方面,以及对抗肾上腺素抑制兔回肠运动方面,莱菔子生品作用弱于炒品(内部黄色)和老品(表面黑褐色,内部黄褐色),故临床运用炒品作消导药是有一定道理的。

【贮藏】 置于通风干燥处,防蛀。

【备注】 莱菔子古代有微炒、炒黄、巴豆炒、生姜炒、焙制、砂仁制、蒸制等方法。近代有炒黄、炒焦、盐炙等方法。现行主要用炒黄法。《中国药典》收载有炒黄法。

使 君 子

【处方用名】 使君子、使君子仁、炒使君子仁。

【来源】 本品为使君子科植物使君子 *Quisqualis indica* L. 的干燥成熟果实。秋季果皮变紫黑色时采收,除去杂质,干燥。

【炮制方法】

1. 使君子 取原药材,除去杂质。用时捣碎。

2. 使君子仁 取净使君子,除去外壳,取仁。本品含胡芦巴碱($C_7H_7NO_2$)不得少于 0.20%。

3. 炒使君子仁　取净使君子仁,置于温度适宜的热锅内,用文火炒至表面黄色,有香气逸出时,取出,放凉。本品含胡芦巴碱($C_7H_7NO_2$)不得少于 0.20%。

【成品性状】　使君子呈长椭圆形或纺锤形,表面棕褐色或黑褐色,有多数纵皱纹,种皮易剥离,种仁黄白色,有油性,断面有裂隙,气微香,味微甜。炒使君子仁表面黄白色,微有焦斑,有香气。

【炮制作用】　使君子味甘,性温。归脾、胃经。具有杀虫消积的功能。

使君子与使君子仁功用相同,长于杀虫。用于蛔虫病,蛲虫病。入煎剂可直接用使君子捣碎入药,使君子仁多入丸、散剂或嚼食。

炒使君子仁长于健脾消积,亦可杀虫。用于虫积腹痛,小儿疳积。

【炮制研究】　使君子主要含使君子酸钾、胡芦巴碱等。种子中含脂肪油,约25%。尚含使君子酸、吡啶等。使君子驱虫的有效成分是水溶性的,其中使君子酸钾为驱虫的有效成分之一。现证实,脂肪油也有驱虫作用。

1. 工艺研究　清炒法不易炒透,小生产可用砂烫法代替,砂温不超过 110℃ 为好;大生产可采用 100℃ 左右温度烘制,以烘至种仁变软,香气逸出为经验指标。

2. 化学成分研究

(1)对使君子酸钾含量的影响:水浸出物中使君子酸钾的含量,种仁是果壳的 7.07 倍,是果实的 1.59 倍;炒果壳中的含量较生果壳增高了 47.3%,而炒种仁与生种仁中的含量则无明显变化。

(2)对脂肪油含量的影响:使君子仁中脂肪油含量远远高于果壳,并高出果实 14 倍。种仁炒后脂肪油含量增加了 11.3%,砂烫品和 110℃ 烘制品脂肪油也略有增加。

【贮藏】　置于通风干燥处,防霉,防蛀。

【备注】　使君子古代有炒熟、焙制、烧存性、灯火烧成炭、热火灰中炮、麸炮、面裹煨、蒸制、煮去油等方法。近代有炒法、煨法等。现行主要用炒黄法。《中国药典》收载有炒黄法。

王不留行

【处方用名】　王不留行、王不留、炒王不留、炒王不留行。

【来源】　本品为石竹科植物麦蓝菜 *Vaccaria segetalis*（Neck.）Garcke 的干燥成熟种子。夏季果实成熟、果皮尚未开裂时采割植株,晒干,打下种子,除去杂质,再晒干。

【炮制方法】

1. 王不留行　取原药材,除去杂质。本品含王不留行黄酮苷（$C_{32}H_{38}O_{19}$）不得少于 0.40%。

2. 炒王不留行　取净王不留行,置于温度适宜的热锅内,用中火炒至大多数爆开白花时,取出,放凉。本品含王不留行黄酮苷（$C_{32}H_{38}O_{19}$）不得少于 0.15%。

操作时应注意:①炒制温度要适宜,过低不易爆花,成为"僵子",过高又易焦糊。一般可用几粒王不留行置于中火加热的锅内,若稍停即爆成白花,则可推断锅温适宜;②每次炒制量不宜过多,否则受热不匀,爆花率低。

【成品性状】　王不留行呈球形,表面黑色,少数红棕色,略有光泽,有细密颗粒状突起,质硬,胚乳白色,胚弯曲成环,气微,味微涩苦。炒王不留行大多数爆裂成类球形白花,质松脆,有香气。

【炮制作用】　王不留行味苦,性平。归肝、胃经。具有活血通经,下乳消肿,利尿通淋的功能。

王不留行生品长于消痈肿。用于乳痈或其他疮痈肿痛。

炒王不留行质松易碎,易于煎出有效成分,长于活血通经,下乳消肿,利尿通淋。用于经闭,痛经,乳汁不下,乳痈肿痛,淋证涩痛等。

【炮制研究】 王不留行主要含王不留行黄酮苷。尚含微量元素、氨基酸、类脂和脂肪酸、三萜皂苷、单糖等。

工艺研究表明,将王不留行先用水湿润,再用中火炒制,爆花率可达95%以上。用正交试验优选炒爆王不留行的工艺,结果以120~130℃,用文武火,投药250~500g,炒5~7分钟为宜。其爆花率可达95%以上。

用远红外线烘箱烤制王不留行,其爆花率可达98%,水浸出物含量亦远远高于传统的炒制品,且薄层分析显示,所含成分一致。

根据爆花率与水浸出物含量的关系及实际生产中的可能性,得出炒爆的标准以完全爆花者占80%以上为宜。

【贮藏】 置于干燥处。

【备注】 王不留行古代有炒、焙、烧灰存性、蒸法、酒蒸等方法。近代以来均用炒爆法。《中国药典》收载有炒爆法。

水 红 花 子

【处方用名】 水红花子、蓼实、水红子、炒水红花子。

【来源】 本品为蓼科植物红蓼 *Polygonum orientale* L. 的干燥成熟果实。秋季果实成熟时割取果穗,晒干,打下果实,除去杂质。

【炮制方法】

1. 水红花子 取原药材,除去杂质及灰屑。用时捣碎。本品含花旗松素($C_{15}H_{12}O_7$)不得少于0.15%。

2. 炒水红花子 取净水红花子,置于温度适宜的热锅内,用中火炒至大部分爆开白花时,取出,放凉。

【成品性状】 水红花子呈扁圆形,表面棕黑色,有的红棕色,有光泽,两面微凹,中部略有纵向隆起,顶端有突起的柱基,基部有果柄痕,质硬,气微,味淡。炒水红花子质松脆,大部分爆开白花,具香气。

【炮制作用】 水红花子味咸,性微寒。归肝、胃经。具有散血消癥,消积止痛,利水消肿的功能。

生水红花子力猛,长于消瘀破癥,化痰散结。用于癥瘕痞块,瘿瘤。

炒水红花子药性缓和,长于消食止痛,健脾利湿。用于食积不消,胃脘胀痛,水肿腹水。

【贮藏】 置于干燥处。

【备注】 水红花子古代有熬令黄、微炒、清炒法。近代和现行主要用炒爆法。《中国药典》未收载其炮炙的方法。

酸 枣 仁

【处方用名】 酸枣仁、枣仁、炒枣仁、炒酸枣仁。

【来源】 本品为鼠李科植物酸枣 *Ziziphus jujuba* Mill. var. *spinosa*（Bunge）Hu ex

H. F. Chou 的干燥成熟种子。秋末冬初采收成熟果实,除去果肉及核壳,收集种子,晒干。

【炮制方法】

1. 酸枣仁　取原药材,洗净,淘去硬壳及杂质,捞出,干燥。用时捣碎。本品含酸枣仁皂苷 A($C_{58}H_{94}O_{26}$)不得少于 0.030%,含斯皮诺素($C_{28}H_{32}O_{15}$)不得少于 0.080%。

2. 炒酸枣仁　取净酸枣仁,置于温度适宜的热锅内,用文火炒至鼓起,有爆裂声,色微变深,有香气逸出时,取出,放凉。用时捣碎。本品含酸枣仁皂苷 A($C_{58}H_{94}O_{26}$)不得少于 0.030%,含斯皮诺素($C_{28}H_{32}O_{15}$)不得少于 0.080%。

操作时应注意:本品不宜久炒,否则会油枯而失效。

【成品性状】　酸枣仁呈扁圆形或扁椭圆形,表面紫红色或紫褐色,平滑有光泽,有的有裂纹,有的两面均呈圆隆状突起,一面较平坦,中间或有一条隆起的纵线纹;另一面稍突起,一端凹陷,可见线形种脐,另端有细小突起的合点,种皮较脆,胚乳白色,子叶浅黄色,富油性,气微,味淡。炒酸枣仁表面微鼓起,微具焦斑,略有焦香气,味淡。

【炮制作用】　酸枣仁味甘、酸,性平。归肝、胆、心经。具有养心补肝,宁心安神,敛汗,生津的功能。

生酸枣仁与炒酸枣仁的功效基本一致,均有安神作用。但生品性平,常入清剂中,具有养心安神,益肝肾作用。用于心阴不足和肝肾亏损及肝胆虚热所致的失眠,惊悸,健忘,眩晕,耳鸣,目暗不明。炒品性偏温补,常入温剂中,长于养心敛汗。用于心血不足或心气不足的惊悸、健忘、盗汗、自汗及胆虚不眠。且炒后质脆易碎,易于煎出有效成分,增强疗效。

【炮制研究】　酸枣仁含酸枣仁皂苷 A 和 B、斯皮诺素、三萜类化合物、脂肪、蛋白质、甾醇、维生素 C 等。尚含微量具强烈刺激性的挥发油。

1. 工艺研究　小火微炒或炒黄的酸枣仁,水或乙醚提出物含量均高于生品,炒焦和炒黑均低于生品,尤以炒黑为甚。乙醇提取物含量,各炒制品均低于生品,微炒差异较小,炒焦和炒黑差异显著。

提示:酸枣仁炒制时应注意火力和时间的控制,不能太过。

2. 化学成分研究　生、炒酸枣仁中均含有相同的镇静催眠有效成分,即酸枣仁皂苷 A 和酸枣仁皂苷 B、黄酮苷等成分,但炒酸枣仁中总皂苷(苷 A 和苷 B 之和)明显高于生品。说明炒酸枣仁中酸枣仁皂苷易于煎出。

3. 药理研究　动物实验表明,生、炒酸枣仁对中枢神经系统均有镇静、安眠和抗惊厥作用,两者之间无显著性差异。但酸枣仁久炒油枯后,则易失去镇静效能。

【贮藏】　置于阴凉干燥处,防蛀。

【备注】　酸枣仁古代有微炒、去油炒、炒香、炒爆、隔纸炒香、蚌粉炒、姜汁炒、蒸制、酒浸等方法。近代有炒黄、炒焦、炒炭、盐制、蜜制、朱砂制、煨制等方法。现行主要用炒黄法。《中国药典》收载有炒黄法。

火　麻　仁

【处方用名】　火麻仁、大麻仁、炒大麻仁、炒火麻仁。

【来源】　本品为桑科植物大麻 *Cannabis sativa* L. 的干燥成熟果实。秋季果实成熟时采收,除去杂质,晒干。

【炮制方法】

1. 火麻仁　取原药材,除去杂质及果皮。

2. 炒火麻仁 取净火麻仁,置于温度适宜的热锅内,用文火炒至表面微黄色,有香气逸出时,取出,放凉。

【成品性状】 火麻仁呈卵圆形,表面灰绿色或灰黄色,有微细的白色或棕色网纹,两边有棱,顶端略尖,果皮薄而脆,种皮绿色,种仁乳白色,富油性,气微,味淡。炒火麻仁微黄色,油性较大,具香气。

【炮制作用】 火麻仁味甘,性平。归脾、胃、大肠经。具有润肠通便的功能。

生火麻仁和炒火麻仁功用一致。

炒火麻仁的有效成分易于煎出,并产生香气,增强润肠燥、滋阴血的功能。用于肠燥便秘证属血虚津亏者。

【贮藏】 置于阴凉干燥处。防热,防蛀。

【备注】 火麻仁古代有熬、炒、蒸制、酒制、发芽、煅等方法。近代以来一直用炒黄法。《中国药典》收载有炒黄法。

黑 芝 麻

【处方用名】 黑芝麻、胡麻仁、炒胡麻仁、炒黑芝麻。

【来源】 本品为脂麻科植物脂麻 *Sesamum indicum* L. 的干燥成熟种子。秋季果实成熟时采割植株,晒干,打下种子,除去杂质,再晒干。

【炮制方法】

1. 黑芝麻 取原药材,除去杂质,洗净,干燥。用时捣碎。

2. 炒黑芝麻 取净黑芝麻,置于温度适宜的热锅内,用文火炒至有爆裂声,有香气逸出时,取出,放凉。用时捣碎。

【成品性状】 黑芝麻呈扁卵圆形,表面黑色,平滑或有网状皱纹,尖端有棕色点状种脐,种皮薄,种仁白色,富油性,味甘,有油香气。炒黑芝麻微鼓起,色泽加深,有时可见爆裂痕,有香气。

【炮制作用】 黑芝麻味甘,性平。归肝、肾、大肠经。具有补肝肾,益精血,润肠燥的功能。

黑芝麻生品现已少用。

炒黑芝麻长于补肝肾,益精血,润肠燥。用于精血亏虚,头晕眼花,耳鸣耳聋,须发早白,病后脱发,肠燥便秘等。

【贮藏】 置于通风干燥处,防蛀。

【备注】 黑芝麻古代有炒黄、炒炭、灼令香、微熬令香、烧灰、燀制、黑豆制、九蒸九曝、酒拌后九蒸九晒、酒蒸、酒蒸后炒、蒸后去皮炒香等方法。近代以来多用炒黄法。《中国药典》收载有炒黄法。

九 香 虫

【处方用名】 九香虫、炒九香虫。

【来源】 本品为蝽科昆虫九香虫 *Aspongopus chinensis* Dallas 的干燥体。11月至次年3月前捕捉。置于适宜容器内,用酒少许将其闷死,取出阴干;或置于沸水中烫死,取出,干燥。

【炮制方法】

1. 九香虫 取原药材,除去杂质,筛净灰屑。

2. 炒九香虫 取净九香虫,置于温度适宜的热锅内,用文火炒至色泽加深,有香气逸出

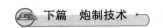

时,取出,放凉。

【成品性状】　九香虫略呈六角状扁椭圆形,表面棕褐色或棕黑色,略有光泽,头部小,复眼突出,卵圆状,腹部棕红色至棕黑色,质脆,气特异,味微咸。炒九香虫色泽加深,质脆,具香气。

【炮制作用】　九香虫味咸,性温。归肝、脾、肾经。有理气止痛,温中助阳的功能。

生九香虫具特异的臭气,临床多炒后用。

炒九香虫气香,矫其异臭,增强行气,温补肾阳的作用。用于胃寒胀痛,肝胃气滞,肾虚阳痿,腰膝酸痛等。

【贮藏】　置于木箱内衬以油纸,防潮,防蛀。

【备注】　九香虫始载于明代《本草纲目》。其炮制方法,文献很少记载。近代以来多炒后入药。《中国药典》收载有炒黄法。

桑　枝

【处方用名】　桑枝、嫩桑枝、炒桑枝、酒桑枝。

【来源】　本品为桑科植物桑 *Morus alba* L. 的干燥嫩枝。春末夏初采收,去叶,晒干,或趁鲜切片,晒干。

【炮制方法】

1. 桑枝　取原药材,除去杂质,洗净,润透,切厚片,晒干。

2. 炒桑枝　取净桑枝片,置于温度适宜的热锅内,用文火炒至微黄色时,取出,放凉。

3. 酒桑枝　取净桑枝片,用黄酒拌匀,闷润至透,置于温度适宜的热锅内,用文火炒至微干,取出,摊晾。

每 100kg 净桑枝,用黄酒 12kg。

【成品性状】　桑枝为圆形或椭圆形厚片,外表皮灰黄色或黄褐色,有点状皮孔,切面皮部较薄,木部黄白色,射线放射状,髓部白色或黄白色,气微,味淡。炒桑枝片面深黄色,偶有焦斑,微有香气。酒桑枝片面黄色,偶有焦斑,具酒香气。

【炮制作用】　桑枝味微苦,性平。归肝经。具有祛风湿,利关节的功能。

生桑枝治关节湿痹诸痛,无论新、久、寒、热均可用之。

炒桑枝和酒桑枝临床应用相同,增强祛风除湿,通络止痛作用。用于风湿痹病,肩臂、关节酸痛麻木。

【贮藏】　置于干燥处。

【备注】　桑枝古代有炒香、炒炭醋淬、灰火煅、米醋炒黑存性、烧灰后用石灰熬、烧灰存性、蜜炙等方法。近代有清炒、酒炙、麸炒等方法。现行主要用炒黄、酒炙法。《中国药典》收载有炒黄法。

第二节　炒　焦　法

将净选或切制后的药物,置于温度适宜的炒制容器内,用中火炒至药物表面呈焦黄色或焦褐色,内部色泽加深,并透出焦香气味的方法,称为炒焦法。

炒焦法多适用健脾胃、消食类的药物。传统有"焦香可以醒脾胃"之说。

(一)炒焦的操作方法

1. 手工炒制

(1)净制:取药物,除去杂质,大小分档。

（2）预热：用中火（槟榔炒焦用文火）加热，使炒药锅的热度达到药物炒焦时所要求的温度。

（3）炒制：取净药物置于温度适宜的炒药锅内，用中火加热，快速翻炒，使药物均匀受热，炒至药物符合适中的程度时，立即出锅，放凉，除净药屑。炒焦时要求焦化程度重的药物（如山楂、苍术等），若出现火星，须及时喷淋清水少许，再炒干，取出，晾凉。

（4）收贮：将符合成品质量标准的饮片，经包装后，按药典规定及时贮藏。

2. 机械炒制　操作与炒黄法类同。但炒焦山楂、苍术时，若出现火星，须及时喷淋清水少许，炒后要及时摊晾，干燥。

（二）成品质量

炒焦品外部呈焦黄色或焦褐色，有焦斑，内部色泽加深，具焦香气味。成品含生片、糊片不得超过3%，含药屑、杂质不得超过2%。

（三）注意事项

1. 大小不等的药物要分档。
2. 药物焦化程度较重者，需喷水降温，防止程度"太过"。
3. 出锅后要散尽余热和湿气再收贮。

（四）炒焦的目的

1. 增强疗效　如六神曲、麦芽、山楂等，炒焦后产生焦香气味，增强消食健脾胃作用。
2. 缓和药性　如山楂炒焦后，缓和酸性；川楝子、栀子等，炒焦后缓和苦寒之性；槟榔炒焦后缓和峻烈之性。
3. 降低毒性　如生川楝子有小毒，炒焦后毒性降低。

山　楂

【处方用名】　山楂、炒山楂、焦山楂、山楂炭。

【来源】　本品为蔷薇科植物山里红 *Crataegus pinnatifida* Bge. var. *major* N. E. Br. 或山楂 *Crataegus pinnatifida* Bge. 的干燥成熟果实。秋季果实成熟时采收，切片，干燥。

【炮制方法】

1. 山楂　取原药材，除去杂质及脱落的核。本品含有机酸以枸橼酸（$C_6H_8O_7$）计，不得少于5.0%。

2. 炒山楂　取净山楂，置于温度适宜的热锅内，用中火炒至表面色泽加深，呈黄褐色时，取出，放凉。本品含有机酸以枸橼酸（$C_6H_8O_7$）计，不得少于4.0%。

3. 焦山楂　取净山楂，用中火炒至表面焦褐色，内部黄褐色时，喷淋清水少许，取出，摊晾。本品含有机酸以枸橼酸（$C_6H_8O_7$）计，不得少于4.0%。

4. 山楂炭　取净山楂，用武火炒至表面黑褐色，内部焦褐色时，喷淋清水少许，灭尽火星，取出，摊晾。

【成品性状】　山楂为圆形片，皱缩不平，外皮红色，具皱纹，有灰白色小斑点，片面深黄色至浅棕色，中部有浅黄色果核，多脱落而中空，有的片上可见短而细的果梗或花萼残迹，气微清香，味酸微甜。炒山楂表面黄褐色，偶见焦斑，气清香，味酸微甜。焦山楂表面焦褐色，内部黄褐色，有焦香气，酸味减弱。山楂炭表面黑褐色，内部焦褐色，味涩。

【炮制作用】　山楂味酸、甘，性微温。归脾、胃、肝经。具有消食健胃，行气散瘀，化浊降脂的功能。

生山楂消食,活血化瘀,但味酸伐脾。用于血瘀经闭,产后瘀阻腹痛,疝气疼痛,以及高脂血症、高血压、冠心病等。亦用于食积停滞。

炒山楂酸味减弱,药性和缓,减少对脾胃的刺激,长于消食化积。用于肉食积滞,胃脘胀满,泻痢腹痛,瘀血经闭,产后瘀阻,心腹刺痛,胸痹心痛,疝气疼痛,高脂血症。

焦山楂不仅酸味减弱,而且产生苦味,增强其消食导滞的功能。用于肉食积滞,泻痢不爽。

山楂炭性涩,长于止血,止泻。用于脾虚泄泻,血痢,胃肠出血。

【炮制研究】 山楂主要含有机酸类、黄酮类、糖分、鞣质、维生素 C、微量元素及磷脂等成分。

1. 工艺研究

(1)净制:山楂中的总黄酮和总有机酸都集中在果肉中,山楂核中含量甚微,而山楂核又占整个药材重量的40%左右,故去核是合理的(核可另作药用)。

(2)炮制温度:通过对不同炮制温度的山楂制品有机酸的含量测定和对胃肠推进作用的探讨,认为山楂用于消食时,炮制温度最好控制在160~200℃。

2. 化学成分研究 山楂不同炮制品中总黄酮和有机酸类成分的含量差别很大。炒山楂中有机酸的含量略低于生品,黄酮类成分无明显变化。焦山楂和山楂炭中总黄酮类成分分别保留了41.9%和25.8%,总有机酸下降得更明显,分别保留了10.7%和2.8%。说明加热时间越长,温度越高,总黄酮类成分和总有机酸类成分被破坏就越多,特别对有机酸类成分的影响较大。

【贮藏】 置于通风干燥处,防蛀。

【备注】 山楂古代有炒黄、蒸法、炒炭、姜汁拌炒黑、姜汁炒、童便浸等方法。近代有炒黄、炒焦、炒炭、蜜炙等方法。现行主要用炒黄、炒焦、炒炭法。《中国药典》收载有炒黄、炒焦法。

川 楝 子

【处方用名】 川楝子、金铃子、炒川楝子、盐川楝子。

【来源】 本品为楝科植物川楝 *Melia toosendan* Sieb. et Zucc. 的干燥成熟果实。冬季果实成熟时采收,除去杂质,干燥。

【炮制方法】

1. 川楝子 取原药材,除去杂质。用时捣碎。本品含川楝素($C_{30}H_{38}O_{11}$)应为0.060%~0.20%。

2. 炒川楝子 取净川楝子碎块,置于温度适宜的热锅内,用中火炒至表面焦黄色时,取出,放凉。本品含川楝素($C_{30}H_{38}O_{11}$)应在0.040%~0.20%。

3. 盐川楝子 取净川楝子碎块,用盐水拌匀,稍闷,待盐水被吸尽后,用文火炒至表面深黄色时,取出,放凉。

每100kg净川楝子,用食盐2kg。

【成品性状】 川楝子呈类球形,轧碎后为不规则的碎块状,表面金黄色至棕黄色,微有光泽,外果皮革质,与果肉间常成空隙,果肉松软,淡黄色,遇水湿润显黏性,果核球形或卵圆形,质坚硬,气特异,味酸苦。炒川楝子表面焦黄色,发泡,有焦香气,味苦涩。盐川楝子表面深黄色,微有咸味。

【炮制作用】 川楝子味苦,性寒;有小毒。归肝、小肠、膀胱经。具有疏肝泄热,行气止痛,杀虫的功能。

生川楝子有小毒,且能滑肠,长于杀虫,疗癣,止痛。用于虫积腹痛,头癣。

炒川楝子苦寒之性缓和,毒性降低,滑肠之力减弱,长于疏肝泄热,行气止痛。用于肝郁化火,胸胁、脘腹胀痛。

盐川楝子能引药下行,长于疗疝止痛。用于疝气疼痛。

【贮藏】 置于通风干燥处,防蛀。

【备注】 川楝子古代有炒黄、微炒、麸炒、米炒、茴香炒、牡蛎炒、酥炒、僵蚕炒、陈皮炒、黑牵牛炒、面炒、斑蝥制、海金沙制、巴豆制、巴戟天制、酒制、醋煮、盐制、童便制、煨制、炮、瓦煅存性、火烧存性等方法。近代有炒黄、炒焦、炒炭、麸炒、酒炙、醋炙、盐炙等方法。现行主要用炒焦、盐炙法。《中国药典》收载有炒焦法。

栀 子

【处方用名】 栀子、山栀、炒栀子、焦山栀、焦栀子。

【来源】 本品为茜草科植物栀子 *Gardenia jasminoides* Ellis 的干燥成熟果实。9—11 月果实成熟呈红黄色时采收,除去果梗及杂质,蒸至上汽或置于沸水中略烫,取出,干燥。

【炮制方法】

1. 栀子 取原药材,除去杂质,碾碎。本品含栀子苷($C_{17}H_{24}O_{10}$)不得少于 1.8%。

2. 炒栀子 取净栀子碎块,置于温度适宜的热锅内,用文火炒至色泽加深,呈黄褐色,有香气逸出时,取出,放凉。本品含栀子苷($C_{17}H_{24}O_{10}$)不得少于 1.5%。

3. 焦栀子 取净栀子碎块,置于温度适宜的热锅内,用中火炒至表面焦褐色或焦黑色时,取出,放凉。本品含栀子苷($C_{17}H_{24}O_{10}$)不得少于 1.0%。

【成品性状】 栀子呈长卵圆形或椭圆形,破碎后为不规则碎块,表面红黄色或棕红色,具翅状纵棱,果皮薄而脆,略有光泽,内表面色较浅,有光泽,有隆起的假隔膜,种子多数,扁卵圆形,深红色或红黄色,气微,味微酸而苦。炒栀子表面黄褐色,微带焦斑,微具香气。焦栀子表面焦褐色或焦黑色,果皮内表面棕色,种子表面黄棕色或棕褐色,气微,味微酸而苦。

【炮制作用】 栀子味苦,性寒。归心、肺、三焦经。具有泻火除烦,清热利湿,凉血解毒;外用消肿止痛的功能。

栀子生品苦寒之性甚强,易伤脾胃,长于清热泻火、凉血解毒。用于热病心烦,湿热黄疸,淋证涩痛,血热吐衄,目赤肿痛,火毒疮疡;外治扭挫伤痛。

炒栀子苦寒之性稍缓,长于清热除烦。用于热病心烦。

焦栀子长于凉血止血。用于血热吐血,衄血,尿血,崩漏。

【炮制研究】 栀子含栀子苷(京尼平苷)、异栀子苷、山栀子苷、栀子酮苷等多种环烯醚萜苷类以及熊果酸、绿原酸等多种有机酸。

1. 化学成分研究 栀子苷主要集中在栀子仁中,而壳中含量很低。栀子苷以生品含量最高,炒黄、炒焦后含量有所下降,炒炭后含量则大幅度下降,姜制、酒制后变化不大。熊果酸的含量生品与炒黄品、炒焦品、姜制品无明显差异,但炒炭品和200℃烘制品较生品明显降低。

2. 药理研究 栀子中含多种成分,其中的环烯醚萜苷类成分如栀子苷(京尼平苷)、异栀子苷、山栀子苷、栀子酮苷等成分有利胆作用。京尼平苷水解后的京尼平,其利胆作用是胆汁酸非依赖性的;京尼平对胃功能可产生抗胆碱能性的抑制作用;京尼平还有一定的抗炎和治疗软组织损伤的作用。熊果酸有安定和解热作用。

生山栀与焦山栀对金黄色葡萄球菌、链球菌、白喉杆菌的抑制作用相似;对溶血性链球菌、伤寒杆菌、副伤寒杆菌的抑制作用以生山栀为佳;焦山栀对痢疾杆菌的抑制作用较生山栀略强,这一点和中医对大便溏薄者用焦山栀是一致的。

【贮藏】 置于通风干燥处。

【备注】 栀子古代有微炒、炒香、炒焦、炒炭、乌药炒、蒲黄炒、甘草水浸后焙干、炙酥拌微炒、姜汁炒焦黄、姜汁炒黑、童便炒黑、盐水炒黑、酒制、蜜炙、蒸、清水煮、灰火焙熟、烧灰存性、火煨、纸裹煨等方法。近代有炒黄、炒焦、炒炭、姜炙等方法。现行主要用炒黄、炒焦、炒炭法。《中国药典》收载有炒黄、炒焦法。

槟　榔

【处方用名】 槟榔、大白、炒槟榔、焦槟榔、槟榔炭。

【来源】 本品为棕榈科植物槟榔 *Areca catechu* L. 的干燥成熟种子。春末至秋初采收成熟果实,用水煮后,干燥,除去果皮,取出种子,干燥。

【炮制方法】

1. 槟榔 取原药材,浸泡,润透,切薄片,阴干或低温烘干。本品含槟榔碱($C_8H_{13}NO_2$)不得少于 0.20%。

2. 炒槟榔 取净槟榔片,置于温度适宜的热锅内,用文火炒至表面微黄色时,取出,放凉。本品含槟榔碱($C_8H_{13}NO_2$)不得少于 0.20%。

3. 焦槟榔 取净槟榔片,置于温度适宜的热锅内,用文火炒至表面焦黄色时,取出,放凉。本品含槟榔碱($C_8H_{13}NO_2$)不得少于 0.10%。

4. 槟榔炭 取净槟榔片,置于温度适宜的热锅内,用中火炒至表面黑褐色时,喷淋清水少许,灭尽火星,取出,摊晾。

【成品性状】 槟榔呈扁球形或圆锥形,表面淡黄棕色或淡红棕色;槟榔片为类圆形薄片,切面可见棕色种皮与白色胚乳相间的大理石样花纹,气微,味涩微苦。炒槟榔表面微黄色,气微,味涩微苦。焦槟榔表面焦黄色,质脆,易碎,气微,味涩微苦。槟榔炭表面黑褐色,味涩。

【炮制作用】 槟榔味苦、辛,性温。归胃、大肠经。具有杀虫,消积,行气,利水,截疟的功能。

槟榔生品作用较猛,以杀虫,降气,行水消肿,截疟力胜。用于绦虫病,蛔虫病,姜片虫病,虫积腹痛,水肿脚气,疟疾。

炒槟榔药性较缓和,避免克伐太过耗气伤正。炒焦后药性更缓。二者作用相似,长于消食导滞。用于积滞泻痢,里急后重。一般体虚患者用焦槟榔,体质较强者用炒槟榔。

槟榔炭增强消积治血痢的功效。

【炮制研究】 槟榔含生物碱、鞣质、脂肪油及槟榔红色素、氨基酸等。生物碱主要为槟榔碱,其余为槟榔次碱、去甲基槟榔碱、槟榔副碱、高槟榔碱等。

1. 工艺研究 目前,对槟榔的软化工艺进行了许多探索研究。结果表明,减压冷浸法、减压蒸汽闷润法、冷压浸泡法、砂润法、淋法、10% 米醋喷润法、粉碎颗粒法等软化方法好。上述方法软化的槟榔其醚溶性生物碱的损失都较传统浸泡法少,或几乎不受影响。

槟榔饮片干燥时以阴干或低温烘干为宜。槟榔饮片暴晒干燥后,不仅外观上因颜色变

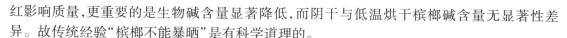

红影响质量,更重要的是生物碱含量显著降低,而阴干与低温烘干槟榔碱含量无显著性差异。故传统经验"槟榔不能暴晒"是有科学道理的。

2. 化学成分研究 随着槟榔与水接触时间或受热时间的增加,槟榔碱的含量逐渐降低。炒黄品低于生品,炒焦品很低,炒炭品含量甚微。

有人认为,槟榔暴晒后槟榔碱损失的原因有二:一是槟榔经水浸泡后含有多量水分,若切成饮片直接暴晒至干,水分急剧蒸发,生物碱部分随水蒸气挥发;二是槟榔中的生物碱均与鞣质呈结合状态存在,饮片暴晒后,结合状态被破坏,鞣质发生缩合反应生成一种鞣酐,即槟榔红,致使饮片变红,同时槟榔碱受热挥发散失,含量降低。

【贮藏】 置于通风干燥处,防蛀。

【备注】 槟榔古代有微炒、炒、麸炒、茱萸炒、斑蝥炒、锡灰炒、石灰制、酒浸、醋煮、煮熟、米泔水浸、牙皂汁浸后焙熟、童便制、煨制、炮、烧灰存性、火煅等方法。近代有炒黄、炒焦、炒炭、蜜炙等方法。现行主要用炒黄、炒焦、炒炭法。《中国药典》收载有炒黄、炒焦法。

第三节 炒 炭 法

将净选或切制后的药物,置于温度适宜的炒制容器内,用武火或中火加热,炒至药物表面焦黑色或焦褐色,内部"存性"的方法,称为炒炭法。

炒炭法多适用于止血类药物。传统有"血为赤色,见黑则止"之说。

(一)炒炭的操作方法

1. 手工炒制

(1)净制:取药物,除去杂质,大小分档。

(2)预热:根据药物的性质,选用适宜的火力(中火或武火)加热,使炒药锅的热度达到药物炒炭时所要求的温度。

(3)炒制:将净药物置于温度适宜的炒药锅内,用武火或中火加热,不断翻炒,使药物均匀受热。炒至黑色、存性时,喷淋清水少许,灭尽火星,取出,晾干,除去药屑。

(4)收贮:将符合成品质量标准的饮片,经包装后,按药典规定及时贮藏。

2. 机械炒制 与炒焦法类同。

(二)成品质量

炒炭品应黑色、存性。成品含药屑、杂质不得超过3%,含生片和完全炭化者不得超过5%。

黑色、存性系指炒炭品应外部呈黑色,内部存性。即炭药的表面应呈焦黑色、黑褐色或焦褐色;内部(断面或粉末)应部分炭化,而不应完全炭化甚至灰化,未炭化的部分仍应保存药物的固有气味。花、叶、草类炭药仍可清晰辨别药物的原形。

(三)注意事项

1. 药物应大小分档。

2. 要控制好火力。一般质地坚实、片厚的药物宜用武火;质地疏松的花、叶、全草类及片薄的药物宜用中火。操作时要视具体药物灵活掌握。

3. 出现火星要及时喷洒适量清水,以免燃烧,失去存性。

4. 出锅后要及时摊开晾凉,待散尽余热和湿气,检查无复燃可能后,再收贮。

(四)炒炭的目的

1. 增强或产生止血作用 如地榆、白茅根、槐花等,炒炭后增强止血作用;干姜、乌梅、荆芥等,炒炭后产生止血作用。

2. 增强止泻、止痢作用 如地榆、乌梅等,炒炭后增强止泻痢作用。

3. 改变或缓和药性 如蒲黄,生品性滑,偏于行血化瘀,利尿通淋,炒炭后性涩,长于止血。

大　蓟

【处方用名】 大蓟、大蓟炭。

【来源】 本品为菊科植物蓟 *Cirsium japonicum* Fisch. ex DC. 的干燥地上部分。夏、秋二季花开时采割地上部分,除去杂质,晒干。

【炮制方法】

1. 大蓟 除去杂质,抢水洗或润软后,切段,干燥。

2. 大蓟炭 取净大蓟段,置于温度适宜的热锅内,用中火炒至表面焦黑色时,喷淋清水少许,灭尽火星,取出,摊晾。

【成品性状】 大蓟为茎、叶及花的混合小段。茎短圆柱形,表面绿褐色,有数条纵棱,被丝状毛,切面灰白色,髓部疏松或中空;叶皱缩,多破碎,边缘具不等长的针刺,两面均具灰白色丝状毛;头状花序多破碎,气微,味淡。大蓟炭表面黑褐色,质地疏脆,断面棕褐色,气焦香。

【炮制作用】 大蓟味甘、苦,性凉。归心、肝经。具有凉血止血,散瘀解毒消痈的功能。

大蓟生品凉血止血,散瘀解毒消痈。用于衄血,吐血,尿血,便血,外伤出血,痈肿疮毒。

大蓟炭味苦、涩,性凉。凉血止血作用增强。用于衄血,吐血,尿血,便血,崩漏,外伤出血。

【炮制研究】 大蓟主要含生物碱、挥发油等成分。

用正交试验法优选出大蓟炭的最佳炮制工艺为:220℃,炒制 10 分钟。成分研究表明,大蓟炒炭后,产生了具收敛、吸附作用的炭素,可促进止血、收涩作用。动物实验也证明,大蓟炭能缩短出血时间和凝血时间。

【贮藏】 置于通风干燥处。

【备注】 大蓟古代有酒渍、焙法、烧灰存性、童便浸后曝干或微炒、酒洗等方法。近代有炒炭、炒焦、醋炙等方法。现行主要用炒炭法。《中国药典》收载有炒炭法。

小　蓟

【处方用名】 小蓟、小蓟炭。

【来源】 本品为菊科植物刺儿菜 *Cirsium setosum*(Willd.)MB. 的干燥地上部分。夏、秋二季花开时采割,去杂质,晒干。

【炮制方法】

1. 小蓟 取原药材,除去杂质,洗净,稍润,切段,干燥。本品含蒙花苷($C_{28}H_{32}O_{14}$)不得少于 0.70% 。

2. 小蓟炭 取净小蓟段,置于温度适宜的热锅内,用中火炒至表面黑褐色时,喷淋清水少许,灭尽火星,取出,摊晾。

【成品性状】 小蓟为不规则的段,茎圆柱形,表面灰绿色或带紫色,具纵棱及白色柔毛,切面中空,叶片多皱缩或破碎,叶齿尖具针刺,两面均具白色柔毛;头状花序,总苞钟状,黄绿色,花紫红色,气微,味苦。小蓟炭表面黑褐色,内部焦褐色,味苦涩。

【炮制作用】　小蓟味甘、苦,性凉。归心、肝经。具有凉血止血,散瘀解毒消痈的功能。

小蓟生品凉血,祛瘀,消痈。用于血热出血,痈肿疮毒。

小蓟炭凉性减弱,收敛止血作用增强。用于衄血,吐血,尿血,血淋,便血,崩漏,外伤出血等出血较急者。用法与大蓟情况相似,二者常配伍应用。

【炮制研究】　小蓟主要含蒙花苷、生物碱等成分。

以止血作用为指标,用正交试验法优选小蓟炭的炮制工艺条件为:温度210℃,炒制5分钟。药理实验证明,小蓟炭确能缩短出血时间和凝血时间。

【贮藏】　置于通风干燥处。

【备注】　小蓟古代有微炒、酒渍、酒洗、烧灰存性、童便拌微焙等方法。近代有炒焦、炒炭、扣锅煅法。现行主要用炒炭法。《中国药典》收载有炒炭法。

地　　榆

【处方用名】　地榆、地榆炭。

【来源】　本品为蔷薇科植物地榆 *Sanguisorba officinalis* L. 或长叶地榆 *Sanguisorba officinalis* L. var. *longifolia*（Bert.）Yü et Li 的干燥根。后者习称"绵地榆"。春季将发芽时或秋季植株枯萎后采挖,除去须根,洗净,干燥,或趁鲜切片,干燥。

【炮制方法】

1. 地榆　取原药材,除去杂质;未切片者,洗净,除去残茎,润透,切厚片,干燥。本品含鞣质不得少于 8.0%,含没食子酸（$C_7H_6O_5$）不得少于 1.0%。

2. 地榆炭　取净地榆片,置于温度适宜的热锅内,用武火炒至表面焦黑色,内部棕褐色时,喷淋清水少许,灭尽火星,取出,摊晾。本品含鞣质不得少于 2.0%,含没食子酸（$C_7H_6O_5$）不得少于 0.60%。

【成品性状】　地榆为不规则的类圆形片或斜切片,外表皮灰褐色至深褐色,切面较平坦,粉红色、淡黄色或黄棕色,木部略呈放射状排列;或皮部有多数黄棕色棉状纤维,气微,味微苦涩。地榆炭表面焦黑色,内部棕褐色,味微苦涩。

【炮制作用】　地榆味苦、酸、涩,性微寒。归肝、大肠经。具有凉血止血,解毒敛疮的功能。

生地榆长于凉血解毒。用于血痢,烫伤,皮肤溃烂,湿疹。

地榆炭收敛止血力强。便血、痔血、崩漏下血等各种出血证均可选用。

【炮制研究】　地榆中含鞣质、没食子酸、地榆苷、地榆皂苷、地榆皂素、赤芍素、地榆素,以及 Ca、Fe、Zn 等多种微量元素。

1. 工艺研究

（1）切制:用正交试验法对地榆切片工艺进行研究,得出的合理工艺为:净地榆加入 4 倍量水,常温泡洗 15 分钟,捞出润透,切 2~3mm 厚片,晒干。若鲜品切 2~3mm 的厚片晒干,更利于保证其饮片质量。

（2）炮炙:以鞣质含量为指标,用正交试验法得出地榆炭的最佳炮制条件为:250℃,炒制 7.5 分钟。该条件下所得的炮制品鞣质含量及微量元素均有一定程度的升高。

研究表明,150℃,烘制 10 分钟,鞣质含量最多,超过 160℃时,鞣质含量反而下降。

2. 化学成分研究　地榆炭鞣质的含量在 150℃时为最高,之后随温度升高而降低,但可溶性钙含量随温度升高而升高,建议地榆炒炭的程度,应在炒焦和炒炭之间。地榆炒炭后,致癌成分苯并芘的含量明显增高,但低温长时间炒比高温短时间炒的含量低,文火炒炭者优于武火炒炭者。

3. **药理研究**　地榆炭和地榆均有缩短小鼠出血时间和凝血时间的作用。地榆炭止血作用增强,可能与鞣质和可溶性钙的促凝血作用有关。

【贮藏】　置于通风干燥处,防蛀。

【备注】　地榆古代有炒、炒炭、酒炒黑、酒洗、醋炙、煨等方法。近代有炒炭、酒炙、醋炙、盐炙等方法。现行主要用炒炭法。《中国药典》收载有炒炭法。

干　姜

【处方用名】　干姜、炮姜、姜炭。

【来源】　本品为姜科植物姜 *Zingiber officinale* Rosc. 的干燥根茎。冬季采挖,除去须根和泥沙,晒干或低温干燥。趁鲜切片晒干或低温干燥者称为"干姜片"。

【炮制方法】

1. **干姜**　取原药材,除去杂质,略泡,洗净,润透,切厚片或块,干燥。本品含6-姜辣素($C_{17}H_{26}O_4$)不得少于0.60%。

2. **炮姜**　取净砂放置于锅内,用武火加热至滑利状态时,投入净干姜片或块,不断翻动,炒至鼓起,松泡,表面棕褐色时,取出,筛去砂,放凉。本品含6-姜辣素($C_{17}H_{26}O_4$)不得少于0.30%。

3. **姜炭**　取净干姜片或块,置于温度适宜的热锅内,用武火炒至表面焦黑色,内部棕褐色时,喷淋清水少许,灭尽火星,取出,摊晾。本品含6-姜辣素($C_{17}H_{26}O_4$)不得少于0.050%。

【成品性状】　本品为不规则纵切片或斜切片,具指状分枝,外皮灰黄色或浅黄棕色,粗糙,有纵皱纹及明显的环节,片面灰黄色或灰白色,略显粉性,可见较多的纵向纤维,有的呈毛状,质坚实,断面纤维性,气香、特异,味辛辣。炮姜为不规则膨胀的块状,表面棕黑色或棕褐色,质轻泡,断面边缘处显棕黑色,中心棕黄色,细颗粒性,维管束散在,气香特异,味微辛、辣。姜炭表面焦黑色,内部棕褐色,体轻,质松脆,味微苦微辣。

【炮制作用】　干姜味辛,性热。归脾、胃、肾、心、肺经。具有温中散寒,回阳通脉,温肺化饮的功能。用于脘腹冷痛,呕吐泄泻,肢冷脉微,寒饮喘咳。

炮姜辛,热。长于温经止血,温中止痛。用于阳虚失血,吐衄崩漏,脾胃虚寒,腹痛吐泻。

姜炭苦、涩,温。长于止血温经。其温经作用弱于炮姜,固涩止血作用强于炮姜,用于各种虚寒性出血,且出血较急,出血量较多者。

【炮制研究】　干姜主要含精油,约2%。油中主要成分为6-姜辣素、姜酮、β-没药烯、α-姜黄烯、β-倍半水芹烯、姜醇、姜烯、姜油酮,以及 *d*-莰烯、桉脑、枸橼醛、龙脑、六氢姜黄素等。

药理研究表明,生姜与干姜均无明显缩短小鼠凝血时间的作用,而炮姜与姜炭的醚提取物、水煎液和混悬液均能明显缩短小鼠的凝血时间;姜炭的凝血作用有随剂量增加而作用增强、时间缩短的趋势。这与炮姜、姜炭用于温经止血的经验相吻合。

【贮藏】　置于阴凉干燥处,防蛀。

【备注】　干姜古代有炒黄、炒焦、炒熟、炒黑、炮黑、与巴豆同炒黑、黄泥裹煨、煨至极黑、童便炒黑、烧存灰、煅存性、土炒、硇砂烫、煨、甘草水煮、盐炒、地黄汁炒、酒蒸后炮等方法。近代有炒炭、煅炭、砂烫法。现行主要用砂烫法、炒炭法。《中国药典》收载有砂烫、炒炭法。

乌 梅

【处方用名】 乌梅、乌梅肉、乌梅炭、醋乌梅。

【来源】 本品为蔷薇科植物梅 *Prunus mume* (Sieb.) Sieb. et Zucc. 的干燥近成熟果实。夏季果实近成熟时采收,低温烘干后闷至色变黑。

【炮制方法】

1. 乌梅 取原药材,除去杂质,洗净,干燥。本品含枸橼酸($C_6H_8O_7$)不得少于 12.0%。

2. 乌梅肉 取净乌梅,水润使软或蒸软,打破,去核,取肉,干燥。

3. 乌梅炭 取净乌梅,置于温度适宜的热锅内,用武火炒至皮肉发泡鼓起,表面焦黑色时,喷淋清水少许,灭尽火星,取出,摊晾。本品含枸橼酸($C_6H_8O_7$)不得少于 6.0%。

4. 醋乌梅 取净乌梅,用米醋拌匀,闷润至醋被吸尽,置于蒸罐内或适宜容器内,密闭,隔水加热,炖制 2~4 小时,取出,干燥。

【成品性状】 乌梅呈类球形或扁球形,表面乌黑色或棕黑色,皱缩不平,基部有圆形果梗痕,果核坚硬,椭圆形,棕黄色,种子扁卵形,淡黄色,气微,味极酸。乌梅肉为乌黑色或棕黑色的不规则皱缩片块,味极酸。乌梅炭皮肉发泡鼓起,表面焦黑色,味酸略有苦味。醋乌梅形如乌梅,质柔润,略有醋气。

【炮制作用】 乌梅味酸、涩,性平。归肝、脾、肺、大肠经。具有敛肺,涩肠,生津,安蛔的功能。

乌梅生品长于敛肺止咳,生津止渴,安蛔。用于肺虚久咳,虚热消渴,蛔厥呕吐腹痛。乌梅肉的功效与乌梅相同,但作用更强。

乌梅炭长于涩肠止泻,止血。用于久泻,久痢,便血,崩漏下血。

醋乌梅与生乌梅作用相似,但收敛固涩作用更强。尤其适用于肺气耗散之久咳不止和蛔厥。

【贮藏】 置于阴凉干燥处,防潮。

【备注】 乌梅古代有熬法、烧灰存性、煅存性、瓦上焙、炒令焦、麸炒、炙制、酒浸、醋蒸、醋煮、盐水浸、蜜醋蒸、蜜拌蒸、米下蒸等方法。近代有炒炭、醋蒸、单蒸等方法。现行主要用炒炭、醋蒸法。《中国药典》收载有炒炭法。

白 茅 根

【处方用名】 白茅根、茅根、茅根炭。

【来源】 本品为禾本科植物白茅 *Imperata cylindrica* Beauv. var. *major* (Nees) C. E. Hubb. 的干燥根茎。春、秋二季采挖,洗净,晒干,除去须根及膜质叶鞘,捆成小把。

【炮制方法】

1. 白茅根 取原药材,除去杂质,洗净,微润,切段,干燥。

2. 茅根炭 取净白茅根段,置于温度适宜的热锅内,用中火炒至表面焦褐色时,喷淋清水少许,灭尽火星,取出,摊晾。

【成品性状】 白茅根为圆柱形的段,外表皮黄白色或淡黄色,微有光泽,具纵皱纹,有的可见稍隆起的节;切面皮部白色,多有裂隙,放射状排列,中柱淡黄色或中空,易与皮部剥离,气微,味微甜。茅根炭表面黑褐色至黑色,略具焦香气,味苦。

【炮制作用】　白茅根味甘,性寒。归肺、胃、膀胱经。具有凉血止血,清热利尿的功能。

白茅根生品长于凉血,清热利尿。用于血热吐血,衄血,尿血,热病烦渴,湿热黄疸,水肿尿少,热淋涩痛。

茅根炭寒性减弱,味涩,收敛止血作用增强。专用于各种出血证。

【炮制研究】　白茅根中含可溶性钙、三萜类化合物、糖及多种钾盐。

1. 工艺研究　用正交试验法优选茅根炭的最佳炮制工艺为170℃,烘制16分钟。

2. 药理研究　白茅根煎剂对正常家兔有利尿作用,其利尿作用可能与多种钾盐有关。炒炭后能缩短出血时间和凝血时间。

【贮藏】　置于干燥处。

【备注】　白茅根古代有炒黄、炒黑、烧炭存性、蜜炒、与枣煮后炒等方法。近代有炒炭、炒焦、煅炭等方法。现行主要用炒炭法。《中国药典》收载有炒炭法。

牡　丹　皮

【处方用名】　牡丹皮、丹皮、丹皮炭、牡丹皮炭。

【来源】　本品为毛茛科植物牡丹 Paeonia suffruticosa Andr. 的干燥根皮。秋季采挖根部,除去细根和泥沙,剥取根皮,晒干或刮去粗皮,除去木心,晒干。前者习称连丹皮;后者习称刮丹皮。

【炮制方法】

1. 牡丹皮　取原药材,除去杂质,迅速洗净,润透,切薄片,干燥。本品含丹皮酚($C_9H_{10}O_3$)不得少于1.2%。

2. 牡丹皮炭　取净牡丹皮片,置于温度适宜的热锅内,用中火炒至表面黑褐色时,喷淋清水少许,灭尽火星,取出,晾凉。

【成品性状】　牡丹皮为圆形或卷曲形的薄片,连丹皮外表面灰褐色或黄褐色,栓皮脱落处粉红色;刮丹皮外表面红棕色或淡灰黄色,内表面有时可见发亮的结晶,切面淡粉红色,粉性,气芳香,味微苦而涩。牡丹皮炭黑褐色,气香,味微苦而涩。

【炮制作用】　牡丹皮味苦、辛,性微寒。归心、肝、肾经。具有清热凉血,活血化瘀的功能。

牡丹皮生品长于清热凉血,活血化瘀。用于热入营血,温毒发斑,夜热早凉,无汗骨蒸,经闭痛经,跌仆伤痛,痈肿疮毒。

牡丹皮炭长于凉血止血。用于吐血,衄血。

【炮制研究】　牡丹皮主要含丹皮酚、丹皮酚苷、丹皮酚原苷和丹皮酚新苷。尚含芍药苷、氧化芍药苷、苯甲酰芍药苷、苯甲酰氧化芍药苷、鞣质等成分。其中牡丹酚具有降压、抗血栓、抗炎、解热、活血化瘀等作用。

1. 工艺研究

(1)软化方面:牡丹皮中所含的牡丹酚有水溶性,因此用喷淋法软化较为理想和实用,水洗法软化牡丹酚含量达不到《中国药典》的规定。

(2)干燥方面:干燥温度对成品中牡丹酚的含量影响较大,因而切制饮片后应低温干燥,以日晒法或50℃(也有说40℃)以下烘干为宜。

(3)炮炙方面:将粗油砂加热至温度达180℃左右,改用文火,投入5mm的丹皮厚片,翻炒至内外表面均呈焦褐色,中间棕黄色时取出,即得表面焦褐色的丹皮炭。另用正交试验法优选出制牡丹皮炭新工艺为:185℃恒温烘烤30分钟;或250℃,炒制10分钟。

2. 化学成分研究 对各炮制品中牡丹酚的含量进行测定,结果表明,随着温度的升高和时间的延长,各炮制品中牡丹酚的含量逐渐下降,尤以丹皮炭损失最多,其含量仅为生品的 1/5 ~ 1/4,这是由于牡丹酚易挥发所致。

【贮藏】 置于阴凉干燥处。

【备注】 牡丹皮古代有烧灰存性、炒炭、焙制、酒洗焙、醋浸焙、酒洗、酒浸、酒炒、酒蒸、煮制、童便浸炒、面裹煨等法。近代有炒黄、炒焦、炒炭、酒蒸、酒炙等法。现行主要用炒炭法。《中国药典》未收载其炮炙方法。

侧 柏 叶

【处方用名】 侧柏叶、侧柏、侧柏叶炭、侧柏炭。

【来源】 本品为柏科植物侧柏 *Platycladus orientalis* (L.) Franco 的干燥枝梢及叶。多在夏、秋二季采收,阴干。

【炮制方法】

1. 侧柏叶 取原药材,除去杂质,揉碎,去硬梗,筛去灰屑。本品含槲皮苷($C_{21}H_{20}O_{11}$)不得少于 0.10% 。

2. 侧柏炭 取净侧柏叶,置于温度适宜的热锅内,用中火炒至表面黑褐色,内部焦黄色时,喷淋清水少许,灭尽火星,取出,摊晾。

【成品性状】 侧柏叶为带叶枝梢,叶细小鳞片状,交互对生,贴伏于枝上,深绿色或黄绿色,质脆,气清香,味苦涩微辛。侧柏炭表面黑褐色,质脆,易折断,断面焦黄色,气香,味微苦涩。

【炮制作用】 侧柏叶味苦、涩,性寒。归肺、肝、脾经。具有凉血止血,化痰止咳,生发乌发的功能。

侧柏叶生品凉血止血,生发乌发。用于血热妄行的吐血,衄血,咯血,便血,崩漏下血,肺热咳嗽,血热脱发,须发早白。

侧柏炭寒性缓和,长于收涩止血。用于热邪不盛的出血证。

【炮制研究】 侧柏叶含槲皮苷等黄酮类化合物。主含挥发油,油中含侧柏烯、侧柏酮、小茴香酮、蒎烯、石竹烯等。

研究表明,侧柏叶用扣锅煅法制炭,可减少其主要成分挥发油的损失,增高钙的含量,增强止血作用。

侧柏叶炒炭后挥发油的含量较生品大幅度降低,水浸出物含量炒炭品略高于生品,但鞣质的含量炭品与生品比较,未见明显的增加。另据研究,侧柏炭样品中鞣质的含量高者,其止血作用并非最强,鞣质含量较生品低者,却有较显著的缩短凝血时间的作用,说明鞣质并非侧柏炭中的主要止血成分。

【贮藏】 置于干燥处。

【备注】 侧柏叶古代有炙微黄、炒黄、炒黑、隔纸炒干、烧灰存性、捣烂焙、九蒸九曝、米泔水浸、白矾水煮、蒸、煮、酒浸、酒浸后九蒸九晒、酒蒸后焙、盐水炒、黄精制等方法。近代有炒炭、炒黄、炒焦、酒炙、醋炙、盐炙、蒸制等方法。现行主要用炒炭法。《中国药典》收载有炒炭法。

卷 柏

【处方用名】 卷柏、卷柏炭。

【来源】 本品为卷柏科植物卷柏 *Selaginella tamariscina* (Beauv.) Spring 或垫状卷柏 *Sela-*

ginella pulvinata(Hook. et Grev.)Maxim. 的干燥全草。全年均可采收,除去须根及泥沙,晒干。

【炮制方法】

1. 卷柏 取原药材,除去残留的须根及杂质,洗净,稍润,切段,干燥。本品含穗花杉双黄酮($C_{30}H_{18}O_{10}$)不得少于 0.30% 。

2. 卷柏炭 取净卷柏段,置于温度适宜的热锅内,用中火炒至表面焦黑色时,喷淋清水少许,灭尽火星,取出,摊晾。

【成品性状】 卷柏为卷缩的段状,枝扁而有分枝,绿色或棕黄色,向内卷曲,枝上密生鳞片状小叶,叶先端具长芒,中叶(腹叶)两行,卵状矩圆形或卵状披针形,斜向或直向上排列,叶缘膜质,有不整齐的细锯齿或全缘;背叶(侧叶)背面的膜质边缘常呈棕黑色,气微,味淡。卷柏炭表面焦黑色,味涩。

【炮制作用】 卷柏味辛,性平。归肝、心经。具有活血通经的功能。

卷柏生品长于活血通经。用于经闭痛经,癥瘕痞块,跌仆损伤。

卷柏炭长于化瘀止血。用于吐血,崩漏,便血,脱肛。

【炮制研究】 卷柏主含穗花杉双黄酮。

药理研究表明,卷柏炒炭后,可明显缩短出血时间和凝血时间。临床报道,卷柏生用也能止血,并非必炒不可;卷柏止血非同一般,尤宜于内痔出血。

【贮藏】 置于干燥处。

【备注】 卷柏古代有炒黑、烧存性、酒炙、醋炙、盐水煮等方法。近代有炒炭、炒焦、炒黄等方法。现行主要用炒炭法。《中国药典》收载有炒炭法。

茜　草

【处方用名】 茜草、茜草根、茜草炭。

【来源】 本品为茜草科植物茜草 *Rubia cordifolia* L. 的干燥根及根茎。春、秋二季采挖,除去泥沙,干燥。

【炮制方法】

1. 茜草 取原药材,除去残茎及杂质,洗净,润透,切厚片或段,干燥。

2. 茜草炭 取净茜草片或段,置于温度适宜的热锅内,用武火炒至表面焦黑色时,喷淋清水少许,灭尽火星,取出,摊晾。

【成品性状】 茜草为不规则的厚片或段,根呈圆柱形,外表皮红棕色或暗棕色,具细纵皱纹,皮部脱落处呈黄红色,切面皮部狭,紫红色,木部宽广,淡黄红色,导管孔多数,气微,味微苦,久嚼刺舌。茜草炭表面焦黑色,内部棕褐色,略有光泽,质轻松,味涩。

【炮制作用】 茜草味苦,性寒。归肝经。具有凉血,止血,祛瘀,通经的功能。

茜草生品长于活血化瘀,凉血止血。用于瘀阻经闭,跌仆肿痛,关节痹痛及血热所致的各种出血证。

茜草炭寒性减弱,收敛止血作用增强。用于吐血,衄血,崩漏,外伤出血等各种出血证。

【贮藏】 置于干燥处。

【备注】 茜草古代有炒、焙、烧灰存性、酒洗、酒炒、童便炒等方法。近代有炒炭、炒黄、酒炙等方法。现行主要用炒炭法。《中国药典》收载有炒炭法。

绵马贯众

【处方用名】 绵马贯众、贯众、贯仲、贯众炭、绵马贯众炭。

【来源】　本品为鳞毛蕨科植物粗茎鳞毛蕨 *Dryopteris crassirhizoma* Nakai 的干燥根茎和叶柄残基。秋季采挖,削去叶柄、须根,除去泥沙,晒干。

【炮制方法】

1. 绵马贯众　取原药材,除去杂质,砸成小块。

2. 绵马贯众炭　取净绵马贯众碎块,置于温度适宜的热锅内,用武火炒至表面焦黑色,内部焦褐色时,喷淋清水少许,灭尽火星,取出,摊晾。

【成品性状】　绵马贯众为不规则的厚片或碎块,根茎外表面黄棕色至黑褐色,多被有叶柄残基,有的可见棕色鳞片,切面淡棕色至红棕色,有黄白色维管束小点,环状排列,气特异,味初淡而微涩,后渐苦辛。绵马贯众炭表面焦黑色,内部焦褐色,味涩。

【炮制作用】　绵马贯众味苦,性微寒;有小毒。归肝、胃经。具有清热解毒,止血,杀虫的功能。

绵马贯众生品长于驱虫,清热解毒。用于时疫感冒,风热头痛,温毒发斑,疮疡肿毒,虫积腹痛。

绵马贯众炭寒性减弱,涩味增大,长于收涩止血。用于吐血,衄血,便血,崩漏下血等多种出血证。

【炮制研究】　绵马贯众中含绵马酸类、黄绵马酸类、白绵马素、新绵马素、羊齿三萜、绵马三萜。尚含挥发油、鞣质、树脂等成分。

药理研究表明,绵马贯众能使绦虫、钩虫麻痹变硬,而达到驱虫作用。对各型流感病毒有不同程度的抑制作用。其煎剂对多种癌有一定的抑制作用。其提出物有抗血吸虫作用。炒炭后能明显缩短出血时间和凝血时间。

【贮藏】　置于通风干燥处。

【备注】　贯众古代有熬法、炒制、烧存性、煅炭、烧灰、焙干、白酒汁醮上焙干、醋蘸湿后炙令香熟等方法。近代有炒炭、炒焦、煅炭等方法。现行主要用炒炭法。《中国药典》收载有炒炭法。

蒲　黄

【处方用名】　蒲黄、炒蒲黄、蒲黄炭。

【来源】　本品为香蒲科植物水烛香蒲 *Typha angustifolia* L. 、东方香蒲 *Typha orientalis* Presl 或同属植物的干燥花粉。夏季采收蒲棒上部的黄色雄花序,晒干后碾轧,筛取花粉。剪取雄花后,晒干,成为带有雄花的花粉,即为草蒲黄。

【炮制方法】

1. 蒲黄　取原药材,揉碎结块,过筛,除去花丝及杂质。本品含异鼠李素-3-*O*-新橙皮苷($C_{28}H_{32}O_{17}$)和香蒲新苷($C_{34}H_{42}O_{20}$)的总量不得少于 0.50%。

2. 蒲黄炭　取净蒲黄,置于温度适宜的热锅内,用中火炒至棕褐色时,喷淋清水少许,灭尽火星,取出,迅速摊晾。

操作时应注意:喷淋清水时要均匀地喷洒细小水滴。水滴过大,黏结成团,炒中易燃烧。

【成品性状】　蒲黄为黄色粉末,体轻,放入水中则飘浮于水面,手捻有滑腻感,易附着手指上,气微,味淡。蒲黄炭棕褐色或黑褐色,具焦香气,味微苦涩。

【炮制作用】　蒲黄味甘,性平。归肝、心包经。具有止血,化瘀,通淋的功能。

蒲黄生品性滑,偏于活血化瘀,利尿通淋,止痛。用于经闭痛经,脘腹刺痛,跌仆肿痛,血淋涩痛。

蒲黄炭性涩,偏于止血。用于吐血,衄血,咯血,崩漏,外伤出血。

【炮制研究】 蒲黄含异鼠李素-3-O-新橙皮苷、香蒲新苷、槲皮素、β-谷甾醇、棕榈酸、琥珀酸、氨基酸和20余种微量元素。

1. 工艺研究 用正交试验法对蒲黄的炮制工艺进行了优选,结果表明,140℃,烘制4.3分钟所得的蒲黄炭为好。而控制蒲黄炭杂质理想的方法是用100目筛振荡10分钟,过筛效果较好,时间短。

2. 药理研究 蒲黄生品、炒黄品、炒炭品均有较好的止血作用;蒲黄中鞣质含量的高低与其止血作用不成平行关系。蒲黄炒黄和炒炭后鞣质含量明显降低,但止血作用未见明显减弱。

【贮藏】 置于通风干燥处,防潮,防蛀。

【备注】 蒲黄古代有炒黑、微炒、炒黄、炒熟、隔纸焙黄、纸包炒、隔纸炒香、炮、蒸等方法。近代有炒炭、炒黄、酒炙、醋炙等方法。现行主要用炒炭法。《中国药典》收载有炒炭法。

荆 芥

【处方用名】 荆芥、荆芥穗、荆芥炭、芥穗炭。

【来源】 本品为唇形科植物荆芥 *Schizonepeta tenuifolia* Briq. 的干燥地上部分。夏、秋二季花开到顶、穗绿时采割,除去杂质,晒干。

【炮制方法】

1. **荆芥** 取原药材,除去杂质,喷淋清水,洗净,润透,于50℃烘1小时,切段,干燥。本品含挥发油不得少于0.30%(ml/g),含胡薄荷酮($C_{10}H_{16}O$)不得少于0.020%。

2. **荆芥穗** 摘取花穗,筛去灰尘,切段。本品含挥发油不得少于0.40%(ml/g),含胡薄荷酮($C_{10}H_{16}O$)不得少于0.080%。

3. **荆芥炭** 取净荆芥段,置于温度适宜的热锅内,用中火炒至表面焦黑色,内部焦黄色时,喷淋清水少许,灭尽火星,取出,摊晾。

4. **芥穗炭** 取净荆芥穗,置于温度适宜的热锅内,用中火炒至表面黑褐色,内部焦黄色时,喷淋清水少许,灭尽火星,取出,摊晾。

【成品性状】 荆芥为不规则的段,茎方柱形,表面淡黄绿色或淡紫红色,被短柔毛,切面类白色,叶多已脱落,穗状轮伞花序呈圆柱形,花冠多脱落,花萼黄绿色,钟形,质脆易碎,内有棕黑色小坚果,气芳香,味微涩而辛凉。荆芥炭表面黑褐色,内部焦褐色,略具焦香气,味苦而辛。芥穗炭表面黑褐色,内部焦黄色,具焦香气,味苦而辛。

【炮制作用】 荆芥味辛,性微温。归肺、肝经。具有解表散风,透疹,消疮的功能。

荆芥生品辛散之力较强,长于解表散风,透疹,消疮。用于感冒,头痛,麻疹,风疹,疮疡初起。荆芥穗作用与荆芥相同,惟其辛散之性较强,善清头目诸风。

荆芥炭与芥穗炭辛散之性减弱,味苦涩,具收敛止血作用。用于便血,崩漏,产后血晕。

【炮制研究】 荆芥主要含挥发油,油中主要成分为右旋薄荷酮、消旋薄荷酮及少量右旋柠檬烯。

1. 工艺研究 以止血时间和凝血时间为指标,用正交试验优选荆芥炭的最佳炮制条件为温度180℃,炒制5分钟。

2. 药理研究 荆芥炭挥发油具有明显的止血作用,而荆芥生品的各种制剂均无止血作用,荆芥炭水煎液及提取挥发油后的水煎剂也均未见明显的止血作用,故使用荆芥炭治疗出血证时以散剂内服为宜。

荆芥炭止血活性部位为脂溶性提取物(StE),其止血机制为:可显著缩短实验动物的凝血酶原时间、凝血酶时间、白陶土部分凝血活酶时间、血浆复钙时间,并具有体内抗肝素作用,从而对内源性和外源性凝血系统中的多种凝血因子表现出可靠的激活作用,还可明显延长实验动物的优球蛋白溶解时间,并使纤溶活性显著降低。StE 的止血作用是通过体内促凝血和抑制纤溶活性双重途径来实现的。

【贮藏】 置于阴凉干燥处。

【备注】 荆芥古代有炒黑、炒、微炒、烧灰存性、纸裹焙、童便炒黑、醋炒黑等方法。近代有炒黄、炒焦、炒炭、瓦煅、醋炙、蜜炙等方法。现行主要用炒炭法。《中国药典》收载有炒炭法。

藕 节

【处方用名】 藕节、藕节炭。

【来源】 本品为睡莲科植物莲 *Nelumbo nucifera* Gaertn. 的干燥根茎节部。秋、冬二季采挖根茎(藕),切取节部,洗净,晒干,除去须根。

【炮制方法】

1. 藕节 取原药材,除去杂质及残留须根,洗净,干燥。

2. 藕节炭 取净藕节,置于温度适宜的热锅内,用武火炒至表面黑褐色或焦黑色,内部黄褐色或棕褐色时,喷淋清水少许,灭尽火星,取出,摊晾。

【成品性状】 藕节呈短圆柱形,中部稍膨大,表面灰黄色至灰棕色,有残存的须根及须根痕,两端有残存的藕,质硬,断面有多数类圆形的孔,气微,味微甘涩。藕节炭表面黑褐色或焦黑色,内部黄褐色或棕褐色,气微,味微甘涩。

【炮制作用】 藕节味甘、涩,性平。归肝、肺、胃经。具有收敛止血,化瘀的功能。

藕节生品凉血止血,化瘀。用于吐血,咯血,衄血,尿血,崩漏,属卒暴出血证者。

藕节炭收敛之性增强,故止血之功更佳。多用于慢性出血证。

【炮制研究】 藕节中含鞣质、天门冬酰胺等成分。

1. 工艺研究 藕节炭应炒至外黑色,内部焦褐色为宜。亦有报道,藕节应炒重炭入药为宜,此炮制品鞣质含量、钙含量明显增高,止血作用较生品及其他制炭品强。

2. 化学成分及药理研究 不同炮制方法炮制成的藕节炭(炒轻炭、炒中炭、炒重炭、闷煅炭)中鞣质及钙的含量相对增加,止血作用加强。说明藕节炒炭增强收敛止血作用似乎与其鞣质和钙的含量有关。

【贮藏】 置于干燥处,防潮,防蛀。

【备注】 藕节古代有烧存性的方法,后世一直沿用。近代有炒炭、煅炭法。现行主要用炒炭法。《中国药典》收载有炒炭法。

鸡 冠 花

【处方用名】 鸡冠花、鸡冠花炭。

【来源】 本品为苋科植物鸡冠花 *Celosia cristata* L. 的干燥花序。秋季花盛开时采收,晒干。

【炮制方法】

1. 鸡冠花 取原药材,除去杂质及残茎,切段。

2. 鸡冠花炭 取净鸡冠花段,置于温度适宜的热锅内,用中火炒至表面焦黑色时,喷淋清水少许,灭尽火星,取出,摊晾。

【成品性状】 鸡冠花为不规则的块段,扁平,有的呈鸡冠状,表面红色、紫红色或黄白色,可见黑色扁圆肾形的种子,气微,味淡。鸡冠花炭表面黑褐色,内部焦褐色,具焦香气,味苦。

【炮制作用】 鸡冠花味甘、涩,性凉。归肝、大肠经。具有收敛止血,止带,止痢的功能。

鸡冠花生品性凉,收涩兼有清热作用。用于赤白带下,痔血,便血,久痢不止。

鸡冠花炭凉性减弱,收涩之性增强,故止血,涩肠,止带功能更佳。用于吐血,便血,崩漏反复不愈及带下,久痢不止。

【贮藏】 置于通风干燥处。

【备注】 鸡冠花古代有微炒、炒、焙令香、烧灰存性等方法。近代有炒黄、炒炭法。现行主要用炒炭法。《中国药典》收载有炒炭法。

石 榴 皮

【处方用名】 石榴皮、石榴皮炭。

【来源】 本品为石榴科植物石榴 *Punica granatum* L. 的干燥果皮。秋季果实成熟后收集果皮,晒干。

【炮制方法】

1. 石榴皮 取原药材,除去杂质,洗净,切块,干燥。

2. 石榴皮炭 取净石榴皮块,置于温度适宜的热锅内,用武火炒至表面黑黄色,内部棕褐色时,喷淋清水少许,灭尽火星,取出,摊晾。

【成品性状】 石榴皮为不规则的长条状或不规则的块状,外表面红棕色、棕黄色或暗棕色,略有光泽,有多数疣状突起,有时可见筒状宿萼及果梗痕,内表面黄色或红棕色,切面黄色或鲜黄色,略显颗粒状,气微,味苦涩。石榴皮炭表面黑黄色,内部棕褐色,气微,味苦涩。

【炮制作用】 石榴皮味酸、涩,性温。归大肠经。具有涩肠止泻,止血,驱虫的功能。

石榴皮生品长于驱虫,涩精止带。用于虫积腹痛,滑精,带下,脱肛,癣疮。

石榴皮炭收涩力增强,用于久泻,久痢,崩漏。

【贮藏】 置于阴凉干燥处。

【备注】 石榴皮古代有炒黑、微炒、炙令黄、炒焦、焙、烧灰、烧炭存性、烧令烟尽、煅末、酒煮、醋炙、醋焙、醋煮、蜜炙、浆水浸、蒸等方法。近代有炒黄、炒焦、炒炭法。现行主要用炒炭法。《中国药典》收载有炒炭法。

(宋 磊 龙全江)

❓ 复习思考题

1. 解释:火力,火候,清炒法,炭药的"存性"。
2. 说出各法适用的药材、操作方法,成品质量、注意事项和炮制目的。
3. 说出教学大纲中各法所列常用药物的炮制作用。
4. 根据炒黄的炮制目的,解释"逢子必炒"的传统论述。
5. 简述滚筒式炒药机的工作原理。

第八章 加辅料炒法

学习要点

1. 麸炒、米炒、土炒、砂烫、蛤粉烫、滑石粉烫的含义及所用的火力。
2. 麦麸、米、土、河砂、蛤粉、滑石粉等辅料控制锅温的方法。
3. 各辅料炒法适用的药物、操作方法、注意事项、辅料用量、成品质量。
4. 书后教学大纲中所列代表性饮片的炮制方法、成品性状、炮制作用。
5. 苍术、枳壳、斑蝥、马钱子等药物的炮制原理。

净选或切制后的药物与固体辅料共同拌炒的方法,称为加辅料炒法。又称加固体辅料炒、辅料拌炒或拌炒。

加辅料炒法与清炒法均属于炒法。加辅料炒法的辅料具有中间传热的作用,能使药物受热均匀;或具有赋色和矫味的作用;或与药物起协同作用而增强疗效。加辅料炒法在宋代以后得到了广泛的应用,目前,常用的加辅料炒法包括麸炒、米炒、土炒、砂烫、蛤粉烫、滑石粉烫等。

第一节 麸 炒 法

净选或切制后的药物用麦麸熏炒的方法,称为麸炒法。又称麦麸炒或麸皮炒。

麦麸味甘、淡,性平。具有和中益脾的作用。传统有"麦麸皮制抑酷性勿伤上膈"的论述,故麸炒多适用于健脾胃或作用峻烈及有腥臭味的药物。

（一）麸炒的操作方法

1. 手工炒制

（1）净制:取药物,除去杂质,大小分档。

（2）麦麸的处理:将麦麸用二号罗罗去面粉和碎麸,留用片大者。或将净麦麸用蜂蜜或红糖拌制后干燥或低温炒干,作蜜麸或糖麸用。

知识链接

蜜麸和糖麸的制法

将炼蜜或红糖中加入适量开水,趁热喷洒在麸皮上(麸皮、蜂蜜或红糖、清水的比例为 10∶2∶1),边喷边搅拌,使炼蜜或红糖被麸皮均匀吸收,然后搓压过筛,干燥,或置锅内用微火炒至黄褐色,放凉。

（3）预热:用中火加热,使炒药锅的热度达到药物麸炒时所要求的温度。

麸炒法的锅温,最好用麦麸来判断。方法是:往中火加热的锅底及其周围各对称点上撒少许麦麸,若稍停即焦化冒烟,又无火星出现,即可判定锅温适中。

（4）炒制:将麦麸均匀、快速地撒入温度适宜的热锅内,用中火加热,待起烟时,立即投入已经分档的净药物,不断翻动,并适当控制火力,炒至药物表面呈黄色或深黄色时,迅速取出,立即用铁丝筛筛去麦麸和药屑,摊晾。

除另有规定外,一般每100kg净药物,用麦麸10~15kg。

(5)收贮:将符合成品质量标准的饮片,经包装后,按药典规定及时贮藏。

2. 机械炒制 以滚筒式炒药机(如CY型炒药机)为例,介绍机械炒制的方法和步骤。

(1)准备工作:①检查炒药机是否有"已清洁"标志牌及前批"清场合格证";锅筒、减速机、排风口、电器等是否完好无损,紧固件是否紧固。②在电源正常、各紧固件紧固、运动部位无障碍物、滚轮锅圈清洁无污物的情况下,开机空车运转,检查锅体运转情况正常后,启动吸尘器使其正常运转。③准备好所用的工具、物品及容器具。④将待炒制的药物净制、分档;麦麸的净制和用量与手工炒制相同。

(2)炒制:①接通电源,扭动顺时开关,使锅体顺时针旋转。打开加热装置,使筒壁均匀受热。②打开风机,将风机风量调至最小,使燃烧器火焰正常。③升温半小时左右,待锅体的温度达到工艺所需温度后,打开滚筒上盖,将麦麸皮加入锅体内,待起烟时,立即倒入待炒药物,在滚筒隔板的作用下不断翻动药物,随时检查炒制质量。④药物炒好后,先使锅体处于静止状态,再扭动逆时开关,滚筒沿逆时针方向滚动,打开滚筒下盖,炮制后的中药饮片及辅料即被旋出筒外,从下部接料。用筛将辅料与药物分离,将炮制饮片摊晾及时降温。⑤关闭加热装置,主机继续运转10~20分钟后,再停机,关闭风机,关闭总电源。

(3)收贮:将符合成品质量标准的饮片,经包装后,按药典规定及时贮藏。

(4)清洁:按标准操作规程进行场地、机械设备的清洁或消毒。

(5)填写设备运行记录及生产记录。

(二)成品质量

麸炒品表面呈淡黄色或鲜黄色、深黄色,具有药物与焦麦麸的混合气味。成品含生片、糊片不得超过2%,含药屑、杂质不得超过2%。

(三)注意事项

1. 药物炒前要分档,使熏炒的时间和色泽一致。

2. 麦麸以片大者为佳,以免麦麸很快焦化完全,导致烟气不足。

3. 药物以干燥为宜,以免药物粘附焦麦麸。

4. 火力要适宜,一般用中火,使麦麸产生浓烟熏烤药物。

5. 撒麸要均匀,操作要迅速,以免药物受热不匀或程度太过。

6. 程度适中后要快速出锅和筛去麦麸,以免影响成品质量。

(四)麸炒的目的

1. 增强疗效 如山药、白术等具补脾胃作用的药物,经麸炒后,可"借麸入中",增强健脾胃作用。

2. 缓和药性 如苍术、白术、枳壳、枳实等具辛燥之性或破气作用的药物,麸炒后药性缓和,不致耗气伤阴。

3. 矫臭矫味 如僵蚕等具腥臭气味的药物,麸炒后可矫其不良气味。

苍　术

【处方用名】 苍术、茅苍术、麸炒苍术、焦苍术、米泔制苍术、制苍术。

【来源】 本品为菊科植物茅苍术 *Atractylodes lancea* (Thunb.) DC. 或北苍术 *Atractylodes* chinensis(DC.)Koidz. 的干燥根茎。春、秋二季采挖,除去泥沙,晒干,撞去须根。

【炮制方法】

1. 苍术 取原药材,除去杂质,洗净,润透,切厚片,干燥。本品含苍术素($C_{13}H_{10}O$)不得少于 0.30%。

2. 麸炒苍术 将麦麸均匀撒入温度适宜的热锅内,用中火加热,待起烟时,投入净苍术片,炒至深黄色时,取出,筛去麦麸,放凉。本品含苍术素($C_{13}H_{10}O$)不得少于 0.20%。

每 100kg 净苍术片,用麦麸 10kg。

3. 焦苍术 取净苍术片,置于温度适宜的热锅内,用中火炒至表面焦褐色时,喷淋少许清水,再文火炒干,取出,摊晾。

4. 米泔制苍术 取净苍术片,用米泔水浸泡数小时,取出,置于温度适宜的热锅内,用文火炒干,取出,摊晾。

【成品性状】 苍术为不规则类圆形或条形厚片,外表皮灰棕色至黄棕色,有皱纹,有时可见根痕,切面黄白色或灰白色,散有多数橙黄色或棕红色油室,有的可析出白色细针状结晶,气香特异,味微甘辛苦。麸炒苍术表面深黄色,有香气。焦苍术表面焦褐色,香气微弱。米泔制苍术表面黄色或土黄色,有香气。

【炮制作用】 苍术味辛、苦,性温。归脾、胃、肝经。具有燥湿健脾,祛风散寒,明目的功能。

苍术生品辛温苦燥,长于祛湿发汗。用于风湿痹痛,风寒感冒,湿温发热,脚气痿躄。

麸炒苍术辛燥之性缓和,健脾燥湿作用增强。用于脾胃不和,脘腹胀满,痰饮停滞,眼目昏涩。

焦苍术辛燥之性大减,长于固肠止泻。用于脾虚泄泻,久痢。

米泔制苍术辛燥之性缓和,健脾和胃作用增强。用于脾胃不和。

【炮制研究】 苍术主要含挥发油。其主要成分为苍术素。

1. 化学成分研究 对苍术不同炮制品(清炒、麸炒、米泔水制)进行挥发油含量测定,结果表明,苍术炮制后所含挥发油均明显减少,并以米泔水炙和麸炒效果为佳。因此,炮制后能达到缓和燥性的目的。

2. 药理研究 苍术挥发油对实验青蛙有镇静作用,也能使脊髓反射功能亢进,大剂量使中枢神经抑制,终致呼吸麻痹而死亡。可见过量的苍术挥发油引起的副作用是明显的。

【贮藏】 置于阴凉干燥处。

【备注】 苍术古代常用米泔水浸后再与辅料制。另有炒黄、炒黑、乌头与川楝子炒焦、茴香炒、茱萸炒、猪苓炒、青盐炒、油葱炒、酒制、醋制、姜汁炒、蜜制、川椒陈皮及补骨脂制、蒸、桑椹汁蒸、九蒸九晒、皂荚煮、木瓜与其他辅料同煮、童便浸、水浸后焙、炮、烘等方法。近代有麸炒、蜜麸炒、米泔浸、土炒、炒焦等方法。现行主要用炒焦法和麸炒法。《中国药典》收载有麸炒法。

枳　　壳

【处方用名】 枳壳、炒枳壳、麸炒枳壳。

【来源】 本品为芸香科植物酸橙 *Citrus aurantium* L. 及其栽培变种的干燥未成熟果实。7 月果皮尚绿时采收,自中部横切为两半,晒干或低温干燥。

【炮制方法】

1. 枳壳 取原药材,除去杂质,洗净,润透,切薄片,干燥后,筛去碎落的瓤核。本品含柚皮苷($C_{27}H_{32}O_{14}$)不得少于 4.0%;新橙皮苷($C_{28}H_{34}O_{15}$)不得少于 3.0%。

2. 麸炒枳壳　将麦麸均匀撒入温度适宜的热锅内,用中火加热,待起烟时,投入净枳壳片,炒至色变深时,取出,筛去麦麸,放凉。本品含柚皮苷($C_{27}H_{32}O_{14}$)不得少于 4.0%,含新橙皮苷($C_{28}H_{34}O_{15}$)不得少于 3.0%。

每 100kg 净枳壳片,用麦麸 10kg。

【成品性状】　枳壳为不规则的弧状条形薄片,切面外果皮棕褐色至褐色,中果皮黄白色至黄棕色,近外缘有点状油室,内侧有的有少量紫褐色瓤囊,质脆,气清香,味苦微酸。麸炒枳壳色泽加深,偶见焦斑,具焦麸香气。

【炮制作用】　枳壳味苦、辛、酸,性微寒。归脾、胃经。具有理气宽中,行滞消胀的功能。

生枳壳药性辛燥,破气作用较强,长于理气宽中除胀。用于气实壅满所致之脘腹胀痛或胁肋胀痛,瘀滞疼痛,脏器下垂。

麸炒枳壳可缓其辛燥之性和破气作用,并增强健胃消食之功。用于食积痞满,胁肋疼痛,下利便血,皮肤瘙痒;亦用于产后子宫下垂或久泻脱肛。

【炮制研究】　枳壳主要含挥发油,如 d-柠檬烯等。其主要成分为柚皮苷和新橙皮苷等。尚含有升压成分辛弗林和 N-甲基酪胺。

1. **工艺研究**　去瓤问题的研究:枳壳瓤核约占整个药材重量的 20%,且含挥发油量甚少,并极易发生霉变和虫蛀,其水煎液味极苦酸涩,不堪入口,因此传统炮制中将枳壳瓤核作为质次部分和非药用部位除去是有科学道理的。

2. **化学成分研究**　研究表明,枳壳经麸炒后,挥发油减少约 1/2,故麸炒缓和了枳壳的辛燥之性。

3. **药理研究**　麸炒枳壳水煎液对兔离体肠管的抑制作用、对小鼠肠蠕动的作用和对兔离体子宫的兴奋作用与枳壳水煎液的作用相似,但作用强度较生枳壳和缓。

【贮藏】　置于阴凉干燥处,防蛀。

【备注】　枳壳古代有麸炒、米炒、炒制、制炭、浆水制、泔制、面炒制、火炮、酒制、醋制、盐制、蜜制、巴豆与醋制、巴豆制、煨制、萝卜制、苍术萝卜子干漆与茴香制、槐花制、蒸制等方法。近代有麸炒、炒黄、炒焦、蜜制、盐制。现行主要用麸炒法。《中国药典》收载有麸炒法。

枳　实

【处方用名】　枳实、炒枳实、麸炒枳实。

【来源】　本品为芸香科植物酸橙 *Citrus aurantium* L. 及其栽培变种或甜橙 *Citrus sinensis* Osbeck 的干燥幼果。5—6 月收集自落的果实,除去杂质,自中部横切为两瓣,晒干或低温干燥,较小者直接晒干或低温干燥。

【炮制方法】

1. **枳实**　取原药材,除去杂质,洗净,润透,切薄片,干燥。本品含辛弗林($C_9H_{13}NO_2$)不得少于 0.30%。

2. **麸炒枳实**　将麦麸均匀撒入温度适宜的热锅内,用中火加热,待起烟时,投入净枳实片,炒至色变深时,取出,筛去麦麸,放凉。本品含辛弗林($C_9H_{13}NO_2$)不得少于 0.30%。

每 100kg 净枳实片,用麦麸 10kg。

【成品性状】　枳实为不规则弧状条形或圆形薄片,切面外果皮黑绿色至暗棕绿色,中果皮部分黄白色至黄棕色,近外缘有 1~2 列点状油室,条片内侧或圆片中央具棕褐色瓤囊,气清香,味苦微酸。麸炒枳实色泽加深,偶有焦斑,气焦香,味微苦微酸。

【炮制作用】 枳实味苦、辛、酸,性微寒。归脾、胃经。具有破气消积,化痰散痞的功能。

生枳实以破气化痰为主,但破气作用猛烈。用于痰滞气阻胸痹,痰饮咳喘,眩晕,脏器下垂。

麸炒枳实可缓其峻烈之性,免于损伤正气,以散结消痞力胜。用于积滞内停,痞满胀痛,泻痢后重,大便不通。

【炮制研究】 枳实主要含挥发油、黄酮类化合物和辛弗林、N-甲基酪胺。

1. 化学成分研究 麸炒能降低枳实中挥发油的含量,贮存期也能影响枳实的质量。贮存时间越长,其挥发油、辛弗林、水溶性和醇溶性浸出物的含量较生品下降越多。

2. 药理研究 枳实挥发油可使肠蠕动频率增加,振幅降低,肠蠕动收缩张力加强,舒张不完全,平滑肌处于痉挛状态。枳实经麸炒后,挥发油约降低了1/2,必然导致枳实对肠道平滑肌的刺激减弱。这符合古人“麸皮制去燥性而和胃”及“生用峻烈,麸炒略缓”的论述。

【贮藏】 置于阴凉干燥处,防蛀。

【备注】 枳实古代有去穰麸炒、米泔浸去穰麸炒、麸炒黄、麸炒炭、制炭、土炒、炒黄、熬制、爁制、焙制、面炒制、酒炒、醋制、姜制、蜜制、蒸制等方法。近代有麸炒、炒黄、炒炭、砂烫、蜜制等方法。现行主要用麸炒法。《中国药典》收载有麸炒法。

薏 苡 仁

【处方用名】 薏苡仁、苡仁、苡米、麸苡仁、麸炒薏苡仁、炒薏苡仁。

【来源】 本品为禾本科植物薏苡 Coix lacryma-jobi L. var. ma-yuen (Roman.) Stapf 的干燥成熟种仁。秋季果实成熟时采割植株,晒干,打下果实,再晒干,除去外壳、黄褐色种皮及杂质,收集种仁。

【炮制方法】

1. 薏苡仁 取原药材,除去皮壳及杂质,筛去灰屑。本品含甘油三油酸酯($C_{57}H_{104}O_6$)不得少于0.50%。

2. 麸炒薏苡仁 将麦麸均匀撒入温度适宜的热锅内,用中火加热,待起烟时,投入净薏苡仁,炒至微黄色,略鼓起时,取出,筛去麦麸,放凉。本品含甘油三油酸酯($C_{57}H_{104}O_6$)不得少于0.40%。

每100kg净薏苡仁,用麦麸10kg。

3. 炒薏苡仁 取净薏苡仁,置于温度适宜的热锅内,用文火炒至微黄色,略鼓起时,取出,放凉。

【成品性状】 薏苡仁呈宽卵形或长椭圆形,表面乳白色,光滑,偶有残存的黄褐色种皮,一端钝圆,另端较宽而微凹,有一淡棕色点状种脐,背面圆凸,腹面有一条较宽而深的纵沟,质坚实,断面白色,粉性,气微,味微甜。麸炒薏苡仁微鼓起,表面微黄色,具香气。炒薏苡仁微鼓起,表面微黄色,略有焦斑,有香气。

【炮制作用】 薏苡仁味甘、淡,性凉。归脾、胃、肺经。具有利水渗湿,健脾止泻,除痹,排脓,解毒散结的功能。

生薏苡仁性偏寒凉,长于利水渗湿,清热排脓,除痹。用于水肿,脚气,小便不利,脾虚泄泻,湿痹拘挛,肺痈,肠痈,赘疣,癌肿及湿病在气分。

麸薏苡仁与炒薏苡仁作用相似,性偏平和,长于健脾止泻,只是麸薏苡仁健脾作用略胜,炒薏苡仁除湿作用稍强。常用于脾虚泄泻。

【贮藏】 置于通风干燥处,防蛀。

【备注】 薏苡仁古代有米炒、土炒、炒黄、炒焦、去壳炒、水洗略炒、淘洗炒熟、炒熟微研、盐炒、盐汤煮、姜汁拌炒、蒸制等方法。近代有麸炒、炒黄、炒焦、蒸后砂烫、蒸制、土炒等方法。现行主要用麸炒、炒黄法。《中国药典》收载有麸炒法。

僵　蚕

【处方用名】 僵蚕、白僵蚕、炒僵蚕、麸炒僵蚕。

【来源】 本品为蚕蛾科昆虫家蚕 *Bombyx mori* Linnaeus 4～5 龄的幼虫感染(或人工接种)白僵菌 *Beauveria bassiana* (Bals.) Vuillant 而致死的干燥体。多于春、秋季生产,将感染白僵菌病死的蚕干燥。

【炮制方法】

1. 僵蚕 取原药材,筛净灰屑,簸去丝毛,淘洗后干燥。

2. 麸炒僵蚕 将麦麸均匀撒入温度适宜的热锅内,用中火加热,待起烟时,投入净僵蚕,炒至表面黄色时,取出,筛去麦麸,放凉。

每 100kg 净僵蚕,用麦麸 10kg。

【成品性状】 僵蚕呈圆柱形,多弯曲皱缩,表面灰黄色,被有白色粉霜,头部较圆,体节明显,尾部略呈二分歧状,质硬而脆,断面平坦,外层白色,中间有亮棕色或亮黑色环,有光泽,气微腥,味微咸。麸炒僵蚕表面黄色,腥气减弱。

【炮制作用】 僵蚕味咸、辛,性平。归肝、肺、胃经。具有息风止痉,祛风止痛,化痰散结的功能。

生僵蚕辛散之力较强,药力较猛,长于祛风定惊,但有腥臭气,不利于患者服用。用于惊痫抽搐,风疹瘙痒,肝风头痛。

麸炒僵蚕能矫其不良气味,利于服用。用于肝风夹痰,惊痫抽搐,小儿急惊,破伤风,中风口喝,风热头痛,目赤咽痛,风疹瘙痒,发颐疭腮。

【贮藏】 置于干燥处,防蛀。

【备注】 僵蚕古代有麸炒、米泔制、米炒、炒制、面炒制、制炭、焙制、灰炮、酒制、醋制、盐制、姜汁制、蜜制、油制、枣汤洗等方法。近代有清炒、麸炒、米泔水洗、酒炙、姜炙、姜蒸、甘草水制等方法。现行主要用麸炒法。《中国药典》收载有麸炒法。

芡　实

【处方用名】 芡实、麸炒芡实、炒芡实。

【来源】 本品为睡莲科植物芡 *Euryale ferox* Salisb. 的干燥成熟种仁。秋末冬初采收成熟果实,除去果皮,取出种子,洗净,再除去硬壳(外种皮),晒干。

【炮制方法】

1. 芡实 取原药材,除去杂质及残留硬壳。

2. 麸炒芡实 将麦麸均匀撒入温度适宜的热锅内,用中火加热,待起烟时,投入净芡实,炒至微黄色时,取出,筛去麦麸,放凉。

每 100kg 净芡实,用麦麸 10kg。

3. 炒芡实 取净芡实,置于温度适宜的热锅内,用文火炒至微黄色时,取出,放凉。

【成品性状】 芡实呈类球形,多为破粒,表面有棕红色内种皮,除去内种皮显白色,质较硬,断面白色,粉性,气微,味淡。麸炒芡实表面黄色或微黄色,具香气,味淡微酸。炒芡实表面黄色或微黄色,偶有焦斑,具香气。

【炮制作用】 芡实味甘、涩,性平。归脾、肾经。具有益肾固精,补脾止泻,除湿止带的功能。生芡实性平,涩而不滞,补脾肾兼能祛湿。用于遗精,带下,白浊,小便不禁,兼有湿浊者尤宜。

麸炒芡实与炒芡实功用相似,性偏温,补脾止泻,温肾固精作用增强,但脾虚泄泻一般用麸炒品,而肾虚精关不固的滑精常用清炒品。

【贮藏】 置于通风干燥处,防蛀。

【备注】 芡实古代有炒黄、去壳炒、蒸法、药汁制等方法。近代有麸炒、清炒、土炒、盐水浸蒸等方法。现行主要用麸炒法和清炒法。《中国药典》收载有麸炒法。

椿 皮

【处方用名】 椿皮、麸椿皮、麸炒椿皮。

【来源】 本品为苦木科植物臭椿 *Ailanthus altissima*(Mill.)Swingle 的根皮或干皮。全年均可剥取,晒干,或刮去粗皮晒干。

【炮制方法】

1. 椿皮 取原药材,除去杂质,洗净,润透,切丝或段,干燥。

2. 麸炒椿皮 将麦麸均匀撒入温度适宜的热锅内,用中火加热,待起烟时,投入净椿皮丝或段,炒至微黄色时,取出,筛去麦麸,放凉。

每100kg净椿皮丝或段,用麦麸10kg。

【成品性状】 椿皮为不规则的丝条状或段状,外表面灰黄色或黄褐色,粗糙,有多数纵向皮孔样突起及不规则纵、横裂纹,除去粗皮者显黄白色;内表面淡黄色,较平坦,密布梭形小孔或小点,质硬而脆,断面外层颗粒性,内层纤维性,气微,味苦。麸炒椿皮表面黄色或褐色,微有香气。

【炮制作用】 椿皮味苦、涩,性寒。归大肠、胃、肝经。具有清热燥湿,收涩止带,止泻,止血的功能。

生椿皮性味苦寒,功能清热燥湿,收涩止带,止泻,止血。用于赤热带下,湿热泻痢,久泻久痢,便血崩漏。

麸炒椿皮可缓和苦寒之性,功效与生品相同。

【贮藏】 置于通风干燥处,防蛀。

【备注】 椿皮古代有炒制、焙制、制炭、生葱制、酒浸炒、醋炙、蜜炙等方法。近代有麸炒、炒黄、炒炭、醋炙等方法。现行主要用麸炒法。《中国药典》收载有麸炒法。

第二节 米 炒 法

净选或切制后的药物与米同炒的方法,称为米炒法。又称米拌炒。

米味甘,性平。具有补中益气,健脾和胃等作用。并且米能吸附某些药物的毒性成分,故米炒法多适用于某些补益脾胃的药物和某些有毒的昆虫类药物。

(一)米炒的操作方法

1. 手工炒制

(1)净制:取药物,除去杂质,大小分档。

（2）预热：用中火加热，使炒药锅的热度达到药物米炒时所要求的温度。

（3）炒制：①拌米法：将米撒入温度适宜的热锅内，用中火加热，待米冒烟时，投入净药物，拌炒至米呈黄棕色时，取出，去米，摊晾。②贴米法：将渍湿的米撒入热锅内，使其均匀平贴于锅底，用中火加热，待米冒烟时，投入净药物，轻轻翻动米上的药物，炒至米呈黄棕色，少数焦褐色或焦黑色时，取出，去米，放凉。

炮制用米，一般为大米或糯米。除另有规定外，一般每100kg净药物，用米20kg。

（4）收贮：将符合成品质量标准的饮片，经包装后，按药典规定及时贮藏。

2. 机械炒制　与麸炒法类同。但米炒药物临床用量少，现在多是临用时手工炮制，一般较少用机械炒制。

（二）成品质量

1. 昆虫类药物　米炒品颜色加深，有光泽，腥臭气减弱。成品含药屑、杂质不得超过1%。

2. 植物类药物　米炒品呈老黄色或深黄色，有香气。成品含药屑、杂质不得超过1%。

（三）注意事项

1. 米炒药物所用的米，一般以糯米为佳，通常多用大米。

2. 炮制有毒药物时，应加强劳动保护，以防中毒。

3. 米炒昆虫类药物，用贴米法或拌米法，一般以米的色泽观察炮制火候，炒至米变焦褐色或黄棕色为度。

4. 米炒植物类药物，用拌米法，观察米或药物色泽变化，炒至米呈黄棕色或药物呈黄色为度。

（四）米炒的目的

1. 增强健脾止泻作用　如党参，米炒后气味焦香，增强健脾止泻作用。

2. 降低毒性　如斑蝥、红娘子等，生品有大毒，米炒后能降低毒性。

3. 矫臭矫味　昆虫类药物有腥臭味，米炒后能矫其不良气味。

斑　蝥

【处方用名】　斑蝥、米炒斑蝥。

【来源】　本品为芫青科昆虫南方大斑蝥 *Mylabris phalerata* Pallas 或黄黑小斑蝥 *Mylabris cichorii* Linnaeus 的干燥体。夏、秋二季捕捉，闷死或烫死，晒干。

【炮制方法】

1. 斑蝥　取原药材，去头、足、翅及杂质。本品含斑蝥素（$C_{12}H_{10}O_4$）不得少于0.35%。

2. 米炒斑蝥　将净斑蝥，用"拌米法"炒至米呈黄棕色，斑蝥微挂火色，显油亮光泽时，或用"贴米法"炒至米大部分呈黄棕色，少数焦褐或焦黑色时，取出，去米，放凉。本品含斑蝥素（$C_{12}H_{10}O_4$）应为0.25%~0.65%。

每100kg净斑蝥，用米20kg。

操作时应注意：斑蝥所含的斑蝥素对皮肤黏膜有强烈的刺激作用，操作时要注意环境通风和劳动保护，用过的器具和筛下的焦米，要妥善处理，以防中毒。

【成品性状】　斑蝥为去除头、足、翅的干燥虫体，呈长圆形，胸腹部乌黑色，背部有三条黄色或棕黄色的横纹，有特殊的臭气，味辛。米炒斑蝥微挂火色，有油亮光泽，臭味轻微。

【炮制作用】 斑蝥味辛,性热,有大毒。归肝、胃、肾经。具有破血逐瘀,散结消癥,攻毒蚀疮的功能。

生斑蝥有大毒,气味奇臭,多外用,以攻毒蚀疮为主。用于瘰疬瘘疮,积年顽癣,赘疣,痈疽不溃,恶疮死肌。

米炒斑蝥降低其毒性并矫正其气味,可内服。以通经,散结消癥为主。用于癥瘕,经闭,狂犬咬伤,瘰疬,肝癌,胃癌。

【炮制研究】 斑蝥主含斑蝥素,既是有效成分,又是有毒成分。其对皮肤黏膜有强烈的刺激性,能引起充血、发赤和起疱。口服毒性很大,可引起口咽部灼烧感、恶心、呕吐、腹部绞痛、血尿及中毒性肾炎等症状。往往引起肾衰竭或循环衰竭而致死亡,故斑蝥生品不内服,只作外用,口服必须经过加工炮制。

1. 工艺研究 采用低浓度的药用氢氧化钠溶液炮制斑蝥,可以使斑蝥素在虫体内转化成斑蝥酸钠,以达到降低毒性、保留和提高斑蝥抗癌活性的目的,其作用优于米炒法。

2. 化学成分研究 由于斑蝥素在84℃开始升华,其升华点为110℃,米炒时的温度为120℃左右,正适合斑蝥素的升华,又不至于温度太高使斑蝥焦化。当斑蝥与糯米同炒时,由于斑蝥均匀受热,使斑蝥素部分升华而含量降低,从而使其毒性减弱。其次,斑蝥呈乌黑色,单炒难以判断炮制火候,而米炒既能很好地控制温度,又能准确地指示炮制程度,说明用米炒的方法炮制斑蝥是科学的。

3. 药理研究 斑蝥通过米炒和其他加热处理,可使斑蝥的LD_{50}升高。而除去头、足、翅后的斑蝥,不论生品或炮制品中,斑蝥素、甲酸及脂肪油的含量均升高,LD_{50}降低。测定比较样品的LD_{50},得知米炒和烘制的斑蝥其毒性均显著降低,对大鼠的肾脏毒性亦有一定的降低,但对体重与肝脏毒性均无明显影响。

【贮藏】 置于通风干燥处,防蛀。按毒剧药管理。

【备注】 斑蝥古代有糯米炒、糯米与小麻子同炒、小麻子炒、土炒、豆面炒、巴豆炒、牡蛎炒、炒制、熬、焙制、烧、炙、米泔制、酒炒、醋炒、醋煮、醋炙麸炒、麸炒后醋煮、蒸制等方法。近代有米炒、米焙、甘草与糯米同炒。现行主要用米炒法。《中国药典》收载有米炒法。

党 参

【处方用名】 党参、炒党参、炙党参。

【来源】 本品为桔梗科植物党参 *Codonopsis pilosula*(Franch.)Nannf.、素花党参 *Codonopsis pilosula* Nannf. var. *modesta*(Nannf.)L. T. Shen 或川党参 *Codonopsis tangshen* Oliv. 的干燥根。秋季采挖,洗净,晒干。

【炮制方法】

1. 党参 取原药材,除去杂质,洗净,润透,切厚片,干燥。

2. 米炒党参 将米撒入温度适宜的热锅内,用中火加热至米冒烟时,投入净党参,拌炒至米呈黄棕色时,取出,去米,放凉。

每100kg净党参,用米20kg。

3. 蜜炙党参 取炼蜜,用适量开水稀释,与净党参拌匀,稍闷润,置于热锅内,用文火炒至党参呈黄棕色,不粘手时,出锅,晾凉。

每100kg净党参,用炼蜜20kg。

【成品性状】 党参为类圆形厚片,外表皮黄色至黄棕色,有时可见根头部有多数疣状突起的茎痕和芽,切面皮部淡黄色至淡棕色,木部淡黄色,有裂隙或放射状纹理,有特殊香气,味微甜。米炒党参表面呈深黄色,偶有焦斑,有特殊香气,味微甜。蜜炙党参黄棕色,显光泽,味甜。

【炮制作用】　党参味甘,性平。归脾、肺经。具有补中益气,健脾益肺的功能。

生党参长于益气生津。用于气阴两伤,气血两亏,肺气亏虚。

米炒党参气味焦香,增强健脾止泻的作用。用于脾胃虚弱,食少,便溏泄泻,脱肛。

蜜炙党参增强补中益气,润燥养阴的作用。用于气血两虚之证。

【炮制研究】　党参主要含皂甙、微量生物碱、菊糖及植物甾醇。

1. 工艺研究　党参传统要求切制成段状饮片。现代研究表明,党参饮片水溶性成分的煎出效果与其饮片的厚度及长短有关,比较后认为党参入药片型以厚片为妥,建议以 0.8 ~ 1cm 的厚片为宜。

2. 药理研究　在提高小鼠巨噬细胞吞噬能力和抗疲劳能力方面,蜜炙党参＞生党参＞米炒党参,因此,蜜炙党参能增强补益作用。

【备注】　党参古代有米炒、蜜炙、蜜拌蒸等方法。近代有米炒、土炒、蜜麸炒、蜜炒、糯米酒炙、米汤浸后蒸熟等方法。现行主要用米炒法和蜜炙法。《中国药典》收载有米炒法。

红　娘　子

【处方用名】　红娘子、米炒红娘子。

【来源】　本品为蝉科昆虫黑翅红娘 *Huechys sanguinea* De Geer 的干燥虫体。夏季,早起露水未干时,带好手套及口罩,进行捕捉。捉后投入沸水中烫死,捞出,干燥。

【炮制方法】

1. 红娘子　取原药材,去头、足、翅及杂质。

2. 米炒红娘子　将净红娘子用"拌米法"炒至米呈黄棕色,红娘子微挂火色时,或"贴米法"炒至米大部分呈黄棕色,少数焦褐或焦黑色时,取出,去米,放凉。

每 100kg 净红娘子,用米 20kg。

【成品性状】　红娘子为去除头、足、翅的干燥虫体,形似蝉状,头尖,背面红褐色或暗红色,质轻,有特殊臭气,味辛。米炒红娘子表面微挂火色,臭味轻微。

【炮制作用】　红娘子味苦、辛,性平;有大毒。归肝经。具有祛瘀通经,攻毒破积的功能。

生红娘子有大毒,气味奇臭,多外用,以解毒蚀疮为主。用于瘰疬结核,疥癣恶疮。

米炒红娘子毒性降低,并矫正其气味,以破瘀通经为主。用于月经闭塞,狂犬咬伤。

【贮藏】　置于通风干燥处,防蛀。按毒剧药管理。

【备注】　红娘子在宋、明时期就有米炒法。近代有米炒、焙制等方法。现行主要用米炒法。《中国药典》未收载该药物。

第三节　土　炒　法

净选或切制后的药物与灶心土(伏龙肝)拌炒的方法,称为土炒法。

灶心土味辛,性温。具有温中燥湿,止泻,止呕,止血的作用。传统有"陈壁土制,窃真气骤补中焦"的论述,故土炒法多适用于补脾止泻作用的药物。

（一）土炒的操作方法

1. 手工炒制

（1）净制：取药物，除去杂质，大小分档。

（2）土粉的处理：灶心土是经柴草长时间烧炼的灶中黄土，又称伏龙肝。除去外部焦黑色部分，选取红褐色土块，碾细后，用五号筛选取细粉，使炒时土粉能均匀粘附于药物表面。

（3）预热：取定量的土粉放置于锅内，中火加热至土粉色泽稍深、搅动时显得轻松滑利，即达到药物土炒时所要求的温度。

（4）炒制：将净药物立即投入加热至灵活状态的土粉中，用中火加热，不断翻动，炒至药物表面均匀挂一层土粉，并有香气逸出时，取出，立即用铁丝筛筛去土粉，放凉。

除另有规定外，一般每100kg净药物，用灶心土25～30kg。

（5）收贮：将符合成品质量标准的饮片，经包装后，按药典规定及时贮藏。

2. 机械炒制 与麸炒法类同。但土炒药物临床用量少，多为手工炮制，一般较少用机械炒制。

（二）成品质量

土炒品表面均匀挂一层土粉，呈土黄色，微带焦斑，有土香气。成品含生片、糊片不得超过2%。

（三）注意事项

1. 土粉要细腻，否则不易粘染药物。

2. 灶心土的温度要适宜，过高，药物易焦糊；过低，土粉又不易粘染药物。

3. 操作要迅速，出锅后，立即筛去土粉，以防药物焦化。

4. 土粉可连续使用，但若土色变暗，应及时更换新土。

（四）土炒的目的

1. 增强补脾止泻作用 如山药、白术等具有补脾作用的药物，经土炒后，土与药物起协同作用，而增强疗效。

2. 缓和燥性 如白术等具辛燥之性的药物，土炒后辛燥之性降低，避免刺激脾胃。

山　药

【处方用名】 山药、土炒山药、麸炒山药。

【来源】 本品为薯蓣科植物薯蓣 *Dioscorea opposita* Thunb. 的干燥根茎。冬季茎叶枯萎后采挖，切去根头，洗净，除去外皮及须根，干燥，或鲜切厚片，干燥；也有选择肥大顺直的干燥山药，置于清水中，浸至无干心，闷透，切齐两端，用木板搓成圆柱状，晒干，打光，习称"光山药"。

【炮制方法】

1. 山药 取原药材，除去杂质，分开大小个，泡润至透，切厚片，干燥。

2. 土炒山药 将灶心土细粉放置于锅内，用中火加热至轻松滑利状态时，投入净山药片拌炒，至表面均匀挂土粉时，取出，筛去土粉，放凉。

每100kg净山药，用灶心土30kg。

3. 麸炒山药 将麦麸撒入温度适宜的热锅内，用中火加热，待起烟时，投入净山药片，炒至黄色时，取出，筛去麸皮，放凉。

每100kg净山药，用麦麸10kg。

【成品性状】 山药为类圆形的厚片,表面类白色或淡黄白色,质脆,易折断,断面类白色,富粉性,气微,味淡微酸,嚼之发黏。土炒山药表面土黄色,粘有土粉,具土香气。麸炒山药表面黄白色或微黄色,偶见焦斑,略有焦香气。

【炮制作用】 山药味甘,性平。归脾、肺、肾经。具有补脾养胃、生津益肺、补肾涩精的功能。

生山药以补肾生精,益脾肺之阴为主。用于脾虚食少,久泻不止,肺虚喘咳,肾虚遗精,带下,尿频,虚热消渴。

土炒山药以补脾止泻为主。用于脾虚久泻,大便泄泻。

麸炒山药以补脾健胃为主。用于脾虚食少,泄泻便溏,白带过多。

【炮制研究】 山药主要含淀粉、蛋白质、油脂。尚含较丰富的胡萝卜素、维生系 B、维生系 C 及多种矿物质营养元素。

研究表明,山药麸炒可改为烤制法:将净山药片与麸皮拌匀,平铺于烤盘上,置温度恒定在 150℃的中药烤制箱内,烤制 20 分钟。取出,筛去麸皮,晾凉。

【贮藏】 置于通风干燥处,防蛀。

【备注】 山药古代有微炒、炒黄、炒焦、火炮、微焙、蒸、酒浸、酒炒、酒蒸、酥酒制、酒五味子制、醋煮、葱盐制、姜炙、蜜制、白矾水浸焙、乳汁浸、乳汁蒸晒等方法。近代有麸炒、土炒、米炒、清炒等方法。现行主要用土炒法和麸炒法。《中国药典》收载有麸炒法。

白 术

【处方用名】 白术、土炒白术、麸炒白术。

【来源】 本品为菊科植物白术 *Atractylodes macrocephala* Koidz. 的干燥根茎。冬季下部叶枯黄、上部叶变脆时采挖,除去泥沙,烘干或晒干,再除去须根。

【炮制方法】

1. 白术 取原药材,除去杂质,用水润透,切厚片,干燥。

2. 土炒白术 将灶心土细粉放置于锅内,用中火加热至轻松滑利状态时,投入净白术片拌炒,至表面均匀挂土粉时,取出,筛去土粉,放凉。

每 100kg 净白术片,用灶心土细粉 25kg。

3. 麸炒白术 将蜜炙麦麸撒入热锅内,用中火加热,待起烟时,加入净白术片,炒至表面焦黄色,逸出焦香气时,取出,筛去麸皮,放凉。

每 100kg 净白术片,用蜜炙麦麸 10kg。

【成品性状】 白术为不规则的厚片,外表皮灰黄色或灰棕色,切面黄白色至淡棕色,散生棕黄色的点状油室,木部具放射状纹理;烘干者切面角质样,色较深或有裂隙,气清香,味甘微辛,嚼之略有黏性。土炒白术表面呈土黄色,粘有土粉,具土香气。麸炒白术表面黄棕色,偶见焦斑,略有焦香气。

【炮制作用】 白术味苦、甘,性温。归脾、胃经。具有健脾益气,燥湿利水,止汗,安胎的功能。

生白术以健脾燥湿,利水消肿为主。用于水湿内停之痰饮,水气外溢之水肿,风湿痹痛。

土炒白术可缓和燥性,增强补脾止泻作用。用于脾虚食少,泄泻便溏,胎动不安。

麸炒白术可缓和燥性,增强健脾和胃作用。用于脾胃不和,运化失常,食少胀满,倦怠乏力,表虚自汗,胎动不安。

【炮制研究】　白术主要含挥发油,约为1.5%,其主要成分为苍术酮、苍术醇。另一类活性成分为内酯类化合物,如白术内酯Ⅲ等。

白术炒后,挥发油约损失15%,对胃肠的刺激性减少,药性缓和。麸炒后内脂类成分含量增加,可提高健脾和胃作用。说明白术生用和炒用是通过化学成分的变化而发挥不同的疗效。生品含挥发油较多可用于燥湿,而炒制品挥发油含量降低可缓其燥性,并且由于其内酯类成分的增加或其他成分而达到和胃或消导等目的。

【贮藏】　置于阴凉干燥处,防蛀。

【备注】　白术古代有土炒、麸制、黄芪-石斛-牡蛎麸制、米制、泔制、米泔浸后土拌蒸、火炮、炒黄、制炭、面炒、煨、焙制、酒制、醋制、盐制、姜制、蜜制、附子姜醋制、煮制、绿豆制、乳制、枳实汁渍炒、麦芽制、香附制、紫苏-薄荷-黄芩-肉桂制、陈皮制、人乳蒸、蒸制等方法。近代有土炒、麸炒、炒焦、米炒等方法。现行主要用土炒法和麸炒法。《中国药典》收载有麸炒法。

第四节　砂　烫　法

净选或切制后的药物与受热均匀的河砂(或油砂)共同拌炒的方法,称为砂烫法。又称砂炒法。

砂作为中间传热体,其温度高,传热快,并能与药物紧密接触,使药物整体均匀受热,故砂烫法多适用于质地坚硬的动物骨甲类和有绒毛的植物类药物。随着炮制技术的不断发展,现代可用砂烫法炮制的药物种类不断增多。

（一）砂烫的操作方法

1. 手工烫制

（1）净制:取药物,除去杂质,大小分档(鳖甲、龟甲等药物需砸成适宜炒制的小块)。

（2）河砂的处理:将河砂筛去粗粒,罗去细粉,选取颗粒均匀者,用清水洗净泥土,干燥;或将净砂置于锅内加热,并加入1%~2%的食用植物油,拌炒至油尽烟散,砂的色泽均匀变深时,取出,放凉,作"油砂"用。

（3）预热:将定量的净砂或油砂置于锅内,武火加热至河砂色泽稍深、搅动时显得轻松滑利,即达到药物砂烫时所要求的温度。

（4）烫制:将净药物投入到温度适宜的河砂中,用砂完全掩埋住药物少顷,武火加热,再不断翻动和掩埋药物,烫至质地酥脆或鼓起,外表呈黄色或色泽加深时,取出,筛去砂,放凉。鳖甲、龟甲、穿山甲等需醋淬的药物,要趁热投入醋液中淬酥,取出,干燥。

除另有规定外,河砂以能完全掩埋所加入的药物为宜。

（5）收贮:将符合成品质量标准的饮片,经包装后,按药典规定及时贮藏。

2. 机械烫制　与麸炒法基本相同。不同的是鳖甲、龟甲、穿山甲等需要淬制的药物要趁热投入液体辅料中浸淬。

（二）成品质量

动物类药物,砂烫品呈黄色,质地酥脆,腥气减弱,有的形体鼓起,醋淬品略有醋气;植物类药物,砂烫品颜色加深,形体鼓起,毛微焦。成品含生片、糊片不得超过2%,醋淬品含水分不得超过10%。

（三）注意事项

1. 药物须净制和大小分档。

2. 砂烫可采用少量药物试温的方法,以便掌握火力。

3. 砂烫温度较高,操作时翻动要勤,成品出锅要快,并立即将砂筛去,防止烫焦。需醋浸淬的药物,要趁热浸淬。

4. 河砂可反复使用,但需将残留在其中的杂质除去。若用油砂,反复使用时,每次均需添加食用植物油拌炒。

5. 烫炒过有毒药物的河砂不可再烫炒其他药物。

(四) 砂烫的目的

1. 增强疗效　如鳖甲、龟甲、穿山甲、狗脊等质地坚硬的药物,砂烫后质变酥脆,易于粉碎和煎出有效成分,而提高疗效。

2. 降低毒性　如马钱子砂烫时,由于砂温较高,其毒性成分结构被改变或破坏,而毒性降低。

3. 矫臭矫味　如龟甲、脐带、鸡内金等动物类药物,经砂烫或醋淬后,能矫其不良气味,利于服用。

4. 便于洁净　如骨碎补、马钱子、狗脊等,密被绒毛或鳞片等非药用部分,砂烫后易于除去。

鳖　甲

【处方用名】　鳖甲、炙鳖甲、酥鳖甲、醋鳖甲。

【来源】　本品为鳖科动物鳖 *Trionyx sinensis* Wiegmann 的干燥背甲。全年均可捕捉,以秋、冬二季为多。捕捉后杀死,置于沸水中烫至背甲上的硬皮能剥落时,取出,剥取背甲,除去残肉,晒干。

【炮制方法】

1. 鳖甲　取原药材,置于蒸锅内,沸水蒸45分钟,取出,放入热水中,立即用硬刷除去皮肉,洗净,干燥。或用清水浸泡,不换水,至皮肉筋膜与甲骨容易分离时取出,洗净,日晒夜露至无腥臭味,干燥。或用酶解法去皮肉筋膜,取净鳖甲,干燥。

2. 醋鳖甲　将净砂置于锅内,用武火加热,待砂呈轻松滑利状态时,投入大小分档的净鳖甲,翻炒至质酥,表面淡黄色时,取出,筛去砂,趁热投入醋液中浸淬,捞出,干燥。用时捣碎。

每100kg净鳖甲,用米醋20kg。

【成品性状】　鳖甲呈椭圆形或卵圆形,外表面黑褐色或墨绿色,略有光泽,具细网状皱纹和灰黄色或灰白色斑点,中间有一条纵棱,内表面类白色,中部有突起的脊椎骨,两侧各有肋骨8条,伸出边缘,质坚硬,气微腥,味淡。醋鳖甲淡黄色至深黄色,质酥脆,略有醋气。

【炮制作用】　鳖甲味咸,性微寒。归肝、肾经。具有滋阴潜阳,退热除蒸,软坚散结的功能。

生鳖甲质地坚硬,并有腥臭气,长于养阴清热,潜阳息风。用于阴虚发热,骨蒸劳热,阴虚阳亢,头晕目眩,虚风内动,手足瘈疭。

砂烫醋淬后,质变酥脆,易于粉碎和煎出有效成分,并能矫臭矫味;醋淬还增强入肝消积,软坚散结的作用。用于癥瘕积集,月经停闭。

【炮制研究】　鳖甲主要含骨胶原,碳酸钙,磷酸钙,多种氨基酸。

研究表明,鳖甲炮制前后蛋白质含量基本接近,但炮制后煎出率显著增高,煎煮3小时后,蛋白质的煎出量是生品的 11.6 倍,钙的煎出率较生品高 10 倍以上。另外,鳖甲炮制后锌、铁、硒含量也有明显增加。

【贮藏】 置于干燥处,防蛀。

【备注】 鳖甲古代有蛤粉烫制、制炭、酥制、炙、酒炙、醋炒、醋煮、醋淬、童便浸半月醋炙、制胶等方法。近代有砂烫醋淬、砂烫酒醋淬、炒黄等方法。现行主要用砂烫醋淬法。《中国药典》收载有砂烫醋淬法。

穿 山 甲

【处方用名】 穿山甲、炮山甲、炮甲珠、山甲珠、醋山甲。

【来源】 本品为鲮鲤科动物穿山甲 *Manis pentadactyla* Linnaeus 的鳞甲。收集鳞甲,洗净,晒干。

【炮制方法】

1. 穿山甲 取原药材,除去杂质,洗净,干燥。

2. 炮山甲 将净砂置于锅内,用武火加热,待砂呈轻松滑利状态时,投入大小分档的净穿山甲片,翻炒至发泡鼓起,边缘向内卷曲,表面呈金黄色或棕黄色时,取出,筛去砂,放凉。用时捣碎。

3. 醋山甲 将净砂置于锅内,用武火加热,待砂呈轻松滑利状态时,投入大小分档的净穿山甲片,翻炒至发泡鼓起,边缘向内卷曲,表面呈金黄色或棕黄色时,取出,筛去砂,趁热投入醋液中浸淬,捞出,干燥。用时捣碎。

每 100kg 净穿山甲片,用米醋 30kg。

【成品性状】 穿山甲呈扇面形、三角形、菱形或盾形的扁平片状或半折合状,中间较厚,边缘较薄,外表面黑褐色或黄褐色,有光泽,内表面色较浅,角质,半透明,坚韧而有弹性,不易折断,气微腥,味淡。炮山甲鼓起,卷曲,呈黄色,质酥脆,腥气极弱。醋山甲形同炮山甲,呈金黄色,质松脆,略有醋气。

【炮制作用】 穿山甲味咸,性微寒。归肝、胃经。具有通经下乳,消肿排脓,搜风通络的功能。

生穿山甲质地坚韧,并有腥臭气,不易粉碎和煎煮,一般炮炙后用。

砂烫或醋淬后,质地酥脆,易于粉碎和煎出有效成分,并矫其腥气。

炮山甲长于消肿排脓,搜风通络。用于痈疡肿毒,风湿痹痛。

醋山甲通经下乳力强。用于经闭不通,乳汁不下。

【炮制研究】 穿山甲主要含蛋白质和钙,尚含人体必需的氨基酸及微量元素。

1. 工艺研究 穿山甲炮制时的砂温以 230～250℃ 为好,在此温度范围内炮制的穿山甲外观性状较好,水煎出率及蛋白质含量较高。

2. 化学成分研究 穿山甲炮制前后的化学成分基本相同,但炮制后 L-丝-L-酪环二肽和 D-丝-L-酪环二肽的含量显著增高,分别为生品的 7.14 倍和 44 倍。以蛋白质为指标,测定穿山甲各炮制品煎煮液中的蛋白质含量,结果均明显高于生品。对其生品与不同炮制品的煎液中总浸出物、总蛋白质和钙的含量分析,结果是:醋淬品 > 砂烫品 > 生品。

【贮藏】 置于干燥处。

【备注】 穿山甲古代有砂烫、土炒、蛤粉烫、皂角灰炒黄、热灰中炮黄、炙黄、炒焦黄、炒成珠、制炭、童便浸后炙焦、醋炒、酒炙、酥炙、桑灰制、洗焙、煅过麸炒黄、油煎、生漆制、红花牙皂紫草节苏木制、油蒸、乳炒等方法。近代有砂烫、砂烫醋淬、单炒、土炒。现行主要用砂烫法和砂烫醋淬法。《中国药典》收载有砂烫、砂烫醋淬法。

龟 甲

【处方用名】 龟甲、龟板、炙龟甲、制龟甲、酥龟甲、醋龟甲。

【来源】 本品为龟科动物乌龟 *Chinemys reevesii*（Gray）的背甲及腹甲。全年均可捕捉，以秋、冬二季为多，捕捉后杀死，或用沸水烫死，剥取背甲及腹甲，除去残肉，晒干。

【炮制方法】

1. 龟甲 取原药材，置于蒸锅内，沸水蒸 45 分钟，取出，放入热水中，立即用硬刷除净皮肉，洗净，晒干。或用清水浸泡，不换水，浸至皮肉筋膜与骨甲容易分离时，取出，洗净，日晒夜露至无腥臭味，干燥。

2. 醋龟甲 将净砂置于锅内，用武火加热，待砂呈轻松滑利状态时，投入大小分档的净龟甲，翻炒至质酥，表面呈淡黄色时，取出，筛去砂，趁热投入醋液中浸淬，捞出，干燥。用时捣碎。

每 100kg 净龟甲，用米醋 20kg。

【成品性状】 龟甲包括背甲和腹甲。背甲为长方椭圆形薄片，外表棕褐色或黑褐色；腹甲呈板片状，外表面淡黄棕色或棕黑色，有放射状纹理，内表面黄白色或灰白色，质坚硬，气微腥，味微咸。醋龟甲多为不规则的块状，背甲盾片略呈拱状隆起，腹甲盾片呈平板状，表面黄色或棕褐色，有的可见深棕褐色斑点，有不规则纹理，内表面棕黄色或棕褐色，边缘有的呈锯齿状，断面不平整，有的有蜂窝状小孔，质松脆，气微腥，味微咸，略有醋气。

【炮制作用】 龟甲味咸、甘，性微寒。归肝、肾、心经。具有滋阴潜阳，益肾强骨，养血补心，固经止崩的功能。

生龟甲质地坚硬，并有腥气，长于滋阴潜阳。用于肝风内动，肝阳上亢。

醋龟甲长于补肾健骨，滋阴止血，固经止崩，且质地酥脆，易于粉碎和煎出有效成分，并能矫其臭气。用于劳热咯血，脚膝痿软，潮热盗汗，痔疮肿痛，崩漏经多。

【炮制研究】 龟甲主要含骨胶原，多种氨基酸及微量元素等。

1. 工艺研究 有许多工艺改进研究的报道，主要有热解法：蒸法、高压蒸法、水煮法、水煮闷法、砂烫法；酶解法：蛋白酶法、酵母菌法、猪胰脏法。改进后的工艺能缩短加工时间，制法简单，易掌握，不受季节、气候、场地所限，清洁卫生，不污染环境，不影响药物功效。研究表明，用食用菌炮制龟甲，其中游离氨基酸、水解后氨基酸、总含氮量、水浸出物、醇浸出物和灰分含量均高于传统法。微量元素 Cr、Ca、Fe、Cu 略高于传统法，Al、Mn 等略低于传统法，对人体有害的 As、Pb 含量低于传统法。

烘法炮制龟甲，其最大煎出率优于《中国药典》法，而饮片加工损耗率却大大低于《中国药典》法。

2. 化学成分研究 龟背甲和龟腹甲的化学成分基本相同，仅含量上有些差异。制龟甲较生品的煎出率提高了 4 倍，说明砂烫醋淬后有利于其成分的溶出。龟腹甲的生品、砂烫品、砂烫醋淬品的煎出量依次是：砂烫品 > 砂烫醋淬品 > 生品；总氨基酸含量、总含氮量的顺序都为：砂烫醋淬品 > 砂烫品 > 生品。

【贮藏】 置于干燥处，防蛀。

【备注】 龟甲古代有酥炙、制炭、火炮、煅制、炙制、醋制、酒制、酒醋制、麻油炙黄、童便煮、脂制、熬胶等方法。近代有砂烫醋淬、砂烫、酒淬等方法。现行主要用砂烫醋淬法。《中国药典》收载有砂烫醋淬法。

<h1 style="text-align:center">鸡 内 金</h1>

【处方用名】　鸡内金、内金、炒鸡内金、醋鸡内金。

【来源】　本品为雉科动物家鸡 *Gallus gallus domesticus* Brisson 的干燥沙囊内壁。杀鸡后,取出鸡肫,立即剥下内壁,洗净,干燥。

【炮制方法】

1. 鸡内金　取原药材,除去杂质,洗净,干燥,捣碎。

2. 炒鸡内金　将净砂置于锅内,用中火加热,待砂呈轻松滑利状态时,投入大小一致的净鸡内金,翻炒至发泡卷曲,酥脆时,取出,筛去砂,放凉。或取净鸡内金,置于温度适宜的热锅内,用中火炒至鼓起,呈暗黄褐色至焦黄色时,取出,干燥。

3. 醋鸡内金　取净鸡内金,置于温度适宜的热锅内,用文火炒至发泡鼓起时,均匀喷淋醋液,取出,干燥。

每 100kg 净鸡内金,用米醋 15kg。

【成品性状】　鸡内金为不规则的卷片,表面黄色、黄绿色或黄褐色,薄而半透明,具明显的条状皱纹,质脆,易碎,断面角质样,有光泽,气微腥,味微苦。炒鸡内金发泡卷曲,质酥脆,暗黄褐色或焦黄色,具焦香气。醋鸡内金发泡卷曲,质酥脆,褐黄色,略具醋气。

【炮制作用】　鸡内金味甘,性平。归脾、胃、小肠、膀胱经。具有健胃消食,涩精止遗,通淋化石的功能。

生鸡内金长于攻积,通淋化石。用于石淋涩痛,泌尿系结石和胆道结石。

炒鸡内金质地酥脆,便于粉碎,并能增强健脾消积的作用。用于消化不良,食积不化,肝虚泄泻,小儿疳积。

醋鸡内金质酥易碎,且矫正了不良气味。有疏肝助脾的作用。用于脾胃虚弱,脘腹胀满,胆胀胁痛。

【炮制研究】　鸡内金主要含胃激素、角蛋白、氨基酸、微量元素及微量胃蛋白酶、淀粉酶等成分。

1. 工艺研究　砂烫鸡内金:砂温可在 $130 \sim 240℃$,$200℃$ 最佳。此法加工的鸡内金色泽均一,无焦斑,发泡均匀,不粘砂粒。

电热干燥箱烘制鸡内金:将净鸡内金摊于药盘内,厚约 2cm,置于已升温至 $240℃$ 的电热干燥箱内,烘制 7 分钟,取出。该法炮制的鸡内金,其外观、浸出率与砂烫法基本一致,收得率较砂烫法高(5.6%)。

微波烘制鸡内金:温度 $260 \sim 280℃$,$2 \sim 3$ 分钟烘制效果最佳。其浸出物含量、蛋白质含量、胃蛋白酶活力与砂烫法无明显差异。

2. 化学成分研究　研究表明,清炒和醋制鸡内金中的微量元素含量略有升高,有害元素铅(Pb)含量降低。清炒后水解氨基酸略降低,但 7 种人体必需氨基酸含量基本不变。醋制水解氨基酸略有升高。两种炮制品都显著地增大了微量元素的溶出率,有利于人体的吸收利用。

鸡内金炮制后,淀粉酶的活性有所下降,蛋白酶的含量升高,活性增强。其原因在于淀粉酶对温度敏感而蛋白酶对温度不敏感。

鸡内金经清炒、砂烫、醋制、烘制后,水和乙醇浸出物含量均较生品有所增加,三氯甲烷浸出物清炒品和烘制品也高于生品。亚硝酸盐含量清炒、烘制和砂烫均较生品明显降低,可能是加热使有毒的亚硝酸盐转化为硝酸盐之故。

3. 药理研究　鸡内金生品及不同炮制品的混悬液给小鼠灌胃,30 分钟内,小鼠胃中游离酸、总酸、胃蛋白酶基本无变化,而灌胃 60 分钟后,则各项指标显著增高,其中砂烫、烘制品优于其他炮制品。说明鸡内金的消食作用出现的缓慢,但较持久。

【贮藏】　置于干燥处,防蛀。

【备注】　鸡内金古代有微炙、麸炒、炒、炙令干、焙制、烧灰存性、煅灰存性、酒炒、蜜炙黄、猪胆汁浸炙七次等方法。近代有砂烫、单炒、炒焦、醋制、酒浸等方法。现行主要用砂烫、炒焦、醋制法。《中国药典》收载有砂烫、清炒和醋制法。

骨　碎　补

【处方用名】　骨碎补、烫骨碎补。

【来源】　本品为水龙骨科植物槲蕨 *Drynaria fortunei*(Kunze)J. Sm. 的干燥根茎。全年均可采挖,除去泥沙,干燥,或再燎去茸毛(鳞片)。

【炮制方法】

1. 骨碎补　取原药材,除去杂质,洗净,润透,切厚片,干燥。本品含柚皮苷($C_{27}H_{32}O_{14}$)不得少于 0.50%。

2. 烫骨碎补　将净砂置于锅内,用武火加热,待砂呈轻松滑利状态时,投入净骨碎补或片,翻炒至鼓起,取出,筛去砂,放凉,撞去毛。

【成品性状】　骨碎补为扁平长条状或不规则的厚片,表面深棕色至黑褐色,常残留细小棕色的鳞片,有的可见圆形的叶痕,切面红棕色,淡黄色的维管束点状排列成环,体较轻,质坚脆,气微,味淡微涩。烫骨碎补体膨大鼓起,表面棕褐色或焦黄色,切面棕褐色,质轻、酥松,气微,味淡微涩。

【炮制作用】　骨碎补味苦,性温。归肾、肝经。具有疗伤止痛,补肾强骨;外用消风祛斑的功能。

生骨碎补密被绒毛,不易除净,且质地坚硬而韧,不利于粉碎和煎煮,临床多用炮制品。

砂烫后易于除净绒毛,且质酥易碎,易于粉碎和煎出有效成分,以补肾强骨,续伤止痛为主。用于跌仆闪挫,筋骨折伤,肾虚腰痛,筋骨痿软,耳鸣耳聋,牙齿松动;外治斑秃,白癜风。

【炮制研究】　骨碎补主要含柚皮苷、二氢黄酮苷等成分。

1. 工艺研究　将骨碎补的传统砂烫法改为 180℃ 烘箱烘烤 10 分钟至全部鼓起,撞去毛或经砂烫后骨碎补放入滚筒式炒药机中转动,以摩擦撞断绒毛,再取出筛净。新法均可提高饮片质量及工作效率。

2. 化学成分研究　骨碎补砂烫品及焙制品中的柚皮苷含量均高于生品(高 47.45%),清炒品也比生品略高(高 34%)。说明经炮制后,确能有利于有效成分的煎出。

【贮藏】　置于干燥处。

【备注】　骨碎补古代有炮、焙、火炒、制炭、炒熟研末猪腰夹煨、酒制、盐制、姜制、蜜蒸、蜜水焙、蒸等方法。近代有砂烫、炒、酒炒等方法。现行主要用砂烫法。《中国药典》收载有砂烫法。

马　钱　子

【处方用名】　马钱子、制马钱子。

【来源】 本品为马钱科植物马钱 *Strychnos nux-vomica* L. 的干燥成熟种子。冬季采收成熟果实,取出种子,晒干。

【炮制方法】

1. 马钱子 取原药材,除去杂质。

2. 制马钱子

(1)砂烫:取净砂置于锅内,用武火加热,待砂呈轻松滑利状态时,投入净马钱子,翻炒至鼓起,外表呈棕褐色或深棕色,内部红褐色时,取出,筛去砂,放凉,除去绒毛。本品含士的宁($C_{21}H_{22}N_2O_2$)应为 1.20%~2.20%,马钱子碱($C_{23}H_{26}N_2O_4$)不得少于0.80%。

(2)油炸:取麻油适量置于锅中,加热至230℃左右,投入马钱子,炸至老黄色时,立即取出,沥去油,放凉。

3. 马钱子粉 取制马钱子,粉碎成细粉,测定士的宁含量后,加入适量淀粉,使含量符合规定,混匀,即得。本品含士的宁($C_{21}H_{22}N_2O_2$)应为 0.78%~0.82%,马钱子碱($C_{23}H_{26}N_2O_4$)不得少于0.50%。

【成品性状】 马钱子呈纽扣状圆板形,表面密被灰棕或灰绿色绢状茸毛,自中间向四周呈辐射状排列,有丝样光泽,边缘稍隆起,较厚,质坚硬,种仁淡黄白色,角质状,气微,味极苦。砂烫马钱子两面均膨胀鼓起,边缘较厚,表面棕褐色或深棕色,砸开内面棕褐色或深棕色,有时有小泡,微有香气,味极苦。油炸马钱子中间略鼓,表面老黄色,质坚脆,有油香气,味苦。马钱子粉为黄褐色粉末,气微香,味极苦。

【炮制作用】 马钱子味苦,性温;有大毒。归肝、脾经。具有通络止痛,散结消肿的功能。

生马钱子毒性剧烈,仅供外用。用于局部肿痛。

制马钱子毒性降低,且质变酥脆,易于粉碎,并容易除去绒毛,常供内服。用于跌打损伤,骨折肿痛,风湿顽痹,麻木瘫痪,痈疽疮毒,咽喉肿痛。

【炮制研究】 马钱子主要含多种生物碱。其中,士的宁和马钱子碱是生物碱中的主要成分,二者既是马钱子的有效成分,又是有毒成分。

1. 工艺研究 砂烫温度在230~240℃,加热3~4分钟为最佳炮制温度和时间。此条件下被转变成的异型结构和氮氧化合物的含量最高。油炸温度为220~250℃为宜。

用正交试验法优选用爆米花机炮制马钱子的最佳工艺条件是:加热 5 分钟,气压152kPa,马钱子中士的宁的含量均可达砂烫炮制的效果。

2. 去毛研究 马钱子的皮毛与种仁含的生物碱成分基本相同,仅在含量上有所不同。毒性实验表明,去毛与不去毛的马钱子之间无显著差异。因此传统认为马钱子皮毛毒性大,刺激咽喉的说法没有充分的科学依据,现已不作去毛的法定要求。

3. 炮制原理研究 马钱子经炮制后,士的宁和马钱子碱的含量显著减少,而转变生成的异士的宁及其氮氧化合物和异马钱子碱及其氮氧化合物的含量显著增加。这是由于士的宁和马钱子碱在加热过程中醚键断裂开环,转变成它们的异型结构和氮氧化合物,被转化的这些生物碱毒性变小,且保留或增强了某些生物活性,从而降低了马钱子的毒性。

【贮藏】 马钱子粉密闭,置于干燥处,按毒剧药管理。

【备注】 马钱子古代有土炒、炒焦去毛、炒黑、油炸、油炸去毛、油煮、甘草水煮、豆腐制、水磨切片炒研、炙制等方法。近代有砂烫、油炸、清炒、甘草制、童便制、绿豆制、姜制、甘草香油制、童便浸砂烫、土炒、童便炒、麻黄炒、复制等方法。现行主要用砂烫法和油炸法。《中国药典》收载有砂烫法。

狗　脊

【处方用名】　狗脊、烫狗脊、蒸狗脊、酒狗脊。

【来源】　本品为蚌壳蕨科植物金毛狗脊 *Cibotium barometz*（L.）J. Sm. 的干燥根茎。秋、冬二季采挖,除去泥沙,干燥;或去硬根、叶柄及金黄色绒毛,切厚片,干燥,为"生狗脊片";蒸后,晒至六七成干,切厚片,干燥,为"熟狗脊片"。

【炮制方法】

1. 狗脊　除去杂质;未切片者,洗净,润透,切厚片,干燥。

2. 烫狗脊　将净砂置于锅内,用武火加热,待砂呈轻松滑利状态时,投入净狗脊,翻炒至鼓起,绒毛呈焦褐色时,取出,筛去砂,放凉,除去残存绒毛。

【成品性状】　狗脊为不规则的椭圆形或圆形厚片状,片面浅棕色,外侧有一条明显隆起的棕黄色环纹,中间可见多数点状结构,边缘不整齐,残留金黄色绒毛,质脆,易折断,有粉性,味微涩。烫狗脊表面略鼓起,棕褐色,质松脆,无绒毛,气微,味淡微涩。

【炮制作用】　狗脊味苦、甘,性温。归肝、肾经。具有补肝肾,强腰膝,祛风湿的功能。

生狗脊以祛风湿,利关节为主。用于风寒湿痹,关节疼痛,屈伸不利。

烫狗脊以补肝肾,强筋骨为主,且质地松脆,利于粉碎和煎出有效成分,并易于除去绒毛。用于肝肾不足或冲任虚寒的腰痛脚软,遗精,遗尿,妇女带下。

【贮藏】　置于阴凉干燥处,防潮。

【备注】　狗脊古代有酥炙去毛、炒去毛、微炒、去毛焙制、火炮、煅制、酒蒸、酒浸、酒炒、醋炙、醋煮、炙制等方法。近代有砂烫、蒸制、酒制、清炒、盐制等方法。现行主要用砂烫、清蒸和酒蒸法。《中国药典》收载有砂烫法。

第五节　蛤粉烫法

净选或切制后的药物与受热均匀的蛤粉共同拌炒的方法,称为蛤粉烫法。又称蛤粉炒法。

蛤粉味咸,性寒。具有清热利湿,软坚化痰的作用。由于蛤粉颗粒细小,且传热较河砂稍慢,能使药物缓慢均匀受热,故蛤粉烫法多适用于动物胶类药物。

（一）蛤粉烫的操作方法

1. 手工烫制

（1）净制:取胶类药物,烘软后,切成 6~10mm 左右的立方块。

（2）预热:将定量的蛤粉置于锅内,中火加热至蛤粉色泽稍深、搅动时显得轻松滑利,即达到药物蛤粉烫时所要求的温度。

（3）烫制:将胶丁均匀投入到温度适宜的蛤粉中,中火加热,不断翻动和掩埋药物,烫炒至膨胀鼓起,内部疏松时,取出,筛去蛤粉,放凉。

蛤粉为青蛤或文蛤的贝壳碾压成的细粉。除另有规定外,一般每100kg 净药物,用蛤粉30~50kg。

（4）收贮:将符合成品质量标准的饮片,经包装后,按药典规定及时贮藏。

2. 机械烫制　与麸炒法类同。蛤粉烫的药物临床用量少,多为手工炮制,一般较少用机械烫制。

（二）成品质量

蛤粉烫炒品表面呈灰白色或黄白色,鼓起成珠,质地酥脆,内无胶茬,有香气。成品含生片、糊片不得超过2%。

（三）注意事项

1. 胶块应烘软切成均匀的胶丁,再炒制。

2. 炒制时火力应适宜,以防药物焦糊或"烫僵"。大批炒制前最好先采用少量试烫的方法,以便掌握火力,保证成品质量。

3. 撒入胶丁要均匀,否则会引起互相粘连,造成不圆整而影响外观。

4. 蛤粉可反复使用,如果色泽变灰暗,需及时更换,以免影响成品色泽。

（四）蛤粉烫的目的

1. 使药物质地酥脆,利于粉碎和煎煮 如阿胶、鹿角胶、黄明胶等胶类药物,炒后鼓起,质酥,易于制剂时的粉碎和汤剂的煎煮。

2. 降低药物的滋腻性,矫正不良气味 动物胶类药物,炒后质酥气香,黏腻性降低,利于服用。

3. 增强药物的疗效 如阿胶经蛤粉烫后,能增强清肺化痰作用。

阿　胶

【处方用名】 阿胶、阿胶珠。

【来源】 本品为马科动物驴 *Equus asinus* L. 的干燥皮或鲜皮经煎煮、浓缩制成的固体胶。

【炮制方法】

1. 阿胶丁 取阿胶块,烘软后,切成小立方块(以6～10mm为宜)。

2. 阿胶珠

(1)蛤粉烫阿胶:取蛤粉置于锅内,用中火加热,待蛤粉呈灵活状态时,均匀撒入阿胶丁,翻炒至鼓起成珠,内无溏心(内部没有未被膨化的胶质部分)时,取出,筛去蛤粉,摊晾。本品含L-羟脯氨酸不得少于8.0%,甘氨酸不得少于18.0%,丙氨酸不得少于7.0%,L-脯氨酸不得少于10.0%。

每100kg阿胶丁,用蛤粉30～50kg。

(2)蒲黄炒阿胶:取净蒲黄,置于温度适宜的热锅内,用中火炒至稍微变色时,均匀撒入阿胶丁,翻炒至鼓起成珠,内无溏心时,取出,筛去蒲黄,放凉。

【成品性状】 阿胶为长方形、方形块或丁状,棕色至黑褐色,有光泽,质硬而脆,断面光亮,碎片对光照视呈棕色半透明状,气微,味微甘。蛤粉烫阿胶呈类球形,有的具棱角,表面棕黄色或灰白色,附有白色粉末,体轻,质酥易碎,断面中空或多孔状,淡黄色至棕色,气微,味微甜。蒲黄炒阿胶呈圆球形,外表棕褐色,质松泡。

【炮制作用】 阿胶味甘,性平。归肺、肝、肾经。具有补血止血,滋阴润燥的功能。

生阿胶长于滋阴补血。用于血虚萎黄,眩晕心悸,心烦失眠,虚风内动,温燥伤肺,干咳无痰。

阿胶珠易于粉碎,且降低了滋腻性,矫正了不良气味。

蛤粉烫阿胶善于清肺化痰,滋阴降火。用于阴虚咳嗽,久咳少痰或痰中带血。

蒲黄炒阿胶长于止血安络。用于阴虚咳血,崩漏,便血。

【炮制研究】　阿胶主要含胶原(骨胶原、明胶原),水解后产生多种氨基酸。尚含钙、硫等无机元素。

1. 工艺研究　研究表明,蛤粉温度在145～160℃,烫炒3～5分钟,所得炮制品质量最好。

2. 化学成分研究　因烫炒受热时间短,阿胶珠与阿胶丁所含氨基酸种类无变化,但氨基酸的总量阿胶珠(73.13%)较阿胶丁(63.55%)高。

【贮藏】　密闭,防潮。

【备注】　阿胶古代有蛤粉烫、蒲黄炒、麸炒、米炒、草灰炒成珠、牡蛎粉炒、土炒、火炮、炒、炒酥、炙珠、炙令尽沸、熬猪脂浸炙、水浸蒸、酒制、葱姜汁制、童便制等方法。近代有蛤粉烫、蒲黄炒、滑石粉烫等方法。现行主要用蛤粉烫和蒲黄炒。《中国药典》收载有蛤粉烫法。

鹿　角　胶

【处方用名】　鹿角胶、鹿角胶珠。

【来源】　本品为鹿科动物马鹿 Cervus elaphus Linnaeus 或梅花鹿 Cervus nippon Temminck 已骨化的角或锯茸后翌年春季脱落的角基(即鹿角盘)经水煎煮,浓缩制成的固体胶块。

【炮制方法】

1. 鹿角胶　取鹿角胶块,置于火上烘软后,切成小方块(丁)。

2. 鹿角胶珠　取蛤粉置于锅内,用中火加热,待蛤粉呈灵活状态时,均匀撒入鹿角胶块,翻炒至鼓起成珠,内无溏心时,取出,筛去蛤粉,放凉。

每100kg鹿角胶块,用蛤粉30～50kg。

【成品性状】　鹿角胶为扁方形块,黄棕色或红棕色,半透明,有的块上有黄白色泡沫层,质脆易碎,断面光亮,气微,味微甜。鹿角胶珠呈类圆形,表面黄白色或淡黄色,质松泡而易碎,气微,味微甜。

【炮制作用】　鹿角胶味甘、咸,性温。归肾、肝经。具有温补肝肾,益精养血的功能。

生鹿角胶长于补肾阳,益精血。用于阳痿滑精,腰膝酸软,虚劳羸瘦,崩漏下血,便血尿血,阴疽肿痛。

蛤粉烫鹿角胶可降低其黏腻性,矫其不良气味,使之质地酥脆,便于粉碎。

【贮藏】　密闭,防潮。

【备注】　鹿角胶古代有蛤粉烫成珠、螺粉炒、炒令微黄、炒如珠子、炒制、麸炒、鹿角霜拌炒成珠、炙、熬令黄、炙燥、醋化、老酒浸化等方法。现行主要用蛤粉烫。《中国药典》未收载其炮炙方法。

黄　明　胶

【处方用名】　黄明胶、黄明胶珠。

【来源】　本品为牛科动物牛 Bos taurus domesticus Gmelin 的干燥皮,经煎煮、浓缩制成的固体胶块。

【炮制方法】

1. 黄明胶　取黄明胶块,烘烤至软,切成立方块或捣成碎块。

2. 黄明胶珠　取蛤粉置于锅内,用中火加热,待蛤粉呈灵活状态时,均匀撒入黄明胶小块或碎块,翻炒至鼓起成珠,内无溏心时,取出,筛去蛤粉,放凉。

【成品性状】　本品为方形或不规则碎块状,棕褐色有光泽,质坚脆,断面光亮,呈半透明状,气微,味微甜。黄明胶珠呈圆球状,表面黄白色或淡黄色,质松泡,气微,味微甜。

【炮制作用】　黄明胶味甘,性平。归肺、大肠、肝经。具有滋阴润燥,养血止血的功能。用于体虚便秘,肾虚遗精,吐血,呕血,胎漏,崩漏。

蛤粉烫黄明胶可减其黏腻性,矫其腥味,使之质地酥脆,便于粉碎。

【贮藏】　置于阴凉干燥处,防潮。

【备注】　黄明胶现行主要生用和蛤粉烫。《中国药典》未收载该药物。

第六节　滑石粉烫法

净选或切制后的药物与受热均匀的滑石粉共同拌炒的方法,称为滑石粉烫法。又称滑石粉炒法。

滑石粉味甘,性寒。具有清热利尿的作用。滑石粉质地细腻,与药物接触面积大,且传热较缓慢,使药物受热均匀,又很少被药物粘附,故滑石粉烫法多适用于韧性较大,受热后易出油而容易粘附辅料的动物类药物。

（一）滑石粉烫的操作方法

1. 手工烫制

（1）净制:取药物,除去杂质,大小分档(鱼鳔胶、刺猬皮等药物需剪切成适宜烫制的小块)。

（2）预热:将定量的滑石粉置于锅内,中火加热至滑石粉色泽稍深、搅动时显得轻松滑利,即达到药物滑石粉烫时所要求的温度。

（3）烫制:将净药物投入到温度适宜的滑石粉中,中火加热,不断翻动掩埋,烫炒至酥脆,色泽加深时,取出,筛去滑石粉,放凉。

除另有规定外,一般每100kg净药物,用滑石粉40~50kg。

（4）收贮:将符合成品质量标准的饮片,经包装后,按药典规定及时贮藏。

2. 机械烫制　与麸炒法类同。

（二）成品质量

滑石粉烫炒品表面呈黄色或色泽加深,鼓起,质地酥脆,有香气。成品含生片、糊片不得超过2%。

（三）注意事项

1. 药物炒前须切成小块或小段,并大小分档。

2. 烫炒时用中火加热,以防药物焦糊或生熟不匀。一般以少量药物试烫,以便掌握火力,保证成品质量。

3. 滑石粉可反复使用,待色泽变灰暗色时应及时更换,以免影响成品色泽。

（四）滑石粉烫的目的

1. 使药物质地酥脆,便于粉碎和煎煮　如鱼鳔胶、黄狗肾等韧性大的药物,滑石粉烫后,质地松泡酥脆,易于制剂时的粉碎和汤剂的煎煮。

2. 降低毒性　如水蛭等,炒后能降低毒性。

3. 矫臭矫味　动物类药物有腥臭气味,滑石粉烫后能矫其不良气味。

鱼　鳔　胶

【处方用名】　鱼鳔、鱼胶、鱼鳔胶、炒鱼鳔胶、鱼鳔珠。

【来源】　本品为石首鱼科动物大黄鱼 *Pseudosciaena crocea*（Richardson）、小黄鱼 *Pseudosciaena polyactis* Bleeker 或鲟科动物中华鲟 *Acipenser sinensis* Gray、鳇鱼 *Huso dauricus*（Georgi）等的干燥鱼鳔。取出鱼鳔后,剖开,压扁或制成一定形状,干燥。

【炮制方法】

1. 鱼鳔胶　取鱼鳔胶,微火烘软,切成小方块或丝。

2. 炒鱼鳔胶　将滑石粉置于锅内,用中火加热,至滑石粉呈灵活状态时,投入净鱼鳔块（丝）,翻炒至发泡鼓起,表面呈黄色时,取出,筛去滑石粉,放凉。

每100kg净鱼鳔胶,用滑石粉40kg。

【成品性状】　鱼鳔胶为小方块或不规则条状,黄白色或淡黄色,半透明,质坚韧,气微腥,味淡。炒鱼鳔胶发泡鼓起,表面黄色,质地酥脆,略有腥香气。

【炮制作用】　鱼鳔胶味甘、咸,性平。归肾经。具有补肾益精,止血的功能。

生鱼鳔胶气腥质韧,很少生用。临床多用其制品。

炒鱼鳔胶降低了滋腻性,矫其腥气,利于粉碎。用于肾虚滑精,吐血,血崩。

【炮制研究】　有报道认为,185℃恒温箱内烘烤至鱼鳔形体鼓起,松泡,呈黄色时,取出放凉。此法简便易行,制品受热均匀,色泽一致,且无糊化现象。

【贮藏】　置于通风干燥处,防霉,防蛀。

【备注】　鱼鳔胶古代有蛤粉烫、螺粉炒、牡蛎粉炒、麸炒、慢火炒、制炭、火炮、微焙、炙令焦黄、香油炸黄等方法。近代有滑石粉烫、土炒、蛤粉烫法。现行主要用滑石粉烫。《中国药典》未收载该药物。

刺 猬 皮

【处方用名】　刺猬皮、烫刺猬皮。

【来源】　本品为刺猬科动物刺猬 *Erinaceus europaeus* L. 或短刺猬 *Hemichianus dauricus* Sundevoll 的干燥外皮。捕获后,将皮剥下,除去油脂,撒上一层石灰,于通风处阴干。

【炮制方法】

1. 刺猬皮　取原药材,用碱水浸泡,刷去污垢,再用清水洗净,润透,切成小方块,干燥。

2. 滑石粉烫刺猬皮　将滑石粉置于锅内,用中火加热至翻动呈灵活状态时,投入净刺猬皮块,翻炒至棘刺鼓起,焦黄,质地发泡时,取出,筛去滑石粉,放凉。

每100kg净刺猬皮,用滑石粉40kg。

3. 砂烫刺猬皮　将净砂置于锅内,用中火加热,待砂呈轻松滑利状态时,投入净刺猬皮块,翻炒至刺尖卷曲焦黄,质地发泡时,取出,筛去砂,放凉。或趁热投入醋液中浸淬,捞出,干燥。

每100kg净刺猬皮,用米醋10kg。

【成品性状】　刺猬皮为带针状棘刺的皮块,表面灰褐色或黑褐色,内面灰白色,边缘有毛,质坚韧,有特殊腥臭气。烫刺猬皮棘刺鼓起,边缘皮毛脱掉,呈黄色或焦黄色,微有腥气。醋淬后略有醋气。

【炮制作用】　刺猬皮味苦,性平。归胃、大肠经。具有止血行瘀,止痛,固精缩尿的功能。

生刺猬皮腥臭味较浓,很少生用。

烫刺猬皮质地酥脆,易于粉碎和煎煮,且能矫其臭味;醋淬后更能矫臭矫味。用于胃痛吐酸,痔瘘下血,遗精,遗尿。

【炮制研究】 刺猬皮主要含蛋白质、钙盐等。

据研究,刺猬皮经炒后,由于高温的作用,能使所含的钙盐生成氧化钙,收涩之性大增。内服后在胃酸的作用下形成可溶性钙盐,易于吸收,从而增加了人体内钙的含量,促进血凝,增强收敛止血的作用。

【贮藏】 置于通风干燥处,防霉、防蛀。

【备注】 刺猬皮古代有麸炒、蛤粉烫、土炒、炙末、炒黄、炒焦、炒黑、制炭、烧灰、酒煮、酒浸炙、酒醋童便浸炙、酥炙、酥炙煮捣末等方法。近代有滑石粉烫、砂烫、单炒、炒炭、酒制、油制、甘草汤浸等方法。现行主要用滑石粉烫、砂烫法。《中国药典》未收载该药物。

水　　蛭

【处方用名】 水蛭、制水蛭、烫水蛭。

【来源】 本品为水蛭科动物蚂蟥 *Whitmania pigra* Whitman、水蛭 *Hirudo nipponica* Whitman 或柳叶蚂蟥 *Whitmania acranulata* Whitman 的干燥体。夏、秋二季捕捉,用沸水烫死,晒干或低温干燥。

【炮制方法】

1. 水蛭 取原药材,洗净,润软,切段,干燥。

2. 烫水蛭 将滑石粉置于锅内,用中火加热,至翻动呈灵活状态时,投入净水蛭段,翻炒至微鼓起时,取出,筛去滑石粉,放凉。

每 100kg 净水蛭,用滑石粉 40kg。

【成品性状】 蚂蟥为扁平纺锤形,水蛭为扁长圆柱形,体多弯曲扭转,柳叶蚂蟥狭长而扁,有多数环节,背部黑褐色或黑棕色,稍隆起,用水浸后,可见黑色斑点排成 5 条纵纹;腹面平坦,棕黄色,两侧棕黄色,前端略尖,后端钝圆,两端各具一吸盘,质脆,易折断,断面胶质状,气微腥。烫水蛭呈不规则扁块状或扁圆柱形,略鼓起,表面棕黄色至黑褐色,附有少量白色滑石粉,断面松泡,灰白色至焦黄色,质酥脆,易碎,气微腥。

【炮制作用】 水蛭味咸、苦,性平;有小毒。归肝经。具有破血,逐瘀,通经的功能。

生水蛭有毒,多入煎剂,以破血逐瘀为主。用于瘀滞癥瘕,经闭及跌打损伤,瘀滞疼痛。

烫水蛭能降低毒性,质地酥脆,利于粉碎,还能矫其腥气。用于跌打损伤,内损瘀血,心腹疼痛,大便不通。

【炮制研究】 新鲜水蛭唾液腺中含水蛭素,遇热及稀酸易破坏。尚含肝素、抗栓素、蛋白质等。

1. 化学成分研究 水蛭清炒品与砂烫品氨基酸总量、人体必需氨基酸总量均较生品大为降低,而滑石粉烫后其氨基酸总量和人体必需氨基酸总量都有所增加。

2. 药理研究 水蛭素能阻止凝血酶对纤维蛋白原的作用,阻碍血液凝固。20mg 水蛭素可阻止 100g 人血凝固。对细菌内毒素引起的大鼠血栓形成有预防作用,并能减少大鼠的死亡率。所含肝素也有抗凝血作用。

【贮藏】 置于干燥处,防潮,防蛀。

【备注】 水蛭古代有熬制、微炒、炒令微黄、炒焦、微煨令黄、米炒、石灰炒过再熬、石灰炒、猪脂制、焙制、麝香炒、盐炒、炙制、香油炒焦等方法。近代有滑石粉烫、单炒、石灰炒、砂烫、蜜炙、米泔水制、油酥炙、醋煮等方法。现行主要用滑石粉烫。《中国药典》收载有滑石粉烫法。

黄狗肾（狗鞭）

【处方用名】　黄狗肾、狗鞭、制狗鞭、制狗肾。

【来源】　本品为犬科动物雄性犬 *Canis familiaris* Linnaeus 的干燥带睾丸的阴茎。捕获后，割取生殖器（阴茎和睾丸），除去附着的毛、皮、肌肉及脂肪，拉直，置于阴凉处风干。

【炮制方法】

1. 黄狗肾　取原药材，用碱水洗净，再用清水洗涤，润软，切成小段或片，干燥。

2. 滑石粉烫狗肾　将滑石粉置于锅内，用中火加热，至翻动呈灵活状态时，投入净狗肾段或片，翻炒至松泡，呈黄褐色时，取出，筛去滑石粉，放凉。

每100kg净黄狗肾，用滑石粉40kg。

【成品性状】　黄狗肾为圆柱状小段或圆形片状，黄棕色，有少许毛附着，质地坚韧，有腥臭味。制狗肾质地松泡，呈黄褐色，腥臭味减弱。

【炮制作用】　黄狗肾味咸，性温。归肾经。具有温肾壮阳，补益精髓的功能。

黄狗肾因气腥，质地坚韧，一般不生用。

制狗肾质地松泡，酥脆，易于粉碎和煎煮，且能矫其腥臭味，便于服用。用于肾虚阳衰所致的阳痿，阴冷，以及畏寒肢冷，腰酸尿频。

【贮藏】　置于通风干燥处，防霉，防蛀。

【备注】　黄狗肾古代有炙黄、酒煮焙干、酒煮烂、酥拌炒、酥炙等方法。近代有滑石粉烫、酒炒等方法。现行主要用滑石粉烫。《中国药典》未收载该药物。

（李卫先）

复习思考题

1. 试比较清炒法与加辅料炒法的异同点。
2. 说出各种加辅料炒法适用的药材、操作方法、成品质量、注意事项、炮制目的。
3. 如何判断药物麸炒时的锅温是否适中？
4. 试以麸炒苍术为例，来说明陈嘉谟"麦麸皮制抑酷性勿伤上膈"的论述。
5. 如何通过炮制后米的色泽来判断米炒药物的成品质量？
6. 为什么说米炒斑蝥是科学的？米炒斑蝥的降毒原理是什么？
7. 砂烫马钱子的降毒原理是什么？

第九章 炙　　法

 学习要点

1. 炙法的含义,炙法与加辅料炒法的区别。
2. 各炙法适用的药物、操作方法、成品质量、注意事项及炮制目的。
3. 书后教学大纲中所列代表性饮片的炮制方法、成品性状、炮制作用。
4. 辅料的选择、制备和一般用量。

　　将净选或切制后的药物,加入一定量的液体辅料拌炒,使辅料逐渐渗入药物组织内部的方法,称为炙法。又称加液体辅料炒法。

　　炙法与加辅料炒法在操作方法上有相似之处,但二者又有区别。加辅料炒法用固体辅料,辅料作为中间传热体,有的辅料与药物产生协同作用,炒后辅料被除去或部分除去;炙法用液体辅料,辅料渗入药物组织内部发挥作用,对药物的性能、成分、药理作用等方面影响较大。加辅料炒法一般用中火或武火,炒制时间较短;而炙法一般用文火,炒制时间较长。

　　炙法根据所用辅料不同分为酒炙法、醋炙法、盐炙法、姜炙法、蜜炙法、油炙法等。

第一节　酒　　炙　　法

　　将净选或切制后的药物,加入定量酒拌炒的方法,称为酒炙法。又称酒炒法。

　　酒味甘、辛,性大热,气味芳香,能升能散。具有宣行药势,活血通络,祛风散寒,矫味的作用。故酒炙法多适用于活血散瘀、祛风通络及性味苦寒的药物。

　　(一)酒炙的操作方法

　　1. 先拌酒后炒药　此法适用于大多数需酒炙的药物,尤其是质地坚实的根及根茎类药物。如黄连、大黄、川芎、当归等。

　　(1)净制:取药物,除去杂质,大小分档。

　　(2)拌润:取分档后的净药物,与定量黄酒拌匀,加盖闷润,至酒被药物吸尽。

　　炮制用酒以黄酒为宜。除另有规定外,一般每100kg净药物,用黄酒10~20kg。若酒量少拌不匀药物,可加入适量饮用水稀释。

　　(3)预热:用文火加热,使炒药锅或炒药机锅体的热度达到药物酒炙所需要的温度。

　　(4)炒制:将拌润后的药物,置于温度适宜的炒药锅或炒药机内,用文火加热,炒至药物近干,达到规定程度时,取出,晾凉,除去药屑。

　　(5)收贮:将符合成品质量标准的饮片,经包装后,按药典规定及时贮藏。

　　2. 先炒药后加酒　此法不易使酒渗入到药物组织内部,加热翻炒又可促使酒迅速挥发,因此,只适用于个别药物。如五灵脂等。

（1）净制：取药物，除去杂质，大小分档。

（2）预热：用文火加热，使炒药锅或炒药机锅体的热度达到适合药物酒炙时要求的温度。

（3）炒制：取净药物，置于温度适宜的炒药锅或炒药机内，用文火加热，炒至药物色泽加深时，均匀喷洒定量黄酒，再用文火炒至规定程度，取出，晾凉，除去药屑。或将药物炒至规定的程度后，取出，与定量黄酒拌匀，晾干。

酒的选择及用量，同上述先拌酒后炒药法。

（4）收贮：将符合成品质量标准的饮片，经包装后，按药典规定及时贮藏。

（二）成品质量

酒炙品色泽较生品稍深，微带焦斑，略具酒气。成品含生片、糊片不得超过2%，含水分不得超过13%，含药屑、杂质不得超过1%。

（三）注意事项

1. 用酒拌润时容器上面应加盖，以免酒迅速挥发。

2. 若酒量较少不易与药物拌匀，可用适量水稀释后再拌润。

3. 炒制时火力不可过大，一般用文火。

（四）酒炙的目的

1. 缓和药性，引药上行　如大黄、黄连、黄柏等苦寒清热药，性本沉降下行，多用于清中、下焦湿热。酒炙后，既可缓其苦寒之性，免伤脾胃阳气，又能借酒的升提作用引药上行，清上焦邪热。

2. 增强活血通络作用　如当归、川芎、丹参、威灵仙等活血散瘀、祛风通络的药物，经酒制后，酒与药物起协同作用而增强疗效。

3. 增强温肾助阳作用　如仙茅酒炙后，二者能起到协同作用，而增强温肾助阳作用。

4. 矫臭矫味　如乌梢蛇、蕲蛇、地龙等具有腥臭气味的动物药，酒炙后可矫其不良气味，利于患者服用。

另外，酒是良好的有机溶媒，酒炙有利于成分的浸润、溶解、置换、扩散，有利于有效成分的溶出而增强疗效。

黄　连

【处方用名】　黄连、酒黄连、姜黄连、吴萸连、萸黄连。

【来源】　本品为毛茛科植物黄连 *Coptis chinensis* Franch.、三角叶黄连 *Coptis deltoidea* C. Y. Cheng et Hsiao 或云连 *Coptis teeta* Wall. 的干燥根茎。以上三种分别习称"味连"、"雅连"、"云连"。秋季采挖，除去须根及泥沙，干燥，撞去残留须根。

【炮制方法】

1. 黄连　取原药材，除去杂质，润透后切薄片，晾干，或用时捣碎。本品以盐酸小檗碱计，含小檗碱（$C_{20}H_{17}NO_4$）不得少于5.0%，含表小檗碱（$C_{20}H_{17}NO_4$）、黄连碱（$C_{19}H_{13}NO_4$）和巴马汀（$C_{21}H_{21}NO_4$）的总量不得少于3.3%（下述酒黄连、姜黄连、萸黄连的成分含量与此相同）。

2. 酒黄连　取净黄连片，用定量黄酒拌匀，闷润至酒被吸尽后，置于温度适宜的热锅内，用文火炒干，取出，晾凉。

每100kg净黄连，用黄酒12.5kg。

3. 姜黄连　取净黄连片，用定量姜汁拌匀，闷润至姜汁被吸尽后，置于温度适宜的热锅内,用文火炒干,取出,晾凉。

每100kg净黄连,用生姜12.5kg。

4. 萸黄连 取净吴茱萸,加水适量,煎煮半小时,去渣取汁拌入黄连片中,闷润至吴茱萸汁被吸尽后,置于温度适宜的热锅内,用文火炒干,取出,晾凉。

每100kg净黄连,用吴茱萸10kg。

【成品性状】 黄连为不规则的薄片,外表皮灰黄色或黄褐色,粗糙,有细小的须根,切面或碎断面鲜黄色或红黄色,具放射状纹理,气微,味极苦。酒黄连色泽加深,略有酒香气,味极苦。姜黄连表面棕黄色,味极苦,有姜的辛辣味。萸黄连表面棕黄色,有吴茱萸的辛辣香气,味极苦。

【炮制作用】 黄连味苦,性寒。归心、脾、胃、肝、胆、大肠经。具有清热燥湿,泻火解毒的功能。

生黄连苦寒之性颇盛,善清心火,清热解毒。多用于心火亢盛,心烦不眠,心悸不宁,神昏谵语,以及湿热诸证如湿温,痢疾,热毒疮疡。

酒黄连能借酒力引药上行,缓其寒性,善清上焦头目之火。用于目赤肿痛及口疮。

姜黄连可缓其苦寒之性,并能增强止呕作用,善于清胃和胃止呕。用于寒热互结,湿热中阻,痞满呕吐。

萸黄连可缓其苦寒之性,使黄连寒而不滞,善于疏肝和胃止呕。用于肝胃不和,呕吐吞酸。

【炮制研究】 黄连中含小檗碱、表小檗碱、黄连碱、巴马汀、掌叶防己碱、药根碱等多种生物碱。

1. 工艺研究 比较黄连不同的干燥方法,以60℃烘干为宜。因烘干后的颜色黄亮,小檗碱含量降低很少(仅降低0.05%),且效率高,操作简便,适合大量生产。

2. 化学成分研究 黄连中的有效成分小檗碱等易溶于水,在热水中溶解度更高。实验证明,黄连切制时,宜在水温较低时进行,并尽量减少在水中的浸润时间,否则易损失药效。有人研究了黄连生品和酒制品中小檗碱的含量,结果酒黄连较生品有减少的趋势,说明加热对小檗碱有一定程度的破坏;但小檗碱的溶出率酒制品(90.97%)却大大高于生品(58.17%)。说明酒黄连中小檗碱含量虽然有所下降,但溶出率显著增高,相应地增强了疗效。

【贮藏】 置于通风干燥处。

【备注】 黄连古代有酒制、黄土姜酒蜜制、盐制、姜汁炒、蜜制、吴茱萸制、米泔制、童便制、乳制、熬制、巴豆制、烧焦炙炭、麸炒、土炒、朴硝制、干漆制、益智制、胆汁制、槐花制、猪大肠中煮熟等方法。近代有酒炙、姜炙、吴茱萸炙、猪胆汁炙、炒黄、土炒、炒炭、醋炙、盐炙等方法。现行主要用酒炙、姜炙、吴茱萸炙等方法。《中国药典》收载有酒炙、姜炙、吴茱萸炙法。

大 黄

【处方用名】 大黄、川军、酒大黄、熟大黄、大黄炭、醋大黄、清宁片。

【来源】 本品为蓼科植物掌叶大黄 *Rheum palmatum* L.、唐古特大黄 *Rheum tanguticum* Maxim. ex Balf. 或药用大黄 *Rheum officinale* Baill. 的干燥根及根茎。秋末茎叶枯萎或次春发芽前采挖,除去细根,刮去外皮,切瓣或段,绳穿成串干燥或直接干燥。

【炮制方法】

1. 大黄 取原药材,除去杂质,大小分开,洗净,润透,切厚片或块,晾干。

2. 酒大黄 取净大黄片,用定量黄酒拌匀,闷润至酒被吸尽后,置于温度适宜的热锅内,用文火炒干,色泽加深时,取出,晾凉。

每 100kg 净大黄片,用黄酒 10kg。

3. 熟大黄

(1)清蒸:取净大黄块,置于木甑、笼屉或其他容器内,水蒸气蒸至大黄内外均呈黑色时,取出,干燥。

(2)酒炖、酒蒸:取净大黄块,用定量黄酒拌匀,闷 1～2 小时至酒被吸尽后,装入蒸罐内或适宜容器内,密闭,隔水炖 24～32 小时;或置于笼屉或适宜的蒸制容器内,蒸透。炖或蒸至大黄内外均呈黑色时,取出,干燥。

每 100kg 净大黄块,用黄酒 30kg。

4. 大黄炭 取净大黄片或块,置于温度适宜的热锅内,用武火炒至外表呈焦黑色,内部焦褐时,喷淋清水少许,灭尽火星,取出,摊晾。

5. 醋大黄 取净大黄片或块,用定量米醋拌匀,闷润至醋被吸尽后,置于温度适宜的热锅内,用文火炒干,取出,晾凉。

每 100kg 净大黄片或块,用米醋 15kg。

6. 清宁片 取净大黄片或块,置于煮制容器内,加水没过药面,用武火煮烂,加入黄酒(100:30)搅拌,再煮成泥状,取出,晒干,粉碎,过 100 目筛,取细粉,再与定量黄酒、炼蜜混合成团块状,置于笼屉内蒸透,取出揉匀,搓成直径约 14mm 的圆条,于 50～55℃ 低温干燥,烘至七成干时,装入容器内,闷约 10 天至内外湿度一致,手摸有挺劲,取出,切厚片,晾干。

每 100kg 净大黄片或块,用黄酒 75kg,炼蜜 40kg。

【成品性状】 大黄为不规则厚片或块,片面淡红棕色或黄棕色,中心有纹理,有的(指根茎)有星点,质坚实,有的中心稍松软,气清香,味苦而微涩。酒大黄表面深棕色或棕褐色,偶有焦斑,折断面呈浅棕色,质坚实,略有酒香气。熟大黄表面黑褐色,质坚实,有特异芳香气,味微苦。大黄炭表面焦黑色,内部焦褐色,质轻而脆,有焦香气,味苦涩。醋大黄表面深棕色或棕褐色,断面浅棕色,略有醋气。清宁片为圆形厚片,表面乌黑色,有香气,味微苦甘。

【炮制作用】 大黄味苦,性寒。归脾、胃、大肠、肝、心包经。具有泻下攻积,清热泻火,凉血解毒,逐瘀通经,利湿退黄的功能。

生大黄苦寒,沉降,气味重浊,走而不守,直达下焦,泻下作用峻烈,长于攻积导滞,泻火解毒。用于实热积滞便秘,血热吐衄,目赤咽肿,痈肿疔疮,肠痈腹痛,瘀血经闭,产后瘀阻,跌打损伤,湿热痢疾,黄疸尿赤,淋证,水肿;外治烧烫伤。

酒大黄泻下作用稍缓,并借酒力引药上行,长于清上焦血分热毒。用于血热妄行之吐血,衄血及火邪上炎所致的目赤咽肿,齿龈肿痛。

熟大黄泻下作用缓和,减轻腹痛之副作用,长于泻火解毒。用于火毒疮疡。

大黄炭泻下作用极弱,长于凉血化瘀止血,用于血热有瘀的出血病。

醋大黄泻下作用稍缓,长于消积化瘀。用于食积痞满,产后瘀滞,癥瘕癖积。

清宁片泻下作用缓和,具有缓泻而不伤气,逐瘀而不败正之功。用于饮食停滞,口燥舌干,大便秘结之年老、体弱、久病患者。

【炮制研究】 大黄主要含游离型和结合型蒽醌类和双蒽酮类衍生物,尚含鞣质、苯丁酮苷类、芪苷类、萘苷类、多糖化合物及有机酸等成分。

1. 药理研究 大黄中结合型蒽醌类成分(番泻苷及蒽醌苷等)为泻下的有效成分;游离

蒽醌类成分为抑菌、抗肿瘤的有效成分;鞣质有收敛止泻作用。

酒炒大黄泻下作用比生品降低30%,熟大黄(酒炖)、清宁片比生品降低95%,大黄炭无泻下作用。

2. **炮制原理研究** 大黄经酒炙后,结合型蒽醌衍生物减少,泻下作用弱于生大黄。蒸制后,结合型和游离型蒽醌衍生物均减少,其中结合型大黄酸减少显著,番泻苷仅余微量,因此,泻下作用缓和。炒炭后,结合型大黄酸被大量破坏,番泻苷已不存在,因此泻下作用极弱。

3. **炮制工艺研究** 有人将大黄与黄酒拌润后加压蒸制来制备熟大黄。另外,大黄经酒精酵母、面包酵母发酵后,能使大黄结合型蒽醌转化为游离型蒽醌,因此,发酵法可作为炮制大黄的新方法。

【贮藏】 置于通风干燥处,防蛀。

【备注】 大黄古代有酒制、酒巴豆蒸炒、醋制、姜炙、蜜制、米泔浸炒、童便制、黄连吴茱萸制、蒸制、韭汁制、九蒸九曝、炮熟、煨制、麸煨蒸、炒微赤、熬令黑色、烧存性、石灰炒等方法。近代有酒炙、酒蒸、酒炖、醋制、炒炭、面煨等方法。现行主要用酒炙、酒蒸、酒炖、醋炙、清蒸、炒炭等方法。《中国药典》收载有酒炙、酒蒸、酒炖、炒炭法。

白 芍

【处方用名】 白芍、酒白芍、醋白芍、炒白芍、土炒白芍。

【来源】 本品为毛茛科植物芍药 *Paeonia lactiflora* Pall. 的干燥根。夏、秋二季采挖,洗净,除去头尾及细根,置于沸水中煮后除去外皮或去皮后再煮,晒干。

【炮制方法】

1. 白芍 取原药材,除去杂质,大小条分开,洗净,润透,切薄片,干燥。本品含芍药苷($C_{23}H_{28}O_{11}$)不得少于1.2%。

2. 酒白芍 取净白芍片,用定量黄酒拌匀,闷润至酒被吸尽后,置于温度适宜的热锅内,用文火炒干,取出,晾凉。本品含芍药苷($C_{23}H_{28}O_{11}$)不得少于1.2%。

每100kg净白芍片,用黄酒10kg。

3. 醋白芍 取净白芍片,用定量米醋拌匀,闷润至醋被吸尽后,置于温度适宜的热锅内,用文火炒干,取出,晾凉。

每100kg净白芍片,用米醋15kg。

4. 炒白芍 取净白芍片,置于温度适宜的热锅内,用文火炒至表面微黄色,取出,放凉。本品含芍药苷($C_{23}H_{28}O_{11}$)不得少于1.2%。

5. 土炒白芍 取定量灶心土细粉,放置于锅内,用中火加热,至土呈灵活状态时,投入净白芍片,不断翻炒,炒至表面挂土色时,取出,筛去土粉,放凉。

每100kg净白芍片,用灶心土20kg。

【成品性状】 白芍为类圆形薄片,表面淡棕红色或类白色,平滑,切面类白色或微带棕红色,形成层环明显,可见稍隆起的筋脉纹呈放射状排列,质地致密坚实,气微,味微苦、酸。酒白芍表面微黄色或淡黄棕色,偶见焦斑,微有酒香气。醋白芍微黄色,略有醋香气。炒白芍表面微黄色或淡棕黄色,偶见焦斑,气微香。土炒白芍呈土黄色,略有焦土气。

【炮制作用】 白芍味苦、酸,性微寒。归肝、脾经。具有养血调经,敛阴止汗,柔肝止痛,平抑肝阳的功能。

生白芍长于养血敛阴,平抑肝阳。多用于血虚萎黄,月经不调,自汗,盗汗,胁痛,腹痛,四肢挛痛,头痛眩晕。

酒白芍酸寒之性降低,长于和中缓急,止痛。用于胁肋胀痛,腹痛,尤其适宜治疗产后腹痛。

醋白芍引药入肝,增强敛血,止血,疏肝解郁作用。用于肝郁乳汁不通,尿血。

炒白芍寒性缓和,长于养血敛阴。用于肝旺脾虚之肠鸣腹痛,泄泻。

土炒白芍借土气入脾,增强柔肝和脾,止泻作用。用于肝旺脾虚泄泻,或泻痢日久,腹痛喜按喜温。

【炮制研究】 白芍主要含芍药苷、氧化芍药苷及芍药内酯等。尚含有挥发油等成分。

1. 工艺研究

(1)去皮工艺:白芍以不经煮烫,趁鲜直接刮去外皮者为佳,该法芍药苷、丹皮酚含量较水煮法高。

(2)软化工艺:①白芍以水洗闷润切片为佳,其芍药苷含量与生品无显著差异,而水浸泡软化或水蒸气软化,芍药苷、苯甲酸含量最低,丹皮酚含量几乎为零;②以芍药苷含量为指标,比较常水常压浸润、常水减压浸润、常水减压冷浸、温水减压温浸软化,后三种方法均较传统常水常压浸润法为好,其中减压温浸软化效果最佳。

(3)酒炙工艺:以芍药苷含量为指标,酒炙白芍炮制最佳工艺为:加酒量5%,温度控制在90℃,炒制10分钟。

(4)麸炒工艺:优选的麸炒白芍炮制工艺为:190℃炒制10分钟,用麸量10%。

2. 化学成分研究 白芍炮制后芍药苷、丹皮酚的含量均有降低,含量变化为生白芍 > 酒炒白芍 > 醋炒白芍 > 清炒白芍。

白芍中所含的鞣质在稀酸、高温条件下,可缩合成鞣酐,又称鞣红,鞣红不溶于水,煎煮时不易被煎出而失去收敛作用。因此,白芍干燥时不宜强光暴晒,否则泛红变色。

【贮藏】 置于通风干燥处,防蛀。

【备注】 白芍古代有酒炒、酒浸、酒洗、酒拌、酒焙、酒蒸、醋炒、蜜拌蒸、煮制、米水浸炒、童便制、米炒、土炒、焙制、煨制、熬令黄、微炒、炒焦、炒炭、煅炭等方法。近代有酒炙、醋炙、盐炙、酒麸制、麸炒、土炒、炒黄、制炭、煨制等方法。现行主要用酒炙、醋炙、炒黄、土炒等方法。《中国药典》收载有炒黄、酒炙法。

龙 胆

【处方用名】 龙胆、龙胆草、酒龙胆。

【来源】 本品为龙胆科植物条叶龙胆 *Gentiana manshurica* Kitag. 、龙胆 *Gentiana scabra* Bge. 、三花龙胆 *Gentiana triflora* Pall. 或滇龙胆 *Gentiana rigescens* Franch. 的干燥根及根茎。前三种习称"龙胆",后一种习称"坚龙胆"。春、秋二季采挖,洗净,干燥。

【炮制方法】

1. 龙胆 取原药材,除去杂质及残茎,洗净,闷润至透,切段,干燥。龙胆含龙胆苦苷($C_{16}H_{20}O_9$)不得少于2.0%;坚龙胆含龙胆苦苷($C_{16}H_{20}O_9$)不得少于1.0%。

2. 酒龙胆 取净龙胆片或段,用定量黄酒拌匀,闷润至酒被吸尽后,置于温度适宜的热锅内,用文火炒干,取出,晾凉。

每100kg净龙胆片或段,用黄酒10kg。

【成品性状】 龙胆为不规则的段,根茎为不规则的块片,表皮暗灰棕色或深棕色,根圆柱形,表面淡黄色至黄棕色,有的有横皱纹,具纵皱纹,切面皮部黄白色至棕黄色,木部色较浅,气微,味甚苦。坚龙胆为不规则形的段,根表面无横皱纹,膜质外皮已脱落,表面黄棕色至深棕色,木部色较浅。酒龙胆色泽加深,略有酒气。

【炮制作用】 龙胆味苦,性寒。归肝、胆经。具有清热燥湿,泻肝胆火的功能。

生龙胆苦寒之性强,药性沉降,长于清热泻火,燥湿。用于湿热黄疸,阴肿阴痒,白带,湿疹瘙痒。过量或久用,有寒伤脾胃之虑。

酒龙胆苦寒之性缓和,且可引药上行。用于肝火目赤,耳鸣耳聋,胁痛口苦,强中,惊风抽搐。

【炮制研究】 龙胆和三花龙胆主要含龙胆苦苷等成分;坚龙胆主要含龙胆碱等成分。

龙胆切制软化过程中,不宜用水泡,应采用润软的方法,切制后应尽快干燥,避免龙胆苷类成分的水解。研究表明,酒炙可促进龙胆药材中环烯醚萜苷类成分的溶出。

【贮藏】 置于干燥处。

【备注】 龙胆古代有酒洗、酒浸、酒炒、酒拌炒焦、酒煮、生姜汁浸、蜜炒、猪胆汁拌炒、柴胡拌炒、甘草汤制、炒制、炒焦、炒黑、煅、焙制等方法。近代有酒炙、炒炭等方法。现行主要用酒炙法。《中国药典》未收载其炮炙方法。

乌 梢 蛇

【处方用名】 乌梢蛇、乌蛇、乌梢蛇肉、酒乌梢蛇。

【来源】 本品为游蛇科动物乌梢蛇 Zaocys dhumnades(Cantor)的干燥体。多于夏、秋二季捕捉,剖开蛇腹或先剥去蛇皮留头尾,除去内脏,盘成圆盘状,干燥。

【炮制方法】

1. 乌梢蛇 取原药材,除去头及鳞片,切寸段。

2. 乌梢蛇肉 取净乌梢蛇,去头及鳞片后,用黄酒闷透,取出,除去皮骨,干燥。

每100kg净乌梢蛇,用黄酒20kg。

3. 酒乌梢蛇 取净乌梢蛇段,用定量黄酒拌匀,闷润至酒被吸尽后,置于温度适宜的热锅内,用文火炒干,取出,晾凉。

每100kg净乌梢蛇段,用黄酒20kg。

【成品性状】 乌梢蛇呈段状,表面黑褐色或绿黑色,无光泽,切面黄白色或淡棕色,质坚硬,气腥,味淡。乌梢蛇肉呈段片状,无皮骨,肉厚柔软,黄白色或灰黑色,质韧,气微腥,略有酒气。酒乌梢蛇棕褐色或黑色,略有酒气。

【炮制作用】 乌梢蛇味甘,性平。归肝经。具有祛风,通络,止痉的功能。

生乌梢蛇长于祛风止痒,解痉,但有腥气。用于隐疹瘙痒,小儿惊痫,破伤风。

酒乌梢蛇祛风通络作用增强,并能矫臭,防腐,利于服用和贮存。用于风湿痹痛,肢体麻木,中风,口眼㖞斜,筋脉拘急,半身不遂,痉挛抽搐,惊厥,皮肤顽癣,麻风等。

【炮制研究】 乌梢蛇全体含赖氨酸、亮氨酸、天门冬氨酸等17种氨基酸成分,尚含有脂肪和蛋白质等。

净制研究:乌梢蛇的头与皮是品种鉴别的主要依据,产地加工时应该保留,以供鉴别。另有认为,乌梢蛇为无毒蛇,头部无毒腺,为了节约药材,加工时无需去头。

蒸制研究:将乌梢蛇用黄酒闷透,再用流通蒸汽蒸,可避免炒制时刺激性臭味的逸出。

烘制研究:取净乌梢蛇段,用黄酒拌匀,放带盖容器内,置于烘箱内30℃烘闷30分钟,取出充分凉透,再敞开于烘箱60℃低温干燥15分钟,取出,置于通风干燥处放凉。

【贮藏】 置于干燥处,防霉,防蛀。

【备注】 乌梢蛇古代有取肉炙、酒炙、酒蒸、酒煮、酒焙、酒煨、醋炙、酥制、药汁制、烘制、清蒸等方法。近代有酒炙、酒浸、酒酥、酒煮、炒等方法。现行主要用酒浸、酒炙法。《中国药典》收载有酒浸、酒炙法。

蕲 蛇

【处方用名】 蕲蛇、大白花蛇、蕲蛇肉、酒蕲蛇。

【来源】 本品为蝰科动物五步蛇 *Agkistrodon acutus*(Güenther)的干燥体。多于夏、秋二季捕捉,剖开蛇腹,除去内脏,洗净,用竹片撑开腹部,盘成圆盘状,干燥后拆除竹片。

【炮制方法】

1. 蕲蛇 取原药材,除去头、鳞片,切成寸段。

2. 蕲蛇肉 取蕲蛇,去头,用黄酒润透后,除去鳞、骨,干燥。

3. 酒蕲蛇 取净蕲蛇段,用定量黄酒拌匀,闷润至酒被吸尽后,置于温度适宜的热锅内,用文火炒干,取出,晾凉。

每100kg净蕲蛇段,用黄酒20kg。

【成品性状】 蕲蛇呈小段状,背部表面黑褐色或浅棕色,有鳞片痕,近腹部呈灰白色,内面腹壁黄白色,可见脊椎骨或肋骨,气腥,味微咸。蕲蛇肉呈小段片状,断面黄白色,质较柔软,略有酒气。酒蕲蛇棕褐色或黑色,略有酒气。

【炮制作用】 蕲蛇味甘、咸,性温;有毒。归肝经。具有祛风,通络,止痉的功能。

蕲蛇头有毒,除去头部能消除毒性。生蕲蛇气腥,不利于服用,临床较少应用。

蕲蛇肉与生蕲蛇的功用相同,惟蕲蛇肉作用较强。

酒蕲蛇能增强祛风除湿,通络止痛作用,并减少腥气。用于风湿顽痹,肢体麻木,筋脉拘挛,中风,口眼㖞斜,半身不遂,破伤风,小儿急慢惊风,痉挛抽搐,惊厥,皮肤顽癣,麻风等。

【炮制研究】 蕲蛇含3种毒蛋白,并含透明质酸酶、出血毒素,尚含出血因子。

蕲蛇毒腺在头部,内服中毒后,能引起内脏广泛出血。去头的目的主要是为了降低毒性。

【贮藏】 与花椒同贮,或喷少量酒精后密闭,置于干燥处,防霉,防蛀。

【备注】 蕲蛇古代有酒浸炙、酒浸焙、醋浸后酒煮、酥制、砂烫、焙制等方法。近代有酒浸、酒炙、酒煮、酒蒸、酒砂烫、酒酥制等方法。现行主要用酒浸、酒炙法。《中国药典》收载有酒浸、酒炙法。

蛇 蜕

【处方用名】 蛇蜕、蛇退、蛇皮、龙衣、酒蛇蜕。

【来源】 本品为游蛇科动物黑眉锦蛇 *Elaphe taeniura* Cope、锦蛇 *Elaphe carinata*(Guenther)或乌梢蛇 *Zaocys dhumnades*(Cantor)等蜕下的干燥表皮膜。春末夏初或冬初采集,除去泥沙,干燥。

【炮制方法】

1. 蛇蜕 取原药材,除去杂质,洗净,干燥,切段。

2. 酒蛇蜕 取净蛇蜕段,用定量黄酒拌匀,闷润至酒被吸尽后,置于温度适宜的热锅内,用文火炒至微干,表面微显黄色时,取出,晾凉。

每100kg净蛇蜕段,用黄酒15kg。

3. 蛇蜕炭　取净蛇蜕段放置于锅内,上扣一较小的锅,两锅的结合处先用湿纸后用盐泥封固,上压重物,扣锅底部贴一白纸条或放几粒大米,用武火煅至纸或大米呈焦黄色为度,离火,待凉后取出。

【成品性状】　蛇蜕为圆筒形小段,多压扁而皱缩,背部银灰色或淡灰棕色,有光泽,具菱形或椭圆形鳞迹,鳞迹衔接处呈白色,略抽皱或凹下,腹部乳白色或略显黄色,鳞迹长方形,呈覆瓦状排列,体轻,质微韧,手捏有润滑感,略有弹性,轻轻搓揉,沙沙作响,气微腥,味淡或微咸。酒蛇蜕微显黄色,略有酒气。蛇蜕炭黑色,有光泽,质轻松,易碎。

【炮制作用】　蛇蜕味咸、甘,性平。归肝经。具有祛风,定惊,退翳,解毒的功能。

生蛇蜕有腥气,不利于服用和粉碎,多入煎剂。

酒蛇蜕能增强祛风定惊,退翳作用,并可矫味,有利于服用,多入散剂。用于小儿惊风,抽搐痉挛,翳障,喉痹,疔肿,皮肤瘙痒。

蛇蜕炭便于粉碎和制剂,具解毒消肿作用,以外用为主。用于痈肿疔毒,瘰疬恶疮。

【贮藏】　置于干燥处,防蛀。

【备注】　蛇蜕古代有酒浸、酒炙、醋炙、盐制、蜜炙、油制、炙制、马勃与皂角子制、甘草制、火熬、烧炭、烧灰、炒制、焙制等方法。近代有酒炙、煅炭、焙制、蜜炙、麸炒、油制、甘草水制等方法。现行主要用酒炙、煅炭法。《中国药典》收载有酒炙法。

地　龙

【处方用名】　地龙、酒地龙。

【来源】　本品为钜蚓科动物参环毛蚓 *Pheretima aspergillum*（E. Perrier）、通俗环毛蚓 *Pheretima vulgaris* Chen、威廉环毛蚓 *Pheretima guillelmi*（Michaelsen）或栉盲环毛蚓 *Pheretima pectinifera* Michaelsen 的干燥体。前一种习称"广地龙",后三种习称"沪地龙"。广地龙春季至秋季捕捉,沪地龙夏季捕捉,及时剖开腹部,除去内脏及泥沙,洗净,晒干或低温干燥。

【炮制方法】

1. 地龙　取原药材,除去杂质,洗净,切段,干燥。沪地龙,碾碎,筛去土。

2. 酒地龙　取净地龙段,用定量黄酒拌匀,闷润至酒被吸尽后,置于温度适宜的热锅内,用文火炒至棕色时,取出,晾凉。

每100kg净地龙段,用黄酒12.5kg。

【成品性状】　广地龙为薄片状小段,边缘略卷,具环节,背部棕褐色至紫灰色,腹部浅黄棕色,生殖环带较光亮,体轻,略呈革质,不易折断;沪地龙为不规则碎段,表面灰褐色或灰棕色,多皱缩不平,生殖环带多不明显,体轻脆,易折断,肉薄。气腥,味微咸。酒地龙表面色泽加深,具焦斑,略有酒气。

【炮制作用】　地龙味咸,性寒。归肝、脾、膀胱经。具有清热定惊,通络,平喘,利尿的功能。

生地龙以清热定惊,平喘为主。用于高热神昏,惊痫抽搐,头痛眩晕,关节痹痛,肢体麻木,半身不遂,肺热喘咳,水肿尿少。

酒地龙质地酥脆,利于粉碎和煎出有效成分,矫味,并增强通经活络、祛瘀止痛的作用。用于偏正头痛,寒湿痹痛,跌打损伤。

【炮制研究】 地龙含溶血成分蚯蚓素,解热成分蚯蚓解热碱,有毒成分蚯蚓毒素。尚含丁二酸及黄嘌呤等。其中丁二酸及黄嘌呤为平喘的有效成分。

工艺研究:用 15% 黄酒拌润 1 小时,麸炒至棕黄色,放凉。

【贮藏】 置于通风干燥处,防霉,防蛀。

【备注】 地龙古代有炙制、酒制、酒炒、醋炙、盐制、油制、炒制、焙制、熬制、燀制、蛤粉烫制、煅炭、炒炭等方法。近代有酒炙、酒铁砂烫、砂烫、清炒、甘草汁制等方法。现行主要用酒炙法。《中国药典》未收载其炮炙方法。

丹　参

【处方用名】 丹参、酒丹参。

【来源】 本品为唇形科植物丹参 *Salvia miltiorrhiza* Bge. 的干燥根及根茎。春、秋两季采挖,除去泥沙,干燥。

【炮制方法】

1. 丹参 取原药材,除去杂质及残茎,洗净,润透,切厚片,干燥。

2. 酒丹参 取净丹参片,用定量黄酒拌匀,闷润至酒被吸尽后,置于温度适宜的热锅内,用文火炒干,取出,晾凉。

每 100kg 净丹参片,用黄酒 10kg。

【成品性状】 丹参为类圆形或椭圆形厚片,外表皮棕红色或暗棕红色,粗糙,具纵皱纹,切面有裂隙或略平整而致密,有的呈角质样,皮部棕红色,木部灰黄色或紫褐色,有黄白色放射状纹理,质硬而脆,气微,味微苦涩。酒丹参表面红褐色,略具酒香气。

【炮制作用】 丹参味苦,性微寒。归心、肝经。具有活血祛瘀,通经止痛,清心除烦,凉血消痈的功能。

丹参多生用。生丹参其性偏寒凉,长于祛瘀止痛,清心除烦。多用于血热瘀滞所致的胸痹心痛,脘腹胁痛,热痹疼痛,心烦不眠,疮疡肿痛,产后腹痛,心腹疼痛及肢体疼痛。

酒丹参可缓和寒凉之性,增强活血祛瘀、调经的作用。多用于月经不调,痛经经闭,恶露不下,癥瘕积聚。

【炮制研究】 丹参含脂溶性成分,如丹参酮类、丹参酮醌类、丹参内酯类。水溶性成分多为酚酸类,如丹参素、丹参酸等。

成分研究表明,丹参切片前经水浸泡后,水溶性成分损失严重,因此切片前软化应尽量减少浸泡和闷润时间。有人认为蒸法软化(密闭常压蒸制 0.5 小时)所需时间短,药材吸水量少,易于干燥,还可灭菌、防虫、防霉,且与药典润法和湿热润法比较,其水溶性总酚和丹参素含量最高。

丹参饮片经酒炙、醋炙或炒炭后,水溶性总酚浸出量显著提高,有助于丹参活血调经,增强活血镇痛作用。这与文献所载酒炙增强其活血祛瘀、调经止痛作用相符。

【贮藏】 置于干燥处。

【备注】 丹参古代有酒洗、酒浸、酒炒、酒蒸、熬令紫色、微炙、炒黑、焙制、猪心血拌炒等方法。近代有酒炙、醋炙、米炒、炒炭、酒润麸炒等方法。现行主要用酒炙法。《中国药典》收载有酒炙法。

当　归

【处方用名】 当归、酒当归、土炒当归、当归炭。

【来源】 本品为伞形科植物当归 *Angelica sinensis*(Oliv.) Diels 的干燥根。秋末采挖,除去须根及泥沙,待水分稍蒸发后,捆成小把,上棚,用烟火慢慢熏干。

【炮制方法】

1. 当归 取原药材,除去杂质,洗净,稍润,切薄片,晒干或低温干燥。

2. 酒当归 取净当归片,用定量黄酒拌匀,闷润至酒被吸尽后,置于温度适宜的热锅内,用文火炒至深黄色时,取出,晾凉。

每 100kg 净当归片,用黄酒 10kg。

3. 土炒当归 将土粉置于炒锅内,用中火加热至灵活状态后,投入净当归片,炒至片面均匀挂一层细土粉时,取出,筛去土粉,摊晾。

每 100kg 净当归片,用灶心土 30kg。

4. 当归炭 取当归片,置于温度适宜的热锅内,用中火炒至外表微黑色时,喷淋清水少许,灭尽火星,取出,晾凉。

【成品性状】 当归为类圆形、椭圆形或不规则的薄片,外表皮黄棕色至棕褐色,切面黄白色或浅棕黄色,平坦,有裂隙,中间有浅棕色的形成层环,并有多数棕色的油点,香气浓郁,味甘辛微苦。酒当归切面深黄色或浅棕黄色,略有焦斑,香气浓郁,并略有酒香气。土炒当归表面挂土粉,呈土黄色,具土香气。当归炭表面黑褐色,断面灰棕色,质枯脆,气味减弱,并带涩味。

【炮制作用】 当归味甘、辛,性温。归肝、心、脾经。具有补血活血,调经止痛,润肠通便的功能。

当归传统习惯用法是:止血用当归头,补血用当归身,破血用当归尾,补血活血用全当归。现已不分开应用。

生当归质润,长于补血,调经,润肠通便。用于血虚萎黄,眩晕心悸,月经不调,经闭痛经,虚寒腹痛,痈疽疮疡,肠燥便秘。

酒当归长于活血通经。用于经闭痛经,风湿痹痛,跌仆损伤。

土当归既能补血,又不致滑肠。用于血虚而便溏,腹中时痛及中焦虚寒,腹痛。

当归炭以止血和血为主。用于崩中漏下,月经过多及血虚出血。

【炮制研究】 当归含挥发油、有机酸类、糖类、腺嘌呤、胆碱、维生素及微量元素等成分。

1. 化学成分研究 古文献认为,当归的头、身、尾具有不同的功用,实验表明,头、尾中挥发油含量、糖含量、水分、灰分均基本一致,认为当归头、尾可以通用。

阿魏酸含量以归尾最高,归身次之,归头最低,这与传统经验认为归尾破血的观点相吻合。

2. 药理研究 当归对子宫具有"双向"调节作用。其高沸点挥发油对子宫呈抑制作用,作用迅速而持久,使子宫节律性收缩减少,子宫肌弛缓并可完全停止收缩;其水溶性和醇溶性成分对离体子宫有兴奋作用,使子宫收缩加强,甚至出现强直性收缩。当归头、身、尾 3 种煎剂均有明显的兴奋子宫平滑肌的作用,收缩振幅明显增大,紧张度增加,但三者间没有明显的差别,似乎尾部作用较强。

【贮藏】 置于阴凉干燥处,防霉,防蛀。

【备注】 当归古代有酒浸、酒洗、酒拌、酒炒、酒蒸、酒煮、醋炒、盐水炒、姜汁浸、姜汁炒、童便制、黑豆汁制、吴茱萸制、芍药汁制、米泔水浸炒、米炒、土炒、炒制、制炭等方法。近代有酒炙、酒蒸、土炒、炒黄、炒焦、炒炭等方法。现行主要用酒炙、土炒、炒炭等方法。《中国药典》收载有酒炙法。

川 芎

【处方用名】 川芎、酒川芎。

【来源】 本品为伞形科植物川芎 *Ligusticum chuanxiong* Hort. 的干燥根茎。夏季当茎上的节盘显著突出,并略带紫色时采挖,除去泥沙,晒后烘干,再去须根。

【炮制方法】

1. 川芎 取原药材,除去杂质,分档,略泡,洗净,润透,切薄片,干燥。本品含阿魏酸($C_{10}H_{10}O_4$)不得少于 0.10% 。

2. 酒川芎 取净川芎片,用定量黄酒拌匀,闷润至酒被吸尽后,置于温度适宜的热锅内,用文火炒干,呈棕黄色时,取出,晾凉。

每 100kg 净川芎片,用黄酒 10kg。

【成品性状】 川芎为不规则厚片,外表皮黄褐色,有皱缩纹,切面黄白色或灰黄色,具有明显波状环纹或多角形纹理,散生黄棕色油点,质坚实,气浓香,味苦辛微甜。酒川芎色泽加深,偶有焦斑,质坚脆,略有酒气。

【炮制作用】 川芎味辛,性温。归肝、胆、心包经。具有活血行气,祛风止痛的功能。

生川芎气厚味薄,辛香走窜力强,长于活血行气,祛风止痛。用于胸痹心痛,胸胁刺痛,跌仆肿痛,月经不调,经闭痛经,癥瘕腹痛,头痛,风湿痹痛。临床以生用为主。

酒川芎借酒力引药上行,增强活血,行气,止痛作用。用于血瘀头痛,胸胁疼痛,月经不调,风寒湿痹以及跌打损伤,疮痈肿痛。

【炮制研究】 川芎主要含挥发油、生物碱、酚类成分、内酯、有机酸等成分。

成分研究表明,川芎中具有生理活性成分的生物碱波洛立林(perlolyrine,川芎哚)在水中溶解度甚微,而易溶于乙醇水溶液中。因此,酒川芎中波洛立林含量增加,总生物碱含量提高,从而能增强疗效。

【贮藏】 置于阴凉干燥处,防蛀。

【备注】 川芎古代有酒炒、醋炒、盐水煮、盐酒炙、蜜炙、米泔水浸、米水炒、茶水炒、童便浸、药汁制、清蒸、熬法、微炒、焙制、煅炭等方法。近代有酒炙、酒蒸、酒煮、炒黄、麸炒等方法。现行主要用酒炙法。《中国药典》未收载其炮炙方法。

牛 膝

【处方用名】 牛膝、怀牛膝、酒牛膝、盐牛膝。

【来源】 本品为苋科植物牛膝 *Achyranthes bidentata* Bl. 的干燥根。冬季茎叶枯萎时采挖,除去须根及泥沙,捆成小把,晒至干皱后,将顶端切齐,晒干。

【炮制方法】

1. 牛膝 取原药材,除去杂质,洗净,润透,除去残留芦头,切段,干燥。本品含 β-蜕皮甾酮($C_{27}H_{44}O_7$)不得少于 0.030% 。

2. 酒牛膝 取净牛膝段,用定量黄酒拌匀,闷润至酒被吸尽后,置于温度适宜的热锅内,用文火炒干,取出,晾凉。本品含 β-蜕皮甾酮($C_{27}H_{44}O_7$)不得少于 0.030% 。

每 100kg 净牛膝段,用黄酒 10kg。

3. 盐牛膝 取净牛膝段,用定量食盐水拌匀,闷润至食盐水被吸尽后,置于温度适宜的热锅内,用文火炒干,取出,晾凉。

每100kg净牛膝段,用食盐2kg。

【成品性状】 牛膝为圆柱形的段,外表皮灰黄色或淡棕色,有微细的纵皱纹及横长皮孔,质硬脆,易折断,受潮变软,切面平坦,淡棕色或棕色,略呈角质样而油润,中心维管束木部较大,黄白色,其外围散有多数黄白色点状维管束,气微,味微甜而稍苦涩。酒牛膝表面色略深,偶见焦斑,气微,略有酒香气。盐牛膝表面色略深,多有焦斑,略带咸味。

【炮制作用】 牛膝味苦、甘、酸,性平。归肝、肾经。具有逐瘀通经,补肝肾,强筋骨,利尿通淋,引血下行的功能。

生牛膝长于活血祛瘀,引血下行。用于经闭,痛经,腰膝酸痛,筋骨无力,淋证,水肿,头痛,眩晕,牙痛,口疮,吐血,衄血。

酒牛膝活血祛瘀,通经止痛作用增强。用于风湿痹痛,肢体活动不利。

盐牛膝能引药入肾,增强补肝肾,强筋骨,利尿通淋的作用。用于肾虚腰痛,月水不利,脐腹作痛,腰膝关节疼痛。

【炮制研究】 牛膝主要含糖类、皂苷类、植物甾酮类及黄酮类成分。

牛膝经酒炙后蜕皮甾酮含量升高,且蜕皮甾酮含量与酒中乙醇含量成正比。

【贮藏】 置于阴凉干燥处,防潮。

【备注】 牛膝古代有酒浸、酒浸熬膏、酒拌、酒洗、酒炒、酒炒炭、酒蒸、酒煮、盐酒炒、盐水炒、黄精汁浸、生地黄汁制、浆水浸、茶水炒、微炙、炒制、炒炭、焙制、烧灰等方法。近代有酒炙、酒蒸、酒麸炒、盐炙、蜜麸炒、炒焦等方法。现行主要用酒炙、盐炙等。《中国药典》收载有酒炙法。

川 牛 膝

【处方用名】 川牛膝、酒川牛膝、盐川牛膝。

【来源】 本品为苋科植物川牛膝 *Cyathula officinalis* Kuan 的干燥根。秋、冬二季采挖,除去芦头、须根及泥沙,烘或晒至半干,堆放回润,再烘干或晒干。

【炮制方法】

1. 川牛膝 取原药材,除去杂质及芦头,洗净,润透,切薄片,干燥。本品含杯苋甾酮（$C_{29}H_{44}O_8$）不得少于0.030%。

2. 酒川牛膝 取净川牛膝片,用定量黄酒拌匀,闷润至酒被吸尽后,置于温度适宜的热锅内,用文火炒干,取出,晾凉。本品含杯苋甾酮（$C_{29}H_{44}O_8$）不得少于0.030%。

每100kg净川牛膝片,用黄酒10kg。

3. 盐川牛膝 取净川牛膝片,用定量食盐水拌匀,闷润至食盐水被吸尽后,置于温度适宜的热锅内,用文火炒干,取出,晾凉。

每100kg净牛膝片,用食盐2kg。

【成品性状】 川牛膝为圆形或椭圆形薄片,外表皮黄棕色或灰褐色,切面淡黄色至棕黄色,可见多数排列成数轮同心环的黄色点状维管束,气微,味甜。酒川牛膝表面棕黑色,微有酒香气,味甜。盐川牛膝表面暗褐色,略带咸味。

【炮制作用】 川牛膝味甘、微苦,性平。归肝、肾经。具有逐瘀通经,通利关节,利尿通淋的功能。

生川牛膝长于逐瘀通经。用于经闭癥瘕,跌仆损伤,胞衣不下。

酒川牛膝活血通络,散寒止痛作用增强。用于关节痹痛,足痿筋挛及肾虚腰痛。

盐川牛膝能引药下行,增强利尿通淋作用。用于尿血血淋,小便不利。

【贮藏】　置于阴凉干燥处,防霉。

【备注】　川牛膝古代有酒浸焙干、酒蒸、酒洗、童便酒浸、茶水浸、首乌黑豆七蒸七晒、何首乌同蒸、烧灰等方法。近代有酒炙、酒蒸、酒麸炒、盐炙、炒焦等方法。现行主要用酒炙、盐炙法。《中国药典》收载有酒炙法。

续　　断

【处方用名】　续断、川断、酒续断、盐续断。

【来源】　本品为川续断科植物川续断 *Dipsacus asper* Wall. ex Henry 的干燥根。秋季采挖,除去根头及须根,用微火烘至半干,堆置"发汗"至内部变绿色时,再烘干。

【炮制方法】

1. 续断　取原药材,洗净,润透,切厚片,干燥。本品含川续断皂苷Ⅵ($C_{47}H_{76}O_{18}$)不得少于1.5%。

2. 酒续断　取净续断片,用定量黄酒拌匀,闷润至酒被吸尽后,置于温度适宜的热锅内,用文火炒干,微带黑色时,取出,晾凉。本品含川续断皂苷Ⅵ($C_{47}H_{76}O_{18}$)不得少于1.5%。

每100kg净续断片,用黄酒10kg。

3. 盐续断　取净续断片,用定量食盐水拌匀,闷润至食盐水被吸尽后,置于温度适宜的热锅内,用文火炒干,呈黑褐色时,取出,晾凉。本品含川续断皂苷Ⅵ($C_{47}H_{76}O_{18}$)不得少于1.5%。

每100kg净续断片,用食盐2kg。

【成品性状】　续断为类圆形或椭圆形的厚片,外表皮灰褐色至黄褐色,有纵皱,切面皮部墨绿色或棕褐色,木部灰黄色或黄褐色,可见放射状排列的导管束纹,形成层部位多有深色环,气微,味苦微甜而涩。酒续断表面浅黑色或灰褐色,略有酒香气。盐续断表面黑褐色,味微咸。

【炮制作用】　续断味苦、辛,性微温。归肝、肾经。具有补肝肾,强筋骨,续折伤,止崩漏的功能。

生续断补肝肾,通血脉,强筋骨。多用于肝肾不足,腰膝酸软,风湿痹痛,跌仆损伤,筋伤骨折,崩漏,胎漏。

酒续断通血脉,强筋骨作用增强。多用于风湿痹痛,跌仆损伤,筋伤骨折。

盐续断能引药下行,增强补肝肾,强腰膝作用。多用于肝肾不足的腰膝酸软或胎动漏血。

【炮制研究】　续断主要含皂苷类、生物碱类、挥发油等。

研究表明,总生物碱的含量盐续断较生续断较高,而清炒续断与酒炙续断中总生物碱含量相对较低。

【贮藏】　置于干燥处,防蛀。

【备注】　续断古代有酒浸、酒浸焙、酒洗、酒拌、酒炒、酒蒸、酒煎、米泔浸、水炒、炒制等方法。近代有酒炙、酒润后麸炒、盐炙、炒黄、炒炭等方法。现行主要用酒炙、盐炙法。《中国药典》收载有酒炙、盐炙法。

威　灵　仙

【处方用名】　威灵仙、酒威灵仙。

【来源】 本品为毛茛科植物威灵仙 *Clematis chinensis* Osbeck、棉团铁线莲 *Clematis hexa-petala Pall.* 或东北铁线莲 *Clematis manshurica* Rupr. 的干燥根及根茎。秋季采挖,除去泥沙,晒干。

【炮制方法】

1. 威灵仙 取原药材,除去杂质,洗净,润透,切段,干燥。本品含齐墩果酸($C_{30}H_{48}O_3$)和常春藤皂苷元($C_{30}H_{48}O_4$)各不得少于 0.30%。

2. 酒威灵仙 取净威灵仙段,用定量黄酒拌匀,闷润至酒被吸尽后,置于温度适宜的热锅内,用文火炒干,取出,晾凉。

每 100kg 净威灵仙段,用黄酒 10kg。

【成品性状】 威灵仙为不规则的段,表面黑褐色、棕褐色或棕黑色,有细纵纹,有的皮部脱落,露出黄白色木部,切面皮部较广,木部淡黄色,略呈方形或近圆形,皮部与木部间常有裂隙。酒威灵仙色泽加深,略有酒香气。

【炮制作用】 威灵仙味辛、咸,性温。归膀胱经。具有祛风湿,通经络的功能。

生威灵仙长于利湿祛痰,消诸骨鲠咽。用于痰饮积聚,骨鲠咽喉。

酒威灵仙祛风除痹,通络止痛作用增强。用于风湿痹痛,肢体麻木,筋脉拘挛,屈伸不利。

【炮制研究】 威灵仙主要含白头翁、白头翁内酯、甾醇、糖类、皂苷类、酚类、氨基酸等。药理研究表明,威灵仙生品和酒炙品均有镇痛和抗炎作用,以酒炙威灵仙作用较强。

【贮藏】 置于干燥处。

【备注】 威灵仙古代有酒润后九蒸九晒、酒拌、酒炒、酒浸焙、酒洗苦葶苈制、醋煮、醋酒童便炒、米泔浸焙、麸炒、炒制、焙制等方法。近代有酒炙、蒸制、炒制等方法。现行主要用酒炙法。《中国药典》未收载其炮炙方法。

仙 茅

【处方用名】 仙茅、酒仙茅。

【来源】 本品为石蒜科植物仙茅 *Curculigo orchioides* Gaertn. 的干燥根茎。秋、冬两季采挖,除去根头及须根,洗净,干燥。

【炮制方法】

1. 仙茅 取原药材,除去杂质,洗净,稍润,切厚片或段,干燥。

2. 酒仙茅 取净仙茅片或段,用定量黄酒拌匀,闷润至酒被吸尽后,置于温度适宜的热锅内,用文火炒干,取出,晾凉。本品含仙茅苷($C_{22}H_{26}O_{11}$)不得少于 0.08%。

每 100kg 净仙茅片或段,用黄酒 10kg。

【成品性状】 仙茅为类圆形或不规则的厚片或段,外表皮棕色至褐色,粗糙,具纵沟纹,有的可见横皱纹及细小圆孔状的须根痕,切面灰白色至棕褐色,有多数棕色的微细小点,中间有深色环纹,气微香,味微苦辛。酒仙茅表面色泽加深,略有酒香气。

【炮制作用】 仙茅味辛,性热;有毒。归肾、肝、脾经。具有补肾阳,强筋骨,祛寒湿的功能。

生仙茅有毒,性燥热,长于散寒祛湿,消痈肿。用于寒湿痹痛,腰膝冷痛,筋骨痿软,痈疽肿毒。

酒仙茅毒性降低,增强补肾阳,强筋骨,祛寒湿作用。用于阳痿精冷,心腹冷痛,腰膝冷痹,尿频,遗尿,小便失禁,头目眩晕,腰腿酸软。

【炮制研究】 仙茅主要含皂苷类、酚类、仙茅苷、微量元素等物质。

研究表明,测定不同产地的仙茅酒炙前后仙茅苷含量,酒炙后仙茅苷的含量均比生品明显提高。

【贮藏】 置于干燥处,防霉,防蛀。

【备注】 仙茅古代有酒浸焙干、酒浸、乌豆水浸后酒拌蒸、米泔水浸后酒拌蒸、米泔水浸、蒸制等方法。近代有酒炙、酒蒸、甘草水漂、米泔水浸等方法。现行主要用酒炙法。《中国药典》未收载其炮炙方法。

紫 河 车

【处方用名】 紫河车、酒紫河车、制紫河车。

【来源】 本品为健康人的干燥胎盘。将新鲜胎盘除去羊膜及脐带,反复冲洗至去净血液,蒸或置于沸水中略煮后,干燥。

【炮制方法】

1. 紫河车 取原药材,除去灰屑,砸成小块或研成细粉。

2. 酒紫河车 取净紫河车块,用定量黄酒拌匀,闷润至酒被吸尽后,置于温度适宜的热锅内,用文火炒至酥脆时,取出,晾凉。用时研末。

每100kg净紫河车块,用黄酒10kg。

【成品性状】 紫河车为不规则碎块,大小不一,黄色或黄棕色,一面凹凸不平,有不规则沟纹,另一面光滑,质硬而脆,有腥气。酒紫河车质地酥脆,腥气较弱,具酒香气。

【炮制作用】 紫河车味甘、咸,性温。归肺、肝、肾经。具有温肾补精,益气养血的功能。

生紫河车有腥气,内服易产生恶心呕吐的副作用,多用于片剂或胶囊剂。用于虚劳羸瘦,阳痿遗精,不孕少乳,久咳虚喘,骨蒸劳嗽,面色萎黄,食少气短。

酒紫河车能除去腥臭气,便于服用,并使其质地酥脆,便于粉碎,增强疗效。用于肺肾两虚,虚劳羸瘦,咳嗽气喘,阳痿遗精。

【贮藏】 置于干燥处,防蛀。

【备注】 紫河车古代有酒蒸、酒乳香蒸、酒煮、酒醋洗、酒与白矾生姜同制、猪肚蒸、清蒸、米泔煮、黑豆制、煅制、煨制、烘熟等方法。近代有酒炙、酒精洗、米泔水洗、银花甘草浸、甘草煮、滑石粉烫、土炒等方法。现行主要用酒炙法。《中国药典》未收载其炮炙方法。

蟾 酥

【处方用名】 蟾酥、蟾酥粉。

【来源】 本品为蟾蜍科动物中华大蟾蜍 *Bufo bufo gargarizans* Cantor 或黑眶蟾蜍 *Bufo melanostictus* Schneider 的干燥分泌物。多于夏、秋二季捕捉蟾蜍,洗净,挤取耳后腺和皮肤腺的白色浆液,加工,干燥。

【炮制方法】

1. 蟾酥 取蟾酥,除去杂质,加工成团块状或饼片状,干燥。

2. 蟾酥粉

(1)取蟾酥,捣碎,用定量白酒浸渍,不断搅动至呈稠膏状,干燥,粉碎。

每10kg蟾酥,用白酒20kg。

（2）取蟾酥,捣碎,用定量牛奶浸渍,不断搅动至呈稠膏状,干燥,粉碎。

每10kg蟾酥,用鲜牛奶20kg。

（3）取蟾酥,蒸软,切薄片,烤脆后,研为细粉。

操作时应注意:因本品有毒,其粉末对人体裸露部位和黏膜有很强的刺激性。研粉时,应采取适当的防护措施,以防吸入而中毒。

【成品性状】　蟾酥呈扁圆形团块状或片状,棕褐色或红棕色,团块状者质坚,不易折断,断面棕褐色,角质状,微有光泽;片状者质脆,易碎,断面红棕色,半透明,气微腥,味初甜而后有持久的麻辣感。蟾酥粉为棕褐色粉末状,气微腥,味初甜而后有持久的麻辣感,粉末嗅之作嚏。酒蟾酥粉棕褐色。乳蟾酥粉灰棕色。

【炮制作用】　蟾酥味辛,性温;有毒。归心经。具有解毒,止痛,开窍醒神的功能。

蟾酥有毒,作用峻烈,多制成丸、散剂或外用。但质硬难以粉碎并对操作者有刺激性。

白酒或牛乳浸渍后,便于粉碎,降低毒性,并能减少刺激性。用于痈疽疔疮,咽喉肿痛,中暑神昏,痧胀腹痛吐泻。

【贮藏】　置于干燥处,防潮。按毒剧药品管理。

【备注】　蟾酥古代有酒炙、酒炖、汤浸、乳汁制、浸制、铁上焙焦、炼制等方法。近代有酒制、乳制、焙制、蒸制等方法。现行主要用酒制、乳制法。《中国药典》收载有白酒浸渍粉法。

蜂　胶

【处方用名】　蜂胶、酒蜂胶。

【来源】　本品为蜜蜂科昆虫意大利蜂 *Apis mellifera* L. 的干燥分泌物。多于夏季从蜂箱中收集,除去杂质。

【炮制方法】

1. 蜂胶　取蜂胶,除去杂质。

2. 酒制蜂胶　取蜂胶粉碎,用乙醇浸泡溶解,滤过,滤液回收乙醇,晾干。

【成品性状】　蜂胶为团块状或不规则碎块,多数呈棕黄色、棕褐色或灰褐色,具光泽,20℃以下质脆,30℃以上逐渐变软,发黏性,气芳香,味苦,有辛辣感。酒制蜂胶为棕黄色、棕褐色或灰褐色粉末,气芳香,味苦,有辛辣感。

【炮制作用】　蜂胶味苦、辛,性寒。归脾、胃经。具有补虚弱,化浊脂,止消渴;外用解毒消肿,收敛生肌的功能。

蜂胶的原胶不能直接使用,用乙醇提纯后,方能使用。

酒浸提后,使蜂胶脱蜡,并能保护有效物质。内服用于体虚早衰,高脂血症,消渴;外治用于皮肤皲裂,烧烫伤。

【贮藏】　置于阴凉干燥处。

【备注】　蜂胶是近代应用的一味新药物。《中国药典》收载有乙醇浸提法。

第二节　醋　炙　法

将净选或切制后的药物,加入定量醋拌炒的方法,称为醋炙法。又称醋炒法。

醋味酸、苦,性温。主入肝经血分,具有收敛,解毒,散瘀止痛,矫味的作用。故醋炙法多用于疏肝解郁、散瘀止痛、攻下逐水的药物。

（一）醋炙的操作方法

1. **先拌醋后炒药** 此法适用于大多数需醋炙的药物。如甘遂、柴胡、香附、延胡索等。

（1）净制：取药物，除去杂质，大小分档。

（2）拌润：取分档后的净药物，与定量米醋拌匀，加盖闷润，至醋被药物吸尽。

炮制用醋以米醋为宜。除另有规定外，一般每100kg净药物，用米醋20kg。醋量少可加入适量饮用水稀释。

（3）预热：用文火加热，使炒药锅或炒药机锅体的热度达到药物醋炙所需要的温度。

（4）炒制：将拌润后的药物，置于温度适宜的炒药锅或炒药机内，用文火加热，炒至药物近干，达到规定程度时，取出，晾凉，除去药屑。

（5）收贮：将符合成品质量标准的饮片，经包装后，按药典规定及时贮藏。

2. **先炒药后加醋** 此法适用于树脂类、动物粪便类药物。如乳香、没药、五灵脂等。

（1）净制：取药物，除去杂质，大小分档。

（2）预热：用文火加热，使炒药锅或炒药机锅体的热度达到药物醋炙时所要求的温度。

（3）炒制：取净药物，置于温度适宜的炒药锅或炒药机内，用文火加热，炒至药物表面熔化发亮（树脂类），或表面颜色改变、有腥气逸出（动物粪便类）时，均匀喷洒定量米醋，再用文火炒至规定程度，取出，晾凉，除净药屑。

除另有规定外，一般100kg净药物，用米醋5kg。

（4）收贮：将符合成品质量标准的饮片，经包装后，按药典规定及时贮藏。

（二）成品质量

醋炙品色泽较生品稍深，微带焦斑，略具醋气。树脂类药物显油亮光泽。成品含生片、糊片不得超过2%，含水分不得超过13%，含药屑、杂质不得超过1%。

（三）注意事项

1. 若醋的用量较少，不能与药物拌匀时，可加入适量水稀释后，再拌润。

2. 醋炙时宜用文火，勤加翻动，炒至规定程度，取出摊开晾干。

3. 树脂类、动物粪便类药物必须用先炒药后加醋的方法，否则会黏结成块或呈松散碎块，炒制时受热不匀，导致炒不透或炒焦。

4. 先炒药后加醋时，宜边喷醋边翻动药物，使之均匀。

（四）醋炙的目的

1. **引药入肝，增强活血散瘀，疏肝止痛作用** 如乳香、没药、三棱、莪术等活血祛瘀的药物，醋炙后能增强活血散瘀作用。柴胡、香附、青皮、延胡索等疏肝止痛的药物，醋炙后能增强疏肝止痛作用。

2. **降低毒性，缓和药性** 如甘遂、京大戟、芫花、商陆、狼毒等峻下逐水的药物，生品有毒，泻下逐水作用峻猛，醋炙后能降低毒性，并可缓和峻下作用。

3. **矫臭矫味** 如五灵脂、乳香、没药等具有腥臭味及刺激性气味的药物，醋炙后能矫其不良气味，利于患者服用。

甘　遂

【处方用名】　甘遂、炙甘遂、醋甘遂。

【来源】　本品为大戟科植物甘遂 *Euphorbia kansui* T. N. Liou ex T. P. Wang 的干燥块根。春季开花前或秋末茎叶枯萎后采挖，撞去外皮，晒干。

【炮制方法】

1. 甘遂　取原药材,除去杂质,洗净,晒干。本品含大戟二烯醇($C_{30}H_{50}O$)不得少于0.12%。

2. 醋甘遂　取净甘遂,用定量米醋拌匀,闷润至米醋被吸尽后,置于温度适宜的热锅内,用文火炒干,取出,晾凉。本品含大戟二烯醇($C_{30}H_{50}O$)不得少于0.12%。

每100kg净甘遂,用米醋30kg。

【成品性状】　甘遂为椭圆形或长圆柱形小段,呈椭圆形、长圆柱形或连珠形,表面类白色或黄白色,凹陷处有棕色外皮残留,质脆,易折断,断面粉性,白色,木部微显放射状纹理,气微,味微甘而辣。醋甘遂表面黄色至棕黄色,偶见焦斑,微有醋香气,味微酸而辣。

【炮制作用】　甘遂味苦,性寒;有毒。归肺、肾、大肠经。具有泻水逐饮,消肿散结的功能。

生甘遂有毒,作用峻烈,临床多入丸、散剂或外用。用于水肿胀满,胸腹积水,痰饮积聚,气逆咳喘,二便不利,风痰癫痫,痈肿疮毒。

醋甘遂能降低毒性,缓和峻泻作用,也入丸、散剂。用于腹水肿满,痰饮积聚,气逆喘咳,风痰癫痫,二便不利。

【炮制研究】　甘遂主要含萜类、甾体类和香豆素类化合物。

甘遂临床应用表明,其有效性是泻下作用,其毒性是泻下作用猛烈和对皮肤黏膜的刺激。有实验证明,其有效成分不溶于水,而溶于乙醇,乙醇提取后的残渣无泻下作用。故一般不入煎剂,宜入丸、散剂。

生甘遂的泻下作用和毒性均较强,毒性也较大,炙甘遂乙醇浸膏的泻下作用和毒性均较小。说明甘遂醋炙确能降低毒性和缓和峻泻作用。

对生甘遂、醋甘遂、甘草炙甘遂做LD_{50}试验,结果证明炮制品毒性小于生品,并有显著性差异,其中,甘草炙甘遂的毒性降低约4/5。

【贮藏】　置于通风干燥处,防蛀。

【备注】　甘遂古代有猪肾炙、醋炒、酥炒、炙制、甘草莞蒄复制、水煮、面煮、炮、煨、焙、炒、麸炒、面炒、胡麻炒等方法。近代有醋炙、豆腐制、甘草制、面煨、麸煨、土炒等方法。现行主要用醋炙法。《中国药典》收载有醋炙法。

商　　陆

【处方用名】　商陆、醋商陆。

【来源】　本品为商陆科植物商陆 *Phytolacca acinosa* Roxb. 或垂序商陆 *Phytolacca americana* L. 的干燥根。秋季至次春采挖,除去须根和泥沙,切成块或片,晒干或阴干。

【炮制方法】

1. 商陆　取原药材,除去杂质,洗净,润透,切厚片或块,干燥。

2. 醋商陆　取净商陆片或块,用定量米醋拌匀,闷润至米醋被吸尽后,置于温度适宜的热锅内,用文火炒干,取出,晾凉。本品含商陆皂苷甲($C_{42}H_{66}O_{16}$)不得少于0.20%。

每100kg净商陆,用米醋30kg。

【成品性状】　商陆为横切或纵切的不规则厚片或块,厚薄不等,横切片弯曲不平,边缘皱缩,外皮灰黄色或灰棕色;切面浅黄棕色或黄白色,木部隆起,形成数个突起的同心环轮;纵切片弯曲或卷曲,木部呈平行条状突起,质硬,气微,味稍甜,久嚼麻舌。醋商陆表面黄棕色,微有醋香气,味稍甜,久嚼麻舌。

【炮制作用】 商陆味苦,性寒;有毒。归肺、脾、肾、大肠经。具有逐水消肿,通利二便;外用解毒散结的功能。

生商陆有毒,长于消肿解毒。多外敷治疗痈疽肿毒。

醋商陆能降低毒性,缓和峻泻作用,长于逐水消肿。多用于水肿胀满。

【炮制研究】 商陆的毒性成分主要为三萜皂苷中的商陆毒素,又称商陆皂苷甲,可溶于水,易水解成苷元和糖。

1. 工艺研究 通过多种指标比较分析,对商陆炮制工艺的综合评价依次为:清蒸法＞醋蒸法＞水煮法＞醋煮法＞醋炙法＞生饮片＞原药材。清蒸法和醋煮法两种新工艺经过中试产品验证,其 LD_{50} 均高于原工艺醋炙品,商陆毒素含量低于原工艺醋炙品。

2. 化学成分研究 商陆经醋炙后,商陆毒素的含量降低,从而降低了毒性,并有较好的利尿作用。

【贮藏】 置于干燥处,防霉,防蛀。

【备注】 商陆古代有醋渍、醋炒、酒浸、豆叶蒸、绿豆蒸、绿豆同煮、豆汤浸、黑豆蒸、煮熟、炒黄、炒干等方法。近代有醋炙、醋煮、甘草制等方法。现行主要用醋炙法。《中国药典》收载有醋炙法。

芫 花

【处方用名】 芫花、炙芫花、醋芫花。

【来源】 本品为瑞香科植物芫花 *Daphne genkwa* Sieb. et Zucc. 的干燥花蕾。春季花未开放时采收,除去杂质,干燥。

【炮制方法】

1. 芫花 取原药材,除去杂质及梗、叶。本品含芫花素($C_{16}H_{12}O_5$)不得少于 0.20% 。

2. 醋芫花 取净芫花,用定量米醋拌匀,闷润至米醋被吸尽后,置于温度适宜的热锅内,用文火炒至醋被吸尽,取出,晾凉。

每 100kg 净芫花,用米醋 30kg。

【成品性状】 芫花呈棒槌形,多弯曲,花被筒表面淡紫色或灰绿色,密被短柔毛,质软,气微,味甘微辛。醋芫花表面微黄色,微有醋香气。

【炮制作用】 芫花味苦、辛,性温;有毒。归肺、脾、肾经。具有泻水逐饮;外用杀虫疗疮的功能。

生芫花有毒,峻泻逐水力较猛。较少内服,多外敷治疗疥癣,秃疮,痈肿,冻疮。

醋芫花能降低毒性,缓和峻泻作用和腹痛症状。用于水肿胀满,胸腹积水,痰饮积聚,气逆喘咳,二便不利。

【炮制研究】 芫花中含芫花素、芫花酯甲、芫花烯、羟基芫花素及挥发油等。

1. 工艺研究 将 30kg 米醋用 60kg 水稀释后,与 100kg 芫花拌匀,闷 1 小时,置于滚筒式炒药机中,文火炒干,挂火色后,取出。该醋炙法经中试生产验证,质量稳定,方法简便易行,具有明显的优越性,可用于芫花饮片生产。

2. 药理研究 芫花挥发油对兔眼结膜有一定的刺激作用,醋炙后可降低刺激性。LD_{50} 醋炙品比生品提高一倍,说明芫花醋炙起到了降低毒性的作用。

【贮藏】 置于通风干燥处,防霉,防蛀。

【备注】 芫花古代有醋炙、醋煮、醋煨、醋泡焙、酒炒、捣汁浸线、熬制、炒制、炒黑等方法。近代有醋炙、醋煮法。现行主要用醋炙、醋煮。《中国药典》收载有醋炙法。

京　大　戟

【处方用名】　生京大戟、炙京大戟、醋京大戟。

【来源】　本品为大戟科植物大戟 *Euphorbia pekinensis* Rupr. 的干燥根。秋、冬二季采挖,洗净,晒干。

【炮制方法】

1. 京大戟　取原药材,除去杂质,洗净,润透,切厚片,晒干。

2. 醋京大戟

（1）醋炙:取净京大戟片,用定量米醋拌匀,闷润至米醋被吸尽后,置于温度适宜的热锅内,用文火炒干,取出,晾凉。

（2）醋煮:取净京大戟,置于煮制容器内,加入定量米醋和适量水,浸润 1~2 小时,用文火煮至醋液被吸尽后,取出,晾至六七成干时,切厚片,干燥。

每 100kg 净京大戟,用米醋 30kg。

【成品性状】　京大戟为不规则长圆形或圆形厚片,外皮灰棕色或棕褐色,粗糙,片面类白色或淡黄色,纤维性,气微,味微苦涩。醋京大戟色泽加深,微有醋气。

【炮制作用】　京大戟味苦,性温;有毒。归肺、脾、肾经。具有泻水逐饮,消肿散结的功能。

生京大戟有毒,峻泻逐水力较猛。较少内服,多外敷治疗蛇虫咬伤,热毒痈肿疮毒,瘰疬痰核。

醋京大戟能降低毒性,缓和峻泻作用。用于水肿胀满,胸腹积水,痰饮积聚,气逆喘咳,二便不利。

【炮制研究】　京大戟根主要含大戟苷,生物碱,大戟色素体 A、B、C 等。

研究表明,与京大戟功效相似的还有红大戟,为茜草科植物,二者都有泻水逐饮之效,均可用于水肿胀满,胸腹积水,痰饮积聚,故习惯上将二者统称为"大戟"。但二者所含化学成分不同,适应证各有侧重,京大戟泻水逐饮的功能较强,红大戟消肿散结之功较好。所以,《中国药典》2010 年版将两个品种单列,并要求京大戟用醋煮法炮制,以降低毒性,而红大戟毒性较小,未作法定性要求。毒理实验证明,大戟醋炙后,毒性显著降低。

【贮藏】　置于干燥处,防蛀。

【备注】　京大戟古代有醋炒、醋煮、酒炙、酒浸、盐水炒、浆水煮、水煮、米泔水浸、海芋叶拌蒸、蒸制、生姜汁和面裹煨、麸炒、炒黄等方法。近代有醋炙、醋煮、面煨等方法。现行主要用醋炙、醋煮法。《中国药典》收载有醋煮法。

狼　　毒

【处方用名】　生狼毒、炙狼毒、醋狼毒。

【来源】　本品为大戟科植物月腺大戟 *Euphorbia ebracteolate* Hayata 或狼毒大戟 *Euphorbia fischeriana* Steud. 的干燥根。秋、冬两季采挖,洗净,切片,干燥。

【炮制方法】

1. 狼毒　取原药材,除去杂质,洗净,润透,切厚片,干燥。

2. 醋狼毒　取净狼毒片,用定量米醋拌匀,闷润至米醋被吸尽后,置于温度适宜的热锅内,用文火炒干,取出,晾凉。

每100kg净狼毒片,用米醋30～50kg。

【成品性状】 狼毒为类圆形块片,外皮薄,黄棕色或灰棕色,易剥落而露出黄色皮部,切面黄白色,有黄色不规则大理石样纹理或环纹,体轻,质脆,断面有粉性,气微,味微辛。醋狼毒表面黄色,略有醋气。

【炮制作用】 狼毒味辛,性平;有毒。归肝、脾经。具有散结,杀虫的功能。

生狼毒毒性剧烈,少有内服,多外用杀虫。治疗久年疥癣及一切癫疮。

醋狼毒毒性降低,可供内服。用于心腹胀满,痰饮积聚,二便不利,淋巴结结核,皮癣;灭蛆。

【贮藏】 置于通风干燥处,防蛀。

【备注】 狼毒古代有炙制、醋炒、醋煮、醋熬、姜制、油制、火炮、猪血制、炒制、同芫花醋煮或炒黄、焙熟、酒浸等方法。近代有醋炙、醋煮、与姜片隔层蒸再用白矾末腌等方法。现行主要用醋炙、醋煮法。《中国药典》收载有醋炙法。

柴　胡

【处方用名】 柴胡、醋柴胡、鳖血柴胡、酒柴胡。

【来源】 本品为伞形科植物柴胡 *Bupleurum chinense* DC. 或狭叶柴胡 *Bupleurum scorzonerifolium* Willd. 的干燥根。按性状不同,分别习称"北柴胡"及"南柴胡"。春、秋二季采挖,除去茎叶和泥沙,干燥。

【炮制方法】

1. 柴胡 取原药材,除去杂质及残茎,洗净,润透,切厚片,干燥。北柴胡含柴胡皂苷 a($C_{42}H_{68}O_{13}$)和柴胡皂苷 d($C_{42}H_{68}O_{13}$)的总量不得少于0.30%。

2. 醋柴胡 取净柴胡片,用定量米醋拌匀,闷润至米醋被吸尽后,置于温度适宜的热锅内,用文火炒干,取出,晾凉。北柴胡含柴胡皂苷 a($C_{42}H_{68}O_{13}$)和柴胡皂苷 d($C_{42}H_{68}O_{13}$)的总量不得少于0.30%。

每100kg净柴胡,用米醋20kg。

3. 酒柴胡 取净柴胡片,用定量黄酒拌匀,闷润至酒被吸尽后,置于温度适宜的热锅内,用文火炒干,取出,晾凉。

每100kg净柴胡,用黄酒10kg。

4. 鳖血柴胡 取净柴胡片,用定量洁净的新鲜鳖血及适量清水拌匀,闷润至鳖血液被吸尽后,置于温度适宜的热锅内,用文火炒干,取出,晾凉。

每100kg净柴胡,用鳖血12.5kg。

【成品性状】 北柴胡为不规则厚片,外皮黑褐色或浅棕色,具纵向皱纹及支根痕,切面淡黄白色,纤维性,质硬,气微香,味微苦;南柴胡为类圆形或不规则的片,外表皮红棕色或黑褐色,有时可见根头处具细密环纹或有细毛状枯叶纤维,切面黄白色,平坦,具败油气。醋北柴胡表面淡黄棕色,微有醋香气,味微苦;醋南柴胡色泽加深,微有醋香气。酒柴胡色泽加深,具酒香气。鳖血柴胡色泽加深,有血腥气。

【炮制作用】 柴胡味辛、苦,性微寒。归肝、胆、肺经。具有疏散退热,疏肝解郁,升举阳气的功能。

生柴胡升散作用强,长于解表退热。用于感冒发热,少阳证,气虚下陷。

醋柴胡可缓和升散之性,疏肝解郁止痛作用增强。用于肝郁气滞的胁痛,腹痛及月经不调。

酒柴胡活血,升举阳气作用增强。用于气虚下陷所致的久泻脱肛,脏器下垂,气短,倦怠。

鳖血柴胡能抑制升浮之性,清退肝热作用增强。用于热入血室,骨蒸盗汗,午后潮热。

【炮制研究】 柴胡主要含柴胡皂苷、甾醇、挥发油等成分。其中柴胡皂苷、挥发油中的柴胡醇、α-菠菜甾醇具有保肝作用。挥发油中的其他成分则是解热的主要成分。

有人针对用柴胡茎叶代替根入药或一同入药进行了研究,结果表明,柴胡根与茎叶的质量有差异,二者主要成分和药理作用不同,认为柴胡的地上部分不宜代替根入药。

成分研究表明,生柴胡中挥发油含量相对较高,皂苷含量相对较低。醋炙后,柴胡皂苷含量、水溶性浸出物含量、醇溶性浸出物含量均较生品高,而挥发油含量相对较低。说明中医临床用柴胡生品解热,炮制品疏肝止痛是具有科学道理的。

【贮藏】 置于通风干燥处,防蛀。

【备注】 柴胡古代有醋炒、酒拌、酒炒、蜜制、鳖血制、熬、焙、炒制等方法。近代有醋炙、酒炙、鳖血制、蜜炙、麸炒、清炒、炒炭等方法。现行主要用醋炙、酒炙、鳖血炙等方法。《中国药典》收载有醋炙法。

香 附

【处方用名】 香附、醋香附、酒香附、四制香附、香附炭。

【来源】 本品为莎草科植物莎草 Cyperus rotundus L. 的干燥根茎。秋季采挖,燎去毛须,置于沸水中略煮或蒸透后晒干,或燎后直接晒干。

【炮制方法】

1. 香附 取原药材,除去毛须及杂质,碾碎,或润透,切厚片,干燥。本品含挥发油不得少于 1.0%(ml/g)。

2. 醋香附

(1)醋炙:取净香附颗粒或片,用定量米醋拌匀,闷润至米醋被吸尽后,置于温度适宜的热锅内,用文火炒干,取出,晾凉。本品含挥发油不得少于 0.8%(ml/g)。

(2)醋煮蒸:取净香附(个货),置于煮制容器内,加入定量米醋和与米醋等量的水,用文火煮至醋液被吸尽后,再蒸 5 小时,闷片刻,取出,稍晾,切薄片,干燥。或干燥后,碾成绿豆大颗粒。

每 100kg 净香附,用米醋 20kg。

3. 酒香附 取净香附颗粒或片,用定量黄酒拌匀,闷润至黄酒被吸尽后,置于温度适宜的热锅内,用文火炒干,取出,晾凉。

每 100kg 净香附,用黄酒 20kg。

4. 四制香附 取净香附颗粒或片,用定量生姜汁、米醋、黄酒、食盐水拌匀,闷润至辅料被吸尽后,置于温度适宜的热锅内,用文火炒干,取出,晾凉。

每 100kg 净香附,用生姜 5kg,米醋、黄酒各 10kg,食盐 2kg。

5. 香附炭 取净香附,大小分开,置于温度适宜的热锅内,用中火炒至表面焦黑色,内部焦褐色时,喷淋清水少许,灭尽火星,取出,摊晾。

【成品性状】 香附为不规则颗粒或厚片,外表皮棕褐色或黑褐色,有时可见环节,切面色白或黄棕色,经蒸煮者切面黄棕色或红棕色,质硬,内皮层环纹明显,气香,味微苦。醋香附外表黑褐色,切面浅棕色或深棕色,微有焦斑,微有醋香气,味微苦。酒香附表面红紫色,略有酒气。四制香附表面深棕褐色,内部黄褐色,具有清香气。香附炭表面焦黑色,内部焦褐色,质脆,气焦香,味苦涩。

【炮制作用】　香附味辛、微苦、微甘,性平。归肝、脾、三焦经。具有疏肝解郁,理气宽中,调经止痛的功能。

生香附能上行胸膈,外达肌肤,长于理气解郁。用于肝郁气滞,胸胁胀痛,疝气疼痛,乳房胀痛,脾胃气滞,脘腹痞闷,胀满疼痛,月经不调,经闭痛经。

醋香附专入肝经,增强疏肝止痛作用,并能消积化滞。用于伤食腹痛,血中气滞,寒凝气滞,胃脘疼痛。

酒香附通经脉,散结滞。用于寒疝腹痛,瘰疬流注肿块。

四制香附长于行气解郁,调经散结。用于胁痛,痛经,月经不调。

香附炭止血。用于崩漏不止。

【炮制研究】　香附主要含挥发油,油中主要成分为 α-香附酮、β-香附酮、芹子烯、广藿香酮及少量单萜化合物。

研究表明,香附在临床上有调经止痛作用。生、制香附均有降低大鼠离体子宫张力,缓解子宫痉挛以及提高小鼠痛阈作用,但以醋制香附作用较强,且醋蒸法优于醋炙法。

【贮藏】　置于阴凉干燥处,防蛀。

【备注】　香附古代有微炒、酒炒、醋煮、童便浸后醋炒、童便醋盐水制、盐炒、胆汁制、蒸制、水煮、制炭、姜汁浸后甘草浸焙、米泔浸后蒜仁煮、石灰制、麸炒等方法。明、清时期突出用辅料(近50种)炮制,如"四制香附"、"五制香附"、"七制香附"等。近代有醋炙、酒炙、姜汁醋酒盐水制(四制)、米泔水生姜盐酒醋制(五制)、四制香附加秋石红糖老生姜制(七制)、七制香附加牛(羊)奶白蜜制(九制)、炒炭、姜汁炒、醋蜜炒等方法。现行主要用醋炙、醋煮、醋蒸、姜汁醋酒盐水制、酒炙、炒炭等方法。《中国药典》收载有醋炙法。

青　皮

【处方用名】　青皮、醋青皮、麸炒青皮。

【来源】　本品为芸香科植物橘 *Citrus reticulata* Blanco 及其栽培变种的干燥幼果或未成熟果实的果皮。5—6月收集自落的幼果,晒干,习称"个青皮";7—8月采收未成熟的果实,在果皮上纵剖成四半至基部,除尽瓤瓣,晒干,习称"四花青皮"。

【炮制方法】

1. 青皮　取原药材,除去杂质,洗净,闷润,切丝或厚片,晒干。本品含橙皮苷($C_{28}H_{34}O_{15}$)不得少于 4.0%。

2. 醋青皮　取净青皮丝或片,用定量米醋拌匀,闷润至米醋被吸尽后,置于温度适宜的热锅内,用文火炒至微黄色时,取出,晾凉。本品含橙皮苷($C_{28}H_{34}O_{15}$)不得少于 34.0%。

每 100kg 净青皮,用米醋 15kg。

3. 麸炒青皮　将麦麸均匀撒入温度适宜的热锅内,用中火加热,待起烟时,投入净青皮丝或片,炒至黄色时,取出,筛去麸皮,放凉。

每 100kg 净青皮,用麦麸 10kg。

【成品性状】　青皮为类圆形厚片或不规则丝状,表面灰绿色或黑绿色,密生多数油室,切面黄白色或淡黄棕色,有时可见瓤囊8~10瓣,淡棕色,气香,味苦辛。醋青皮色泽加深,略有醋香气,味苦、辛。麸炒青皮色泽加深,切面黄色,有焦香气。

【炮制作用】 青皮味苦、辛,性温。归肝、胆、胃经。具有疏肝破气,消积化滞的功能。

生青皮性烈,辛散力强,长于破气消积。用于饮食积滞,胃脘痞闷胀痛,癥积痞块。

醋青皮可缓和辛烈之性,消除发汗作用,以免克伐正气;并引药入肝,增强疏肝止痛,消积化滞作用。用于胁肋胀痛,疝气疼痛,乳癖,乳痈,食积气滞,脘腹胀痛。

麸炒青皮缓和辛散燥烈之性,有化积和中作用。用于食积停滞。

【炮制研究】 青皮主要含挥发油和黄酮类成分。

药理研究表明,采用小鼠扭体法、热板法比较青皮不同炮制品的镇痛作用,结果醋制后的青皮镇痛作用强而持久。青皮及醋制青皮对离体大鼠十二指肠自发活动呈明显抑制作用,其中醋制四花青皮水煎剂有明显抑制作用,表现为振幅减弱,紧张性下降。

【贮藏】 置于阴凉干燥处。

【备注】 青皮古代有醋洗、醋炒、酒制、盐制、蜜制、蒸、麸炒、面炒、水蛭同炒、斑蝥炒、巴豆制、焙制、火炮、去白炒、略炒、炒黑、制炭等方法。近代有醋炙、醋麸炒、蜜麸炒、麸炒、炒焦、炒炭等方法。现行主要用醋炙、麸炒法。《中国药典》收载有醋炙法。

郁　金

【处方用名】 郁金、醋郁金。

【来源】 本品为姜科植物温郁金 *Curcuma wenyujin* Y. H. Chen et C. Ling、姜黄 *Curcuma longa* L.、广西莪术 *Curcuma kwangsiensis* S. G. Lee et C. F. Liang 或蓬莪术 *Curcuma phaeocaulis* Val. 的干燥块根。前两者分别习称"温郁金"和"黄丝郁金",其余按性状不同习称"桂郁金"或"绿丝郁金"。冬季茎叶枯萎后采挖,除去泥沙及细根,洗净,蒸或煮至透心,干燥。

【炮制方法】

1. 郁金 取原药材,除去杂质,洗净,润透,切薄片,干燥。

2. 醋郁金 取净郁金片,用定量米醋拌匀,闷润至米醋被吸尽后,置于温度适宜的热锅内,用文火炒干,取出,晾凉。

每100kg净郁金片,用米醋10kg。

【成品性状】 郁金为椭圆形或长条形薄片,外表皮灰黄色、灰褐色至灰棕色,具不规则的纵皱纹,切面灰棕色、橙黄色至灰黑色,角质样,内皮层环明显,气微香,温郁金味微苦,黄丝郁金味辛辣。醋郁金色泽加深,略有醋气。

【炮制作用】 郁金味辛、苦,性寒。归肝、心、肺经。具有活血止痛,行气解郁,清心凉血,利胆退黄的功能。

郁金临床多生用。生郁金长于疏肝行气以解郁,活血祛瘀以止痛。多用于气血凝滞引起的胸胁刺痛,胸痹心痛,热病神昏,癫痫发狂,血热吐衄,黄疸尿赤。

醋郁金能引药入血分,增强疏肝止痛作用。用于厥心痛,肝郁气滞经闭痛经,乳房胀痛,经前腹痛。

【贮藏】 置于干燥处,防蛀。

【备注】 郁金古代有醋炒、醋煮、酒浸、酒炒、麸炒、皂荚水浸煮或炒、防风皂荚巴豆河水煮、甘草水煮、火炮、焙制、湿纸煨、炒炭等方法。近代有醋炙、醋蒸、醋煮、酒炒、炒黄等方法。现行多生用,有醋炙法。《中国药典》未收载其炮炙方法。

艾　叶

【处方用名】　艾叶、醋艾叶、艾叶炭、醋艾叶炭。

【来源】　本品为菊科植物艾 *Artemisia argyi* Levl. et Vant. 的干燥叶。夏季花未开时采摘,除去杂质,晒干。

【炮制方法】

1. 艾叶　取原药材,除去杂质及梗,筛去灰屑。本品含桉油精($C_{10}H_8O$)不得少于 0.050%。

2. 醋艾叶　取净艾叶,用定量米醋拌匀,闷润至米醋被吸尽后,置于温度适宜的热锅内,用文火炒干,取出,晾凉。

每 100kg 净艾叶,用米醋 15kg。

3. 艾叶炭　取净艾叶,置于温度适宜的热锅内,用中火炒至表面焦黑色,喷淋清水少许,灭尽火星,炒至微干,取出,摊开晾干。

4. 醋艾炭　取净艾叶,置于温度适宜的热锅内,用中火炒至表面焦黑色,喷淋定量米醋,灭尽火星,炒干,取出,及时摊晾,凉透。

每 100kg 净艾叶,用米醋 15kg。

【成品性状】　艾叶多皱缩、破碎,有短柄。完整叶片展平后呈卵状椭圆形,羽状深裂,裂片椭圆状披针形,边缘有不规则的粗锯齿,上表面灰绿色或深黄绿色,有稀疏的柔毛及腺点,下表面密生灰白色绒毛,质柔软,气清香,味苦。醋艾叶形如艾叶,清香气淡,略有醋气。艾叶炭为焦黑色,多卷曲,破碎。醋艾叶炭形如艾叶炭,略有醋气。

【炮制作用】　艾叶味辛、苦,性温;有小毒。归肝、脾、肾经。具有温经止血,散寒止痛;外用祛湿止痒的功能。

生艾叶芳香性燥,对胃有刺激性,长于理气血,祛寒燥湿;外用祛湿止痒。用于吐血,衄血,崩漏,月经过多,胎漏下血,少腹冷痛,经寒不调,宫冷不孕;外治皮肤瘙痒。捣绒作成艾卷或艾柱,用以烧灸,具有温煦气血,通达经络的作用。用于各种寒证痛证。

醋艾叶温而不燥,可缓和对胃的刺激性,增强逐寒止痛作用。用于寒客胞宫,宫寒不孕,妇人血虚火旺,血崩不止等虚寒证。

艾叶炭和醋艾叶炭辛散之性大减,增强温经止血作用。用于虚寒性出血证。

【贮藏】　置于阴凉干燥处。

【备注】　艾叶古代有醋制、酒制、酒醋制、香附酒醋制、盐制、泔制、枣制、米炒、焙、熬制、炒黄、炒焦、炒炭等方法。近代有醋炙、醋炒焦、炒炭后加醋炒、炒焦、炒炭、制艾绒等方法。现行主要用醋炙、炒炭、炒炭后喷醋法。《中国药典》收载有炒炭喷醋法。

延胡索(元胡)

【处方用名】　延胡索、元胡、醋元胡、醋延胡索、酒元胡、酒延胡索。

【来源】　本品为罂粟科植物延胡索 *Corydalis yanhusuo* W. T. Wang 的干燥块茎。夏初茎叶枯萎时采挖,除去须根,洗净,置于沸水中煮至恰无白心时,取出,晒干。

【炮制方法】

1. 延胡索　取原药材,除去杂质,洗净,润透,切厚片,干燥。或用时捣碎。本品含延胡索乙素($C_{21}H_{25}NO_4$)不得少于 0.040%。

2. 醋延胡索

（1）醋炙：取净延胡索或延胡索片，用定量米醋拌匀，闷润至米醋被吸尽后，置于温度适宜的热锅内，用文火炒干，取出，晾凉。

（2）醋煮：取净延胡索（个货），置煮制容器内，加定量米醋和适量清水（以平药面为宜），浸润至透，用文火煮至透心、液汁被吸尽，取出，晾至六成干，切厚片，干燥。或晒干后捣碎。

每 100kg 净延胡索，用米醋 20kg。

醋延胡索含延胡索乙素（$C_{21}H_{25}NO_4$）不得少于 0.040%。

3. 酒延胡索　取净延胡索片，用定量黄酒拌匀，闷润至酒被吸尽后，置于温度适宜的热锅内，用文火炒干，取出，晾凉。

每 100kg 净延胡索，用黄酒 15kg。

【成品性状】　延胡索为不规则的圆形厚片或颗粒状，外表皮黄色或黄褐色，有不规则细皱纹，切面黄色，角质样，具蜡样光泽，气微，味苦。醋延胡索表面及切面黄褐色，质较硬，味苦，微具醋香气。酒延胡索颜色同醋延胡索，略有酒气。

【炮制作用】　延胡索味辛、苦，性温。归肝、脾经。具有活血，行气，止痛的功能。

生延胡索止痛的有效成分不易煎出，影响其临床疗效，故多用醋炙品。

醋延胡索行气止痛作用增强。广泛应用于身体各部位的多种疼痛证候，如胸胁、脘腹疼痛，胸痹心痛，经闭痛经，产后瘀阻等。

酒延胡索增强活血止痛作用。用于心血瘀滞的胸痛，胸闷，心悸，跌打损伤，瘀血疼痛。

【炮制研究】　延胡索含有多种生物碱。其中的延胡索甲素、乙素、丑素是其止痛的主要有效成分。

1. 工艺研究

（1）烘法：研究表明，延胡索醋制工艺中以醋烘法最佳。用正交试验优选出醋烘的最佳工艺为：100kg 延胡索，用 20kg 醋，闷润 4.5 小时，120℃烘干。

（2）醋煮：用正交试验优选出醋煮的最佳工艺为：每 100kg 药物，用醋 20kg，润 1 小时，煮至醋被吸尽后，晾干。

（3）醋蒸：有人以总生物碱含量为指标，比较了醋蒸和醋煮法，结果表明，以 10% 或 20% 浓度的醋蒸制延胡索，其总生物碱浸出量最高。

2. 药理研究　延胡索中的季铵碱（如去氢延胡索甲素等），是治疗冠心病的有效成分，加热醋炒使季铵碱含量下降，作用减弱，所以治疗冠心病时，以延胡索生品为佳。

3. 炮制原理研究　延胡索主要含生物碱，已分离近 20 余种，其中延胡索乙素、丑素、甲素是其止痛有效成分。但游离生物碱难溶解于水，醋炙后，游离生物碱与醋酸结合生成醋酸盐，易溶于水，提高有效成分的煎出率，从而增强了止痛作用。这与传统的醋炙增强止痛作用的观点相吻合。

【贮藏】　置于干燥处，防蛀。

【备注】　延胡索古代有醋炒、醋蒸、醋煮、醋纸包煨、酒磨、酒炒、酒蒸、酒煮、酒焙、盐炒、熬制、米炒、炮、煨炒、炒制等方法。近代有醋炙、醋煮、醋蒸、盐水炒、酒炙等方法。现行主要用醋炙、醋煮、酒炙等方法。《中国药典》收载有醋炙、醋煮法。

三　　棱

【处方用名】　三棱、醋三棱。

【来源】 本品为黑三棱科植物黑三棱 *Sparganium stoloniferum* Buch.-Ham. 的干燥块茎。冬季至次年春采挖,洗净,削去外皮,晒干。

【炮制方法】

1. 三棱 取原药材,除去杂质,浸泡,闷润至透,切薄片,干燥。

2. 醋三棱 取净三棱片,用定量米醋拌匀,闷润至米醋被吸尽后,置于温度适宜的热锅内,用文火炒至色变深,取出,晾凉。

每100kg净三棱片,用米醋15kg。

【成品性状】 三棱为类圆形薄片,外表皮灰棕色,切面灰白色或黄白色,粗糙,有多数明显的细筋脉点,质坚实,气微,味淡,嚼之微有麻辣感。醋三棱切面黄色或灰棕色,偶见焦黄斑,微有醋香气。

【炮制作用】 三棱味辛、苦,性平。归肝、脾经。具有破血行气,消积止痛的功能。

生三棱为血中气药,长于破血行气,消积止痛。用于血滞经闭,产后瘀滞腹痛,癥瘕积聚,食积痰滞,脘腹胀痛,慢性肝炎或迁延性肝炎。

醋三棱主入血分,其破瘀散结,止痛作用增强。用于瘀滞经闭腹痛,癥瘕积聚,胸痹心痛,胁下胀痛。

【炮制研究】 三棱主要含挥发油、黄酮类、皂苷类成分。

1. 化学成分研究 研究表明,三棱中的黄酮芒柄素及皂苷类成分是活血化瘀的主要成分。对三棱不同炮制品(生品、醋煮品、清蒸品、醋炙品、麸炒品)中黄酮含量进行测定,结果以醋炙品含量最高。

2. 药理研究 三棱醋炙品及醋炙后的提取物其镇痛作用较生品有明显增强,其中醋炙三棱镇痛作用强而持久。这与传统中医理论认为醋炙后增强三棱散瘀止血作用相吻合。

【贮藏】 置于通风干燥处,防蛀。

【备注】 三棱古代有醋炒、醋煮后炒、醋煮、醋浸后煨、酒浸、酒炒、酒煮后熬膏、酒浸后巴豆火炮、蒸制、米煮、乌头炒、干漆炒、湿纸裹煨、面裹煨、火煅、炒炭等方法。近代有醋炙、醋蒸、醋煮等方法。现行主要用醋炙法。《中国药典》收载有醋炙法。

莪 术

【处方用名】 生莪术、醋莪术。

【来源】 本品为姜科植物蓬莪术 *Curcuma phaeocaulis* Valeton、广西莪术 *Curcuma kwangsiensis* S. G. Lee et C. F. Liang 或温郁金 *Curcuma wenyujin* Y. H. Chen et C. Ling 的干燥根茎。后者习称"温莪术"。冬季茎叶枯萎后采挖,洗净,蒸或煮至透心,晒干或低温干燥后除去须根及杂质。

【炮制方法】

1. 莪术 取原药材,除去杂质,略泡,洗净,蒸软,切厚片,干燥。本品含挥发油不得少于 1.0%(ml/g)。

2. 醋莪术

(1)醋炙:取净莪术片,用定量米醋拌匀,闷润至米醋被吸尽后,置于温度适宜的热锅内,用文火炒干,略带焦斑时,取出,晾凉。

每100kg净莪术片,用米醋20kg。

(2)醋煮:取净莪术(个货),置于煮制容器内,加入定量米醋和适量水浸没药面,用文火煮至透心,醋液被吸尽,取出,稍晾,切厚片,干燥。本品含挥发油不得少于 1.0%(ml/g)。

每 100kg 净莪术,用米醋 20kg。

【成品性状】 莪术为类圆形或椭圆形厚片,外表皮灰黄色或灰棕色,有时可见环节或须根痕,切面黄绿色、黄棕色或棕褐色,内皮层环纹明显,散在"筋脉"小点,气微香,味微苦而辛。醋莪术片色泽加深,角质样,微有醋香气。

【炮制作用】 莪术味辛、苦,性温。归肝、脾经。具有行气破血,消积止痛的功能。

生莪术长于行气止痛,破血祛瘀,为血中气药。多用于饮食积滞,胸腹痞满胀痛,瘀滞经闭,小腹胀痛。

醋莪术主入肝经血分,增强破血消癥作用。用于瘀滞经闭,胁下癥块。

【贮藏】 置于干燥处,防蛀。

【备注】 莪术古代有醋磨、醋浸、醋炒、醋煮、醋煨、酒醋制、酒磨、酒洗、酒炒、慢火炮、巴豆芝麻油煎制、煨制、虻虫制、羊血拌炒或鸡血拌炒、蒸熟炮等方法。近代有醋炙、醋煮、醋浸、醋煮后再蒸、面烫煮、清炒等方法。现行主要用醋炙、醋煮法。《中国药典》收载有醋煮法。

五 灵 脂

【处方用名】 五灵脂、醋五灵脂、酒五灵脂。

【来源】 本品为鼯鼠科动物复齿鼯鼠 *Trogopterus xanthipes* Milne-Edwards 的干燥粪便。全年均可采收,除去杂质,干燥。

【炮制方法】

1. 五灵脂 取原药材,除去杂质及灰屑;灵脂块,捣碎。

2. 醋五灵脂 取净五灵脂,置于温度适宜的热锅内,用文火炒至有腥气逸出时,喷淋定量米醋,炒至微干、有光泽时,取出,晾凉。

每 100kg 净五灵脂,用米醋 10kg。

3. 酒五灵脂 取净五灵脂,置于温度适宜的热锅内,用文火炒至有腥气逸出、色黄黑时,立即取出,趁热均匀喷淋定量黄酒,摊开晾干。

每 100kg 净五灵脂,用黄酒 10kg。

【成品性状】 五灵脂为长椭圆形颗粒或不规则块状,大小不一,表面黑棕色、红棕色或灰棕色,有油润性光泽,断面黄棕色或棕褐色,不平坦,纤维性,质疏松或有黏性,气腥臭。醋五灵脂表面灰褐色或焦褐色,稍有光泽,断面黄褐色或棕褐色,质较松,略有醋气。酒五灵脂表面黄黑色,略有酒气。

【炮制作用】 五灵脂性咸、甘,性温。归肝经。具有活血止痛,化瘀止血的功能。

生五灵脂具有止痛止血的作用,但有腥臭味,不利于服用,多外用。用于治疗虫蛇咬伤。

醋五灵脂能引药入肝,增强散瘀止血作用,并可矫臭矫味,便于服用。用于产后恶露不快,吐血,月经过多。

酒五灵脂活血止痛作用增强,并可矫臭矫味,便于服用。用于经闭腹痛,痛经,产后瘀阻腹痛。

【贮藏】 置于通风干燥处。

【备注】 五灵脂古代有醋熬、醋炒、醋面煨、酒研、酒洗、姜炙、煮制、火炮、烧制、土炒、微炒、制炭等方法。近代有醋炙、酒炙、炒黄、炒炭等方法。现行主要用醋炙、酒炙法。《中国药典》在附录中收载该药物。

乳 香

【处方用名】 乳香、炒乳香、炙乳香、醋乳香。

【来源】 本品为橄榄科植物乳香树 *Boswellia carterii* Birdw. 及同属植物 *Boswellia bhaw dajiana* Birdw. 树皮渗出的树脂。分索马里乳香和埃塞俄比亚乳香,每种乳香又分为乳香珠和原乳香。春、夏两季均可采收,将树干的皮部由下向上顺序切伤,使树脂从伤口渗出,数天后凝成块状,即可采收。

【炮制方法】

1. 乳香 取原药材,除去杂质,捣碎。

2. 醋乳香 取净乳香,置于温度适宜的热锅内,用文火炒至冒烟,表面微熔时,喷淋定量米醋,再炒至表面光亮,迅即取出,摊开放凉。

每100kg净乳香,用米醋5kg。

3. 炒乳香 取净乳香,置于温度适宜的热锅内,用文火炒表面熔化显光亮时,立即取出,摊开放凉。

【成品性状】 乳香为不规则长卵形滴乳状、类圆形小颗粒或黏结成的不规则块状物,表面黄白色,半透明,附有黄白色粉末,久存则颜色加深,稍有光泽,质脆,遇热软化,破碎面有玻璃样或蜡样光泽,有特异香气,味微苦。醋乳香表面深黄色,显油亮光泽,略透明,微有醋气。炒乳香表面油黄色,略透明,质坚脆,有特异香气。

【炮制作用】 乳香味辛、苦,性温。归心、肝、脾经。具有活血定痛,消肿生肌的功能。

生乳香长于活血消肿止痛,但气味辛烈,对胃有刺激性,易引起呕吐,多外用,也可内服。用于胸痹心痛,胃脘疼痛,痛经经闭,产后瘀阻,癥瘕腹痛,风湿痹痛,筋脉拘挛,跌打损伤,痈肿疮疡。

醋乳香引药入肝,增强活血止痛,收敛生肌作用;并能矫臭矫味,减少刺激性,利于粉碎。用于痛经,经闭,产后腹痛,跌打损伤。

炒乳香可缓和刺激性,便于粉碎,作用与醋乳香基本相同。用于心腹疼痛,风湿痹痛,肠痈。

【贮藏】 置于阴凉干燥处。

【备注】 乳香古代有醋制、酒制、姜制、蜜炙、童便酒制、炙制、乳制、黄连制、灯心制、竹叶制、去油制、煮制、煅制、焙制、炒制等方法。近代有醋炙、炒制、麸炒、灯心炒、茯苓炒、煮制等方法。现行主要用醋炙、炒制等方法。《中国药典》收载有醋炙法。

没 药

【处方用名】 没药、炒没药、炙没药、醋没药。

【来源】 本品为橄榄科植物地丁树 *Commiphora myrrha* Engl. 或哈地丁树 *Commiphora molmol* Engl. 的干燥油胶树脂。分为天然没药和胶质没药。11月至次年2月间,将树刺伤,使树脂从伤口流出,在空气中渐渐变成红棕色硬块。采收,除去杂质。

【炮制方法】

1. 没药 取原药材,除去杂质,捣碎或砸碎。

2. 醋没药 取净没药,置于温度适宜的热锅内,用文火炒至冒烟,表面微熔时,喷淋定量米醋,再炒至表面光亮,取出,摊开放凉。本品含挥发油不得少于2.0%（ml/g）。

每100kg净没药,用米醋5kg。

3. 炒没药 取净没药,置于温度适宜的热锅内,用文火炒至表面熔化,显光亮时,立即取出,摊开放凉。

【成品性状】 天然没药为不规则颗粒性团块,大小不等,表面黄棕色或红棕色,近半透明部分呈棕黑色,被有黄色粉末,质坚脆,破碎面不整齐,无光泽,有特异香气,味苦而微辛;胶质没药为不规则块状和颗粒,多黏结成大小不等的团块,表面棕黄色至棕褐色,不透明,质坚实或疏松,有特异香气,味苦而有黏性。醋没药为小块状或圆颗粒状,表面棕褐色或黑褐色,有光泽,具特异香气,略有醋香气,味苦而微辛。炒没药为小碎块或圆颗粒,表面黑褐色或棕黑色,显油亮光泽,气微香。

【炮制作用】 没药味辛、苦,性平。归心、肝、脾经。具有散瘀定痛,消肿生肌的功能。

生没药气味辛烈,对胃有刺激性,易引起呕吐,多外用,也可内服,长于化瘀。用于胸痹心痛,胃脘疼痛,痛经经闭,产后瘀阻,癥瘕腹痛,风湿痹痛,筋脉拘挛,跌打损伤,痈肿疮疡。

醋没药活血止痛,收敛生肌作用增强,并能矫臭矫味,缓和对胃的刺激性,利于粉碎。用于经闭,痛经,脘腹疼痛,痈疽肿痛。

炒没药可缓和刺激性,利于粉碎。用于疔疮肿痛,肠痈,风湿痹痛,漏眼脓血。

【贮藏】 置于阴凉干燥处。

【备注】 没药古代有酒制、童便酒制、童便制、蒸制、去油制、灯心炒、炒制等方法。近代有醋炙、煮制、香附炒、灯心炒、炒黄、炒焦等方法。现行主要用醋炙、清炒法。《中国药典》收载有醋炙法。

第三节 盐 炙 法

将净选或切制后的药物,加入定量食盐水溶液拌炒的方法,称为盐炙法。又称盐水炒法。

食盐味咸,性寒。具有清热凉血,软坚散结,润燥的作用。食盐能引药"入肾","引火归元",故盐炙法多用于补肾固精、疗疝、利尿和泻相火的药物。

(一)盐炙的操作方法

1. 先拌盐水后炒药 此法适用于大多数需盐炙的药物。如泽泻、巴戟天、益智仁、杜仲等。

(1)净制:取药物,除去杂质,大小分档。

(2)盐水的制备:取定量食盐,加入4~5倍的饮用水溶解、过滤,即得食盐水溶液。

(3)拌润:取分档后的净药物,与定量盐水拌匀,闷润至盐水被药物吸尽。

除另有规定外,一般每100kg净药物,用食盐2kg。

(4)预热:用文火加热,使炒药锅或炒药机锅体的热度达到药物盐炙所需的温度。

(5)炒制:将拌润后的药物,置于温度适宜的炒药锅或炒药机内,用文火加热,炒干,至药物符合规定程度时,取出,晾凉,除去药屑。

(6)收贮:将符合成品质量标准的饮片,经包装后,按药典规定及时贮藏。

2. 先炒药后加盐水 此法适用于含黏液质较多的药物。如知母、车前子等。

(1)净制:取药物,除去杂质,大小分档。

(2)预热:用文火加热,使炒药锅或炒药机锅体的热度达到药物盐炙时所要求的温度。

(3)炒制:取净药物,置于温度适宜的炒药锅或炒药机内,用文火加热,炒至一定程度时,均匀喷洒定量的盐水,再文火炒干,至药物符合规定程度时,取出,晾凉,除去药屑。

除另有规定外,一般每100kg净药物,用食盐2kg。

(4)收贮:将符合成品质量标准的饮片,经包装后,按药典规定及时贮藏。

(二)成品质量

盐炙品色泽较生品加深,或略有焦斑,微有咸味。成品含生片、糊片不得超过2%,含水分不得超过13%,含药屑、杂质不得超过1%。

(三)注意事项

1. 用水溶化食盐时,用水量一般以食盐的4~5倍量为宜。若水量过多,则盐水不能被药物吸尽或不易炒干;水量过少,又不易与药物拌匀。

2. 含黏液质较多的药物,应采用先炒药后喷盐水的方法。此类药物遇水易发黏,盐水不易渗入,炒时又易粘锅,所以需先将药物炒去部分水分,使药物质地变得疏松,再喷淋盐水,以利于盐水渗入,又不致粘锅。

3. 除盐杜仲用中火外,一般用文火。采用先炒药后加盐水法时,更应控制火力,以免加入盐水后水分迅速蒸发,食盐粘附在锅上,达不到盐炙的目的。

(四)盐炙的目的

1. 引药下行,增强疗效 如杜仲、巴戟天、韭菜子等补肾的药物,盐炙后增强补肝肾作用;益智仁、沙苑子等固精缩尿的药物,盐炙后增强补肾固涩作用;小茴香、橘核、荔枝核、胡芦巴等疗疝止痛的药物,盐炙后可增强温肾散寒,疗疝止痛作用;车前子、小茴香、泽泻等利尿的药物,盐炙后增强泄热利尿作用。

2. 增强滋阴降火作用 如黄柏、知母等滋阴,清退虚热的药物,盐炙后增强滋阴降火作用。

3. 缓和辛燥之性 如补骨脂、益智仁等药物辛温而燥,容易伤阴,盐炙后可拮抗其辛燥之性,并能增强补肾固精作用。

黄　柏

【处方用名】 黄柏、盐黄柏、酒黄柏、黄柏炭。

【来源】 本品为芸香科植物黄皮树 *Phellodendron chinense* Schneid. 或黄檗 *Phellodendron amurense* Rupr. 的干燥树皮。前者习称"川黄柏",后者习称"关黄柏"。剥取树皮后,除去粗皮,晒干。

【炮制方法】

1. **黄柏** 取原药材,抢水洗净,润透,切丝,干燥。川黄柏含小檗碱以盐酸小檗碱($C_{20}H_{17}NO_4 \cdot HCl$)计不得小于3.0%,含黄柏碱以盐酸黄柏碱($C_{20}H_{23}NO_4 \cdot HCl$)计不得小于0.34%。关黄柏含盐酸小檗碱($C_{20}H_{17}NO_4 \cdot HCl$)不得小于0.60%,含盐酸巴马汀($C_{21}H_{21}NO_4 \cdot HCl$)不得小于0.30%。(下述盐黄柏同)。

2. **盐黄柏** 取净黄柏丝,用适量食盐水拌匀,闷润至盐水被吸尽后,置于温度适宜的热锅内,用文火炒干,取出,晾凉。

每100kg净黄柏丝,用食盐2kg。

3. **酒黄柏** 取净黄柏丝或块,用定量黄酒拌匀,闷润至黄酒被吸尽后,置于温度适宜的热锅内,用文火炒干,取出,晾凉。

每100kg净黄柏丝,用黄酒10kg。

4. 黄柏炭 取净黄柏丝或块,置于温度适宜的热锅内,用武火炒至表面焦黑色,内部焦褐色时,喷淋清水少许,灭尽火星,取出,及时摊晾,凉透。

【成品性状】 黄柏呈丝条状。川黄柏外表面黄褐色或黄棕色,内表面暗黄色或淡棕色,具纵棱纹,切面纤维性,呈裂片状分层,深黄色,味极苦;关黄柏外表面黄绿色或淡棕黄色,内表面黄色或黄棕色,切面鲜黄色或黄绿色,有的呈片状分层,气微,味极苦。盐黄柏表面深黄色,偶有焦斑,味极苦,微咸。酒黄柏表面深黄色,偶有焦斑,略有酒气。黄柏炭表面焦黑色,内部深褐色或棕黑色,体轻,质脆,易折断,味苦涩。

【炮制作用】 黄柏味苦,性寒。归肾、膀胱经。具有清热燥湿,泻火除蒸,解毒疗疮的功能。

生黄柏苦燥,性寒而沉,长于清热燥湿,解毒疗疮。用于湿热泻痢,黄疸尿赤,带下阴痒,热淋涩痛,脚气痿躄,骨蒸劳热,盗汗,遗精,疮疡肿毒,湿疹湿疮。

盐黄柏可缓和苦燥之性,不伤脾胃,并引药入肾,长于滋阴降火。用于阴虚火旺,骨蒸潮热,盗汗,遗精,痿痹,咳嗽咯血。

酒黄柏可缓和苦寒之性,免伤脾胃,并能借酒的升腾之力,引药上行,清上焦之热。用于热壅上焦诸证及足痿。

黄柏炭清湿热中兼有涩性,长于止血。用于便血,尿血,崩漏下血。

【炮制研究】 黄柏含生物碱,其中以小檗碱含量较高。另含挥发油、黄酮类化合物等成分。

通过对黄柏几种炮制品及原料黄柏进行小檗碱的显微化学反应及含量测定,发现原料黄柏经浸泡切丝后,组织中的小檗碱有转移的现象,并且小檗碱已损失一半;酒炒、盐炒、清炒黄柏的小檗碱含量变化不大;黄柏炭经高温处理,小檗碱几乎损失殆尽。而小檗碱是黄柏抗菌的有效成分,因此,中医用黄柏炭治疗崩漏等出血症,而不用于治痢疾。

黄柏经炮制后,小檗碱含量均有下降。其小檗碱含量的高低顺序是黄柏(只除粗皮) > 黄柏丝(润透切丝) > 盐黄柏 > 酒黄柏 > 黄柏炭。黄柏炭小檗碱含量极低。

【贮藏】 置于通风干燥处,防潮。

【备注】 黄柏古代有盐水炒、酒炒、醋渍、姜汁炒黑、蜜炙、酒蜜盐同制、乳汁炒、童便炒、米泔制、附子汁制、煅炭、炒、炒炭等方法。近代有盐炙、酒炙、微炒、炒焦、炒炭等方法。现行主要用盐炙、酒炙、炒炭法。《中国药典》将川黄柏和关黄柏分列,均收载有盐炙、炒炭法。

知 母

【处方用名】 知母、知母肉、炒知母、盐知母。

【来源】 本品为百合科植物知母 *Anemarrhena asphodeloides* Bge. 的干燥根茎。春、秋二季采挖,除去须根及泥沙,晒干,习称"毛知母";或除去外皮,晒干。

【炮制方法】

1. 知母 取原药材,除去杂质,洗净,润透,切厚片,干燥,去毛屑。本品含芒果苷($C_{19}H_{18}O_{11}$)不得少于 0.50%,含知母皂苷 BII($C_{45}H_{76}O_{19}$)不得少于 3.0%。

2. 盐知母 取净知母片,置于温度适宜的热锅内,用文火炒至变色时,喷淋适量食盐水,炒干,取出,晾凉。本品含芒果苷($C_{19}H_{18}O_{11}$)不得少于 0.40%,含知母皂苷 BII($C_{45}H_{76}O_{19}$)不得少于 2.0%。

每 100kg 净知母片,用食盐 2kg。

【成品性状】　知母为不规则类圆形厚片,外表皮黄棕色或棕色,可见少量残存的黄棕色叶基纤维和凹陷或突起的点状根痕,切面黄白色至黄色,质硬,易折断,气微,味微甜略苦,嚼之带黏性。盐知母表面黄色,偶见焦斑,气微,味微咸,嚼之有黏性。

【炮制作用】　知母味苦、甘,性寒。归肺、胃、肾经。具有清热泻火,滋阴润燥的功能。

生知母苦寒滑利,长于清热泻火,生津润燥,尤以泻肺、胃之火见长。用于温病壮热烦渴,肺热咳嗽或胃热壅盛,大便燥结。

盐知母能引药下行,专于入肾,增强滋阴降火作用,并善清虚热。用于肝肾阴亏,虚火上炎,骨蒸潮热,盗汗遗精,腰膝酸痛及阴虚尿闭。

【炮制研究】　知母含芒果苷、知母皂苷、异菝葜皂苷等成分。

采用薄层扫描法测定知母各炮制品中菝葜皂苷元的含量,结果表明,知母不同炮制品中菝葜皂苷元含量都比生品高,其中盐炙品增加最为明显。增高顺序为盐炙>麸炒>清炒>酒炙品>生品,初步证明了传统炮制方法的合理性。从实验结果可知,知母炮制起到杀酶保苷作用,有利于饮片的保存。

【贮藏】　置于通风干燥处,防潮。

【备注】　知母古代有盐水炒、盐酒拌炒、酒洗、酒浸、酒炒、酒拌炒黑、人乳汁盐酒炒、姜汤浸、蜜炒、童便浸、煨制、焙制、炒制等方法。近代有盐炙、麸炒、蜜炙、酒炙等方法。现行主要用盐炙法。《中国药典》收载有盐炙法。

泽　泻

【处方用名】　泽泻、淡泽泻、盐泽泻、麸炒泽泻。

【来源】　本品为泽泻科植物泽泻 *Alisma orientale* (Sam.) Juzep. 的干燥块茎。冬季茎叶开始枯萎时采挖,洗净,干燥,除去须根及粗皮。

【炮制方法】

1. 泽泻　取原药材,除去杂质,稍浸,润透,切厚片,干燥。本品含23-乙酰泽泻醇 B($C_{32}H_{50}O_5$)不得少于0.050%。

2. 盐泽泻　取净泽泻片,用适量食盐水拌匀,闷润至盐水被吸尽后,置于温度适宜的热锅内,用文火炒干,取出,晾凉。本品含23-乙酰泽泻醇 B($C_{32}H_{50}O_5$)不得少于0.040%。

每100kg净泽泻片,用食盐2kg。

3. 麸炒泽泻　将麦麸均匀撒入温度适宜的热锅内,用中火加热,待起烟时,投入净泽泻片,炒至黄色时,取出,筛去麸皮,放凉。

每100kg净泽泻片,用麸皮10kg。

【成品性状】　泽泻为类圆形或椭圆形厚片,外表皮黄白色或淡黄棕色,可见细小突起的须根痕,切面黄白色,粉性,有多数细孔,气微,味微苦。盐泽泻表面淡黄棕色或黄褐色,偶见焦斑,味微咸。麸炒泽泻表面黄色,偶见焦斑,微有焦香气,味微苦。

【炮制作用】　泽泻味甘、淡,性寒。归肾、膀胱经。具有利水渗湿,泄热,化浊降脂的功能。

生泽泻长于利水泻热。用于小便不利,水肿胀满,泄泻尿少,痰饮眩晕,热淋涩痛,高脂血症。

盐泽泻能引药下行,增强滋阴,泻热,利尿作用,且利尿而不伤阴。用于小便淋涩,遗精淋漓,腰部重痛。

麸炒泽泻寒性缓和,长于渗湿和脾,降浊以升清为主。用于脾虚泄泻,痰湿眩晕。

【炮制研究】 泽泻含有多种四环三萜酮醇衍生物,如泽泻醇 A、B、C 等。尚含胆碱、卵磷脂、氨基酸、脂肪酸等成分。

1. 成分研究 实验结果表明,泽泻经炮制后,其水溶性煎出物均有不同程度的增加,尤以盐制品最高。

2. 药理研究 泽泻及其有效成分泽泻醇类化合物有利尿作用,有较强的降血脂与抗动脉粥样硬化作用,能改善冠状血流量,预防心绞痛,有抗脂肪肝、降血糖、抗炎作用。泽泻不同产季和不同药用部位的利尿效果不同。冬季产的正品泽泻利尿力最大,春泽泻效力稍差。

【贮藏】 置于干燥处,防蛀。

【备注】 泽泻古代有盐炙、盐水拌、酒浸、酒拌、酒炙、酒拌烘、酒蒸、米泔浸后蒸或炒、清蒸、皂角水浸焙、蒸焙、煨制、微炒等方法。近代有盐炙、麸炒、蜜麸炒、酒炙、炒焦、土炒等方法。现行主要用盐炙、麸炒、蜜麸炒法。《中国药典》收载有盐炙法。

车 前 子

【处方用名】 车前子、盐车前子、炒车前子。

【来源】 本品为车前科植物车前 *Plantago asiatica* L. 或平车前 *Plantago depressa* Willd. 的干燥成熟种子。夏、秋二季种子成熟时采收果穗,晒干,搓出种子,除去杂质。

【炮制方法】

1. 车前子 取原药材,除去杂质,筛去灰屑。本品含京尼平苷酸($C_{16}H_{22}O_{10}$)不得少于 0.50%,毛蕊花为糖苷($C_{29}H_{36}O_{15}$)不得少于 0.40%。

2. 盐车前子 取净车前子,置于温度适宜的热锅内,用文火炒至略有爆鸣声时,喷淋适量食盐水,炒干,取出,晾凉。本品含京尼平苷酸($C_{16}H_{22}O_{10}$)不得少于 0.40%,毛蕊花为糖苷($C_{29}H_{36}O_{15}$)不得少于 0.30%。

每 100kg 净车前子,用食盐 2kg。

3. 炒车前子 取净车前子,置于温度适宜的热锅内,用文火炒至略有爆鸣声,并有香气逸出时,取出,放凉。

【成品性状】 车前子呈椭圆形、不规则长圆形或三角状长圆形,略扁,表面黄棕色至黑褐色,有细皱纹,一面有灰白色凹点状种脐,质硬,气微,味淡。盐车前子表面黑褐色,气微香,味微咸。炒车前子略鼓起,表面黑褐色或黄棕色,略有焦香气。

【炮制作用】 车前子味甘,性微寒。归肝、肾、肺、小肠经。具有清热利尿通淋,渗湿止泻,明目,祛痰的功能。

生车前子长于利水通淋,清肺化痰,清肝明目。用于热淋涩痛,水肿胀满,暑湿泄泻,目赤肿痛,痰热咳嗽。

盐车前子能引药下行,长于泄热利尿而不伤阴,又能益肝明目。用于肾虚脚肿,眼目昏暗。

炒车前子寒性稍减,并能提高煎出效果,作用与生品相似,长于渗湿止泻。用于湿浊泄泻,小便短少。

【炮制研究】 车前子主要含多种黄酮类成分,车前烯醇酸,琥珀酸,腺嘌呤,胆碱等。

研究表明,车前子炮制后黄酮类成分无质的变化,但含量有差异,炒车前子含量较高,盐车前子次之,生品较低。

【贮藏】　置于通风干燥处,防潮。

【备注】　车前子古代有盐水炒、酒浸、酒炒、酒蒸、酒煮、米泔水浸、焙制、微炒等方法。近代有盐炙、酒炙、炒黄等方法。现行主要用炒黄、盐炙法。《中国药典》收载有盐炙法。

小　茴　香

【处方用名】　小茴香、小茴、茴香、盐茴香、盐小茴香。

【来源】　本品为伞形科植物茴香 *Foeniculum vulgare* Mill. 的干燥成熟果实。秋季果实初熟时采割植株,晒干,打下果实,除去杂质。

【炮制方法】

1. 小茴香　取原药材,除去杂质及残梗,筛去灰屑。本品含反式茴香脑($C_{10}H_{12}O$)不得少于1.4%。

2. 盐小茴香　取净小茴香,用适量食盐水拌匀,闷润至盐水被吸尽后,置于温度适宜的热锅内,用文火炒至微黄色,有香气逸出时,取出,晾凉。本品含反式茴香脑($C_{10}H_{12}O$)不得少于1.3%。

每100kg净小茴香,用食盐2kg。

【成品性状】　小茴香为双悬果,呈圆柱形,有的稍弯曲,表面黄绿色或淡黄色,两端略尖,顶端残留有黄棕色突起的花柱基,基部有时有细小的果梗,分果呈长椭圆形,背面有纵棱5条,接合面平坦而较宽,横切面略呈五边形,背面的四边约等长,有特异香气,味微甜辛。盐小茴香微鼓起,色泽加深,偶有焦斑,香气浓,味微咸。

【炮制作用】　小茴香味辛,性温。归肝、肾、脾、胃经。具有散寒止痛,理气和胃的功能。

生小茴香辛散之性较强,长于理气,温胃止痛。用于胃寒呕吐,小腹冷痛,脘腹胀痛。

盐小茴香辛散之性缓和,专行下焦,长于温肾祛寒,疗疝止痛。用于疝气疼痛,睾丸坠痛及肾虚腰痛。

【贮藏】　置于阴凉干燥处。

【备注】　小茴香古代有盐水炒、盐制、青盐酒制、盐楝肉制、酒浸炒、生姜制、黑牵牛制、斑蝥制、巴豆制、吴萸制、火炮、焙、隔纸焙、麸炒、微炒、炒、制炭等方法。近代有盐炙、盐水拌匀凉干、盐酒醋童便制、清炒等方法。现行主要用盐炙法。《中国药典》收载有盐炙法。

橘　核

【处方用名】　橘核、炒橘核、盐橘核。

【来源】　本品为芸香科植物橘 *Citrus reticulata* Blanco 及其栽培变种的干燥成熟种子。果实成熟后收集,洗净,晒干。

【炮制方法】

1. 橘核　取原药材,除去杂质,洗净,干燥。用时捣碎。

2. 盐橘核　取净橘核,用适量食盐水拌匀,闷润至盐水被吸尽后,置于温度适宜的热锅内,用文火炒干,取出,晾凉。用时捣碎。

每100kg净橘核,用食盐2kg。

【成品性状】　橘核略呈卵形,表面淡黄白色或淡灰白色,光滑,一侧有种脊棱线,一端钝圆另端渐尖成小柄状,外种皮薄而韧,内种皮菲薄,种仁黄绿色,有油性,气微,味苦。盐橘核表面淡黄色,多有裂纹,略有咸味。

【炮制作用】 橘核味苦,性平。归肝、肾经。具有理气,散结,止痛的功能。

生橘核长于理气散结。用于肝胃气滞疼痛,乳痛乳癖。

盐橘核能引药下行,专于入肾,增强疗疝止痛作用。用于疝气疼痛,睾丸肿痛。

【贮藏】 置于干燥处,防霉,防蛀。

【备注】 橘核古代有盐炒、青盐拌炒、酒炒、酒焙、盐酒炒、炒制、炒焦等方法。近代有盐炙、炒黄法。现行主要用盐炙法。《中国药典》收载有盐炙法。

荔 枝 核

【处方用名】 荔枝核、盐荔枝核。

【来源】 本品为无患子科植物荔枝 *Litchi chinensis* Sonn. 的干燥成熟种子。夏季采摘成熟果实,除去果皮及肉质假种皮,洗净,晒干。

【炮制方法】

1. 荔枝核 取原药材,除去杂质,洗净,干燥。用时捣碎。

2. 盐荔枝核 取净荔枝核,捣碎,用适量食盐水拌匀,闷润至盐水被吸尽后,置于温度适宜的热锅内,用文火炒干,取出,晾凉。

每100kg净荔枝核,用食盐2kg。

【成品性状】 荔枝核呈长圆形或卵圆形,略扁,表面棕红色或紫棕色,平滑,有光泽,略有凹陷及细波纹,一端有类圆形黄棕色的种脐,质硬,气微,味微甘苦涩。盐荔枝核呈碎块状,无光泽,断面棕褐色,偶有焦斑,味苦涩而微咸。

【炮制作用】 荔枝核味甘、微苦,性温。归肝、肾经。具有行气散结,祛寒止痛的功能。

生荔枝核长于疏肝,理气,止痛。用于肝郁气滞,胃脘疼痛,妇女小腹刺痛。

盐荔枝核偏入肝经血分,行血中之气,长于疗疝止痛。用于寒疝疼痛,睾丸肿痛。

【贮藏】 置于干燥处,防蛀。

【备注】 荔枝核古代有盐水浸炒、烧存性、火炮、焙制、煨熟、炒黄等方法。近代和现行主要用盐炙法。《中国药典》收载有盐炙法。

胡 芦 巴

【处方用名】 胡芦巴、炒胡芦巴、盐胡芦巴。

【来源】 本品为豆科植物胡芦巴 *Trigonella foenum-graecum* L. 的干燥成熟种子。夏季果实成熟时采割植株,晒干,打下种子,除去杂质。

【炮制方法】

1. 胡芦巴 取原药材,除去杂质,洗净,干燥。本品含胡芦巴碱($C_7H_7NO_2$)不得少于0.45%。

2. 盐胡芦巴 取净胡芦巴,用适量食盐水拌匀,闷润至盐水被吸尽后,置于温度适宜的热锅内,用文火炒至鼓起,有香气逸出时,取出,晾凉。用时捣碎。本品含胡芦巴碱($C_7H_7NO_2$)不得少于0.45%。

每100kg净胡芦巴,用食盐2kg。

3. 炒胡芦巴 取净胡芦巴,置于温度适宜的热锅内,用文火炒至有爆裂声,色泽加深,有香气逸出时,取出,放凉。用时捣碎。

【成品性状】 胡芦巴呈斜方形或矩形,表面黄绿色或黄棕色,平滑,两侧各具一深斜沟,相交处有点状种脐,质坚硬,不易破碎,气香,味微苦。盐胡芦巴微鼓起,表面黄棕至棕色,偶有焦斑,略具香气,味微咸。炒胡芦巴微鼓起,有裂口,色泽加深,有香气。

【炮制作用】　胡芦巴味苦,性温。归肾经。具有温肾助阳,祛寒止痛的功能。

生胡芦巴长于散寒逐湿。用于寒湿脚气。

盐胡芦巴引药入肾,长于温补肾阳。用于寒疝腹痛,阳痿,肾虚腰痛。

炒胡芦巴作用与生品相似,但苦燥之性稍缓,温补肾阳作用略胜于生品,逐寒湿作用逊于生品,兼具温肾逐湿作用。用于肾虚冷胀,寒邪凝滞的痛经。

【贮藏】　置于干燥处。

【备注】　胡芦巴古代有盐炒、酒洗、酒浸、酒炒、酒蒸、酒浸焙、芝麻炒、海金沙制、海金沙巴豆制、山茱萸炒、火炮、炒、微炒等方法。近代有盐炙、酒炙、炒黄、炒焦等方法。现行主要用炒黄、盐炙法。《中国药典》收载有盐炙法。

益　智

【处方用名】　益智、益智仁、炒益智仁、盐益智仁。

【来源】　本品为姜科植物益智 *Alpinia oxyphylla* Miq. 的干燥成熟果实。夏、秋间果实由绿变红时采收,晒干或低温干燥。

【炮制方法】

1. 益智仁　取原药材,除去杂质及外壳,筛取种子。用时捣碎。本品含挥发油不得少于 1.0%(ml/g)。

2. 盐益智仁　取净益智仁,用适量食盐水拌匀,闷润至盐水被吸尽后,置于温度适宜的热锅内,用文火炒干,色泽加深时,取出,晾凉。用时捣碎。

每 100kg 净益智仁,用食盐 2kg。

【成品性状】　益智仁为集结成团的种子,中有隔膜将种子团分为 3 瓣,去壳碾压后多数为不规则碎块或单粒种子,种子呈不规则的扁圆形,略有钝棱,表面灰褐色或灰黄色,质硬,有特异香气,味辛微苦。盐益智仁表面褐色或棕褐色,略有咸味。

【炮制作用】　益智仁味辛,性温。归脾、肾经。具有暖肾固精缩尿,温脾止泻摄唾的功能。

生益智仁辛温而燥,长于温脾止泻,收摄唾涎。用于脾寒泄泻,腹中冷痛,口多唾涎。

盐益智仁辛燥之性缓和,专行下焦,长于固精,缩尿。用于肾虚遗尿,小便频数,遗精白浊。

【炮制研究】　益智仁主要含有挥发油、维生素、氨基酸、脂肪酸和无机元素等。

1. 工艺研究　以挥发油、水溶性浸出物、诺卡酮含量为指标,优化益智仁盐炙工艺为:将 2g 食盐加 40ml 水溶解后,与 100g 净益智仁拌匀,闷润 30 分钟,在 250℃下炒炙 8 分钟。

2. 药理研究　益智仁生品和盐炙品均呈剂量依赖性,对乙酰胆碱引起的膀胱逼尿肌兴奋具有显著的拮抗作用,可降低肌条收缩的平均张力,且盐炙品效果优于生品。

【贮藏】　置于阴凉干燥处。

【备注】　益智古代有取仁盐炒、青盐酒煮、酒炒、姜汁炒、蜜制、米泔制、焙制、去壳炒、炒黑等方法。近代有盐炙、盐水蒸、蜜炙等方法。现行主要用盐炙法。《中国药典》收载有盐炙法。

杜　仲

【处方用名】　杜仲、川杜仲、炒杜仲、盐杜仲。

【来源】 本品为杜仲科植物杜仲 *Eucommia ulmoides* Oliv. 的干燥树皮。4—6 月剥取,刮去粗皮,堆置"发汗"至呈紫褐色,晒干。

【炮制方法】

1. 杜仲 取原药材,除去杂质,刮去残留粗皮,洗净,切块或丝,干燥。本品含松脂醇二葡萄糖苷($C_{32}H_{42}O_{16}$)不得少于 0.10%。

2. 盐杜仲 取净杜仲块或丝,用适量食盐水拌匀,闷润至盐水被吸尽后,置于温度适宜的热锅内,用中火炒至丝易断,表面焦黑色时,取出,晾凉。本品含松脂醇二葡萄糖苷($C_{32}H_{42}O_{16}$)不得少于 0.10%。

每 100kg 净杜仲块或丝,用食盐 2kg。

【成品性状】 杜仲为小方块或丝条状,外表面淡棕色或灰褐色,有明显的皱纹,内表面暗紫色,光滑,断面有细密、银白色、富弹性的橡胶丝相连,气微,味稍苦。盐杜仲表面黑褐色,内表面褐色,折断时胶丝弹性较差,味微咸。

【炮制作用】 杜仲味甘,性温。归肝、肾经。具有补肝肾,强筋骨,安胎的功能。

生杜仲性温偏燥,补肝肾,强筋骨。用于肾虚兼夹风湿腰痛。但生品应用很少,仅用于浸酒。临床多用其制品。

盐杜仲能引药入肾,直达下焦,温而不燥,增强补肝肾,强筋骨,安胎作用。用于肝肾不足,腰膝酸痛,筋骨无力,头晕目眩,妊娠漏血,胎动不安。

【炮制研究】 杜仲有效成分为松脂醇二葡萄糖苷。尚含多种环烯醚萜类,酚性成分及多种氨基酸。另含有杜仲胶,属于硬性橡胶类。

1. 工艺研究

(1)净制:去粗皮杜仲块的煎出率比未去粗皮杜仲块的煎出率高,且粗皮占药材的 20% 以上,故应去粗皮后入药。

(2)切制:杜仲丝的煎出率比块条的煎出率高,杜仲切制不同规格总成分的煎出率大小依次为:横丝 > 纵丝 > 丁 > 条 > 带粗皮块。故应切制成 0.5cm 的横丝为好。

2. 化学成分研究 炮制后,杜仲降压有效成分松脂醇二葡萄糖苷的含量明显提高,各炮制品含量无明显差异。所以,治疗原发性高血压应用其炮制品。

3. 药理研究 生杜仲、盐杜仲和砂烫盐杜仲均能使兔、狗血压下降,杜仲炭和砂烫品作用强度基本一致,均比生品强,盐杜仲对猫的降压作用比生品大一倍。

杜仲能使动物离体子宫自主收缩减弱,并能拮抗子宫收缩剂的作用而解痉,盐制品又强于生品,这与中医用杜仲,特别是盐杜仲治疗胎动不安是一致的。

【贮藏】 置于通风干燥处。

【备注】 杜仲古代有盐水炒、酒炒、醋炙、姜汁炙、姜蜜炒、蜜炙、酥蜜炙、童便浸焙、麸炒、糯米炒、炒黑等方法。近代有盐炙、盐水拌润蒸、盐麸炒、煅炭、砂烫、炒炭等方法。现行主要用盐炙法。《中国药典》收载有盐炙法。

补 骨 脂

【处方用名】 补骨脂、破故纸、盐骨脂、盐补骨脂。

【来源】 本品为豆科植物补骨脂 *Psoralea corylifolia* L. 的干燥成熟果实。秋季果实成熟时采收果序,晒干,搓出果实,除去杂质。

【炮制方法】

1. 补骨脂 取原药材,除去杂质。本品含补骨脂素($C_{11}H_6O_3$)和异补骨脂素($C_{11}H_6O_3$)的总量不得少于0.70%。

2. 盐补骨脂 取净补骨脂,用适量食盐水拌匀,闷润至盐水被吸尽后,置于温度适宜的热锅内,用文火炒至微鼓起,有香气逸出时,取出,晾凉。本品含补骨脂素($C_{11}H_6O_3$)和异补骨脂素($C_{11}H_6O_3$)的总量不得少于0.70%。

每100kg净补骨脂,用食盐2kg。

【成品性状】 补骨脂呈肾形,略扁,表面黑色、黑褐色或灰褐色,具细微网状皱纹,顶端圆钝,有一小突起,凹侧有果梗痕,质硬,果皮薄与种子不易分离,种子1枚,有油性,气香,味辛微苦。盐补骨脂表面黑色或黑褐色,微鼓起,气微香,味微咸。

【炮制作用】 补骨脂味辛、苦,性温。归肾、脾经。具有温肾助阳,纳气平喘,温脾止泻;外用消风祛斑功能。

生补骨脂辛热而燥,温肾作用强,长于温补脾肾,止泻痢。多用于脾肾阳虚,五更泄泻;外治银屑病,白癜风,扁平疣,斑秃。

盐补骨脂可缓和辛窜温燥之性,避免伤阴,并引药入肾,增强补肾纳气作用。用于肾阳不足,阳痿遗精,遗尿尿频,腰膝冷痛,肾虚作喘。

【贮藏】 置于干燥处。

【备注】 补骨脂古代有与盐同炒、盐炙、盐酒炒、盐酒芝麻制、黄柏盐酒制、米泔黄柏盐制、酒炒、酒浸焙、酒蒸、酒麸炒、醋炒、童便乳浸、童便浸蒸、乳拌蒸、芪术苓甘草制、芝麻制、泽泻制、胡桃肉炒、麸炒、面炒、麻子仁炒、炒等方法。近代有盐炙、盐水蒸、羊脂油炙、麸炒、清炒等方法。现行主要用盐炙法。《中国药典》收载有盐炙法。

沙苑子

【处方用名】 沙苑子、沙苑蒺藜、潼蒺藜、盐沙苑子。

【来源】 本品为豆科植物扁茎黄芪 *Astragalus complanatus* R. Br. 的干燥成熟种子。秋末冬初果实成熟尚未开裂时采割植株,晒干,打下种子,除去杂质。晒干。

【炮制方法】

1. 沙苑子 取原药材,除去杂质,洗净,干燥。本品含沙苑子苷($C_{28}H_{32}O_{16}$)不得少于0.060%。

2. 盐沙苑子 取净沙苑子,用适量食盐水拌匀,闷润至盐水被吸尽后,置于温度适宜的热锅内,用文火炒干,取出,晾凉。本品含沙苑子苷($C_{28}H_{32}O_{16}$)不得少于0.050%。

每100kg净沙苑子,用食盐2kg。

【成品性状】 沙苑子略呈肾形而稍扁,表面光滑,褐绿色或灰褐色,边缘一侧微凹处具圆形种脐,质坚硬,不易破碎,气微,味淡,嚼之有豆腥味。盐沙苑子表面鼓起,深褐绿色或深灰褐色,气微,味微咸,嚼之有豆腥味。

【炮制作用】 沙苑子味甘,性温。归肝、肾经。具有补肾助阳,固精缩尿,养肝明目的功能。

生沙苑子温而不燥,补肾助阳作用和缓,长于养肝明目。用于肝虚眩晕,目暗昏花。

盐沙苑子药性更平和,能平补阴阳,并能引药入肾,增强补肾固精,缩尿作用。用于肾虚腰痛,遗精早泄,遗尿尿频,白浊带下。

【贮藏】　置于通风干燥处。

【备注】　沙苑子古代有盐水炒、酒炒、酒蒸、酥炙、乳蒸焙干、微焙、微炒、炒等方法。近代有盐炙、盐水蒸、清炒等方法。现行主要用盐炙法。《中国药典》收载有盐炙法。

砂　仁

【处方用名】　砂仁、缩砂仁、阳春砂、盐砂仁。

【来源】　本品为姜科植物阳春砂 *Amomum villosum* Lour.、绿壳砂 *Amomum villosum* Lour. var. *xanthioides* T. L. Wu et Senjen 或海南砂 *Amomum longiligulare* T. L. Wu 的干燥成熟果实。夏、秋二季果实成熟时采收,晒干或低温干燥。

【炮制方法】

1. 砂仁　取原药材,除去杂质及果柄。用时捣碎。

2. 盐砂仁　取净砂仁,用适量食盐水拌匀,闷润至盐水被吸尽后,置于温度适宜的热锅内,用文火炒干,取出,晾凉。用时捣碎。

每 100kg 净砂仁,用食盐 2kg。

【成品性状】　阳春砂和绿壳砂呈椭圆形或卵圆形,有不明显的三棱,表面棕褐色,密生刺状突起,顶端有花被残基,基部常有果柄,果皮薄而软,种子集结成团,具三钝棱,中有白色隔膜,将种子团分成 3 瓣,种子为不规则多面体,表面棕红色或暗褐色,气芳香浓烈,味辛凉、微苦;海南砂呈长椭圆形或卵圆形,有明显的三棱,表面被片状分枝的软刺,果皮厚而硬,种子团较小,气味稍淡。盐砂仁色泽加深,辛香气略减,味微咸。

【炮制作用】　砂仁味辛,性温。归脾、胃、肾经。具有化湿开胃,温脾止泻,理气安胎的功能。

生砂仁辛香,长于化湿行气,醒脾和胃,温脾止泻。用于脾胃湿阻气滞,脘腹胀痛,纳呆食少,呕吐泄泻。

盐砂仁可缓和辛燥之性,温而不燥,并能引药下行,增强温中暖肾,理气安胎,温肾缩尿作用。用于妊娠恶阻,胎动不安,小便频数,遗尿。

【贮藏】　置于阴凉干燥处。

【备注】　砂仁古代有盐水炒、酒炒、姜汁拌、姜汁炒、熟地拌蒸、萝卜汁浸透焙、焙、火煅存性、煨、炒等方法。近代有盐炙、姜汁炒、微炒等方法。现行主要用盐炙法。《中国药典》未收载其炮炙方法。

菟　丝　子

【处方用名】　菟丝子、吐丝子、盐菟丝子、酒菟丝饼、炒菟丝子。

【来源】　本品为旋花科植物南方菟丝子 *Cuscuta australis* R. Br. 或菟丝子 *Cuscuta chinensis* Lam. 的干燥成熟种子。秋季果实成熟时采收植株,晒干,打下种子,除去杂质。

【炮制方法】

1. 菟丝子　取原药材,除去杂质,洗净,干燥。本品含金丝桃苷($C_{21}H_{20}O_{12}$)不得少于 0.10%。

2. 盐菟丝子　取净菟丝子,用适量食盐水拌匀,闷润至盐水被吸尽后,置于温度适宜的热锅内,用文火炒至略鼓起,微有爆裂声,并有香气逸出时,取出,晾凉。本品含金丝桃苷($C_{21}H_{20}O_{12}$)不得少于 0.10%。

每 100kg 净菟丝子,用食盐 2kg。

3. 酒菟丝饼 取净菟丝子,用适量水煮至开裂,不断搅拌,待水液被吸尽,全部呈黏丝绸粥状时,加入定量黄酒和白面拌匀,取出,压成饼,切成约 1cm 小方块,干燥。

每 100kg 净菟丝子,用黄酒 15kg,白面 15kg。

4. 炒菟丝子 取净菟丝子,置于温度适宜的热锅内,用文火炒至微黄色,有爆裂声时,取出,放凉。

【成品性状】 菟丝子呈类球形,表面灰棕色或棕褐色,粗糙,种脐线形或扁圆形,质坚实,不易以指甲压碎,气微,味淡。盐菟丝子表面棕黄色,裂开,略有香气,味微咸。酒菟丝饼呈小方块状,表面灰棕色或黄棕色,略有酒气。炒菟丝子表面黄棕色,可见裂口,气微香,味淡。

【炮制作用】 菟丝子味辛、甘,性平。归肝、肾、脾经。具有补益肝肾,固精缩尿,安胎,明目,止泻;外用消风祛斑的功能。

生菟丝子偏温,补阳胜于补阴,长于养肝明目。用于目昏耳鸣。外治白癜风。

盐菟丝子不温不寒,平补阴阳,增强补肾固精安胎作用。用于肝肾不足,腰膝酸软,阳痿遗精,遗尿尿频,肾虚胎漏,胎动不安,脾肾虚泻。

酒菟丝饼能增强温补脾肾作用,并提高煎出效果。用于腰膝酸软,肾虚胎漏,脾虚便溏。

炒菟丝子利于粉碎和制剂,提高煎出效果,其功用与生品相似,多入丸、散剂。

【炮制研究】 菟丝子主要含黄酮、多糖、生物碱、挥发油等。

1. 工艺研究 菟丝子质坚实,煎出效果差,也不易粉碎,吐丝后能有利于煎出成分。采用先润 24 小时,再高压蒸煮 45 分钟的方法,吐丝率为 98%。该法较水煮(6 小时)、直接高压蒸煮(45 分钟)为佳。

菟丝子饼较恰当的制备方法是:淘洗干净后的菟丝子用酒浸一夜(淹过药面为度),次日加入适量水,煮至开裂,煮时不断搅拌,待水被吸尽后,全部黏丝呈稠粥状时,取出,晾干制饼。

2. 化学成分研究 通过比较不同炮制品的浸出率,结果为:菟丝饼＞酒炒品＞清炒品＞生品;高压法＞清炒法＞生品。

【贮藏】 置于通风干燥处。

【备注】 菟丝子古代有与盐同炒、盐炙、盐水蒸、酒浸、酒洗、酒浸炒作饼、酒蒸、酒煮、酒米拌炒、白酒米泔制、酒煨作饼、苦酒黄精汁浸、蜜拌制饼、单蒸制饼、米泔淘洗、四物汤制、麸炒、炒黄等方法。现行主要用盐炙、酒制饼、清炒等方法。《中国药典》收载有盐炙法。

韭 菜 子

【处方用名】 韭菜子、韭子、盐韭子、盐韭菜子。

【来源】 本品为百合科植物韭菜 *Allium tuberosum* Rottl. ex Spreng. 的干燥成熟种子。秋季果实成熟时采收果序,晒干,搓出种子,除去杂质。

【炮制方法】

1. 韭菜子 取原药材,除去杂质,筛去灰屑。用时捣碎。

2. 盐韭菜子 取净韭菜子,用适量食盐水拌匀,闷润至盐水被吸尽后,置于温度适宜的热锅内,用文火炒干,取出,晾凉。用时捣碎。

每 100kg 净韭菜子,用食盐 2kg。

【成品性状】 韭菜子呈半圆形或半卵圆形,略扁,表面黑色,一面凸起,粗糙,有细密的网状皱纹,另一面微凹,皱纹不甚明显,顶端钝,基部稍尖,有点状突起的种脐,质硬,气特异,味微辛。盐韭菜子色泽加深,有香气,味咸微辛。

【炮制作用】 韭菜子味辛、甘,性温。归肝、肾经。具有温补肝肾,壮阳固精的功能。

生韭菜子性温燥,散寒作用强。用于肝肾亏虚,腰膝酸痛,阳痿遗精,遗尿尿频,白浊带下。

盐韭菜子辛味减弱,引药入肾,增强补肾固精作用。用于阳痿,遗精,尿频,遗尿。

【贮藏】 置于干燥处。

【备注】 韭菜子古代有酒浸、酒浸炒、酒煮、酒浸爆干微炒、枣酒制、醋炒、醋煮炒香、汤浸、蒸熟炒、焙制、炒等方法。近代有盐炙、炒黄等方法。现行主要用盐炙法。《中国药典》收载有盐炙法。

第四节 姜 炙 法

将净选或切制后的药物,加入定量姜汁拌炒的方法,称为姜炙法。又称姜汁炒法。

生姜味辛,性温。具有解表散寒,温中止呕,化痰止咳的作用。故姜炙法多用于祛痰止咳,降逆止呕的药物。

（一）姜炙的操作方法

1. 先拌姜汁后炒药 此法适用于大多数需姜炙的药物。如厚朴、草果、黄连等。

(1)净制:取药物,除去杂质,大小分档。

(2)姜汁的制备:①捣汁(榨汁):将生姜洗净切碎,置于适宜容器内,捣烂,加入适量水,压榨取汁;残渣再加水共捣,压榨取汁,如此反复2~3次,合并得姜汁。②煮汁(煎汁):取净生姜片,放置于锅内,加入适量水煎煮,过滤,残渣再加水煮,过滤,合并两次滤液,适当浓缩,得姜汁。两法制得的姜汁与生姜的比例均以1:1为宜。

(3)拌润:取分档后的净药物,与定量姜汁拌匀,加盖闷润,至姜汁被药物吸尽。

炮制用姜以生姜为宜。除另有规定外,一般每100kg净药物,用生姜10kg。

(4)预热:用文火加热,使炒药锅或炒药机锅体的热度达到药物姜炙时所需要的温度。

(5)炒制:将拌润后的药物,置于温度适宜的炒药锅或炒药机内,用文火加热,炒至药物近干,达到规定程度时,取出,晾凉,除净药屑。

(6)收贮:将符合成品质量标准的饮片,经包装后,按药典规定及时贮藏。

2. 姜煮 此法一般适用于个货药材(如厚朴)的姜炙。

(1)净制:取个货厚朴,用刀刮去栓皮,扎成捆。

(2)煮制:将成捆的药材置于煮制容器内,加入定量姜汁(也可直接加入生姜片)和适量水,以平药面为宜,文火煮约2小时,待姜汁被药物吸尽。

除另有规定外,一般每100kg净药物,用生姜10kg。

(3)切制:将煮制后的药物,取出,润至适合切制的程度时,切丝。若煮后有剩余的姜汁,应拌入饮片中,干燥,除净药屑。

(4)收贮:将符合成品质量标准的饮片,经包装后,按药典规定及时贮藏。

（二）成品质量

姜炙品色泽加深,略有焦斑,具姜的辛辣气味。成品含生片、糊片不得超过2%,含药屑、杂质不得超过1%。姜煮制品未煮透者不得超过2%,含水分不得超过13%。

（三）注意事项

1. 制备姜汁时,要控制水量,一般所得姜汁与生姜的比例以 1:1 为宜。

2. 药物与姜汁拌匀后,要充分闷润,待姜汁被吸尽后,再用文火炒干,否则,达不到姜炙的目的。

（四）姜炙的目的

1. 缓和药物寒性,增强和胃止呕作用　如生黄连,性味过于苦寒,姜炙后可缓和其寒性,免伤脾阳,并增强止呕作用。

2. 降低药物副作用,增强疗效　如厚朴对咽喉有刺激性,姜炙后可缓和其刺激性,并能增强温中化湿作用。

厚　朴

【处方用名】　厚朴、川厚朴、姜厚朴。

【来源】　本品为木兰科植物厚朴 *Magnolia officinalis* Rehd. et Wils. 或凹叶厚朴 *Magnolia officinalis* Rehd. et Wils. var. *biloba Rehd.* et Wils. 的干燥干皮、根皮及枝皮。4—6 月剥取,根皮及枝皮直接阴干;干皮置于沸水中微煮后,堆置阴湿处,"发汗"至内表面变紫褐色或棕褐色时,蒸软,取出,卷成筒状,干燥。

【炮制方法】

1. 厚朴　取原药材,刮去粗皮,洗净,润透,切丝,晒干。本品含厚朴酚（$C_{18}H_{18}O_2$）与和厚朴酚（$C_{18}H_{18}O_2$）的总量不得少于 2.0%。

2. 姜厚朴

（1）姜炙:取净厚朴丝,用适量姜汁拌匀,闷润至姜汁被吸尽后,置于温度适宜的热锅内,用文火炒干,取出,晾凉。本品含厚朴酚（$C_{18}H_{18}O_2$）与和厚朴酚（$C_{18}H_{18}O_2$）的总量不得少于 1.6%。

（2）姜煮:取定量生姜切片,加水煎汤,另取刮净粗皮的个货厚朴,扎成捆,置姜汤中,用文火煮至姜汤被吸尽后,取出,切丝,干燥。

每 100kg 净厚朴,用生姜 10kg。

【成品性状】　厚朴呈丝条状,外表面灰褐色,内表面紫棕色或深紫棕色,较平滑,切面颗粒状,有油性,有的可见多数小亮星,气香,味辛辣微苦。姜厚朴丝表面灰褐色,偶见焦斑,略有姜辣气。

【炮制作用】　厚朴味苦、辛,性温。归脾、胃、肺、大肠经。具有燥湿消痰,下气除满的功能。

生厚朴味辛辣,对咽喉有刺激性,一般内服不生用。

姜厚朴能消除对咽喉的刺激性,增强宽中和胃止呕作用。用于湿阻气滞,脘腹胀满或呕吐泻痢,积滞便秘,痰饮喘咳,梅核气。

【炮制研究】　厚朴主要含厚朴酚、和厚朴酚等成分。尚含挥发油、厚朴碱等生物碱类成分。其中厚朴酚能显著抑制胃液的分泌,并有抗溃疡作用;厚朴碱具有明显的降压作用,可能也是厚朴的主要毒性成分。

1. 工艺研究　以厚朴酚及和厚朴酚的含量为指标,比较了产地加工厚朴的方法,结果表明,水煮法和发汗法为优。水煮的方法是:剥取茎干树皮,卷成筒,于沸水中煮 20 分钟,晒干。发汗法的方法是:剥取干皮水煮 10 分钟,取出,上下铺盖青草,堆置,发汗 5 小时,至内表面颜色变紫褐,有芳香气时,取出,晒干。

2. **化学成分研究** 厚朴的栓皮中基本不含厚朴酚及和厚朴酚,为非药用部位,故炮制时要求除去粗皮是合理的。同株厚朴中地下部分或接近地下部分树皮中厚朴酚及和厚朴酚的含量较地上部分树皮中的含量高,经产地加工者比未经产地加工者的含量稍高。

厚朴各炮制品中,挥发油含量为姜汁炒>姜汁煮>生品;水煎液中厚朴酚及和厚朴酚含量为生品>姜汁浸>姜汁炒>姜汁煮。

【贮藏】 置于通风干燥处。

【备注】 厚朴古代有姜炙、姜煮、生姜枣制、姜焙、姜蜜制、酒制、醋炒、浸后醋淬、盐制、糯米粥制、酥炙等方法。近代有姜炙、姜煮、姜汁浸、姜汁蒸、生姜紫苏汁蒸、生姜紫苏加水煮等方法。现行主要用姜炙、姜煮法。《中国药典》收载有姜炙法。

竹　茹

【处方用名】 竹茹、淡竹茹、姜竹茹。

【来源】 本品为禾本科植物青秆竹 *Bambusa tuldoides* Munro、大头典竹 *Sinocalamus beecheyanus*(Munro) McClure var. *pubescens* P. F. Li 或淡竹 *Phyllostachys nigra* (Lodd.) Munro var. *henonis*(Mitf.)Stapf ex Rendle 的茎秆的干燥中间层。全年均可采制,取新鲜茎,除去外皮,将稍带绿色的中间层刮成丝条,或削成薄片,捆扎成束,阴干。前者称"散竹茹",后者称"齐竹茹"。

【炮制方法】

1. 竹茹 取原药材,除去杂质和硬皮,切段或揉成小团。

2. 姜竹茹 取净竹茹段或团,用适量姜汁拌匀,闷润至姜汁被吸尽后,置于温度适宜的热锅内,用文火如烙饼样将两面烙至微黄色时,取出,晾凉。

每100kg 净竹茹,用生姜 10kg。

【成品性状】 竹茹为弯曲的丝条状小段或小团,宽窄厚薄不等,浅绿色、黄绿色或黄白色,体轻松,质柔韧,有弹性,气微,味淡。姜竹茹表面黄色,有少许焦斑,微有姜的气味。

【炮制作用】 竹茹味甘,性微寒。归肺、胃经。具有清热化痰,除烦,止呕的功能。

生竹茹长于清热化痰,除烦。用于痰热咳嗽,胆火挟痰,惊悸不宁,心烦失眠,中风痰迷,舌强不语,胃热呕吐,妊娠恶阻,胎动不安。

姜竹茹可增强降逆止呕作用。用于胃热呕吐,呃逆。

【贮藏】 置于干燥处,防霉,防蛀。

【备注】 竹茹古代有姜炙、醋浸、朱砂制、炒制、微炒、炒焦等方法。近代有姜制、朱砂制、炒制等方法。现行主要用姜炙法。《中国药典》收载有姜炙法。

草　果

【处方用名】 草果、草果仁、炒草果、姜草果仁。

【来源】 本品为姜科植物草果 *Amomum tsao-ko* Crevost et Lemaire 的干燥成熟果实。秋季果实成熟时采收,除去杂质,晒干或低温干燥。

【炮制方法】

1. 草果仁 取原药材,除去杂质,用中火炒至外壳焦黄色并微鼓起时,取出,稍晾,去壳取仁。用时捣碎。本品含挥发油不得少于 1.0%(ml/g)。

2. 姜草果仁 取净草果仁,用适量姜汁拌匀,闷润至姜汁被吸尽后,置于温度适宜的热锅内,用文火炒干,取出,晾凉。用时捣碎。本品含挥发油不得少于0.7%(ml/g)。

每100kg净草果仁,用生姜10kg。

【成品性状】 草果仁为圆锥状多面体,表面棕色至红棕色,有的可见外被残留灰白色膜质的假种皮,种脊为一条纵沟,尖端有凹状的种脐,胚乳灰白色至黄白色,有特异香气,味辛辣微苦。姜草果仁表面棕褐色,鼓起,偶有焦斑,有特异香气,味辛辣微苦。

【炮制作用】 草果仁味辛,性温。归脾、胃经。具有燥湿温中,截疟除痰,辟瘴解瘟的功能。

草果仁辛温燥烈,长于燥湿散寒,除痰截疟。用于寒湿内阻,脘腹胀痛,痞满呕吐,疟疾寒热,瘟疫发热。

姜草果仁可缓和燥烈之性,长于温中止呕。用于寒湿阻滞脾胃,脘腹胀满疼痛,呕吐。

【贮藏】 置于阴凉干燥处。

【备注】 草果古代有姜制、醋煮、茴香制、麝香制、面裹煨、火炮、炒存性、焙制、去壳炒、炒黄等方法。近代有姜炙、盐制、煨制、砂烫、炒制等方法。现行主要用姜炙法。《中国药典》收载有姜炙法。

第五节 蜜 炙 法

将净选或切制后的药物,加入定量炼蜜拌炒的方法,称为蜜炙法。

蜂蜜味甘,性平。具有补中益气,润肺止咳,缓和药性,矫味的作用。故蜜炙法多用于止咳平喘,补脾益气的药物。

(一)蜜炙的操作方法

1. 先拌蜜后炒药 此法适用于大多数蜜炙的药物。如甘草、黄芪等。

(1)净制:取药物,除去杂质,大小分档。

(2)蜂蜜的炼制:将蜂蜜放置于铝锅内,加热至徐徐沸腾后,改用文火,保持微沸,并除去泡沫及上浮蜡质,然后用罗筛或纱布滤去死蜂、杂质,再倾入锅内,加热至116~118℃,满锅起鱼眼泡,手捻之有黏性,两指间尚无长白丝出现时,迅速出锅。炼蜜的含水量控制在10%~13%为宜。

(3)拌润:取定量炼蜜,加入适量开水稀释,趁热与药物拌匀,闷润至蜜被药物吸尽。

炼蜜的用量,具体应视药物的吸蜜程度而定。质地疏松、纤维性强的药物用蜜量宜大;质地坚实、黏性较强、油分较多的药物用蜜量宜少。除另有规定外,一般每100kg净药物,用炼蜜25kg。

(4)预热:用文火加热,使炒药锅的热度达到药物蜜炙时所要求的温度。

(5)炒制:将拌润后的药物,置于温度适宜的炒制容器内,用文火加热,炒至药物色泽加深,不粘手时,取出,摊晾。

(6)收贮:将符合成品质量标准的饮片,经包装后,按药典规定及时贮藏。

2. 先炒药后加蜜 此法适用于质地致密,蜜不易被吸收的药物。如百合、槐角等。该法因先炒药,可以除去部分水分,使药物质地略变酥脆,蜜较易被吸收。

(1)净制:取药物,除去杂质,大小分档。

(2)预热:用文火加热,使炒药锅或炒药机锅体的热度达到药物蜜炙时所需要的温度。

(3)炒制:取净制后的药物,置于温度适宜的炒药锅或炒药机内,用文火加热,炒至色泽加深或鼓起时,再加入定量热蜜,迅速翻动,使蜜与药物拌匀,炒至不粘手时,取出,摊晾。

蜜的用量,一般为每100kg净药物,用炼蜜5kg。

(4)收贮:将符合成品质量标准的饮片,经包装后,按药典规定及时贮藏。

(二)成品质量

蜜炙品呈黄色或深黄色,或色泽加深,微带焦斑,有光泽,微有黏性但不粘手,气焦香,味甜。成品含生片、糊片不得超过2%,含水量不得超过15%。

(三)注意事项

1. 炼制蜂蜜时应控制火力,以免蜜溢出锅外或焦糊。

2. 炼蜜不宜过老,若过于浓稠不易与药物拌匀时,可用适量开水稀释。

3. 炒制时用文火,以免焦糊。炒制时间可稍长,尽量除去内含水分,避免贮存时发霉。

4. 蜜炙品须凉透后及时密闭贮存,以免吸潮发黏或发霉变质。

(四)蜜炙的目的

1. 增强润肺止咳作用 如百部、紫菀、款冬花、百合等止咳平喘化痰的药物,经蜜炙后,蜂蜜与药物起协同作用,增强其润肺止咳作用。

2. 增强补脾益气作用 如黄芪、甘草、党参等补脾益气的药物,经蜜炙后,蜂蜜与药物起协同作用,增强其补中益气作用。

3. 缓和药性 如麻黄,生品发汗作用较猛,蜜炙后能缓和发汗之力,并可增强润肺止咳平喘作用。

4. 消除副作用 如马兜铃、白前、百部等对胃有刺激性,甚至能引起恶心呕吐,蜜炙后不仅增强润肺止咳作用,还能消除其副作用。

甘 草

【处方用名】 甘草、炙甘草、蜜甘草。

【来源】 本品为豆科植物甘草 *Glycyrrhiza uralensis* Fisch. 、胀果甘草 *Glycyrrhiza inflata* Bat. 或光果甘草 *Glycyrrhiza glabra* L. 的干燥根及根茎。春、秋二季采挖,除去须根,晒干。

【炮制方法】

1. 甘草 取原药材,除去杂质,洗净,润透,切厚片,干燥。

2. 炙甘草 取炼蜜,加入适量开水稀释,淋入净甘草片中拌匀,闷润至蜜被吸尽后,置于温度适宜的热锅内,用文火炒至黄色至深黄色,不粘手时,取出,晾凉。本品含甘草苷($C_{21}H_{22}O_9$)不得少于0.50%,含甘草酸($C_{42}H_{62}O_{16}$)以甘草酸铵计,不得少于2.0%。

每100kg净甘草片,用炼蜜25kg。

【成品性状】 甘草为类圆形或椭圆形厚片或斜片,表面红棕色或灰棕色,切面黄白色,具纤维性,中间有明显的棕色形成层环纹及射线,质坚,有粉性,气微,微甜而特殊。蜜甘草表面老黄色,微有光泽,质稍黏,具焦香气,味甜。

【炮制作用】 甘草味甘,性平。归心、肺、脾、胃经。具有补脾益气,清热解毒,祛痰止咳,缓急止痛,调和诸药的功能。

生甘草味甘偏凉,长于泻火解毒,化痰止咳。用于痰热咳嗽,咽喉肿痛,痈疽疮毒,食物中毒及药物中毒。

蜜甘草性平偏温,长于补脾和胃,益气复脉。用于脾胃虚弱,倦怠乏力,心动悸,脉结代。

【炮制研究】 甘草主要含三萜皂苷和黄酮类。前者主要为甘草甜素和甘草次酸。后者主要为甘草素、甘草苷、异甘草素等。此外,尚含部分微量元素。其中主要有效成分是甘草甜素、甘草素、异黄酮类等。

1. 工艺研究

(1)软化工艺:甘草切片前软化,若用水长时间浸泡,甘草酸和水浸出物的损失可达50%或更多。若用《中国药典》的浸润法软化,则甘草酸和水浸出物的损失很少,故甘草切片前的软化应少泡多润。

(2)烘法:烘法和炙法炮制甘草,其成品甘草酸的含量无显著差异,两者有相同的促肾上腺皮质激素样作用和拮抗地塞米松对下丘脑-垂体-肾上腺皮质轴的抑制作用,但烘制蜜甘草的急性毒性低于炒制蜜甘草的毒性,可考虑应用烘制法代替炒制法。

2. 化学成分研究 比较甘草蜜炙前后甘草酸含量,结果表明,样品计重时若扣除蜜量,甘草酸含量无明显区别,也与蜜量无关;样品计重时若不扣除蜜量,则蜜甘的甘草酸含量减少20%。另有报道,甘草酸的含量与炮制温度有关,炮制时温度越高,其甘草酸含量下降越多。

【贮藏】 置于通风干燥处,防蛀。

【备注】 甘草古代有蜜炙、蜜煎、酒炒、酒蒸后炙酥、盐炙、姜炙、油炙、酥制、涂麻油炙、淡浆水炙、猪胆汁炙、乌药汁炒、炭火炙、长流水浸透、纸裹醋浸煨、泥裹煨、燀制、火炮、炮黄、炒存性、麸炒、米炒、微炒等方法。近代有蜜炙、麸炒、炒等方法。现行主要用蜜炙法。《中国药典》收载有蜜炙法。

黄 芪

【处方用名】 黄芪、炙黄芪、蜜黄芪。

【来源】 本品为豆科植物蒙古黄芪 *Astragalus membranaceus*(Fisch.) Bge. var. *mongholicus*(Bge.) Hsiao 或膜荚黄芪 *Astragalus membranaceus*(Fisch.) Bge. 的干燥根。春、秋二季采挖,除去须根及根头,晒干。

【炮制方法】

1. **黄芪** 取原药材,除去杂质,洗净,润透,切厚片,干燥。本品含黄芪甲苷($C_{41}H_{68}O_{14}$)不得少于0.040%,含毛蕊异黄酮葡萄糖苷($C_{22}H_{22}O_{10}$)不得少于0.020%。

2. **炙黄芪** 取炼蜜,加入适量开水稀释,淋入净黄芪片中拌匀,闷润至蜜被吸尽后,置于温度适宜的热锅内,用文火炒至老黄色,不粘手时,取出,晾凉。本品含黄芪甲苷($C_{41}H_{68}O_{14}$)不得少于0.030%,含毛蕊异黄酮葡萄糖苷($C_{22}H_{22}O_{10}$)不得少于0.020%。

每100kg净黄芪片,用炼蜜25kg。

【成品性状】 黄芪为类圆形或椭圆形的片,外表皮黄白色至淡棕褐色,可见纵皱纹或纵沟,切面皮部黄白色,木部淡黄色,有放射状纹理及裂隙,有的中心偶有枯朽状,黑褐色或呈空洞,气微,味微甜,嚼之有豆腥味。炙黄芪外表皮浅棕黄或棕褐色,略有光泽,切面皮部黄白色,木质部淡黄色,具蜜香气,味甜,略带黏性,嚼之微有豆腥味。

【炮制作用】 黄芪味甘,性微温。归肺、脾经。具有补气升阳,固表止汗,利水消肿,生津养血,行滞通痹,托毒排脓,敛疮生肌的功能。

生黄芪长于固表止汗,利水消肿,托毒排脓。用于气虚乏力,食少便溏,中气下陷,久泻脱肛,便血崩漏,表虚自汗,气虚水肿,内热消渴,血虚萎黄,半身不遂,痹痛麻木,痈疽难溃,久溃不敛。

炙黄芪味甘,性温,长于益气补中。用于气虚乏力,食少便溏。

【炮制研究】 黄芪主要含黄芪多糖、黄芪甲苷、毛蕊异黄酮葡萄糖苷等成分。

1. 切制工艺 研究表明,黄芪切制的最佳工艺为浸泡5分钟、常法软化、饮片厚度2~3mm。

2. 烘制工艺 蜜炙黄芪和蜜烘黄芪的很多药理作用无显著差异,故蜜烘黄芪可代替蜜炙黄芪。蜜烘黄芪的最佳条件为用蜜量30%,温度100℃,烘制30分钟。

【贮藏】 置于通风干燥处,防潮,防蛀。

【备注】 黄芪古代有蜜炙、蜜蒸、盐蜜炙、酒炙、酒煮、盐炙、盐浸焙、盐水润蒸、姜炙、米泔拌炒、人乳制、蒸、炒、九制黄芪等方法。近代有蜜炙、酒炙、盐炙、麸炒后盐制、米炒、清炒等方法。现行主要用蜜炙法。《中国药典》收载有蜜炙法。

红 芪

【处方用名】 红芪、炙红芪、蜜红芪。

【来源】 本品为豆科植物多序岩黄芪 *Hedysarum polybotrys* Hane. - Mazz. 的干燥根。春、秋二季采挖,除去须根及根头,晒干。

【炮制方法】

1. 红芪 取原药材,除去杂质,洗净,润透,切厚片,干燥。

2. 炙红芪 取炼蜜,加入适量开水稀释,淋入净红芪片中拌匀,闷润至蜜被吸尽后,置于温度适宜的热锅内,用文火炒至老黄色,不粘手时,取出,晾凉。

每100kg净红芪片,用炼蜜25kg。

【成品性状】 红芪为类圆形或椭圆形的厚片,外表皮红棕色或黄棕色,切面皮部黄白色,形成层环浅棕色,木质部淡黄棕色,呈放射状纹理,气微,味微甜,嚼之有豆腥味。炙红芪外表皮红棕色,切面皮部浅黄色,木部浅黄棕色至浅棕色,微有光泽,略带黏性,味甜,嚼之有豆腥味。

【炮制作用】 红芪味甘,性微温。归肺、脾经。具有补气升阳,固表止汗,利水消肿,生津养血,行滞通痹,托毒排脓,敛疮生肌的功能。

生红芪长于固表止汗,利水消肿,托毒排脓。用于气虚乏力,食少便溏,中气下陷,久泻脱肛,便血崩漏,表虚自汗,气虚水肿,内热消渴,血虚萎黄,半身不遂,痹痛麻木,痈疽难溃,久溃不敛。

炙红芪长于补中益气。用于气虚乏力,食少便溏。

【贮藏】 置于通风干燥处,防潮,防蛀。

【备注】 红芪传统作黄芪用。现今《中国药典》将其分列出来,并收载有蜜炙法。

麻 黄

【处方用名】 麻黄、麻黄绒、炙麻黄、蜜麻黄、炙麻黄绒、蜜麻黄绒。

【来源】 本品为麻黄科植物草麻黄 *Ephedra sinica* Stapf、中麻黄 *Ephedra intermedia* Schrenk et C. A. Mey. 或木贼麻黄 *Ephedra equisetina* Bge. 的干燥草质茎。秋季采割绿色的草质茎,晒干。

【炮制方法】

1. 麻黄 取原药材,除去残根、木质茎等杂质,洗净,润透,切段,干燥。本品含盐酸麻黄碱($C_{10}H_{15}NO \cdot HCl$)与盐酸伪麻黄碱($C_{10}H_{15}NO \cdot HCl$)的总量不得少于0.80%。

2. 蜜麻黄 取炼蜜,加入适量开水稀释,淋入净麻黄段中拌匀,闷润至蜜被吸尽后,置于温度适宜的热锅内,用文火炒至深黄色,不粘手时,取出,晾凉。本品含盐酸麻黄碱($C_{10}H_{15}NO \cdot HCl$)与盐酸伪麻黄碱($C_{10}H_{15}NO \cdot HCl$)的总量不得少于0.80%。

每100kg净麻黄,用炼蜜20kg。

3. 麻黄绒 取净麻黄段,碾绒,筛去粉末。

4. 蜜麻黄绒 取炼蜜,加入适量开水稀释,淋入净麻黄绒中拌匀,闷润至蜜被吸尽后,置于温度适宜的热锅内,用文火炒至深黄色,不粘手时,取出,晾凉。

每100kg净麻黄绒,用炼蜜25kg。

【成品性状】 麻黄为圆柱形短段,表面淡黄绿色至黄绿色,粗糙,有细纵脊线,节上有细小鳞叶,切面中心显红黄色,气微香,味涩微苦。蜜麻黄表面深黄色,微有光泽,略具黏性,有蜜香气,味微甜。麻黄绒为松散的绒团状,黄绿色,体轻。蜜麻黄绒为有黏性的绒团状,深黄色,有蜜香气,味微甜。

【炮制作用】 麻黄味辛、微苦,性温。归肺、膀胱经。具有发汗散寒,宣肺平喘,利水消肿的功能。

生麻黄长于发汗解表,利水消肿。用于外感风寒表实证,风水浮肿,风湿痹痛。

蜜麻黄缓和辛散发汗作用,并且蜂蜜与麻黄起协同作用,长于润肺止咳。多用于表证已解,气喘咳嗽。

麻黄绒可缓和辛散发汗作用。适用于老人、幼儿及虚人风寒感冒。

蜜麻黄绒辛散发汗作用更缓和。用于表证已解而喘咳未愈的年老体弱患者。

【炮制研究】 麻黄主要有效成分为麻黄碱、伪麻黄碱及挥发油。其中麻黄碱具平喘作用,伪麻黄碱具利尿作用,挥发油具发汗作用。

1. 化学成分研究

(1)不同部位化学成分的差异:草质茎中麻黄碱型生物碱含量最高,且主要在节间,尤其是髓部含量最高,节中麻黄型生物碱含量仅为节间的1/3,但节的伪麻黄碱含量比节间高。木质茎不含有效成分麻黄碱,因此认为木质茎为非药用部位,应在加工时除去。麻黄根含黄酮和其他类型的生物碱,如大环精胺生物碱,具止汗作用。

(2)不同炮制方法对成分的影响:麻黄炮制后总生物碱有所下降,挥发油含量显著降低。生物碱含量以生麻黄最高,蜜麻黄绒最低。挥发油降低顺序是:蜜炙品>清炒老品>清炒嫩品。麻黄制绒后,挥发油较生品降低了20.6%,炙麻黄绒较麻黄绒挥发油降低了51.9%。并且挥发油中所含成分的种类也发生了变化。在炒麻黄挥发油中有6种成分未检出,在蜜炙品挥发油中另检出了4种生品所没有的化合物,在炒制品挥发油中检出了9个新成分。蜜炙品中具有平喘作用的$L-\alpha-$萜品烯醇、四甲基吡嗪、石竹烯及具有镇咳祛痰、抗菌、抗病毒作用的柠檬烯、芳樟醇的含量增高;在炒麻黄中,以上成分增高更加明显,同时发现了具有祛痰作用的菲兰烯。

2. 炮制原理研究 麻黄蜜炙后,具发汗作用的挥发油显著降低(约减少了一半),具平喘作用及镇咳、祛痰、抗菌、抗病毒作用的成分含量增高,从而说明了麻黄蜜炙后发汗作用降低,而平喘作用增强。

【贮藏】 置于通风干燥处,防潮。

【备注】 麻黄古代有蜜炒、蜜酒拌炒、蜜酒煮黑、酒熬成膏、滚醋汤泡、姜汁浸、沸汤煮、去节汤泡、去根节炒、焙制、烧存性、微炙、炒黄、炒黑等方法。近代有蜜炙、制绒、制绒后蜜炙、生姜甘草复制、炒制等方法。现行主要用蜜炙、制绒、制绒后蜜炙等方法。《中国药典》收载有蜜炙法。

马　兜　铃

【处方用名】　马兜铃、炙马兜铃、蜜马兜铃。

【来源】　本品为马兜铃科植物北马兜铃 *Aristolochia contorta* Bge. 或马兜铃 *Aristolochia debilis* Sieb. et Zucc. 的干燥成熟果实。秋季果实由绿变黄时采收,干燥。

【炮制方法】

1. 马兜铃　取原药材,除去杂质,筛去灰屑,搓碎。

2. 蜜马兜铃　取炼蜜,加入适量开水稀释,淋入净马兜铃中拌匀,闷润至蜜被吸尽后,置于温度适宜的热锅内,用文火炒至不粘手时,取出,晾凉。

每100kg净马兜铃,用炼蜜25kg。

【成品性状】　马兜铃为不规则碎片,果皮黄绿色、灰绿色或棕褐色,有纵棱线,种子扁平而薄,钝三角形或扇形,边缘有翅,中央棕色,周边淡棕色,种仁心形,乳白色,有油性,气特异,味苦。蜜马兜铃表面深黄色,略具光泽,有黏性,味微苦甜。

【炮制作用】　马兜铃味苦,性微寒。归肺、大肠经。具有清肺降气,止咳平喘,清肠消痔的功能。

生马兜铃长于清肺降气,止咳平喘,清肠消痔。用于肺热咳嗽,肺热喘逆,痔疮肿痛,肝阳上亢之眩晕、头痛。但生品味苦劣,易致恶心呕吐,临床多用蜜制品。

蜜马兜铃可缓和苦寒之性,矫味,减少恶心呕吐的副作用,增强润肺止咳作用。用于肺虚有热的咳嗽。

【炮制研究】　马兜铃含马兜铃酸,可引起肾脏损害等不良反应。儿童及老年人慎用,孕妇、婴幼儿及肾功能不全者禁用。

【贮藏】　置于干燥处。

【备注】　马兜铃古代有酥制、炮、烧、焙、微炒、炒等方法。近代有蜜炙、炒焦后再蜜拌炒、清炒等方法。现行主要用蜜炙法。《中国药典》收载有蜜炙法。

百　部

【处方用名】　百部、炙百部、蜜百部。

【来源】　本品为百部科植物直立百部 *Stemona sessilifolia*(Miq.)Miq.、蔓生百部 *Stemona japonica*(Bl.)Miq. 或对叶百部 *Stemona tuberosa* Lour. 的干燥块根。春、秋二季采挖,除去须根、洗净,置于沸水中略烫或蒸至无白心,取出,晒干。

【炮制方法】

1. 百部　取原药材,除去杂质,洗净,润透,切厚片,干燥。

2. 蜜百部　取炼蜜,加入适量开水稀释,淋入净百部片中拌匀,闷润至蜜被吸尽后,置于温度适宜的热锅内,用文火炒至不粘手时,取出,晾凉。

每100kg净百部,用炼蜜12.5kg。

【成品性状】　百部为不规则厚片或不规则条形斜片,表面灰白色或棕黄色,有深纵皱纹,切面灰白色、淡黄棕色或黄白色,角质样,皮部较厚,中柱扁缩,质柔润,气微,味甘苦。蜜炙百部表面棕黄色或褐棕色,略带焦斑,稍有黏性,味甜。

【炮制作用】 百部味甘、苦,性微温。归肺经。具有润肺下气止咳,杀虫灭虱的功能。

生百部长于止咳化痰,灭虱杀虫。用于外感咳嗽,疥癣,头虱,体虱,蛲虫。但生品有小毒,对胃有一定的刺激性,因此内服用量不宜过大。

蜜百部可缓和对胃的刺激性,增强润肺止咳作用。用于肺虚久咳,阴虚痨嗽,痰中带血以及顿咳。

【贮藏】 置于通风干燥处,防潮。

【备注】 百部古代有酒浸、酒浸炒、酒洗、酒洗炒、蒸后炒、蒸焙、焙制、炒制等方法。近代有蜜炙、甘草制、炒制等方法。现行主要用蜜炙法。《中国药典》收载有蜜炙法。

紫 菀

【处方用名】 紫菀、炙紫菀、蜜紫菀。

【来源】 本品为菊科植物紫菀 *Aster tataricus* L. f. 的干燥根及根茎。春、秋二季采挖,除去有节的根茎(习称"母根")和泥沙,编成辫状晒干或直接晒干。

【炮制方法】

1. 紫菀 取原药材,除去残茎及杂质,洗净,稍润,切厚片或段,干燥。本品含紫菀酮($C_{30}H_{50}O$)不得少于0.15%。

2. 蜜紫菀 取炼蜜,加入适量开水稀释,淋入净紫菀片或段中拌匀,闷润至蜜被吸尽后,置于温度适宜的热锅内,用文火炒至棕褐色,不粘手时,取出,晾凉。本品含紫菀酮($C_{30}H_{50}O$)不得少于0.10%。

每100kg净紫菀,用炼蜜25kg。

【成品性状】 紫菀为不规则的厚片或段,根外皮紫红色或灰红色,有纵皱纹,切面淡棕色,中心具棕黄色的木心,气微香,味甜微苦。蜜紫菀表面棕褐色或紫棕色,有蜜香气,味甜。

【炮制作用】 紫菀味辛、苦,性温。归肺经。具有润肺下气,消痰止咳的功能。

生紫菀长于散寒降气祛痰。用于风寒咳喘,痰饮咳喘,新久咳嗽。

蜜紫菀增强润肺祛痰作用。用于肺虚久咳,痨瘵咳嗽,痰中带血或肺燥干咳。

【贮藏】 置于阴凉干燥处,防潮。

【备注】 紫菀古代有蜜浸焙、蜜炒、酒洗、醋炒、姜汁制、童便洗、蒸、焙制、微炒等方法。近代有蜜炙、蒸制、麸炒、炒黄等方法。现行主要用蜜炙法。《中国药典》收载有蜜炙法。

白 前

【处方用名】 白前、炙白前、蜜白前。

【来源】 本品为萝摩科植物柳叶白前 *Cynanchum stauntonii*(Decne.)Schltr. ex Levl. 或芫花叶白前 *Cynanchum glaucescens*(Decne.)Hand.-Mazz. 的干燥根茎和根。秋季采挖,洗净,晒干。

【炮制方法】

1. 白前 取原药材,除去杂质,洗净,润透,切段,干燥。

2. 蜜白前 取炼蜜,加入适量开水稀释,淋入净白前段中拌匀,闷润至蜜被吸尽后,置于温度适宜的热锅内,用文火炒至表面深黄色,不粘手时,取出,晾凉。

每100kg净白前,用炼蜜12.5kg。

【成品性状】 白前为圆柱形小段,表面黄白色或黄棕色、灰黄色或灰绿色,节明显,断面中空,质脆或较硬,气微,味微甜。蜜白前表面深黄色,微有光泽,略有黏性,味甜。

【炮制作用】　白前味辛、苦,性微温。归肺经。具有降气,消痰,止咳的功能。

生白前对胃有一定的刺激性,但性微温而不燥热,长于解表理肺,降气化痰。用于风寒咳嗽,痰湿咳喘,也可用于肺热咳嗽。

蜜白前可缓和对胃的刺激性,增强润肺降气,化痰止咳作用。用于肺虚咳嗽,肺燥咳嗽,咳嗽多痰。

【贮藏】　置于通风干燥处。

【备注】　白前古代有甘草水浸焙、焙制、蒸等方法。近代以来主要用蜜炙法。《中国药典》收载有蜜炙法。

枇　杷　叶

【处方用名】　枇杷叶、炙枇杷叶、蜜枇杷叶。

【来源】　本品为蔷薇科植物枇杷 Eriobotrya japonica(Thunb.)Lindl. 的干燥叶。全年均可采收,晒至七八成干时,扎成小把,再晒干。

【炮制方法】

1. 枇杷叶　取原药材,除去杂质及枝梗,刷净绒毛,喷淋清水,润软,切丝,干燥。本品含齐墩果酸($C_{30}H_{48}O_3$)和熊果酸($C_{30}H_{48}O_3$)的总量不得少于0.70%。

2. 蜜枇杷叶　取炼蜜,加入适量开水稀释,淋入净枇杷丝中拌匀,闷润至蜜被吸尽后,置于温度适宜的热锅内,用文火炒至表面老黄色,不粘手时,取出,晾凉。本品含齐墩果酸($C_{30}H_{48}O_3$)和熊果酸($C_{30}H_{48}O_3$)的总量不得少于0.70%。

每100kg净枇杷叶,用炼蜜20kg。

【成品性状】　枇杷叶为丝条状,上表面灰绿色、黄棕色或红棕色,较光滑,下表面密被黄色绒毛,主脉显著突起,革质,脆而易折断,味微苦。蜜枇杷叶表面棕黄色或红棕色,微有光泽,略带黏性,具蜜香气,味微甜。

【炮制作用】　枇杷味苦,性微寒。归肺、胃经。具有清肺止咳,降逆止呕的功能。

生枇杷叶长于清肺止咳,降逆止呕。用于肺热咳嗽,气逆喘急,胃热呕哕或口渴。

蜜枇杷叶润肺止咳作用增强。用于肺燥或肺阴不足,咳嗽痰稠。

【炮制研究】　枇杷叶主要含齐墩果酸、熊果酸等成分。

枇杷叶的绒毛与叶的化学成分基本相同,绒毛中并不含有能致咳或产生其他副作用的特异性化学成分,只是叶中皂苷的含量明显高于绒毛中的含量。古代所谓"去毛不净,射入肺令咳不已",主要是由于绒毛从呼吸道直接吸入刺激咽喉黏膜而引起咳嗽。但在煎煮过程中绒毛并不容易脱落,在单位体积煎液内,未刷毛比刷毛的绒毛略多一点,用细筛加强过滤后,二者绒毛皆能完全除净。因此,枇杷叶作为制膏原料可以不去毛,只需加强过滤即可。若作细粉原料及汤剂配方,则仍需刷净绒毛,以免直接刺激咽喉而引起咳嗽。

【贮藏】　置于干燥处。

【备注】　枇杷叶古代有蜜炙、去毛炙、甘草汤洗后酥炙、枣汁炙、姜炙等方法。近代有蜜炙、姜制、焙制、炒制等方法。现行主要用蜜炙法。《中国药典》收载有蜜炙法。

款　冬　花

【处方用名】　款冬花、冬花、炙冬花、炙款冬花、蜜冬花、蜜款冬花。

【来源】 本品为菊科植物款冬 *Tussilago farfara* L. 的干燥花蕾。12 月或地冻前当花尚未出土时采集,除去花梗及泥沙,阴干。

【炮制方法】

1. 款冬花 取原药材,除去杂质及残梗,筛去灰屑。本品含款冬酮($C_{23}H_{34}O_5$)不得少于 0.070% 。

2. 蜜款冬花 取炼蜜,加入适量开水稀释,淋入净款冬花中拌匀,闷润至蜜被吸尽后,置于温度适宜的热锅内,用文火炒至棕黄色,不粘手时,取出,晾凉。本品含款冬酮($C_{23}H_{34}O_5$)不得少于 0.070% 。

每 100kg 净款冬花,用炼蜜 25kg。

【成品性状】 款冬花呈长圆棒状,单生或 2～3 个连生,外面被有多数鱼鳞状苞片,苞片外表面紫红色或淡红色,内表面密被白色絮状茸毛,体轻,气香,味微苦而辛。蜜款冬花表面棕黄色或棕褐色,稍带黏性,味微甜。

【炮制作用】 款冬花味辛、微苦,性温。归肺经。具有润肺下气,止咳化痰的功能。

生款冬花长于散寒止咳。用于风寒咳喘或痰饮咳嗽。

蜜款冬花药性温润,增强润肺止咳作用。用于肺虚久咳或阴虚燥咳。

【贮藏】 置于通风干燥处,防潮,防蛀。

【备注】 款冬花古代有蜜炙、甘草水浸、甘草水浸后再款冬叶制、焙、炒等方法。近代有蜜炙、焙、甘草水制、炒等方法。现行主要用蜜炙法。《中国药典》收载有蜜炙法。

旋 覆 花

【处方用名】 旋覆花、炙旋覆花、蜜旋覆花。

【来源】 本品为菊科植物旋覆花 *Inula japonica* Thunb. 或欧亚旋覆花 *Inula britannica* L. 的干燥头状花序。夏、秋二季花开放时采收,除去杂质,阴干或晒干。

【炮制方法】

1. 旋覆花 取原药材,除去梗、叶及杂质。

2. 蜜旋覆花 取炼蜜,加入适量开水稀释,淋入净旋覆花中拌匀,闷润至蜜被吸尽后,置于温度适宜的热锅内,用文火炒至不粘手时,取出,晾凉。

每 100kg 净旋覆花,用炼蜜 25kg。

【成品性状】 旋覆花呈扁球形或类球形,总苞由多数苞片组成,呈覆瓦状排列,灰黄色,舌状花 1 列,黄色,多卷曲,管状花多数,棕黄色,体轻,易散碎,气微,味微苦。蜜旋覆花深黄色,稍带黏性,有蜜香气,味微甜。

【炮制作用】 旋覆花味苦、辛、咸,性微温。归肺、脾、胃、大肠经。具有降气,消痰,行水,止呕的功能。

生旋覆花苦辛之味较强,降气化痰止呕力胜,而止咳作用较弱。用于痰饮内停的胸膈满闷及胃气上逆的呕吐。

蜜旋覆花苦辛之味和降逆止呕作用弱于生品,药性温润,作用偏重于肺,长于润肺止咳,降气平喘。用于咳嗽痰喘而兼恶心呕吐者。

【贮藏】 置于干燥处,防潮。

【备注】 旋覆花古代有蒸、焙、炒等方法。近代有蜜炙、蒸、焙制、清炒等方法。现行主要用蜜炙法。《中国药典》收载有蜜炙法。

前 胡

【处方用名】 前胡、炙前胡、蜜前胡。

【来源】 本品为伞形科植物白花前胡 *Peucedanum praeruptorum* Dunn 或紫花前胡 *Peucedanum decursivum* Maxim. 的干燥根。冬季至次春茎叶枯萎或未抽花茎时采挖,除去须根,洗净,晒干或低温干燥。

【炮制方法】

1. 前胡 取原药材,除去杂质及残茎,洗净,润透,切薄片,晒干。本品含白花前胡甲素($C_{21}H_{22}O_7$)不得少于0.90%,含白花前胡乙素($C_{24}H_{26}O_7$)不得少于0.24%。

2. 蜜前胡 取炼蜜,加入适量开水稀释,淋入净前胡片中拌匀,闷润至蜜被吸尽后,置于温度适宜的热锅内,用文火炒至不粘手时,取出,晾凉。本品含白花前胡甲素($C_{21}H_{22}O_7$)不得少于0.90%,含白花前胡乙素($C_{24}H_{26}O_7$)不得少于0.24%。

每100kg净前胡片,用炼蜜25kg。

【成品性状】 前胡为类圆形或不规则的薄片,外表皮黑褐色或灰黄色,有时可见残留的纤维状叶鞘残基,切面黄白色至淡黄色,皮部散有多数棕黄色油点,可见一棕色环纹及放射状纹理,气芳香,味微苦辛。蜜前胡表面黄褐色,略有光泽,滋润,味微甜。

【炮制作用】 前胡味苦、辛,性微寒。归肺经。具有降气化痰,散风清热的功能。

生前胡长于降气化痰,散风清热。用于肺气不降,喘咳,痰稠,胸痞满闷,外感风热郁肺咳嗽。

蜜前胡长于润肺止咳。用于肺燥咳嗽,咳嗽痰黄,咽喉干燥,胸闷气促,胸膈不利,呕吐不食。

【贮藏】 置于阴凉干燥处,防霉,防蛀。

【备注】 前胡古代有姜炙、甜竹沥浸、熬制、焙制等方法。近代有蜜炙、蜜麸炒、炒等方法。现行主要用蜜炙法。《中国药典》收载有蜜炙法。

桑 白 皮

【处方用名】 桑白皮、炙桑白皮、蜜桑白皮。

【来源】 本品为桑科植物桑 *Morus alba* L. 的干燥根皮。秋末叶落至次春发芽前采挖根部,刮去黄棕色粗皮,纵向剖开,剥取根皮,晒干。

【炮制方法】

1. 桑白皮 取原药材,除去杂质,洗净,润透,切丝,干燥。

2. 蜜桑白皮 取炼蜜,加入适量开水稀释,淋入净桑白皮丝中,拌匀,闷润至蜜被吸尽后,置于温度适宜的热锅内,用文火炒至表面深黄色,不粘手时,取出,晾凉。

每100kg净桑白皮,用炼蜜25kg。

【成品性状】 桑白皮呈卷曲丝条状,外表面类白色或淡黄白色,内表面黄白色或灰黄色,有细纵纹,切面纤维性,体轻,质韧,气微,味微甜。蜜桑白皮表面深黄色,略有光泽,味甜。

【炮制作用】 桑白皮味苦、甘,性寒。归肺经。具有泻肺平喘,利水消肿的功能。

生桑白皮长于泻肺行水。用于水肿,尿少,面目肌肤浮肿,肺热痰多的喘咳。

蜜桑白皮,缓和寒泻之性,性寒偏润,可润肺止咳。用于肺虚咳喘。

【贮藏】 置于通风干燥处,防潮,防蛀。

【备注】 桑白皮古代有蜜炙、蜜蒸、酒炒、豆腐制、豆煮、烧灰存性、焙、麸炒、微炙、炙令黄黑、炒等方法。近代有蜜炙、炒制、焙制等方法。现行主要用蜜炙法。《中国药典》收载有蜜炙法。

罂 粟 壳

【处方用名】 罂粟壳、醋罂粟壳、蜜罂粟壳。

【来源】 本品为罂粟科植物罂粟 *Papaver somniferum* L. 的干燥成熟果壳。秋季将已割取浆汁后的成熟果实摘下,破开,除去种子及枝梗,干燥。

【炮制方法】

1. 罂粟壳 取原药材,除去杂质及柄,洗净,润透,切丝,干燥。或除去杂质及柄,捣碎。本品含吗啡($C_{17}H_{19}O_3N$)应为 0.06%~0.40% 。

2. 蜜罂粟壳 取定量炼蜜加入适量开水稀释,加入净罂粟壳丝中拌匀,闷润至蜜液被吸尽后,置于温度适宜的热锅内,用文火炒至不粘手时,取出,晾凉。

每 100kg 净罂粟壳,用炼蜜 20kg。

3. 醋罂粟壳 取净罂粟壳丝,用定量米醋拌匀,闷润至米醋被吸尽后,置于温度适宜的热锅内,用文火炒干,取出,晾凉。

每 100kg 净罂粟壳丝,用米醋 20kg。

【成品性状】 罂粟壳为不规则丝条状,表面黄白色或淡棕色,平滑略有光泽,内面有粒状突起小点或黄色隔膜,质坚脆,气微清香,味微苦。蜜罂粟壳表面微黄色,略有黏性,味甜微苦。醋罂粟壳表面色泽加深,略有醋气。

【炮制作用】 罂粟壳味酸、涩,性平;有毒。归肺、大肠、肾经。具有敛肺,涩肠,止痛的功能。本品易成瘾,不宜常服;孕妇及儿童禁用;运动员慎用。

生罂粟壳长于止痛,收敛。用于久咳,久泻,脱肛,脘腹疼痛。

醋罂粟壳涩肠止泻作用增强。用于泻痢长久不愈。

蜜罂粟壳润肺止咳作用增强。用于肺虚久咳。

【贮藏】 置于干燥处,防蛀。

【备注】 罂粟壳古代有醋炙、醋煮、姜汁炒、蜜炙、蜜酒炒、盐豉的沸汤浸后再蜜炒、焙制、炒制、炒黄、炒炭等方法。近代和现行都用醋炙、蜜炙法。《中国药典》收载有蜜炙法。

百 合

【处方用名】 百合、炙百合、蜜百合、蒸百合。

【来源】 本品为百合科植物卷丹 *Lilium lancifolium* Thunb. 、百合 *Lilium brownii* F. E. Brown var. *Viridulum* Baker . 或细叶百合 *Lilium pumilum* DC. 的干燥肉质鳞叶。秋季采挖,洗净,剥取鳞叶,置于沸水中略烫,干燥。

【炮制方法】

1. 百合 取原药材,除去杂质,筛净灰屑。

2. 蜜百合 取净百合,置于温度适宜的热锅内,用文火炒至颜色加深时,加入用适量开水稀释的炼蜜,并继续用文火炒至黄色至深黄色,不粘手时,取出,晾凉。

每 100kg 净百合,用炼蜜 5kg。

3. 蒸百合 取净百合片,置于笼屉或适宜的容器内,蒸熟,取出,晒干。

【成品性状】 百合为长椭圆形鳞片,表面类白色、淡棕黄色或微带紫色,有数条纵直平行的白色维管束,顶端稍尖,基部较宽,边缘薄,微波状,略向内弯曲,质硬而脆,断面较平坦,角质样,气微,味微苦。蜜百合表面黄色或深黄色,偶有焦斑,略带黏性,味甜。蒸百合淡黄棕色,半透明,味苦甘。

【炮制作用】 百合味甘,性寒。归心、肺经。具有养阴润肺,清心安神的功能。

生百合性寒,长于清心安神。用于热病后余热未清,虚烦惊悸,失眠多梦,精神恍惚。

蜜百合增强润肺止咳作用。用于肺虚燥咳,肺痨咳嗽,劳嗽咳血及肺阴亏损,虚火上炎。

蒸百合寒性略减,归肺、胃、心经,养阴润肺,益肺和胃。用于肺燥咳嗽,失眠心烦,胃热恶心。

【贮藏】 置于通风干燥处。

【备注】 百合古代有炙法、蜜蒸、炒制、蒸、酒蒸、炒黄等方法。近代有蜜炙、蒸法。现行主要用蜜炙法。《中国药典》收载有蜜炙法。

槐 角

【处方用名】 槐角、炙槐角、蜜槐角、槐角炭。

【来源】 本品为豆科植物槐 Sophora japonica L. 的干燥成熟果实。冬季采收,除去杂质,干燥。

【炮制方法】

1. 槐角 取原药材,除去杂质。用时捣碎。本品含槐角苷($C_{21}H_{20}O_{10}$)不得少于4.0%。

2. 蜜槐角 取净槐角,置于温度适宜的热锅内,用文火炒至鼓起时,加入用适量开水稀释的炼蜜,并继续用文火炒至光亮,不粘手时,取出,晾凉。用时捣碎。

每100kg净槐角,用炼蜜5kg。

3. 槐角炭 取净槐角,置于温度适宜的热锅内,用武火炒至表面焦黑色,内部黄褐色时,喷淋清水少许,灭尽火星,取出,晾凉。用时捣碎。

【成品性状】 槐角呈连珠状,表面黄绿色或黄褐色,皱缩而粗糙,背缝线一侧呈黄色,质柔润,干燥皱缩,易在收缩处折断,断面黄绿色,有黏性,种子肾形,棕黑色,表面光滑,一侧有灰白色圆形种脐,质坚硬,果肉气微,味苦,种子嚼之有豆腥气。蜜槐角表面黄棕色至黑褐色,稍鼓起,有光泽,略带黏性,味稍甜苦。槐角炭表面焦黑色,内部黄褐色,味苦。

【炮制作用】 槐角味苦,性寒。归肝、大肠经。具有清热泻火,凉血止血的功能。

生槐角长于清热凉血。用于血热妄行出血证,肝火目赤,肝热头痛,眩晕,阴疮湿痒,肠热便血和痔肿出血。

蜜槐角苦寒之性较缓和,有润肠作用。用于便血,痔血,尤其适用于脾胃不健或兼有便秘的患者。

槐角炭寒性降低,并具收涩之性,长于收敛止血。用于便血,痔血,崩漏等出血证。

【贮藏】 置于通风干燥处,防蛀。

【备注】 槐角古代有乳汁制、胆汁制、清蒸、黑豆汁蒸、煮制、烧灰、麸炒、炒、炒黄、炒炭等方法。近代有蜜炙、盐制、蒸制、炒发泡、炒黄、炒焦等方法。现行主要用蜜炙法。《中国药典》收载有蜜炙法。

第六节 油 炙 法

将净选或切制后的药物,与定量食用油脂共同加热处理的方法,称为油炙法。又称酥炙法。

油炙法主要有羊脂油炙(油炒)、油炸和油脂涂酥烘烤3种方法。

油炙法所用的辅料主要有植物油和动物脂(习称动物油)两类。常用的有麻油(芝麻油)、羊脂油。此外,菜油、酥油也可使用。

麻油味甘,性微寒。具有清热,润燥,生肌的作用。因沸点高,常用于油炸和涂酥烘烤的辅料,故麻油制多适用于质地坚硬或有毒的药物。

羊脂油味甘,性热。具有温散寒邪,补肾助阳的作用。故羊脂油炙多适用于补虚助阳的药物。

(一)油炙的操作方法

1. 羊脂油炙(油炒) 先将羊脂切碎,放置于锅内炼油去渣。然后取定量羊脂油置于锅内,加热熔化后,倒入净药物,用文火炒至油被吸尽,药物表面微黄色,显油亮时,取出,摊晾。

一般每100kg净药物,用羊脂油(炼油)20kg。

2. 油炸 取植物油,放置于锅内加热至沸腾时,倒入净药物,用文火炸至一定程度,取出,沥去油,粉碎。

所用植物油的量,视药物的量而定,适量即可。

3. 油脂涂酥烘烤 将动物类药物切成块或锯成短节,放无烟炉火上烤热,用酥油或麻油涂布,加热烘烤,待油脂渗入药物内部后,再涂再烤,反复操作,直至药物质地酥脆,晾凉或粉碎。

所用酥油或麻油的量,以能使药物质地酥脆为宜。

(二)成品质量

羊脂油炙品呈微黄色,具油亮光泽,有羊脂油气。油炸品呈黄色或色泽加深,鼓起或质地酥脆,有油炸香气。油脂涂酥烘烤品呈黄色或色泽加深,质地酥脆,有油香气。成品含生片、糊片不得超过2%。

(三)注意事项

1. 要控制温度和时间,油炸时更需注意。以免将药物炒焦、烤焦或炸焦,使药效降低或丧失。

2. 油脂涂酥烘烤时,需反复操作直至药物酥脆为止。

(四)油炙的目的

1. 增强疗效 如淫羊藿经羊脂油炙后,能增强温肾助阳作用。

2. 降低毒性 如生马钱子有毒,油炸后毒性降低。

3. 利于粉碎,便于制剂和服用 如豹骨、三七、蛤蚧等,经油炸或涂酥后,质变酥脆,易于粉碎,并可矫正不良气味。

淫 羊 藿

【处方用名】 淫羊藿、羊藿、仙灵脾、炙淫羊藿、炙羊藿。

【来源】 本品为小檗科植物淫羊藿 *Epimedium brevicornu* Maxim.、箭叶淫羊藿 *Epimedi-*

um sagittatum（Sieb. et Zucc.）Maxim.、柔毛淫羊藿 *Epimedium pubescens* Maxim.、朝鲜淫羊藿 *Epimedium koreanum* Nakai 以及巫山淫羊藿 *Epimedium wushanense* T. S. Ying 的干燥叶。夏、秋季茎叶茂盛时采收,晒干或阴干。2010 年版《中国药典》将前四者称为淫羊藿;后者称为巫山淫羊藿。

【炮制方法】

1. 淫羊藿 取原药材,除去杂质,喷淋清水,稍润,切丝,干燥。本品含总黄酮以淫羊藿苷($C_{33}H_{40}O_{15}$)计,不得少于 0.40%。

2. 炙淫羊藿 取定量羊脂油置于锅内,加热熔化,加入淫羊藿丝,用文火炒至油被吸尽,药物表面微黄色,显均匀的油亮光泽时,取出,摊晾。本品含淫羊藿苷($C_{33}H_{40}O_{15}$)和宝藿苷 I($C_{27}H_{30}O_{10}$)的总量计,不得少于 0.60%。

每 100kg 净淫羊藿,用羊脂油(炼油)20kg。

【成品性状】 淫羊藿呈丝片状,上表面绿色、黄绿色或浅黄色,下表面灰绿色,网脉明显,中脉及细脉凸出,边缘具黄色刺毛状细锯齿,近革质,气微,味微苦。炙淫羊藿表面浅黄色,显油亮光泽,微有羊脂油气。

【炮制作用】 淫羊藿味辛、甘,性温。归肝、肾经。具有补肾阳,强筋骨,祛风湿的功能。

生淫羊藿长于祛风湿,强筋骨。用于筋骨痿软,风湿痹痛,麻木拘挛,中风偏瘫及小儿麻痹症,慢性支气管炎,肾阳虚衰。

羊脂油炙淫羊藿增强温肾助阳作用。用于肾阳虚衰,阳痿遗精,不孕。

【贮藏】 置于通风干燥处。

【备注】 淫羊藿古代有羊脂炙、鹅脂炙、酒浸、酒炒、酒焙、酒蒸、酒煮、蒸制、醋炒、蜜炙、米泔水浸等方法。近代羊脂油炙、米泔水浸、酒炒、酒蒸、醋炒、牛乳炙等方法。现行主要用羊脂油炙法。《中国药典》收载有羊脂油炙法。

三 七

【处方用名】 三七、田七、三七粉、熟三七。

【来源】 本品为五加科植物三七 *Panax notoginseng*（Burk）F. H. Chen 的干燥根。秋季花开前采挖,洗净,分开主根、支根及茎基,干燥。支根习称"筋条",茎基习称"剪口"。

【炮制方法】

1. 三七 取原药材,除去杂质,用时捣碎。

2. 三七粉 取三七,洗净,干燥,研细粉。

3. 熟三七

（1）油炸:取植物油适量,置于锅内加热至沸腾后,加入大小分档的净三七块,用文火炸至表面棕黄色时,取出,沥去油,放凉,研细粉。

（2）清蒸:取净三七,洗净,蒸透,取出,及时切片,干燥。

【成品性状】 三七呈类圆锥形或圆柱形,表面灰褐色或灰黄色,有断续的纵皱纹及支根痕,顶端有茎痕,周围有瘤状突起,体重,质坚实,断面灰绿色、黄绿色或灰白色,角质样,有光泽,木部微呈放射状排列,气微,味苦回甜;筋条呈圆柱形或圆锥形;剪口呈不规则的皱缩状或条状,表面有数个明显的茎痕及环纹,断面中心灰绿色或白色,边缘深绿色或灰色。三七粉呈灰黄色或黄绿色,气微,味苦回甜。熟三七,油炸品为棕黄色细粉末,略有油气,味微苦;清蒸品为类圆形薄片,表面棕黄色,角质样,有光泽,质坚硬,易折断,气微,味苦回甜。

【炮制作用】 三七味甘、微苦,性温。归肝、胃经。具有散瘀止血,消肿定痛的功能。

生三七长于散瘀止血,消肿定痛。具有止血而不留瘀,化瘀而不会导致出血的特点。用于咯血、吐血、衄血、便血、崩漏,外伤出血,胸腹刺痛,跌仆肿痛。

熟三七长于滋补,止血化瘀作用较弱。用于身体虚弱,气血不足的患者。

【炮制研究】 三七主要含皂苷,黄酮类,三七素,糖类,挥发油,氨基酸成分。

研究表明,熟三七能促使高脂饲料喂养的大鼠血清胆固醇、三酰甘油及 β-脂蛋白水平升高,而生三七在一定程度上可减轻其血清胆固醇升高幅度。经110℃加热1小时处理后的三七,其止血、抗炎作用明显降低,而扶正固本作用增强。在益智方面,油炒制的三七的作用最明显。

【贮藏】 置于阴凉干燥处,防蛀。

【备注】 三七的炮制方法历代记载极少,明代始见为末的方法。清代有研、焙法。近代有油炸、酒制、黄精汁制、蒸制等方法。现行主要用研粉、油炸、蒸制等方法。《中国药典》未收载其炮炙方法。

蛤 蚧

【处方用名】 蛤蚧、酥蛤蚧、酒蛤蚧。

【来源】 本品为壁虎科动物蛤蚧 *Gekko gecko* Linnaeus 的干燥体。全年均可捕捉,除去内脏,拭净,用竹片撑开,使全体扁平顺直,低温干燥。

【炮制方法】

1. 蛤蚧 取原药材,除去竹片,洗净,除去头足及鳞片,切成小块。

2. 酥蛤蚧 取净蛤蚧,涂以麻油,用无烟火烤至稍黄质脆,除去头足及鳞片,切成小块。

3. 酒蛤蚧 取净蛤蚧块,用黄酒浸润后,烘干。或用定量黄酒拌匀,闷润至酒被吸尽后,置于温度适宜的热锅内,用文火炒干,取出,晾凉。

每100kg净蛤蚧块,用黄酒20kg。

【成品性状】 蛤蚧为不规则的片状小块,表面灰黑色或银灰色,有棕黄色的斑点及鳞甲脱落的痕迹,切面黄白色或灰黄色,脊椎骨及肋骨突起,气腥,味微咸。酥蛤蚧色稍黄,质较脆。酒蛤蚧微有酒香气,味微咸。

【炮制作用】 蛤蚧味咸,性平。归肺、肾经。具有补肺益肾,纳气定喘,助阳益精的功能。

生蛤蚧和酥蛤蚧功效相同,酥后易粉碎,减少腥气。长于补肺益肾,纳气平喘。用于肺肾不足,虚喘气促,劳嗽咳血。

酒蛤蚧质酥易碎,矫味,便于服用,补肾壮阳作用增强。用于肾阳不足,精血亏损的阳痿,遗精。

【贮藏】 用木箱严密封装,常用花椒拌存,置于阴凉干燥处,防蛀。

【备注】 蛤蚧古代有酒浸酥制、酒浸、酒浸炒、酒浸焙、酒洗、青盐酒炙、醋制、蜜制、蜜涂炙、煅制等方法。近代有酒酥制、酒浸、酒洗、酒炙、酒焙、酒煮、蜜炙、砂烫等方法。现行主要用酒炙、酒浸、酥制等方法。《中国药典》收载有酒浸法。

(任燕冬 王洪云)

❓复习思考题

1. 何谓炙法？炙法与加辅料炒法的区别有哪些？
2. 说出各炙法适用的药材、操作方法、辅料用量、注意事项及炮制目的。
3. 炙法中哪些药物需用"先炒药后加辅料"法炮制？并说明其原因。
4. 说出教材后教学大纲中所列炙法常用药物的炮制作用。
5. 为什么延胡索生品用于治疗冠心病而醋炙品用于止痛？
6. 试述蜜麻黄的炮制作用，并用现代理论加以解释。
7. 油炙法有哪几种方法？

第十章 煅 法

学习要点

1. 明煅、煅淬、扣锅煅的含义。
2. 各种煅法的特点、适用药物,煅淬法中淬液的用量。
3. 各种煅法的操作方法、成品质量、注意事项及炮制目的。
4. 扣锅煅时程度的判断方法。
5. 书后教学大纲中所列代表性饮片的炮制方法、成品性状、炮制作用。

将药物直接放于无烟炉火中或置于适宜的耐火容器内煅烧的方法,称为煅法。由于煅烧方式不同又可分为明煅法和暗煅法(扣锅煅)。有些药物煅红后,还要趁炽热投入到规定的液体辅料中浸淬,称为煅淬法。

煅法早在《五十二病方》中就有用"燔"法处理矿物药、动物药和少量植物药的记载。汉代《金匮玉函经》中提出"有须烧炼炮炙,生熟有定",其中的"烧"和"炼"是不同程度的"燔",两者只是温度高低、时间长短的差别。唐代,在承袭前人方法的基础上,根据当时的情况,提出了"煅法",当时用于药物炮制的煅、烧、炼已经相当进步,其中的某些煅制方法历经宋、元、明、清,一直沿用至今。

煅法多适用于矿物类,动物贝壳、化石类以及炒炭时易于灰化和较难成炭的动、植物类药物,也适用于某些中成药在制备过程中需要综合制炭(如砒枣散)的各类药物。药物经高温煅烧后,能改变其原有物理性状,质地变得疏松,利于粉碎和煎煮,故有"煅者去坚性"之说。有些药物煅后还能改变其化学性质,减少或消除了副作用,从而提高疗效或产生新的作用。

根据操作方法和目的要求不同,煅法可分为明煅法、煅淬法和扣锅煅法。

第一节 明 煅 法

将药物直接放于无烟炉火中或装入适宜的耐火容器内,不隔绝空气进行煅烧的方法,称为明煅法。其中,直接放于无烟炉火中煅烧又称直接煅或直火煅法,装入适宜的耐火容器煅烧又称间接煅或锅煅法。

明煅法多适用于较易煅制的矿物类和动物贝壳、化石类药物。此类药物一般经一次煅烧即能达到质地酥脆的程度。

(一)明煅的操作方法

1. 直接煅(直火煅) 此法一般适用于体积较大且煅制时不易破碎的药物。如石膏、赤石脂、石决明、牡蛎等。

(1)净制:取药物,除去杂质,大小分档。

（2）煅制：将炉膛内的燃料点燃,利用鼓风机将火吹旺,将药物直接置于无烟炉火中煅烧,矿物类药物煅至通体红透、贝壳类药物煅至微微发红时,取出,放凉。

（3）粉碎：将煅后放凉的药物碾或粉碎成粗粉。

（4）收贮：将符合成品质量标准的饮片,经包装后,按药典规定及时贮藏。

2. 间接煅（锅煅） 此法适用于含结晶水的矿物药以及粒度较小或煅时易碎的药物。如白矾、硼砂、寒水石、龙骨、瓦楞子、蛤壳等。

（1）净制：取药物,除去杂质,打碎。

（2）煅制：将炉膛内的燃料点燃,利用鼓风机将火吹旺,将不含结晶水的药物装于坩埚或适宜的耐火容器内,置于无烟炉火中煅烧,矿物类药物煅至通体红透、贝壳类药物煅至微微发红时,取出,放凉。含结晶水的药物应置于铁锅或砂锅等煅制容器内,武火加热,煅至完全失去结晶水,取出,放凉。

（3）粉碎：将煅后放凉的药物碾或粉碎成粗粉。

（4）收贮：将符合成品质量标准的饮片包装后,按药典规定及时贮藏。

目前,大量生产多采用平炉煅（图10-1）和反射炉煅（图10-2）。

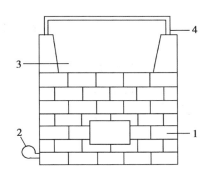

图10-1 平炉煅药炉示意图
1. 炉体 2. 鼓风机 3. 煅药池 4. 保温盖

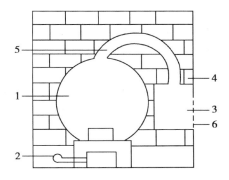

图10-2 高温反射炉示意图
1. 炉体 2. 鼓风机 3. 煅药室 4. 除尘引风罩 5. 火焰反射管 6. 炉盖

平炉煅药炉由炉体、煅药池、炉盖及鼓风机等部分组成。煅药池由耐火砖砌成。炉盖是为保温而用,不需保温时可以取下。此法煅制效率高,适用范围较广。但对于煅温不宜过高的药物,如蛤壳、石决明、牡蛎等,操作中应注意火候,以免灰化。

其工作原理是：先将药物砸成小块,置于煅药池内,均匀铺平,装量约占药池容积的2/3,然后将炉膛内的燃料点燃,利用鼓风机将火吹旺,使药池内温度升高,药物在高温下被粉煅至红透或质地酥脆。煅制过程中,可翻动1~2次,使药物受热均匀。

高温反射炉由炉体、火焰反射管、煅药室、鼓风机及除尘引风装置等部分组成。整个设备由耐火砖砌成并密封,以防热量散失。为了获得足够的热量,保证煅药后药物色泽均匀一致,燃料使用优质无烟煤。此法最高温度可达1000℃以上,煅制药材效率较高,使用范围较广,可大量生产。适用于矿物类药物,动物贝壳、化石类药物,但含结晶水的矿物药及在煅制时易燃烧灰化的药材不可用此法煅制。

其工作原理是：先将分档后的净药材,放入煅药室内,摊开,封闭进药口。再将燃料点燃,待煤烟冒尽,用泥封固燃料口,利用鼓风机将火吹旺,强制炉内火焰通过火焰反射管喷射到煅药室内,室内的药物在高温下煅烧,当药物煅至一定程度时,停止吹风,取出,放凉。

（二）成品质量

矿物类药质地酥松,失去光泽;动物贝壳、化石类药物呈灰白色或青灰色,质地酥脆,失去光泽;含结晶水的矿物药物,完全失去结晶水,呈白色或绛红色、质地酥松的块状固体或粉末。成品含药屑、杂质不得超过2%,未煅透者不得超过3%。

（三）注意事项

1. 药物须大小分开,分别进行煅制,以防"太过"或"不及"。

2. 明煅时药物宜一次煅透,中途不得停火,以免出现夹生现象。

3. 煅制温度、时间应适度,要根据药材的性质而定。如主含云母类、石棉类、石英类矿物药,煅时温度应高,时间应长。这类药物,短时间煅烧即使达到"红透",其理化性质也很难改变。含铁量高而又夹有黏土、砷的药物,粒度要小,温度不一定太高,但时间应稍长。而对主含硫化物类和硫酸盐类药物,煅时温度不一定太高,后者时间需稍长,使结晶水挥发完全或使理化性质达到应有的变化。

4. 煅烧时易爆溅的药物应加盖(不密闭),以确保安全。

（四）明煅的目的

1. 使药物质地酥脆,易于粉碎和煎出成分 如花蕊石、钟乳石、石决明等,生品质地坚硬,煅后质变酥脆,便于粉碎和煎煮。

2. 增强药物疗效 如白矾、龙骨、牡蛎等,煅后能增强收敛生肌、固涩作用。

3. 改变药性,产生新的作用 如石膏,生品甘、辛,大寒,具有清热泻火,除烦止渴的功能,煅后增加了涩味,寒性减弱,具有收湿敛疮,生肌,止血作用。

白 矾

【处方用名】 白矾、明矾、枯矾。

【来源】 本品为硫酸盐类矿物明矾石 Alunite 经加工提炼制成。主要成分为含水硫酸铝钾 $[KAl(SO_4)_2 \cdot 12H_2O]$。

【炮制方法】

1. **白矾** 取原药材,除去杂质。用时捣碎。本品中的含水硫酸铝钾 $[KAl(SO_4)_2 \cdot 12H_2O]$ 不得少于99.0%。

2. **枯矾** 取净白矾,敲成小块,置于适宜的耐火容器内,用武火加热至熔化,煅至水分完全蒸发,无气体放出,膨胀松泡呈白色蜂窝状固体时,停火,取出,放凉,碾成细粉。

操作时应注意:煅制白矾,装锅量宜少,应一次煅透,中途不得停火,不得搅拌,否则不易煅透或生熟不均。

【成品性状】 白矾为不规则块状或粒状,无色或淡黄白色,透明或半透明,表面略平滑或凹凸不平,具细密纵棱,有玻璃样光泽,质硬而脆,味酸微甘而极涩。枯矾呈不透明、白色、蜂窝状或海绵状的固体块状物或细粉,无结晶样物质,体轻质松,手捻易碎,味酸涩。

【炮制作用】 白矾味酸、涩,性寒。归肺、脾、肝、大肠经。外用解毒杀虫,燥湿止痒;内服止血止泻,祛除风痰。外治用于湿疹,疥癣,脱肛,痔疮,聤耳流脓;内服用于久泻不止,便血,崩漏,癫痫发狂。

枯矾酸寒之性降低,增强收湿敛疮,止血化腐作用。用于湿疹湿疮,脱肛,痔疮,聤耳流脓,阴痒带下,鼻衄齿衄,鼻瘜肉。

【炮制研究】 明矾石为碱性硫酸铝钾[$KAl_3(SO_4)_2(OH)_6$],白矾为含水硫酸铝钾,枯矾为无水硫酸铝钾[$KAl(SO_4)_2$]。

1. 工艺研究 研究表明,煅温控制在180~260℃,煅4小时,可保证白矾主成分不被破坏,杂质含量少,且其抑菌作用较强,刺激黏膜的副作用较小。另有报道,在烤箱180℃(±1℃)的条件下,烤制4小时,干燥失重为45.5%(即已完全失去结晶水)。也有报道用远红外线炮制枯矾,温度220℃(±20℃),煅制2小时质量最佳,成品色泽洁白,疏松易碎,质量符合《中国药典》和传统规定指标。

2. 化学成分研究 白矾含水量按分子式中所含结晶水计算为45.53%。有研究表明,白矾在200℃左右时已失去大部分结晶水。在600℃或以上煅烧时部分硫酸铝钾分解成三氧化二铝并放出氧化硫。另有报道,白矾煅制时,50℃开始失重,120℃出现大量吸热过程,失去大量结晶水,260℃左右脱水基本完成,300℃开始分解,但300~600℃分解较缓慢,750℃无水硫酸铝钾发生大量脱硫过程,分解成硫酸钾、三氧化二铝并放出三氧化硫,810℃以上持续熔融,成品水溶性差,出现浑浊并有沉淀。故煅制温度宜控制在180~260℃。

3. 药理研究 内服白矾过量能刺激胃黏膜而引起反射性呕吐。白矾在肠内不被吸收,适量时能制止肠黏膜分泌而起止泻作用。煅成枯矾后,内服可与黏膜蛋白络合,形成保护膜,覆盖于溃疡面上,保护黏膜不再受腐蚀,并有利于黏膜再生,还可抑制黏膜分泌和吸附肠异物。煅后酸涩味消除,因此消除了引吐作用,增强了止血止泻作用。外用能和蛋白化合物生成难溶于水的蛋白质而沉淀,减少疮面渗出物而起生肌保护作用。

枯矾(100目细粉)配0.75%的生理盐水,对烧伤常见的铜绿假单胞菌、大肠杆菌、溶血性金黄色葡萄球菌等有明显的抑制作用。对霉菌也有一定的抑制作用。

【贮藏】 置于干燥处。

【备注】 白矾古代有烧、炼、煅、同巴豆煅枯、同五倍子煅枯、飞、姜汁浸、药汁制、硫黄炒、与陈皮同炒、麸炒黑等方法。近代以来,全国各地主要用明煅(煅枯)法。《中国药典》收载有明煅法。

皂矾(绿矾)

【处方用名】 皂矾、绿矾、煅皂矾、醋皂矾。

【来源】 本品为硫酸盐类矿物水绿矾 Melanteritum 的矿石。主含含水硫酸亚铁($FeSO_4 \cdot 7H_2O$)。全年均可采挖。采得后,去净杂质,打碎,加水加热溶化,蒸发部分水分,放凉待自然结晶。

【炮制方法】

1. 皂矾 取原药材,除去杂质,打碎。

2. 煅皂矾 取净皂矾碎块,置于适宜的耐火容器内,用武火加热,煅至汁尽,红透时,取出,放凉,碾粉。

3. 醋皂矾 取净皂矾打碎,置于适宜的耐火容器内,加入醋,加盖,用武火加热,待皂矾溶解后搅拌均匀,继续煅至汁尽,全部呈绛色时,取出,放凉,碾粉。

每100kg净皂矾,用米醋20kg。

【成品性状】 皂矾为不规则碎块,淡绿色或黄绿色,半透明,具光泽,表面不平坦,质硬脆,断面具玻璃样光泽,有铁锈气,味先涩后微甜。煅皂矾失水干枯,呈绛红色,为细粒疏松的集合体或细粉状,光泽消失,味涩。醋皂矾为绛红色或红棕色细粉,质地疏松,味涩,有醋气。

【炮制作用】 皂矾味酸,性凉。归肝、脾经。具有解毒燥湿,杀虫补血的功能。

生皂矾一般不内服,多作外用洗涂剂,偏于燥湿止痒,杀虫。用于湿疹,疥癣,疮毒。

煅皂矾供内服,煅后失水变枯,不溶于水,降低了致呕吐的副作用,增强了燥湿止痒作用。用于湿疮疥癣,喉痹口疮。

醋皂矾不仅降低了致呕吐作用,以利内服,并增强了入肝补血,解毒杀虫的功效。用于黄肿胀满,血虚萎黄,疳积久痢,肠风便血。

【炮制研究】 皂矾主要成分为七水硫酸亚铁。皂矾易失水,在干燥空气中逐渐风化成粉,置于湿空气中迅速氧化,氧化后色变黄棕色。

皂矾煅后呈绛色,吸潮性强。历代皂矾内服时大部分制成绛矾,多用于治疗萎黄,水肿,痞块等症。皂矾对人体的舌和喉部均有强烈刺激性,醋制后可缓和其酸、涩味和刺激性,便于内服。内服后部分铁被血液吸收,提供造血原料,并刺激造血系统使红细胞新生旺盛,可治缺铁引起的贫血性"水肿"。其治疗与硫酸亚铁相似,但肠道副作用比硫酸亚铁轻。

【贮藏】 置于阴凉干燥处,防潮,防尘。

【备注】 皂矾古代有煅赤、醋淬、姜汁制、童便制、面裹煨、米炒等方法。近代至今一直沿用明煅、火煅醋制法。《中国药典》收载有明煅法。

硼 砂

【处方用名】 硼砂、月石、煅硼砂。

【来源】 本品为硼酸盐类硼砂族矿物硼砂 Borax 经精制而成的结晶。主要成分为含水四硼酸钠($Na_2B_4O_7 \cdot 10H_2O$)。

【炮制方法】

1. 硼砂 取原药材,除去杂质,捣碎。

2. 煅硼砂 取净硼砂,捣碎,置于适宜的耐火容器内,用武火加热,煅至鼓起小泡成雪白酥松的块状时,取出,放凉,碾细。

【成品性状】 硼砂为不规则的块状,无色透明或半透明,有光泽,质较重易破碎,味甜略带咸。煅硼砂为白色粉末,不透明,体轻,质疏松,无光泽。

【炮制作用】 硼砂味甘、咸,性凉。归肺、胃经。具有清热解毒,消痰,防腐的功能。

硼砂多生用、外用。生品宜入清热剂中,外用性凉可清热消肿防腐,用于治疗口舌生疮;内服清热化痰,可治咽喉肿痛,咳嗽痰稠。

煅硼砂味微咸,性平。具有解毒消肿,燥湿收敛的作用。能促进溃疡愈合,常作辅助之品用于吸湿剂中,治溃疡创面有渗出物者,可吸收局部渗出物,且质地疏松细腻,碾细粉能减少刺激性,多用于喉科散药。治疗咽喉肿痛,口舌生疮及目赤肿痛。

【炮制研究】 硼砂主要成分为含水四硼酸钠。天然硼砂成分不够稳定,故现代多用人工制品。

1. 工艺研究 用干燥箱制备煅硼砂,能避免传统煅制时出现的结底(锅底呈板硬块)、夹生(煅不透心)、污边(接触锅边的部分显黄白色)等现象。方法是:将硼砂打碎成粗粒状(如黄豆粒大小),均匀铺在搪瓷盘内,厚度约1cm,置于干燥箱内加热,温度至120℃时,可见有气泡产生并渐成黏稠液状,继续加热至140℃,4小时后,取出放凉,打碎。

2. 化学成分研究 据报道,煅硼砂的质量很不稳定,$Na_2B_4O_7$ 的含量从 52.88%~91.57% 不等。这是由于传统炮制方法对工艺条件无明确的规定,各地的生产条件和习惯不一致而使产品质量不稳定。经研究,当温度达 80℃时,即失去 8 个结晶水,200℃时失去 9 个结晶水,340℃时失去全部结晶水,878℃时融熔。因此有人建议,硼砂煅制温度以 350℃ 为宜,用温控电炉煅制,产品质量以 $Na_2B_4O_7$ 的含量大于 80% 为限。

【贮藏】　密闭防风化,置于干燥处,防尘,防潮。

【备注】　硼砂古代有熬干、烧、煅、烙、药汁制、煮等方法。近代有明煅、水飞、武火炒等方法。现行主要用明煅法。《中国药典》未收载该药物。

石 膏

【处方用名】　石膏、生石膏、煅石膏。

【来源】　本品为硫酸盐类矿物硬石膏族石膏 Gypsum fibrosum。主含含水硫酸钙($CaSO_4 \cdot 2H_2O$)。采挖后,除去泥沙及杂石。

【炮制方法】

1. 生石膏　取原药材,洗净,干燥,打碎,拣去杂石,粉碎成粗粉。

2. 煅石膏　取净石膏,置于无烟炉火中或适宜的耐火容器内,用武火煅至红透,取出,放凉,碾碎。本品含硫酸钙($CaSO_4$)不得少于 92.0% ,含重金属不得超过百万分之十。

【成品性状】　石膏为纤维状的集合体,呈长块状、板块状或不规则块状,白色、灰白色或淡黄色,有的半透明,体重,质软,纵断面具绢丝样光泽,气微,味淡。煅石膏为白色的粉末或酥松块状物,表面透出微红色的光泽,不透明,体较轻,质软,易碎,捏之成粉,气微,味淡。

【炮制作用】　石膏味甘、辛,性大寒。归肺、胃经。具有清热泻火,除烦止渴的功能。

生石膏清热泻火,除烦止渴。用于外感热病,高热烦渴,肺热喘咳,胃火亢盛,头痛,牙痛。

煅石膏味甘、辛、涩,性寒。清热力较缓,具有收湿,生肌,敛疮,止血的功能。外用用于溃疡不敛,湿疹瘙痒,水火烫伤,外伤出血。

【炮制研究】　石膏主要成分为含水硫酸钙。尚含有机物、硫化物等杂质。

研究表明,生石膏加热至 80~90℃开始失水,至 225℃可全部脱水转化成煅石膏。

石膏表层的红棕色及灰黄色矿物质和质次的硬石膏中含砷量较高,接近《中国药典》2010 年版规定的限量。有服用石膏导致死亡的报道,主要原因是石膏中混有含砷化合物,故应注意石膏的来源与质量。

【贮藏】　置于干燥处。

【备注】　石膏古代有煅法、火煅醋淬、炭火烧、生甘草水飞、水飞、同硫黄煮、火煨熟、湿纸裹炮令透、糖拌炒、炙、雪水浸后研、炒等方法。近代有煅法、蜜炒法。现行主要用明煅法。《中国药典》收载有明煅法。

寒 水 石

【处方用名】　寒水石、煅寒水石。

【来源】　本品为硫酸盐类矿物红石膏或碳酸盐类矿物方解石的矿石。北方多用含硫酸盐类矿物红石膏,称北寒水石(Cypsum rubrum),主含硫酸钙($CaSO_4$);南方多用碳酸盐类矿物方解石的矿石,称南寒水石(Calcitum),主含碳酸钙($CaCO_3$)。全年均可采挖,采得后,除去泥沙及杂质。

【炮制方法】

1. 寒水石 取原药物,除去杂质,洗净,打碎成小块或碾成细粉。

2. 煅寒水石 取净寒水石碎块,置于适宜的耐火容器内,用武火煅至红透,取出,放凉,碾成细粉。

红石膏可置于无烟炉火中煅制,但取出放凉后,应先刷去灰屑,方可再打碎。但方解石不能直接置于无烟炉火中煅烧,否则崩裂成为碎片,无法收集。

【成品性状】 红石膏为不规则块状,纵断面呈纤维状纹理,表面灰白色或粉红色,半透明,光泽明显,体重质松,易成小块,无臭无味。方解石为不规则块状,表面光滑,有玻璃样光泽,无色或白色或黄白色,透明或半透明,体重质松,易碎成方形或长方形小块。煅红石膏为大小不规则块状,纹理被破坏,光泽消失,黄白色,不透明,质地疏松,手捻易碎。煅方解石白色或黄白色,不透明,体轻质松,易成粉。

【炮制作用】 寒水石味辛、咸,性寒。归心、胃、肾经。具有清热降火,利窍消肿的功能。

生寒水石长于清热降火,除烦止渴。多用于湿热证,热入气分,积热烦渴。

煅寒水石降低了寒水石的大寒之性,消除了其攻伐脾阳的副作用,缓和了其清热泻火的功效,增强了收敛固涩的作用。用于风热火眼,水火烫伤,诸疮肿毒。且煅后质地疏松,易于粉碎和煎出有效成分。

【贮藏】 置于干燥处。

【备注】 寒水石古代有烧制、煅赤、火煅醋淬、火煅酒淬、姜汁煮、炒、煨等方法。自宋代以来"煅制法"成为主流的炮制方法,并沿用至今。《中国药典》未收载该药物。

花 蕊 石

【处方用名】 花蕊石、煅花蕊石。

【来源】 本品为变质岩类岩石蛇纹大理岩。蛇纹大理石由大理石岩 Calcite 与蛇纹石 Serpentine 组成。主要成分为碳酸钙($CaCO_3$)和碳酸镁($MgCO_3$)。采挖后,除去杂石及泥沙。

【炮制方法】

1. 花蕊石 取原药材,洗净,干燥,砸成碎块。

2. 煅花蕊石 取净花蕊石碎块,置于适宜的耐火容器内,用武火煅至红透,取出,放凉,碾碎。

【成品性状】 花蕊石为粒状和致密块状的集合体,呈不规则的块状,具棱角而不锋利,白色或浅灰白色,其中夹有点状或条状的蛇纹石,呈浅绿色或淡黄色,习称"彩晕",对光观察有闪星状光泽,体重,质硬,不易破碎,气微,味淡。煅花蕊石为大小不等的颗粒状碎粒,色泽变黯,粉白色间有黄白色,质地松脆,无光泽。

【炮制作用】 花蕊石味酸、涩,性平。归肝经。具有化瘀止血的功能。

生花蕊石质地坚硬,难以粉碎。一般均煅用。

煅花蕊石质地疏松,易于粉碎,且能缓和酸涩之性,消除伤脾伐胃的副作用,利于内服。用于咯血,吐血,外伤出血,跌仆伤痛。

【贮藏】 置于干燥处,防尘。

【备注】 花蕊石古代有烧、烧存性、醋煅、合硫黄煅、煅后水飞等方法。近代有明煅、火煅醋淬、火煅水淬等方法。现行主要用明煅法。《中国药典》收载有明煅法。

钟　乳　石

【处方用名】　钟乳石、石钟乳、煅钟乳石。

【来源】　本品为碳酸盐类矿物方解石族方解石 Stalactitum。主含碳酸钙（$CaCO_3$）。采得后,除去杂石,洗净,晒干。

【炮制方法】

1. 钟乳石　取原药材,除去杂质,洗净,干燥,砸成小块。

2. 煅钟乳石　取净钟乳石小块,置于适宜的耐火容器内,用武火煅至红透,取出,放凉,碾碎或研末。

【成品性状】　钟乳石为钟乳状集合体,略呈圆锥形或圆柱形,表面白色、灰白色或棕黄色,粗糙,凸凹不平,体重,质硬,断面较平整,白色至浅灰白色,对光观察有闪星状亮光,近中心常有一圆孔,圆孔周围有多数浅橙黄色同心环层,气微,味微咸。煅钟乳石为灰白色不规则碎块或粉末,质地疏松,光泽度降低或消失。

【炮制作用】　钟乳石味甘,性温。归肺、肾、胃经。具有温肺,助阳,平喘,制酸,通乳的功能。钟乳石以生品多用。用于寒痰咳喘,阳虚冷喘,腰膝冷痛,胃痛泛酸,乳汁不通。

煅钟乳石易于粉碎和煎出有效成分,增强温阳补虚作用,也用于消肿毒。

【贮藏】　置于干燥处。

【备注】　钟乳石古代有炼、煅、煅后人乳浸并饭上蒸、与沉香等多种药物煮后研细、水煮后水飞、竹叶地榆煮、甘草水煮、醋洗、药汤煮、牡丹皮煮汁泡等方法。现行主要用明煅法。《中国药典》收载有明煅法。

金　精　石

【处方用名】　金精石、金云母、煅金精石。

【来源】　本品为硅酸盐类矿物蛭石 Vermiculitum。采挖后,除去泥沙,杂石,挑选纯净的块片。

【炮制方法】

1. 金精石　取原药材,除去杂质,洗净,干燥,砸碎。

2. 煅金精石　取净金精石小碎块,置于适宜的耐火容器内,用武火煅至红透,取出,放凉。

【成品性状】　金精石为不规则碎片状,呈金黄色、暗棕褐色至墨绿色,表面光滑,有玻璃样光泽,质稍软有韧性,烧之卷曲,断面显层状,可单层剥离,气微,味淡。煅金精石表面暗黄色,体轻质疏松,无光泽,气微,味淡。

【炮制作用】　金精石味咸、淡,性平。归心、肝、肾经。具有镇惊安神,明目去翳的功能。用于目生翳障,视物模糊,心悸怔忡,夜不安眠。

煅金精石质地疏松,易于粉碎和煎出有效成分。

【炮制研究】　金精石化学成分为 $(Mg、Fe、Al)_3 [(AlSi)_4 O_{10}] (OH)_2 \cdot 4H_2O$。

研究表明,金精石属云母类,若只煅短时间红透,其理化性质不会有大的变化,故煅红的时间应长,其煅后吸附性、离子交换性的变化取决于煅制的时间与温度。

【贮藏】　置于干燥处。

【备注】　金精石古代有火煅水飞的方法。近代有火煅水飞、火煅醋淬等方法。现行主要用明煅法。

《中国药典》未收载该药物。

青 礞 石

【处方用名】 青礞石、煅青礞石。

【来源】 本品为变质岩类黑云母片岩 Biotite schist 或绿泥石化云母碳酸盐片岩 Mica carbonate schist by chloritization。采挖后,除去泥沙和杂石。

【炮制方法】

1. 青礞石 取原药材,除去杂质,砸成小块。

2. 煅青礞石

(1)明煅:取净青礞石,置于适宜的耐火容器中,用武火煅至红透,取出,放凉,碾成细粉。

(2)硝煅:取净青礞石小块,加等量火硝混匀,置于耐火容器内,加盖,武火加热,煅至烟尽,取出放凉,水飞成细粉。

【成品性状】 黑云母片岩主为鳞片状或片状集合体,呈不规则扁块状或长斜块状,无明显棱角,褐黑色或绿黑色,具玻璃样光泽,质软,易碎,断面呈较明显的层片状,碎粉为绿黑色鳞片,有似星点样的闪光,气微,味淡。绿泥石化云母碳酸盐片岩为鳞片状或粒状集合体,呈灰色或绿灰色,夹有银色或淡黄色鳞片,具光泽,质松,易碎,粉末为灰绿色鳞片和颗粒,片状者具星点样闪光,气微,味淡。煅青礞石质地疏松,光泽消失。硝煅青礞石金黄色,轻打可碎,部分呈块状,稍有火硝味。

【炮制作用】 青礞石味甘、咸,性平。归肺、心、肝经。具有坠痰下气,平肝镇惊的功能。青礞石生品较少应用。一般多煅用。

煅青礞石质地疏松,便于粉碎,易于煎出有效成分。用于顽痰胶结,咳逆喘急,癫痫发狂,烦躁胸闷,惊风抽搐。

硝煅青礞石可增强下气坠痰功效,能逐陈积伏匿之疾。

【贮藏】 置于干燥处,防尘。

【备注】 青礞石古代有硝石煅、密闭硝煅、水飞去硝毒、缩砂制等方法。近代有硝石煅、明煅法。现行主要用明煅法。《中国药典》收载有明煅法。

金 礞 石

【处方用名】 金礞石、煅金礞石。

【来源】 本品为变质岩类蛭石片岩或水黑云母片岩。采挖后,除去杂石及泥沙。

【炮制方法】

1. 金礞石 取原药材,除去杂石,砸碎。

2. 煅金礞石

(1)明煅:取净金礞石小块,置于适宜的容器中,用武火加热,煅至红透,取出,放凉,碾粉。

(2)硝煅:取净金礞石小块,加等量火硝混匀,置于耐火容器内,加盖,武火加热,煅至红透,取出,放凉,水飞成细粉。

【成品性状】 金礞石为鳞片状集合体,呈不规则块状或碎片,无明显棱角,棕黄色或黄褐色,带有金黄色或银白色光泽,质脆,手捻易碎成金黄色闪光小片,具滑腻感,气微,味淡。煅金礞石呈粉末状,黄褐色,闪金星更明显。硝煅金礞石手可捻碎,碎片为麦麸状,气、味皆无。

【炮制作用】　金礞石味甘、咸,性平。归肺、心、肝经。具坠痰下气,平肝镇惊的功能。金礞石生品较少应用。一般多煅用。

煅金礞石质地疏松,便于粉碎,易于煎出有效成分。用于顽痰胶结,咳逆喘急,癫痫发狂,烦躁胸闷,惊风抽搐。

硝煅金礞石可增强下气坠痰功效,能逐陈积伏匿之疾。

【贮藏】　置于干燥处。

【备注】　传统上金礞石和青礞石都作礞石用。现今《中国药典》将二者分开,并收载有明煅法。

赤 石 脂

【处方用名】　赤石脂、煅赤石脂、醋赤石脂

【来源】　本品为硅酸盐类矿物多水高岭石 Halloysitum rubrum。主含四水硅酸铝[$Al_4(Si_4O_{10}(OH)_8 \cdot 4(H_2O)$)]。采挖后,除去杂质。

【炮制方法】

1. 赤石脂　取原药材,除去杂质,捣碎或研粉。

2. 煅赤石脂　取净赤石脂,置于无烟炉火上,用武火煅至红透,取出,放凉,碾成粉末。

3. 醋赤石脂　取净赤石脂,碾成细粉,用醋及适量水调匀,搓条,切段,干燥后,置于无烟炉火上,用武火加热,煅至红透时,取出,碾粉。

每100kg净赤石脂,用米醋30kg。

【成品性状】　赤石脂为块状集合体,呈不规则的块状,表面粉红色、红色至紫红色,或有红白相间的花纹,质软,易碎,断面有的具蜡样光泽,吸水性强,有黏土气,味淡,嚼之无沙粒感。煅赤石脂为土红色细颗粒或细粉,质酥松。醋赤石脂为深红色或红褐色细粉。

【炮制作用】　赤石脂味甘、酸、涩,性温。归胃、大肠经。具有涩肠,止血,生肌敛疮的功能。用于久泻久痢,大便出血,崩漏带下;外治疮疡久溃不敛,湿疮脓水浸淫。

煅赤石脂与醋赤石脂作用相似,能增强固涩收敛作用。

【炮制研究】　赤石脂主含四水硅酸铝[$Al_4(Si_4O_{10}(OH)_8 \cdot 4H_2O$)]。尚含少量的铁、铝等元素。

研究表明,含水硅酸铝有吸附作用,能吸附消化道内的有毒物质、细菌毒素及食物异常发酵的产物,并能保护消化道黏膜,止胃肠道出血。赤石脂煅后能使钙、铝溶出量增多,铁的溶出量减少,有利于止血和止泻,水飞能除去部分铅,可降低毒性。

【贮藏】　置于干燥处,防潮。

【备注】　赤石脂古代有烧、煅、醋淬、醋炒、水飞、煨等方法。现行主要用明煅、醋制后明煅法。《中国药典》收载有醋制后明煅法。

云 母 石

【处方用名】　云母石、煅云母石。

【来源】　本品为单斜晶系硅酸盐类矿物白云母 Muscovite 的矿石。主要成分为含钾、铝的铝硅酸盐[$KAl_2(AlSi_3O_{10})(OH)_2$]。全年均可采挖。采后除去杂质。

【炮制方法】

1. 云母石　取原药材,除去杂质,洗净,干燥,砸成薄片。

2. 煅云母石　取净云母石,置于适宜的耐火容器内,用武火煅至红透,取出,放凉,碾碎。

【成品性状】　云母石为不规则的薄片碎块,薄片可层层剥离,多呈白色,亦有无色、绿色或带黄褐色、黑色等色调,含铁多时,颜色加深,有玻璃样光泽,薄片光滑,有弹性,质韧能曲折,不易打碎,断面不平坦,有土腥气,无味。煅云母石为灰白色细粉,易破碎,失去光泽,微有焦土气,无味。

【炮制作用】　云母石味甘,性平。归肺、脾、膀胱经。具有纳气,安神,敛疮,止血,泄湿,除疟的功能。

云母石临床一般不生用。

煅云母石质地松脆,易于粉碎和煎出有效成分。用于虚喘,眩晕,惊悸,癫痫,寒疟,久痢,金疮出血,痈疽疮毒。

【贮藏】　置于干燥处。

【备注】　云母石古代有烧、炼粉、火煅醋淬后水飞、甘草等药汁制、与盐花同捣等方法。现行主要用明煅法。《中国药典》未收载该药物。

海 浮 石

【处方用名】　海浮石、煅海浮石。

【来源】　本品为火成岩类岩石形成的多孔状石块浮石 Pumex 或胞孔科动物脊突苔虫 *Costazia aculeate* Canu et Bassler 的干燥骨骼。夏、秋二季收集,洗净,干燥。

【炮制方法】

1. 海浮石　取原药材,除去杂质,洗净,晒干。用时捣碎。

2. 煅海浮石　取净海浮石小块,置于适宜的耐火容器内,用武火煅至红透,取出,放凉,捣碎。

【成品性状】　海浮石为不规则似海绵状或珊瑚状的碎块,表面灰白色或灰黄色,不平坦,有多数细孔,质较硬,可打碎,入水不沉,气微腥,味微咸。煅海浮石灰白色,质疏松易碎。

【炮制作用】　海浮石味咸,性寒。归肺、肾经。具有清热化痰,软坚通淋的功能。

生海浮石长于清肺化痰。用于痰热咳嗽,肺火咯血。

煅海浮石质地疏松,利于粉碎,软坚散结力强。用于瘰疬结核,癥瘕痞块。

【贮藏】　置于干燥处。

【备注】　海浮石古代有火煅醋淬、烧酒樟脑升炼取粉、炒黑等方法。近代有火煅、醋淬、研细水飞等方法。现行主要用明煅法。《中国药典》未收载该药物。

蛇 含 石

【处方用名】　蛇含石、煅蛇含石。

【来源】　本品为铁的氢氧化物类矿物褐铁矿 Pyritum rotunbum。主含三氧化二铁(Fe_2O_3)。全年可采,采得后,除去泥土杂质。

【炮制方法】

1. 蛇含石　取原药材,除去杂质,洗净,干燥,砸碎。

2. 煅蛇含石　取净蛇含石,置于适宜的耐火容器内,用武火煅至红透,取出,放凉,碾碎。

【成品性状】　蛇含石为不规则碎块状,黄棕色或深棕色,表面粗糙,质坚硬,断面黄白色,有金属光泽,气微,味淡。煅蛇含石为不规则细粒状或粗粉状,深黄棕色,质疏松,无光泽。

【炮制作用】 蛇含石味甘,性寒。归心包、肝经。具有安神,镇惊,止血定痛的功能。

生蛇含石质坚硬,历代多煅用。安神,镇惊,生品和煅品都有应用。

煅蛇含石质地疏松,易于粉碎与制剂。多用于心悸惊痫,肠风血痢,心痛,骨节酸痛。

【贮藏】 置于干燥处。

【备注】 蛇含石古代有火煅醋淬、醋浸后火煅、火煅酒淬、火煅蘸胆汁淬、火煅童便淬、煅后研细、煅后甘草水浸等方法。现行主要用明煅法。《中国药典》未收载该药物。

鹅 管 石

【处方用名】 鹅管石、煅鹅管石。

【来源】 本品为腔肠动物树珊瑚科栎珊瑚 Balanophyllia sp. 或笛珊瑚 Sysingora sp. 的石灰质骨骼。全年均可采挖,采得后,拣去杂质,取条状物,洗净,干燥。

【炮制方法】

1. 鹅管石 取原药材,除去杂质,洗净,干燥,碾碎或捣碎。

2. 煅鹅管石 取净鹅管石,置于适宜的耐火容器中,用武火煅至红透,取出,放凉,碾碎或捣碎。

【成品性状】 鹅管石为不规则的碎块,表面乳白色或白色,具纵直细纹,质硬而脆,断面有多数中隔,无臭,味微咸。煅鹅管石形如鹅管石,灰白色,质松脆。

【炮制作用】 鹅管石味甘,性温。归肺、肾、肝经。具有温肺,壮阳,通乳的功能。

生鹅管石长于温肺化痰,通利乳汁。用于肺虚咳喘,乳汁不下。

煅鹅管石质地疏松,易于粉碎,以温肾壮阳力强。用于肾虚气喘,阳痿不举。

【贮藏】 置于干燥处。

【备注】 鹅管石古代有火煅醋淬、火煅酒淬、火煅细研等方法。历代以煅或火煅醋淬法为多用。现行主要用明煅法。《中国药典》未收载该药物。

龙 骨

【处方用名】 龙骨、生龙骨、煅龙骨。

【来源】 本品为古代哺乳动物三趾马、犀类、鹿类、牛类、象类、羚羊等的骨骼化石或象类门齿的化石。前者习称"龙骨",后者习称"五花龙骨"。挖出后,除去泥土及杂质。

【炮制方法】

1. 龙骨 取原药材,除去杂质及灰骨,刷净泥土,捣碎。

2. 煅龙骨 取净龙骨,置于适宜的耐火容器内,用武火煅至红透,取出,放凉,碾碎。

【成品性状】 龙骨为不规则碎块状,表面类白色,灰白色或浅黄色,附有细黄末,较光滑,质较酥轻,易打碎,断面骨腔部分疏松,有土腥气,吸舌。五花龙骨为不规则块状,表面有瓷釉状光泽,黄白色与白色相间花纹,可见层状结构,体较轻,手掰开,断面显粉性,吸舌力强。煅龙骨颜色变暗,呈灰白色或灰褐色,质轻,酥脆易碎,表面显粉性,吸舌力强。

【炮制作用】 龙骨味甘、涩,性微寒。归心、肝、肾经。具有镇惊安神,平肝潜阳,收敛固涩的功能。

生龙骨长于平肝潜阳,镇惊安神。多用于心悸失眠,惊痫癫狂,头目眩晕等。

煅龙骨味甘、涩,性平。归心、肝、肾、大肠经。长于收敛固涩,生肌敛疮。多用于盗汗,自汗,遗精,崩漏,白带,久泻久痢,疮口不敛等。

【炮制研究】 龙骨主要含碳酸钙、磷酸钙等成分。

1. 工艺研究 以 Ca^{2+} 含量为指标,用正交试验法优选出煅龙骨的最佳条件为温度 660℃,时间 10 分钟,醋淬 1 次。

2. 化学成分研究 龙骨火煅醋淬后,其煎液中钙离子含量明显高于火煅不淬的龙骨,证明煅淬能显著提高钙离子的煎出率。

【贮藏】 置于干燥处,防潮。

【备注】 龙骨古代有烧赤、煅、火煅童便浸、水飞、酒浸、酒煮焙干、醋煮、黑豆蒸、僵蚕防风当归川芎等合炙、竹叶包煨等方法。近代有明煅、火煅盐水淬、朱砂拌等方法。现行主要用明煅法。《中国药典》未收载该药物。

龙 齿

【处方用名】 龙齿、生龙齿、青龙齿、煅龙齿。

【来源】 本品为古代哺乳动物如三趾马、犀类、鹿类、牛类、象类、羚羊等的牙齿化石 *Dens draconis*。多与龙骨相伴产生。采挖后,除去泥沙,敲去牙床。

【炮制方法】

1. 龙齿 取原药材,除去泥土及杂质,打碎。

2. 煅龙齿 取净龙齿小块,置于适宜的耐火容器内,用武火煅至红透,取出,放凉,碾细。

煅时要用武火,但要控制时间,以防灰化。煅时有爆裂声,为防止爆溅,要在容器上加盖。

【成品性状】 龙齿为齿状化石碎块,偶见完整齿化石,表面青灰色、灰褐色(青龙齿)或白色、黄白色(白龙齿),有的表面可见有光泽的釉质层(珐琅质),质坚硬,较重,断面粗糙,无臭气,微吸舌。煅龙齿色泽变暗,原有的颜色环带色彩加深,体较轻,质酥脆,无光泽,吸舌性强。

【炮制作用】 龙齿味甘、涩,性凉。归心、肝经。具有安神,潜阳,收敛的功能。

生龙齿功专镇惊安神,性凉可除烦退热。多用于惊痫,癫狂,心悸,怔忡等。

煅龙齿味涩,寒凉之性缓和,收敛之性增强,长于安神定志。用于心神恍惚,惊悸,失眠,多梦等。且质地酥脆易碎,便于制剂,煎熬。

【贮藏】 置于干燥处。

【备注】 龙齿古代有煅、煅存性、火煅醋淬、水飞、黑豆蒸、远志苗醋煮、炙法、酥炙等方法。近代有明煅、火煅盐水淬、朱砂拌等方法。现行主要用明煅法。《中国药典》未收载该药物。

石 决 明

【处方用名】 石决明、煅石决明。

【来源】 本品为鲍科动物杂色鲍 *Haliotis diversicolor* Reeve、皱纹盘鲍 *Haliotis discus hannai* Ino、羊鲍 *Haliotis ovina* Gmelin、澳洲鲍 *Haliotis ruber*(Leach)、耳鲍 *Haliotis asinina* Linnaeus 或白鲍 *Haliotis laevigata*(Donovan)的贝壳。夏、秋二季捕捉,去肉,洗净,干燥。

【炮制方法】

1. 石决明 取原药材,除去杂质,洗净,干燥,捣碎。本品含碳酸钙($CaCO_3$)不得少于 93.0%。

2. 煅石决明 取净石决明,置于无烟炉火上或适宜的耐火容器内,用武火煅至质地酥脆时,取出放凉,碾碎。本品含碳酸钙($CaCO_3$)不得少于 95.0%。

3. 盐石决明 取净石决明,煅至酥脆时,取出,喷淋盐水,干燥,碾碎。

每 100kg 净石决明,用食盐 2kg。

【成品性状】 石决明为不规则的碎块,灰白色,有珍珠样彩色光泽,质坚硬,气微,味微咸。煅石决明呈不规则的碎块或粗粉,灰白色,无光泽,质酥脆,断面呈层状。盐石决明形如煅石决明,无臭,味咸。

【炮制作用】 石决明味咸,性寒。归肝经。具有平肝潜阳,清肝明目的功能。

生石决明长于平肝潜阳。用于头痛眩晕,惊痫等症。

煅石决明咸寒之性降低,平肝潜阳作用缓和,增强了固涩收敛,明目的作用。用于目赤翳障,视物昏花,青盲雀目。且煅后质地酥脆,便于粉碎,有利于有效成分的煎出。

盐石决明引药入肾,增强平肝清肝明目作用。

【贮藏】 置于干燥处。

【备注】 石决明古代有烧制、盐煅、火煅童便制、醋制、盐炒、蜜制、煮制、盐水洗后五花皮与地榆和阿胶煮、面煨、焙存性等方法。近代有明煅、糠煅、火煅盐淬、烧制、药汁制等方法。现行主要用明煅法。《中国药典》收载有明煅法。

牡 蛎

【处方用名】 牡蛎、煅牡蛎。

【来源】 本品为牡蛎科动物长牡蛎 Ostrea gigas Thunberg、大连湾牡蛎 Ostrea talien-whanensis Crosse 或近江牡蛎 Ostrea rivularis Gould 的贝壳。全年均可捕捞,去肉,洗净,晒干。

【炮制方法】

1. 牡蛎 取原药材,除去杂质及附着物,洗净,干燥,碾碎。本品含碳酸钙($CaCO_3$)不得少于 94.0%。

2. 煅牡蛎 取净牡蛎,置于无烟炉火上或适宜的耐火容器内,用武火煅至质地酥脆时,取出,放凉,碾碎。本品含碳酸钙($CaCO_3$)不得少于 94.0%。

【成品性状】 牡蛎为不规则的碎块,白色,质硬,断面层状,气微,味微咸。煅牡蛎为不规则的碎块或粗粉,灰白色,质酥脆,断面层状。

【炮制作用】 牡蛎味咸,性微寒。归肝、胆、肾经。具有重镇安神,潜阳补阴,软坚散结的功能。

生牡蛎重镇安神,潜阳补阴,软坚散结。用于惊悸失眠,眩晕耳鸣,瘰疬痰核,癥瘕痞块。

煅牡蛎质地酥脆,便于粉碎和煎出药效,增强收敛固涩,制酸止痛的作用。用于自汗盗汗,遗精滑精,崩漏带下,胃痛吐酸。

【炮制研究】 牡蛎主要含碳酸钙,尚含磷酸钙、硫酸钙、氧化铁等成分。

成分研究表明,牡蛎火煅醋淬品水煎液中钙离子的含量高于煅品和生品。生品水煎液中蛋白质的含量略高于醋淬品和煅品。煅后人体必需的微量元素如锌、锰等的煎出率较生品显著增加。

【贮藏】 置于干燥处。

【备注】 牡蛎古代有熬制、煅制、醋煅、酒煅、火烧通赤、童便煅、醋煮、煨制、炙制、炒制等方法。近代有明煅、糠煅、煅淬等方法。现行主要用明煅法。《中国药典》收载有明煅法。

瓦 楞 子

【处方用名】 瓦楞子、煅瓦楞子。

【来源】 本品为蚶科动物毛蚶 *Arca subcrenata* Lischke、泥蚶 *Arca granosa* Linnaeus 或魁蚶 *Arca inflata* Reeve 的贝壳。秋、冬至次年春捕捞,洗净,置于沸水中略煮,去肉,干燥。

【炮制方法】

1. 瓦楞子 取原药材,用水洗净,捞出干燥,碾碎。

2. 煅瓦楞子 取净瓦楞子,置于适宜的耐火容器内,用武火煅至质地酥脆,取出,放凉,碾碎。

【成品性状】 瓦楞子为不规则碎片或粒状,白色或灰白色,较大碎块仍显瓦楞线,有光泽,质坚硬,研粉后呈白色粉末,无臭,味淡。煅瓦楞子为不规则碎片或颗粒,灰白色,光泽消失,质地酥脆,研粉后呈深灰色粉末,无颗粒。

【炮制作用】 瓦楞子味咸,性平。归肺、胃、肝经。具有消痰化瘀,软坚散结,制酸止痛的功能。

生瓦楞子长于消痰化瘀,软坚散结。用于顽痰积结,痰稠难咯,瘿瘤,瘰疬,癥瘕痞块。

煅瓦楞子质地酥脆,便于粉碎,制酸止痛力强。偏于治胃酸过多,胃痛泛酸。

【炮制研究】 瓦楞子主要含碳酸钙。尚含钠、镁、磷等无机元素。

研究表明,火煅醋淬品中碳酸钙及水煎出物的含量均明显高于生品、火煅品和火煅盐淬品,并且醋制后还有助于钙离子的煎出。建议瓦楞子炮制采用火煅醋淬法。另有研究表明,煅品水煎液中钙的含量较生品增加了 56 倍。

【贮藏】 置于通风干燥处。

【备注】 瓦楞子古代有明煅、火煅醋淬、火煅盐水淬、醋制、醋煮、炙制等方法。现行主要用明煅法。《中国药典》收载有明煅法。

蛤 壳

【处方用名】 蛤壳、海蛤壳、煅蛤壳。

【来源】 本品为帘蛤科动物文蛤 *Meretrix meretrix* Linnaeus 或青蛤 *Cyclina sinensis* Gmelin 的贝壳。夏、秋二季捕捞,去肉,洗净,干燥。

【炮制方法】

1. 蛤壳 取原药材,洗净,干燥,碾碎或碾粉。

2. 煅蛤壳 取净蛤壳,置于适宜的耐火容器内,用武火煅至质地酥脆,取出,放凉,打碎。本品含碳酸钙($CaCO_3$)不得少于 95.0%。

【成品性状】 蛤壳为不规则碎片,外面黄褐色或棕红色,可见同心生长纹,内面白色,质坚硬,断面有层纹,气微,味淡。煅蛤壳为不规则碎片或粗粉,灰白色,碎片外面有时可见同心生长纹,质酥脆,断面有层纹。

【炮制作用】 蛤壳味苦、咸,性寒。归肺、肾、胃经。具有清热化痰,软坚散结,制酸止痛;外用收湿敛疮的功能。

生蛤壳偏于软坚散结。用于瘰疬,瘿瘤痰核等。

煅蛤壳质地酥脆,易于粉碎,增强了化痰制酸的作用。用于痰火咳嗽,胸胁疼痛,痰中带血,瘰疬瘿瘤,胃痛吞酸;外治湿疹,烫伤。

【炮制研究】 蛤壳主含碳酸钙、壳角质、钠、铝、铁、锶等元素。

研究表明,火煅后能使其主要成分碳酸钙受热分解成氧化钙,质地变得酥松,易于粉碎。氧化钙外用时渗湿收敛的作用较碳酸钙强,内服后收敛制酸作用优于生品。

【贮藏】　置于干燥处。

【备注】　蛤壳古代有研炼、烧通赤细研、煅制、醋淬、烙制、药汁制、童便制、煨制、炒制等方法。近代有明煅法、水飞法。现行主要用明煅法。《中国药典》收载有明煅法。

珍　珠　母

【处方用名】　珍珠母、煅珍珠母。

【来源】　本品为蚌科动物三角帆蚌 *Hyriopsis cumingii*（Lea）、褶纹冠蚌 *Cristaria plicata*（Leach）或珍珠贝科动物马氏珍珠贝 *Pteria martensii*（Dunker）的贝壳。去肉,洗净,干燥。

【炮制方法】

1. 珍珠母　取原药材,除去杂质及灰屑,打碎。

2. 煅珍珠母　取净珍珠母,置于适宜的耐火容器内,用武火煅至质地酥脆,取出,放凉,打碎或碾粉。

【成品性状】　珍珠母为不规则碎块状,白色或灰白色,有光泽,质硬而重,气微腥,味淡。煅珍珠母为不规则细块或粉状,青灰色,微显光泽或消失,质酥脆易碎,无臭,味咸。

【炮制作用】　珍珠母味咸,性寒。归肝、心经。具有平肝潜阳,安神定惊,明目退翳的功能。

生珍珠母长于平肝潜阳,定惊安神。用于头痛眩晕,惊悸失眠,目赤翳障,视物昏花。

煅珍珠母长于收湿制酸,且质地酥脆,细研吞服,能治胃酸过多,还可治疗湿疮,吐血,崩漏。

【贮藏】　置于干燥处,防尘。

【备注】　珍珠母古代都是研细用。现行主要研碎生用或明煅后用。《中国药典》收载有明煅法。

第二节　煅　淬　法

将药物按明煅法煅烧至红透后,立即投入定量的液体辅料(淬液)中骤然冷却,使之酥松的方法,称为煅淬法。常用的淬液有醋、酒、药汁、清水等。

煅淬法多适用于质地坚硬,经高温煅烧仍不疏松的矿物类药物,及临床上因特殊需要而必须煅淬的药物。此类药物一般需经多次煅烧和浸淬,才能达到质地酥松的程度。

（一）煅淬的操作方法

1. 净制　取净药物,打碎成小块。

2. 煅制　将炉膛内的燃料点燃,利用鼓风机将火吹旺,将药物装入坩埚内或适宜的耐火容器内,置于无烟炉火中煅烧,煅至通体红透。

3. 淬制　将煅后的药物趁热立即投入规定量的液体辅料中,使其骤然冷却。取出,晾干后,再煅,再淬,直至达到质地酥松的程度,取出,干燥。

淬液的用量,一般每100kg净药物,醋淬时用米醋30kg,酒淬时用黄酒20kg,用三黄汤淬时用黄芩、黄连、黄柏各12.5kg,用水淬时适量。

4. 粉碎　将煅淬后晾干的药物碾或粉碎成粗粉。

5. 收贮　将符合煅制成品质量标准的饮片,经包装后,按药典规定及时贮藏。

（二）成品质量

煅淬品质地酥松或成粉末,无光泽或微有光泽,有淬液的气味。临床特殊要求的炉甘石药物应纯洁细腻。成品含未煅透者不得超过3%。

（三）注意事项

1. 药物应砸成小块,以减少煅淬次数。

2. 应煅至药物质地全部酥松,辅料被吸尽为度。

（四）煅淬的目的

1. 使药物质地酥松,易于粉碎和煎出成分　质地坚硬的药物经高温煅烧,受热膨胀后投入淬液中迅速冷却,则表面晶格迅速缩小,内部晶格仍处于膨胀状态,从而产生裂隙,淬液进入裂隙还可继续冷却,产生新的裂隙,经反复煅淬,晶格间完全裂解,因此达到酥松的目的。

2. 改变药物理化性质,减少副作用,增强疗效　某些药物经煅淬后,不仅质地酥松,而且化学成分也会发生改变,从而减少副作用,增强疗效。如自然铜煅后生成硫化亚铁,炉甘石煅后生成氧化锌,含铁矿物药煅后醋淬有醋酸亚铁生成。

3. 除去杂质和毒性成分,洁净药物　如自然铜、磁石、炉甘石等,夹有杂质,甚至含砷、锶、铅等有毒成分,经煅淬后,可除去。

自 然 铜

【处方用名】　自然铜、煅自然铜。

【来源】　本品为硫化物类矿物黄铁矿族黄铁矿 Pyritum。主含二硫化铁（FeS_2）。采挖后,除去杂质。

【炮制方法】

1. 自然铜　取原药材,除去杂质,洗净,干燥,砸碎。

2. 煅自然铜　取净自然铜小块,置于适宜的耐火容器内,用武火煅至暗红,立即投入醋液中淬,待冷却后取出,继续煅烧醋淬数次,至呈黑褐色,外表脆裂,光泽消失,质地酥松,淬液被吸尽时,取出,放凉,干燥后碾碎。

每100kg净自然铜,用米醋30kg。

操作时应注意:自然铜在煅制过程中,会产生有害气体,应在空气流通的地方操作,并采取防护措施。

【成品性状】　自然铜为大小不一的方块状,表面亮淡黄色,有金属光泽;有的黄棕色或棕褐色,无金属光泽,具条纹,条痕绿黑色或棕红色,体重,质坚硬或稍脆,易砸碎,断面黄白色,有金属光泽;或断面棕褐色,可见银白色亮星。煅自然铜为不规则的碎粒,呈黑褐色,无金属光泽,质地疏松,易打碎,有醋气。

【炮制作用】　自然铜味辛,性平。归肝经。具有散瘀止痛,续筋接骨的功能。

生自然铜多外用。用于头风疼痛,项下气瘿。

煅自然铜质地疏松,便于粉碎加工,利于煎出有效成分,增强散瘀止痛的作用。临床多用于跌打损伤,筋骨折伤,瘀肿疼痛。

【炮制研究】　自然铜主要含二硫化铁。尚含砷、镍、锑、铜等杂质。

1. 工艺研究　自然铜的炮制工艺研究较多,因研究方法不同,得到的结果也不相同。有报道,在马福炉中以400℃煅制4小时的方法最好。也有研究认为450℃条件下煅制最为合理。

煅制温度和时间是影响炮制品质量的主要因素。温度过高对有效成分的溶出不利,如

900℃会使生成的FeS再分解成Fe_3O_4,温度过低二硫化铁又尚未分解。所以有待制定合理的自然铜炮制工艺。

2. 化学成分研究 自然铜经火煅后,二硫化铁分解生成硫化亚铁(FeS),经醋淬后表面部分生成醋酸亚铁。煅自然铜水煎液中Fe^{2+}的含量是生品的53~80倍。而铁能加强创伤组织愈合,增强机体抗感染的能力。这与传统所说的煅自然铜能增强散瘀,接骨,止痛的作用相吻合。

砷含量生品比煅品高约10倍,因此煅后可除去或降低其毒性。

【贮藏】 置于干燥处。

【备注】 自然铜古代有甘草煮后醋浸火煅、火煅醋淬、火煅酒淬、火煅水淬、火煅童便浸再醋淬、煅存性、酒磨、水飞、醋炒等方法。近代有火煅醋淬、煅后水飞等方法。现行主要用火煅醋淬法。《中国药典》收载有火煅醋淬法。

赭 石

【处方用名】 赭石、代赭石、生赭石、煅赭石。

【来源】 本品为氧化物类矿物刚玉族赤铁矿 Hematitum。主含三氧化二铁(Fe_2O_3)。采挖后,除去杂石。

【炮制方法】

1. 赭石 取原药材,除杂质,砸碎成小块。

2. 煅赭石 取净赭石小块,置于适宜的耐火容器内,用武火煅至红透,立即投入规定量的醋液中淬制。如此反复至质地酥松,淬液用尽为度,放凉,碾成粗粉。

每100kg净赭石,用米醋30kg。

【成品性状】 赭石为鲕状、豆状、肾状的集合体,多呈不规则扁平块状,暗棕红色或灰黑色,条痕樱红色或红棕色,有的有金属光泽,一面多有圆形的突起,习称"钉头",另一面与突起相对处有同样大小的凹窝,体重,质硬,砸碎后断面显层叠状,气微,味淡。醋赭石为粗粉末,暗褐色或紫褐色,光泽消失,质地酥松易碎,磁性有所增强,微有醋气。

【炮制作用】 赭石味苦,性寒。归肝、心、肺、胃经。具有平肝潜阳,重镇降逆,凉血止血的功能。

生赭石平肝潜阳,清火降逆下气。用于眩晕耳鸣,呕吐,噫气,呃逆,喘息,以及血热所致的吐血,衄血,崩漏下血。

醋赭石味甘、涩,性平。苦寒之性缓和,引药入肝经血分,具有养血益肝,收敛止血作用。用于吐血,衄血,崩漏下血,泄泻。且质地酥松,易于粉碎和煎出有效成分。

【炮制研究】 赭石主要成分为三氧化二铁。尚含钙、镁、锰、砷等元素。

1. 工艺研究 有人以亚铁离子为含量指标,研究后认为赭石在650℃条件下,煅40分钟为佳。火煅醋淬更有利于赭石的酥松和亚铁离子的溶出。研究表明,煅制的温度以控制内外红赤,采用多次反复煅淬为宜。且温度不宜过高,以避免多量的磁性氧化铁产生。

2. 化学成分研究 赭石经650℃煅至暗红色后醋淬,其氧化亚铁含量最高。并且煅淬的次数与亚铁离子含量成正比。生赭石夹带的黏土中含有一定量的砷,大量服用可导致砷中毒。有人对赭石用不同方法炮制所得的炮制品作含砷量比较,结果表明,以煅、醋淬、水飞为最好的除砷方法。有经700℃煅制后,砷的含量减少近2/3的报道。证明古人对赭石"煅赤醋淬……研末水飞"的说法是科学的。煅制有利于临床用药的有效与安全。

3. **药理研究**　赭石主含铁离子,可刺激胃肠道,有加快肠蠕动作用,这对旋覆代赭汤的降逆疗效是有利的。说明铁离子是其有效成分之一。由于亚铁离子与肠道内硫化氢结合,故而减少了高价铁离子对肠道的刺激,也减少了硫化氢对肠道的刺激性,降低了副作用。

【贮藏】　置于干燥处。

【备注】　赭石古代有火煅醋淬、水飞、煅赤研、煅醋淬、酒醋煮等方法。现行主要用火煅醋淬法。《中国药典》收载有火煅醋淬法。

磁　石

【处方用名】　磁石、灵磁石、煅磁石。

【来源】　本品为氧化物类矿物尖晶石族磁铁矿 Magnetitum。主含四氧化三铁(Fe_3O_4)。采挖后,除去杂石。

【炮制方法】

1. **磁石**　取原药材,除去杂质,碾碎。本品含铁(Fe)不得少于50.0%。

2. **煅磁石**　取净磁石小块,置于适宜的耐火容器内,用武火煅至红透,立即投入醋液中淬,冷却后取出,反复煅淬至酥松,取出,干燥,碾成粗粉。本品含铁(Fe)不得少于45.0%。

每100kg磁石,用米醋30kg。

【成品性状】　磁石为不规则的碎块,灰黑色或褐色,条痕黑色,有金属光泽,质坚硬,具有磁性,有土腥气,味淡。煅磁石为不规则的碎块或颗粒,表面黑色,质硬而酥,无磁性,有醋香气。

【炮制作用】　磁石味咸,性寒。归肝、心、肾经。具有镇惊安神,平肝潜阳,聪耳明目,纳气平喘的功能。

生磁石长于平肝潜阳,镇惊安神。多用于惊悸失眠,头晕目眩。

煅磁石聪耳明目,补肾纳气力强,并易于粉碎与制剂。多用于耳鸣耳聋,视物昏花,肾虚气喘。

【炮制研究】　磁石主要含四氧化三铁。尚含硅、铅、钛、镁等杂质及一定量的砷。磁石放置日久则磁性减退,磁性完全消失的"死磁石"不能入药用。

成分研究表明,煅醋淬水飞品、煅醋淬品和醋煮品三种醋制品与生品含铁量之间有显著性差异,这说明古代醋制磁石有一定的科学性。

对磁石煅制前后含砷量进行比较,结果表明,经煅淬后砷含量显著降低,生品比煅品高5~25倍。粉碎程度大时,其表面积增大,更易除去砷。说明磁石经炮制后,可除去或降低毒性。

采用原子发射光谱分析,磁石中的有害元素钛、锰、铝、铬、钡、锶等均有变化,尤其锶煅制后未检出,说明煅制对消除有害元素具有一定意义。

【贮藏】　置于干燥处。

【备注】　磁石古代有烧醋淬后水飞、药汁煮后水飞、研后水浮去浊汁、烧酒淬等方法。近代以来主要用火煅醋淬法。《中国药典》收载有火煅醋淬法。

紫　石　英

【处方用名】　紫石英、醋紫石英、煅紫石英。

【来源】 本品为氟化物类矿物萤石族萤石 Fluoritum。主含氟化钙（CaF_2）。采挖后,除去杂石。

【炮制方法】

1. 紫石英 取原药材,除去杂质,洗净,干燥,碾碎。本品含氟化钙（CaF_2）不得少于85.0%。

2. 煅紫石英 取净紫石英小块,置于适宜的耐火容器内,加盖,用武火煅至红透,立即投入醋液中淬酥,取出,再煅淬1次,干燥,捣碎。本品含氟化钙（CaF_2）不得少于80.0%。

每100kg净紫石英,用米醋30kg。

操作时应注意:紫石英煅时易爆溅,应加盖。淬制时药物冷后应迅速取出,不宜长期浸泡,否则时间过长药物颜色转白,影响质量。

【成品性状】 紫石英为不规则碎块,紫色或绿色,半透明至透明,有玻璃样光泽,气微,味淡。醋紫石英为不规则碎块或粉末,表面黄白色、棕色或紫色,无光泽,质酥脆,有醋香气,味淡。

【炮制作用】 紫石英味甘,性温。归心、肺、肾经。具有温肾暖宫,镇心安神,温肺平喘的功能。

生紫石英长于镇心安神。用于心悸易惊,癫痫抽搐。

醋煅紫石英质酥易碎,醋入肝经走血分,增强温肺气,暖下焦的作用。用于肾阴亏虚,宫冷不孕,惊悸不安,失眠多梦,虚寒咳喘。

【炮制研究】 紫石英主要含氟化钙。常有杂质氧化铁（Fe_2O_3）和稀土元素。

1. 工艺研究 以 CaF_2 含量及水煎液中 Ca、Fe 元素为指标,对紫石英不同炮制成分进行了比较,认为临床用紫石英炮制品以火煅醋淬品为佳。

2. 药理研究 紫石英主要成分为氟化钙,人体摄入过多,便可出现骨氟症,牙齿、骨骼损伤,对神经系统、肾脏、心血管及甲状腺等也有损害,因此认为紫石英不能久服。

研究后认为,紫石英的镇静安神作用可能与所含 Ca、Fe 有关,特别是 Fe 应有一定的关系,所以紫石英临床上用于镇心安神,温肺暖宫时,宜用炮制品。

【贮藏】 置于干燥处。

【备注】 紫石英古代有火煅后研、醋淬捣为末、醋淬水飞、煨制等方法。宋代至今多沿用火煅醋淬法。《中国药典》收载有火煅醋淬法。

禹 余 粮

【处方用名】 禹余粮、煅禹余粮、醋禹余粮。

【来源】 本品为氢氧化物类矿物褐铁矿 Limonitum,主含碱式氧化铁［$FeO(OH)$］。采挖后,除去杂石。

【炮制方法】

1. 禹余粮 取原药材,除去杂质,打碎。

2. 煅禹余粮 取净禹余粮小块,置于适宜的耐火容器内,用武火煅至红透,立即投入醋中淬酥,取出,干燥,碾粉。

每100kg净禹余粮,用米醋30kg。

【成品性状】 禹余粮为不规则斜方块状,表面红棕色、灰棕色或浅棕色,多凹凸不平或附有黄色粉末,断面多显深棕色与淡棕色或浅黄色相间的层纹,各层硬度不同,体重,质硬,气微,味淡,嚼之无砂粒感。煅禹余粮呈细粉状,黄褐色或褐色,具醋气。

【炮制作用】 禹余粮味甘、涩,性微寒。归胃、大肠经。具有涩肠止泻,收敛止血的功能。

生禹余粮与煅制品作用基本相同。

煅禹余粮质地疏松,便于粉碎入药,易于煎出有效成分,并能增强收敛作用。用于久泻久痢,大便出血,崩漏带下。

【贮藏】 置于干燥处。

【备注】 禹余粮古代有炼、烧、煅、煅醋淬、火煨醋淬、煅酒淬、黑豆黄精煮、炒等方法。现行主要用明煅、火煅醋淬法。《中国药典》收载有火煅醋淬法。

阳 起 石

【处方用名】 阳起石、煅阳起石、酒阳起石。

【来源】 本品为单斜晶系硅酸盐类矿物透闪石 Tremolitum 或阳起石 Actinolitum。主含碱式硅酸镁钙$[Ca_2Mg_5(Si_4O_{11})_2(OH)_2]$。采挖后,除去沉沙及杂石。

【炮制方法】

1. 阳起石 取原药材,除去杂质,洗净,干燥,砸成小块。

2. 煅阳起石 取净阳起石小块,置于适宜的耐火容器内,用武火煅至红透,取出,放凉,研碎。

3. 酒阳起石 取净阳起石小块,置于适宜的耐火容器内,用武火煅至红透,立即投入黄酒中浸淬,如此反复煅淬至药物酥松,酒尽为度,取出,晾干,研碎。

每100kg净阳起石,用黄酒20kg。

【成品性状】 阳起石为不规则块状,通常呈纤维状、针状、棒状集合体,呈白色、灰白色或淡绿白色,具有绢丝光泽,体重,较坚硬,可打碎,气微,味淡。煅阳起石色泽无明显变化,纤维明显分离,质较酥,用手可捻碎,纤维有光滑感,气、味皆无。酒阳起石稍带酒气。

【炮制作用】 阳起石味咸,性微温。归肾经。具有温肾壮阳,暖下焦,除冷痹的功能。

阳起石临床上均煅用。煅阳起石质地酥松,易于粉碎,便于有效成分的煎出。

酒淬阳起石质地更酥松,利于加工制剂,并可增强温肾壮阳作用。用于下焦虚寒,腰膝酸软,遗精,阳痿,宫冷不孕,崩漏。

【贮藏】 置于干燥处,防尘。

【备注】 阳起石古代有煅、火煅酒淬、醋淬、酒浸、酒渍、酒煮、驴鞭汁制等方法。现行主要用明煅、火煅酒淬法。《中国药典》未收载该药物。

炉 甘 石

【处方用名】 炉甘石、煅炉甘石、制炉甘石。

【来源】 本品为碳酸盐类矿物菱锌矿 Smithsonitum。主含碳酸锌($ZnCO_3$)。采挖后,洗净,晒干,除去杂石。

【炮制方法】

1. 炉甘石 取原药材,去净杂质,打碎。

2. 煅炉甘石 取净炉甘石,置于适宜的耐火容器内,用武火煅至红透,取出,立即投入水中浸淬,搅拌,倾取上层水中混悬液,残渣再反复煅淬3~4次,至不能混悬为止,合并混悬液,静置,待澄清后倾去上层清水,干燥,研散成细粉。本品含氧化锌(ZnO)不得少于56.0%。

3. 制炉甘石

(1)黄连汤制:取黄连加水煎汤2~3次,过滤去渣,合并药汁浓缩,加入煅炉甘石细粉中拌匀,吸尽后,干燥。

每100kg炉甘石细粉,用黄连12.5kg。

(2)三黄汤制:取黄连、黄柏、黄芩加水煎汤2~3次,至苦味淡薄,过滤去渣,煎液加入煅炉甘石细粉中拌匀,吸尽后,干燥。

每100kg炉甘石细粉,用黄芩、黄连、黄柏各12.5kg。

【成品性状】 炉甘石为不规则碎块状,表面灰白色或淡红色,表面粉性,无光泽,凹凸不平,多孔,似蜂窝状,体轻,易碎,气微,味微涩。煅炉甘石呈白色、淡黄色或粉红色的粉末,体轻,质松软而细腻光滑。制炉甘石为黄色或深黄色极细粉,质轻松,味苦。

【炮制作用】 炉甘石味甘,性平。归肝、脾经。具有解毒明目退翳,收湿止痒敛疮的功能。

炉甘石应煅后使用,不作内服,专作外用。

煅炉甘石质地纯净细腻,消除了对黏膜、创面的刺激,增强了收敛吸湿作用。适用于眼科及皮肤科。用于目赤肿痛,睑弦赤烂,翳膜遮睛,胬肉攀睛,溃疡不敛,脓水淋漓,湿疮瘙痒。

制炉甘石可增强清热明目,敛疮收湿作用。

【炮制研究】 炉甘石主要含碳酸锌。尚含氧化铝、氧化铁、氧化镁、氧化锰以及毒性成分铅。

1. 工艺研究 以ZnO含量为指标,用正交试验法得出煅炉甘石的最佳工艺条件是:700℃恒温煅烧30分钟,水淬1次。煅淬后氧化锌的含量比未煅品高出20%左右。

2. 化学成分研究 生炉甘石主含碳酸锌$ZnCO_3$,煅后变为氧化锌ZnO,后者能部分溶解并吸收创面分泌物,具收敛,保护作用,并能抑制葡萄球菌的繁殖和生长,故能治创面炎症。

生炉甘石溶出物中铅含量大于3%,而煅、水飞后只含0.4%,故煅、水飞都可减少炉甘石的毒性成分。说明水飞时只取上部混悬液,沉而不浮者应弃去是有道理的。

【贮藏】 置于干燥处。

【备注】 炉甘石古代有火煅黄连水淬、火煅三黄汤制、火煅童便淬、火煅黄连汁童便共淬、水飞、龙胆制等方法。现行主要用火煅水淬、黄连汤制、三黄汤制等方法。《中国药典》收载有火煅水淬法。

第三节 扣锅煅法

药物在高温缺氧的条件下煅烧成炭的方法,称为扣锅煅法。又称密闭煅、暗煅、闷煅、煅炭法。

扣锅煅法多适用于质地疏松炒炭时易灰化和较难成炭的药物,以及某些中成药在制备过程中需要综合制炭的药物。

(一)扣锅煅的操作方法

1. 净制 取药物,除去杂质,大小分档。

2. 煅制 取一较大的铁锅,将净药物置于锅内,药物不要压紧,上盖一较小的无耳铁锅,两锅结合处先用湿纸封堵,再用盐泥封严,盖锅上压一重物(防止锅内气体膨胀而冲开盖锅),盖锅底部贴一白纸条或放几粒大米。待盐泥稍干后,先用文火后用武火加热,煅至白纸或大米呈焦黄色,药物全部炭化存性为度。离火,待冷却后,将两锅倒扣,除去封堵物,取出煅好的药物。

煅制程度的判断方法除上述方法外,还有下列两种方法:一是滴水于盖锅底部,若立即沸腾并成珠滚下,可判定煅制程度适中;二是在两锅盐泥封闭处留一小孔,用筷子塞住,在炉火上煅烧,时时观察小孔处的烟雾,当有白烟至黄烟转成青烟减少时,降低火力,煅至基本无烟时,离火,冷却后取出药物。

3. 收贮 将符合煅炭成品质量标准的饮片,经包装后,按药典规定及时贮藏。

(二)成品质量

扣锅煅品应符合"全黑存性"的炭药标准。成品含未煅透及灰化者不得超过3%。

(三)注意事项

1. 锅内装药量一般为锅容量的2/3,且不宜压得过紧,以免煅不透。变化剧烈的血余、干漆等,装量不得超过锅容量的1/3,以免产生多量气体将盖锅顶开。

2. 待封堵的盐泥半干时再煅烧。煅烧中若有气体或浓烟从锅缝中喷出,应立即用盐泥封堵,以防空气进入,使药物灰化。

3. 煅透后,应放冷后再开启,以免药物遇空气燃烧而灰化。

(四)煅炭的目的

1. 增强和产生止血作用 如血余炭和棕榈炭,生品一般不入药,煅炭后,能产生止血作用;荷叶、莲房等煅成炭后,增强止血作用。

2. 降低毒性和刺激性 如干漆等有毒性和有刺激性的药物,煅炭后毒性降低或消除。

血 余 炭

【处方用名】 血余炭。

【来源】 本品为人头发制成的炭化物。

【炮制方法】 取头发,除去杂质,用稀碱水洗去油垢,漂净,干燥后放置于锅内,上盖一较小的锅,两锅结合处先用湿纸再用盐泥封固,上压重物,盖锅底部贴一白纸条,或放几粒大米,待盐泥半干时,用文武火加热,煅至白纸或大米呈焦黄色为度,离火,放凉后取出,剁成小块。本品酸不溶性成分不得超过10.0%。

【成品性状】 血余炭为不规则块状,乌黑光亮,有多数细孔,体轻,质脆,用火烧之有焦发气,味苦。

【炮制作用】 血余炭味苦,性平。归肝、胃经。具有收敛止血,化瘀,利尿的功能。

本品不生用,入药必须煅成炭,煅成炭后有止血作用。用于吐血,咯血,衄血,血淋,尿血,便血,崩漏,外伤出血,小便不利。

【炮制研究】 头发主要含纤维蛋白。尚含脂肪及黑色素和钙、铁、锌、铜、镁等。血余炭主含碳素及钙、铁、锌等离子。

研究表明,煅成血余炭后有良好的止血作用。但不同年龄的人发炮制成的血余炭,其缩短实验动物凝血时间的作用不同,以青、中年人的头发最佳。

除去血余炭中的钙、铁离子后,其凝血时间延长。说明血余炭止血与其所含的钙、铁离子有关。再者,血余炭乌黑发亮,呈蜂窝状,有吸附作用,故能止血。

血余炭的药理活性与炮制温度有关。350℃的血余炭口服止血作用最强,300℃以下炮制的血余炭煎剂注射则表现为中枢兴奋作用。

【贮藏】　置于干燥处。

【备注】　血余炭的制备古代有燔制、烧灰、扣锅煅、炙制、焙制、炒制等方法。扣锅煅法一直沿用至今。《中国药典》收载有煅炭法。

棕　　榈

【处方用名】　棕榈、棕板、棕板炭、陈棕炭、棕榈炭。

【来源】　本品为棕榈科植物棕榈 *Trachycarpus fortunei*（Hook. f.）H. Wendl. 的干燥叶柄。采棕时割取旧叶柄下延部分及鞘片,除去纤维状的棕毛,晒干。

【炮制方法】

1. 棕榈　取原药材,除去杂质,洗净,干燥,切段。

2. 棕榈炭

（1）煅炭:取净棕榈段,置于锅内,上扣一较小锅,两锅结合处先用湿纸再用盐泥封固,扣锅上压一重物,扣锅底部贴一白纸条或放数粒大米,待盐泥半干时,用文武火加热,煅至白纸条或大米呈焦黄色时,离火,冷却后,取出。

（2）炒炭:取净棕榈段,置于温度适宜的热锅内,用武火炒至表面黑褐色,内部焦褐色时,喷淋清水少许,灭尽火星,取出,摊晾,凉透。

【成品性状】　棕榈为不规则的小段,表面红棕色,粗糙,有纵直皱纹,一面有明显的凸出纤维,纤维的两侧附有多数棕色茸毛,质硬而韧,不易被折断,切面纤维性,无臭,味淡。棕榈炭呈不规则块状,大小不一,表面黑褐色至黑色,有光泽,有纵直条纹,触之有黑色炭粉,内部焦黄色,纤维性,略具焦香气,味苦涩。

【炮制作用】　棕榈味苦、涩,性平。归肺、肝、大肠经。生棕榈不入药,棕榈炭具有收敛止血的功能。用于吐血,衄血,尿血,便血,崩漏。

【炮制研究】　棕榈主要含对羟基苯甲酸、原儿茶酸、原儿茶醛、d-儿茶素、没食子酸等成分。其中的 d-儿茶素、没食子酸分别为缩合鞣质与水解鞣质的单体,系棕榈的主要止血成分。

1. 工艺研究　研究认为,棕板的止血作用远不及棕皮,因此,古人和全国大部分地区将棕皮作为棕榈的主要药用部位是有道理的,同时认为棕榈入药以陈久者良,并应以煅炭入药为宜。

（1）砂烫制炭:即棕榈与砂（20 目）以 1:15 质量比,砂温 250℃,烫 8 分钟左右,至棕榈表面深褐色,内部棕褐色的新工艺,具有产品得率高、质量好、疗效高等优点,值得推广。

（2）烘法制炭:即棕榈在 150℃恒温箱中烘烤 1 小时至质脆,切碎后再以 200℃恒温烘烤 2 小时左右,适当翻动至全部呈黑褐色的新工艺,具有操作简便,节约能源、减少污染、产品质量稳定等优点。

2. 化学成分研究　棕榈制炭后所含化学成分的组成和含量发生了复杂的变化。总鞣质含量有所下降,但棕榈的主要止血有效成分之一,d-儿茶素生品中未检出,但经制炭后则可检出,没食子酸等成分含量也随制炭后升高,这种变化可能是在高温加热过程中,生品中大分子鞣质裂解成小分子鞣质单体所致。实验结果表明,这些鞣质单体含量越高止血作用越强。

【贮藏】 置于干燥处。

【备注】 棕榈古代有烧灰、煅炭、炒炭等方法。近代有煅炭、烧灰、炒炭等方法。现行主要用煅炭法、炒炭法。《中国药典》收载有煅炭法。

灯 心 草

【处方用名】 灯心草、灯心、灯心炭、朱砂拌灯心、青黛拌灯心。

【来源】 本品为灯心草科植物灯心草 *Juncus effusus* L. 的干燥茎髓。夏末至秋季割取茎,晒干,取出茎髓,理直,扎成小把。

【炮制方法】

1. 灯心草 取原药材,除去杂质,扎成小把,剪成段。

2. 灯心炭 取净灯心草,扎成把,置于锅内,上扣一小锅,两锅接合处先用湿纸再用盐泥封固,盖锅上压一重物,并贴一白纸条或放数粒大米,待盐泥半干时,用文武火加热,煅至白纸条或大米呈焦黄色时,离火,待锅冷透后,取出。

3. 朱砂拌灯心 取灯心草段,置于盆内,喷淋清水少许,微润,加朱砂细粉,撒布均匀,并随时翻动,至表面挂匀朱砂为度,取出,晾干。

每100kg净灯心草,用朱砂6.25kg。

4. 青黛拌灯心 取灯心草段,置于盆内,喷淋清水少许,微润,加青黛粉,撒布均匀,并随时翻动,至表面挂匀青黛为度,取出晾干。

每100kg净灯心草,用青黛2kg。

【成品性状】 灯心草为细圆柱形,表面白色或淡黄白色,有细纵纹,体轻,质软,略有弹性,易拉断,断面白色,气微,味淡。灯心炭呈细圆柱形的段,表面黑色,体轻,质松脆,易碎,气微,味微涩。朱砂拌灯心全体披朱砂细粉。青黛拌灯心全体披青黛细粉。

【炮制作用】 灯心草味甘、淡,性微寒。归心、肺、小肠经。具有清心火,利小便的功能。

生灯心草长于清心火,利水通淋。多用于心烦失眠,尿少涩痛,口舌生疮。

灯心炭专用于清热敛疮,多作外用。治疗咽痹,乳蛾,阴疳。

朱砂拌灯心偏于清心安神。多用于心烦失眠,小儿夜啼。

青黛拌灯心偏于凉血清肝热。

【贮藏】 置于干燥处。

【备注】 灯心草古代有烧炭、煅炭、朱砂拌制等方法。近代有扣锅煅炭法、竹节筒煅炭法、盐与地龙煎液浸透后再扣锅煅法。现行主要用煅炭法。《中国药典》收载有煅炭法。

荷 叶

【处方用名】 荷叶、荷叶炭。

【来源】 本品为睡莲科植物莲 *Nelumbo nucifera* Gaertn. 的干燥叶。夏、秋二季采收,晒至七八成干时,除去叶柄,折成半圆形或折扇形,干燥。

【炮制方法】

1. 荷叶 取原药材,除去杂质及叶柄,抢水洗净,稍润,切丝,干燥。

2. 荷叶炭 取净荷叶,放置于锅内,上扣一小锅,两锅接合处先用湿纸再用盐泥封固,上压一重物,上锅脐处贴一白纸条或放大米数粒,待盐泥半干时,用文武火加热,煅至白纸条或大米呈焦黄色时,离火,冷却后,取出。

【成品性状】 荷叶为不规则的丝状,上表面深绿色或黄绿色,较粗糙,下表面淡灰棕色,较光滑,叶脉明显突起,质脆易碎,稍有清香气,味微苦。荷叶炭呈不规则的片状,表面棕褐色或黑褐色,气焦香,味涩。

【炮制作用】 荷叶味苦,性平。归肝、脾、胃经。具有清暑化湿,升发清阳,凉血止血的功能。用于暑热烦渴,暑湿泄泻,脾虚泄泻,血热吐衄,便血崩漏。

荷叶炭收涩化瘀止血力强。用于多种出血证及产后血晕。

【贮藏】 置于干燥处。

【备注】 荷叶古代有煅、烧令烟尽、焙制、煨、熬制、炒黄、炙等方法。近代有煅炭、炒法。现行主要用煅炭法。《中国药典》收载有煅炭法。

蜂 房

【处方用名】 蜂房、露蜂房、蜂窠、蜂房炭。

【来源】 本品为胡蜂科昆虫果马蜂 *Polistes olivaceous*（DeGeer）、日本长脚胡蜂 *Polistes japonicus* Saussure 或异腹胡蜂 *Parapolybia varia* Fabricius 的巢。秋、冬二季采收,晒干,或略蒸,除去死蜂死蛹,晒干。

【炮制方法】

1. 蜂房 取原药材,刷净泥灰,除去杂质,切块,筛去灰屑。

2. 煅蜂房 取净蜂房块放置于锅内,上扣一小锅,两锅结合处先用湿纸再用盐泥封固,上压一重物,上锅脐处贴一白纸条或放大米数粒,待盐泥半干时,用中火加热,煅至白纸条或大米呈焦黄色时,离火,冷却后,取出。用时掰碎或研细。

【成品性状】 蜂房为大小不规则的扁块状,表面灰白色或灰褐色,有多数整齐的六角形房孔,背面有一个或数个黑色短柄,体轻,质韧,略有弹性,气微,味辛淡。煅蜂房为大小不规则的块状,黑褐色,质轻,无臭,味涩。

【炮制作用】 蜂房味甘,性平。归胃经。具有攻毒杀虫,祛风止痛的功能。

蜂房生品有小毒,多作外用,内服多用炮制品。

煅蜂房毒性降低,疗效增强,利于粉碎和制剂。用于疮疡肿毒,乳痈,瘰疬,皮肤顽癣,鹅掌风,牙痛,风湿痹痛。

【贮藏】 置于干燥处,防潮。

【备注】 蜂房古代有烧制、熬制、烙制、微炒、炙制、酒制、醋制、盐制、乳制等方法。近代有煅炭、炒炭、炒黄、炒焦、酒炒、蜜炙、甘草煮等方法。现行主要用扣锅煅炭法。《中国药典》未收载其炮制方法。

莲 房

【处方用名】 莲房、莲房炭。

【来源】 本品为睡莲科植物莲 *Nelumbo nucifera* Gaertn. 的干燥花托。秋季果实成熟时采收,除去果实,晒干。

【炮制方法】

1. 莲房 取原药材,除去杂质及灰屑,切碎。

2. 莲房炭 取净莲房碎块,放置于锅内,上扣一小锅,两锅接合处先用湿纸再用盐泥封固,盖锅上压一重物,并贴一白纸条或放大米数粒,待盐泥半干时,用文武火加热,煅至白纸条或大米呈焦黄色时,离火,待锅冷却后,取出。

【成品性状】 莲房为不规则小块,表面灰棕色至紫棕色,具细纵纹及皱纹,有的可见圆形孔穴,质疏松,破碎面海绵样,棕色,气微,味微涩。莲房炭表面焦黑色,内部焦褐色,味苦涩。

【炮制作用】 莲房味苦、涩,性温。归肝经。具有化瘀止血的功能。

生莲房少用,长于化瘀,止血力较弱。可用于胞衣不下,痔疮等。

莲房炭收涩止血力强,化瘀力较弱。用于崩漏,尿血,痔疮出血,产后瘀阻,恶露不尽。

【贮藏】 置于干燥处,防潮。

【备注】 莲房古代有煅炭、烧存性、炒法等。近代有煅炭、炒至表面焦黑色,内部焦褐色。现行主要用煅炭法。《中国药典》收载有煅炭法。

干　漆

【处方用名】 干漆、煅干漆、干漆炭。

【来源】 本品为漆树科植物漆树 *Toxicodendron vernicifluum*(Stokes)F. A. Barkl. 的树脂经加工后的干燥品。一般收集盛漆器具底部留下的漆渣,干燥。

【炮制方法】 干漆

(1)煅干漆:取净干漆块,置于煅锅内,上扣一较小的锅,两锅结合处先用湿纸再用盐泥封固,盖锅上压一重物,并贴一白纸条或放几粒大米,待盐泥半干时,用文武火加热,煅至白纸条或大米呈焦黄色时,停火,冷却,取出,碾碎。或置于无烟火上烧至体枯,烟尽。

(2)炒干漆:取净干漆块,置于锅中,用中火加热,炒至焦枯黑烟尽时,取出,放凉。

【成品性状】 干漆呈不规则块状,黑褐色或棕褐色,表面粗糙,有蜂窝状细小孔洞或呈颗粒状,质坚硬,不易被折断,断面不平坦,有特殊臭气。煅干漆呈大小不一的块状,黑色或棕褐色,有光泽,质松脆,断面多孔隙,气微,味淡,嚼之有粒感。炒干漆呈大小不一的颗粒状,焦黑色,质坚硬,具孔隙,无臭,味淡。

【炮制作用】 干漆味辛,性温;有毒。归肝、脾经。具有破瘀通经,消积杀虫的功能。

生干漆辛温有毒,伤营血,损脾胃,故不宜生用。

干漆炭降低其毒性和刺激性。用于瘀血经闭,癥瘕积聚,虫积腹痛。

【炮制研究】 干漆主含漆酚,50%~60%,最高可达80%,可导致过敏性皮炎。生漆中尚含有漆敏内酯,可使人产生过敏性皮炎。漆酚与漆敏内酯为干漆中具有刺激性毒性的物质,经煅制后,可免除刺激性毒性。据研究,干漆炭对实验动物能缩短出血和凝血时间。

【贮藏】 密闭保存,防火。

【备注】 干漆古代有熬绝烟、烧、煅炭、捣熬筛为末、炒至烟尽等方法。近代有烧、煅炭、炒、煮等方法。《中国药典》收载有炒炭、煅烧法。

(袁国卿)

❓ 复习思考题

1. 何谓煅法、明煅法、煅淬法、扣锅煅法?

2. 说出明煅法、煅淬法、扣锅煅法的适用药材、炮制目的、操作方法、成品质量及注意事项。

3. 说出书后教学大纲中所列代表性饮片的炮制作用。

4. 扣锅煅法中,如何判断煅锅内药物达到了适中的程度?

学习要点

1. 蒸法、炖法、煮法、燀法的含义。
2. 蒸煮燀法的炮制方法、成品质量、注意事项、炮制目的。
3. 辅料蒸、煮的辅料用量;黑豆汁、甘草汁的制备方法。
4. 书后教学大纲中所列代表性饮片的炮制方法、成品性状、炮制作用。

蒸、煮、燀法既需用火加热,又需用水传热,属于"水火共制"法。其中,蒸法和煮法往往还需要加入某些液体辅料或固体辅料,如酒、醋、药汁、豆腐等,以满足不同的用药要求。

第一节 蒸 法

将净选或切制后的药物加辅料或不加辅料装入蒸制容器内,加热蒸透或蒸至规定程度的方法,称为蒸法。其中不加辅料者为清蒸法;加辅料者为加辅料蒸法。直接利用流通蒸汽蒸制者,称为直接蒸法;置于密闭容器内隔水蒸制者,称为间接蒸法,亦称炖法。

蒸制的时间一般视药物而不同,可以是几十分钟、几小时或更长。有的药物如黑豆汁蒸何首乌需数十小时,地黄传统上要求反复蒸制(九蒸九晒)。

 知识链接

传统蒸制药物要求"九蒸九晒",是指蒸制药物时要多次蒸、闷、晒,以利于药物成分和色泽的转化,而非蒸 9 次、晒 9 次。例如,地黄反复蒸闷晒,是为了使地黄中的梓醇有充足的时间发生水解,生成苷元和单糖,苷元再聚合生成黑色的聚合体,达到"黑如漆、甜如饴"的质量标准。现代蒸制药物已不要求九蒸九晒,一般蒸 1 次即可,但要保证蒸制时间和蒸制程度。例如,研究证明何首乌至少需用黑豆汁蒸制 32 小时、色泽变为棕褐色或黑色,才能达到缓和泻下作用、增强补益作用的目的。

蒸法包括清蒸、酒蒸、醋蒸、黑豆汁蒸、豆腐蒸等方法。

(一)蒸法的操作方法

1. 清蒸 此法适用于需软化切片或便于保存的药物,如黄芩、木瓜、人参、桑螵蛸等。

(1)净制:取药物,除去杂质,大小分档。

(2)蒸制:取净药物,用水洗涤干净(黄芩不可水洗),质地坚硬者蒸前可适当用水浸润 1~2 小时以加速蒸的效果,置于笼屉或适宜的蒸制容器内,用水蒸气蒸透或蒸软,取出,趁热润制至适合切制的程度,切片,干燥。

(3)收贮:将符合成品质量标准的饮片,经包装后,按药典规定及时贮藏。

2. 酒蒸

（1）净制：取药物,除去杂质,大小分档。

（2）蒸制：①炖：取净药物,用定量黄酒拌匀,润透,将药物与剩余的黄酒一同倒入瓷罐或适宜的炖制容器内,密闭,隔水加热或用蒸汽加热,炖至酒被吸尽,药物色黑润时,取出,晾至六成干,切片,干燥;②蒸：取净药物,用黄酒拌匀,闷润至酒完全被吸尽,置于笼屉或适宜的蒸制容器内,水蒸气蒸至药物色泽黑润时,取出,晾至六成干,切片或段,干燥。

除另有规定外,一般每 100kg 净药物,用黄酒 20 ~ 30kg。

（3）收贮：将符合成品质量标准的饮片,经包装后,按药典规定及时贮藏。

3. 醋蒸

（1）净制：取药物,除去杂质,大小分档。

（2）蒸制：净药物,加米醋拌匀,闷润至醋被吸尽,置于笼屉或适宜的蒸制容器内,水蒸气蒸至药物色泽黑润时,取出,干燥。

除另有规定外,一般每 100kg 净药物,用米醋 20kg。

（3）收贮：将符合成品质量标准的饮片,经包装后,按药典规定及时贮藏。

4. 黑豆汁蒸

（1）净制：取药物,除去杂质,大小分档。

（2）黑豆汁的制备：取黑豆 10kg,加水适量,煮约 4 小时,熬汁约 15kg,豆渣再加水煮约 3 小时,熬汁约 10kg,合并得黑豆汁约 25kg。

（3）黑豆汁炖或蒸：取生首乌片或块,用黑豆汁拌匀,润透,置于非铁质蒸制容器内,密闭,炖至汁液被吸尽;或用黑豆汁拌匀,闷润至液汁完全被吸尽,置于笼屉内,蒸至内外均呈棕褐色时,取出,干燥。

一般每 100kg 净药物,用黑豆 10kg。

（4）收贮：将符合成品质量标准的饮片,经包装后,按药典规定及时贮藏。

5. 豆腐蒸

（1）净制：取药物,除去杂质。

（2）蒸制：取大块豆腐置于盘内,中间挖一不透底的方形槽,将药物置于槽内,再用豆腐盖严,置于笼屉内,蒸 3 ~ 4 个小时,待药物完全熔化后,取出,放凉,药物凝固后,去豆腐,干燥。

除另有规定外,一般每 100kg 净药物,用豆腐 300kg。

（3）收贮：将符合成品质量标准的饮片,经包装后,按药典规定及时贮藏。

（二）成品质量

清蒸品应蒸透或变软,以利于切制或贮存。酒蒸、醋蒸、黑豆汁蒸品色泽黑润,内无生心。豆腐蒸品呈黄褐色,表面粗糙,断面显蜡样光泽。成品未蒸透者不得超过 3%,含水分不得超过 13% 。

（三）注意事项

1. 蒸前要将药物大小分档,使蒸制药物的程度均匀一致。

2. 须用液体辅料拌蒸的药物应待辅料被吸尽后再蒸制。

3. 蒸制时一般先用武火,待"圆汽"后改用文火,保持有足够的蒸汽即可。但在非密闭容器中酒蒸时,要用文火,防止酒快速挥发而达不到酒蒸的目的。

4. 要控制蒸制时间。时间过短达不到蒸制目的;过久则影响药效,某些药物还可能"上水",难以干燥。需长时间蒸制的药物应不断添加开水,以免将水煮干,导致蒸汽中断,并要有专人值班,以保安全。

5. 加液体辅料蒸制完毕后,若有剩余的辅料,应拌入药物后再进行干燥。

（四）蒸制的目的

1. 改变药物性能,扩大用药范围 如地黄生品性寒,清热凉血,蒸制后药性由寒转温,功效由清变补,滋阴补血。

2. 减少副作用 如大黄生用气味重浊,走而不守,直达下焦,泻下作用峻烈,易伤胃气,酒蒸后泻下作用缓和,能减轻腹痛等副作用;黄精生用刺激咽喉,蒸后刺激性消失。

3. 降低毒性 如藤黄生品有大毒,经豆腐蒸后,毒性降低,便于内服。

4. 保存药效,利于贮存 如黄芩蒸后破坏了酶类,利于保存苷类有效成分;桑螵蛸蒸后杀死虫卵,便于贮存。

5. 便于软化切片 如木瓜质地坚硬,用冷水浸润水分不易渗入;天麻含糖类较多,久泡易损失有效成分。采用蒸后切片的方法,软化效果好、效率高,饮片外表美观,容易干燥。

一、清蒸

净药物不加辅料装入蒸制容器内,用水蒸气蒸制的方法,称为清蒸。

清蒸多适用于难以软化、贮存的药物。

黄 芩

【处方用名】 黄芩、酒黄芩、黄芩炭。

【来源】 本品为唇形科植物黄芩 *Scutellaria baicalensis* Georgi 的干燥根。春、秋二季采挖,除去须根及泥沙,晒后撞去粗皮,晒干。

【炮制方法】

1. 黄芩 取原药材,除去残茎、杂质,置于笼屉或适宜容器内,蒸半小时,取出,趁热闷透,切薄片,干燥;或置于沸水中煮 10 分钟,取出,闷透,切薄片,及时干燥(注意避免暴晒,以防饮片变红)。本品含黄芩苷($C_{21}H_{18}O_{11}$)不得少于 8.0%。

2. 酒黄芩 取净黄芩片,用定量黄酒拌匀,闷润至酒被吸尽,置于温度适宜的热锅内,用文火炒干,取出,放凉。本品含黄芩苷($C_{21}H_{18}O_{11}$)不得少于 8.0%。

每 100kg 净黄芩,用黄酒 10kg。

3. 黄芩炭 取净黄芩片,置于温度适宜的热锅内,用武火炒至黑褐色时,喷淋清水少许,灭尽火星,取出,凉透。

【成品性状】 黄芩为类圆形或不规则薄片,外表皮黄棕色或棕褐色,切面黄棕色或黄绿色,具放射状纹理,有的中央呈暗棕色或棕黑色枯朽状,质硬而脆,气微,味苦。酒黄芩外表皮棕褐色,切面黄棕色,略带焦斑,中心部分有的呈棕色,略有酒气。黄芩炭呈黑褐色,有焦炭气。

【炮制作用】 黄芩味苦,性寒。归肺、胆、脾、大肠、小肠经。具有清热燥湿,泻火解毒,止血,安胎的功能。

生黄芩性味苦寒,清热泻火力强。用于湿温、暑湿,胸闷呕恶,湿热痞满,泻痢,黄疸,肺热咳嗽,高热烦渴,血热吐衄,痈肿疮毒,胎动不安。

酒黄芩入血分,并可借酒向上升腾和外行,用于上焦肺热及四肢肌表之湿热;同时苦寒作用缓和,避免损伤脾阳,导致腹痛;还能杀酶保苷。

黄芩炭长于清热止血。多用于吐血,衄血。

【炮制研究】　黄芩主要含黄酮类成分,如黄芩苷、黄芩苷元、汉黄芩苷等。尚含氨基酸、挥发油及糖类。其中黄芩苷和汉黄芩苷是其主要有效成分。

1. 工艺研究　通过测定不同炮制品中黄芩酶的活力,结果表明,蒸是一种好方法,蒸30分钟基本上已能达到抑酶的效果,煮法也可以,但时间以 10 分钟为宜。蒸法加工的黄芩,外观整齐,颜色鲜明,黄芩苷含量高;煮法加工的黄芩,外观形状差,颜色不鲜明,且能造成黄芩苷的损失,故应以蒸法为首选。

酒黄芩的最佳炮制条件为:加酒量 10%、加热时间 10 分钟、温度 120℃。

2. 炮制原理研究　黄芩在软化过程中,如用冷水处理,易变绿色。这是由于黄芩中所含的酶在一定温度和湿度下,能酶解其主要有效成分黄芩苷和汉黄芩苷,生成黄芩素和汉黄芩素,而其中的黄芩素是一种邻位三羟基黄酮,本身性质不稳定,容易被氧化成醌类物质而变绿。实验表明,黄芩经过蒸制或沸水煮制,既可杀酶保苷,又可使药物软化,便于切片,保证了饮片的质量和原有的色泽。

3. 化学成分研究　利用高效液相色谱法对黄芩炮制品中黄芩苷的含量进行测定,结果生黄芩、酒黄芩、炒黄芩、黄芩炭中黄芩苷的含量依次降低,加热时间越长、温度越高,损失越多,其中黄芩炭中黄芩苷的含量仅存很少。

4. 药理研究　黄芩具有抗菌、解热、消炎、镇痛、抗氧化、抗抑郁、保肝等多种药理作用,黄芩酒制后其药理作用会产生一定的变化。通过对黄芩的不同炮制品进行体外抑菌实验,发现酒炒黄芩对宋氏痢疾杆菌的抑菌活性高于生品。另有研究表明,酒黄芩对金黄色葡萄球菌、白色葡萄球菌、铜绿假单胞菌、流感杆菌等多种细菌的体外抑制作用优于生黄芩。

【贮藏】　置于通风干燥处,防潮。

【备注】　黄芩古代有酒洗、酒炒、酒浸焙、醋炙、姜汁炒、姜汁作饼、童便炒、猪胆汁炒、米泔浸、炒制、皂角子仁与侧柏制、吴茱萸制、柴胡制、芍药制、桑白皮制、白术制、土炒、微炒、炒焦、炒紫黑、煅存性等方法。近代有清蒸、清水煮、酒洗、酒炙、酒蒸、酒煮、姜炙、蜜炙、炒黄、炒焦、炒炭等方法。现行主要用清蒸、清水煮、酒炙和炒炭法。《中国药典》收载有清蒸、清水煮和酒炙法。

桑　螵　蛸

【处方用名】　桑螵蛸、盐桑螵蛸。

【来源】　本品为螳螂科昆虫大刀螂 *Tenodera sinensis* Saussure、小刀螂 *Statilia maculata* (Thunberg)或巨斧螳螂 *Hierodula patellifera*(Serville)的干燥卵鞘。以上 3 种分别习称"团螵蛸"、"长螵蛸"及"黑螵蛸"。深秋到次春采收,除去杂质,蒸至虫卵死后,干燥。

【炮制方法】

1. 桑螵蛸　取原药材,除去杂质,置于笼屉或适宜容器内,用武火蒸约 1 小时,至颜色加深,手指挤压不冒浆液时,取出,干燥。用时剪碎。

2. 盐桑螵蛸　取净桑螵蛸,加盐水拌匀,闷润至盐水被吸尽后,置于温度适宜的热锅内,用文火炒至有香气逸出时,取出,放凉。

每 100kg 净桑螵蛸,用食盐 2.5kg。

【成品性状】　桑螵蛸呈圆柱形、长条形或平行四边形,表面浅黄褐色、灰黄色或灰褐色,背面有一带状隆起,腹面平坦或有凹沟,体轻,质硬,气微腥,味淡或微咸。蒸桑螵蛸手指挤压不冒浆液。盐桑螵蛸表面焦黄色,略有焦斑,味咸。

【炮制作用】　桑螵蛸味甘、咸,性平。归肝、肾经。具有固精缩尿,补肾助阳的功能。

生桑螵蛸可使人泄泻。蒸后既可消除致泻的副作用,又可杀死虫卵,有利于保存药效。用于遗精滑精,遗尿尿频,小便白浊,阳痿早泄。

盐桑螵蛸引药下行,增强了益肾固精,缩尿止遗的作用。用于肾虚阳痿,遗精,遗尿,小便白浊等。

【贮藏】　置于通风干燥处,防蛀。

【备注】　桑螵蛸古代有蒸制、酒制、醋制、盐制、蜜制、酥制、米泔水煮、面炒制、烧存性、麸炒、炒制等方法。近代有清蒸、酒制、盐炙、盐蒸、水烫、炒黄、炒焦等方法。现行主要用清蒸和盐炙法。《中国药典》收载有清蒸法。

玄　参

【处方用名】　玄参、蒸玄参。

【来源】　本品为玄参科植物玄参 *Scrophularia ningpoensis* Hemsl. 的干燥根。冬季茎叶枯萎时采挖。除去根茎、幼芽、须根及泥沙,晒或烘至半干,堆放 3~6 天,反复数次至完全干燥。

【炮制方法】

1. 玄参　取原药材,除去残留的根茎及杂质,洗净,润透,切薄片,干燥。

2. 蒸玄参　取净玄参,微泡,置于蒸制容器内,蒸透,至色泽加深时,取出,稍晾,切薄片,干燥。本品含哈巴苷($C_{15}H_{24}O_{10}$)和哈巴俄苷($C_{24}H_{30}O_{11}$)的总量不得少于 0.45%。

【成品性状】　玄参为类圆形或不规则薄片,周边表皮灰黄色或灰褐色,切面黑色,微有光泽,油润柔软,质坚实,气特异似焦糖,味甘微苦。蒸玄参表面和切面乌黑色,微有光泽,有的具裂隙,气特异似焦糖,味甘微苦。

【炮制作用】　玄参味甘、苦、咸,性微寒。归肺、胃、肾经。具有清热凉血,滋阴降火,解毒散结的功能。

生玄参泻火解毒力强。用于温毒发斑,目赤咽痛,痈疽肿痛。用于热入营血,温毒发斑,目赤,咽痛,白喉,瘰疬,痈肿疮毒。

蒸玄参减缓了寒性,且便于软化切片,以凉血滋阴为佳。用于热病伤阴,舌绛烦渴,津伤便秘,骨蒸劳嗽。

【炮制研究】　玄参含玄参素、哈巴苷、哈巴俄苷等成分。

1. 工艺研究　玄参含大量的黏性物质,用切药机切制容易粘刀。用冷水处理法可达到理想的效果。一种方法是将待切玄参盛入筐内,放入冷水槽中及时用冷水冲洗令其洁净后,取出稍晾约 2 分钟(夏天冲浸时间稍长,令硬),用切片机切片,晾干或烘干。另一种方法是在切药机的刀片部增加一水龙头,自来水均匀地喷在刀片上冲洗刀片,即可防止粘刀。

2. 化学成分研究　玄参中所含的哈巴苷在空气中吸潮后逐渐变黑,所以加工炮制后的饮片均变黑色。

【贮藏】　置于干燥处,防霉,防蛀。

【备注】　玄参古代有用蒲草重重相隔蒸、焙制、炒制、酒蒸、酒洗、微炒、酒浸、酒炒等方法。近代有生切制、清蒸、盐制、麻油蜂蜜制等方法。现行主要用清蒸法。《中国药典》收载有清蒸法。

木　瓜

【处方用名】　木瓜、炒木瓜。

【来源】 本品为蔷薇科植物贴梗海棠 *Chaenomeles speciosa*（Sweet）Nakai 的干燥近成熟果实。夏、秋二季果实绿黄时采收，置于沸水中烫至外皮灰白色，对半纵剖，晒干。

【炮制方法】

1. 木瓜 取原药材，洗净，略泡，置于笼屉或适宜的容器内，蒸透，趁热切薄片；或润透后，切薄片，晒干。

2. 炒木瓜 取净木瓜片，置于温度适宜的热锅内，用文火炒至表面色泽加深时，取出，放凉。

【成品性状】 木瓜为类月牙形薄片，外表紫红色或棕红色，有不规则的深皱纹，切面棕红色，中心部分凹陷，呈棕黄色，质坚硬，气微清香，味酸。炒木瓜表面暗棕色，有焦斑，味稍酸涩。

【炮制作用】 木瓜味酸，性温。归肝、脾经。具有舒筋活络，和胃化湿的功能。

木瓜水润或蒸制，主要是为了软化药材，便于切片，二者作用基本相同，偏于舒筋除痹。用于湿痹拘挛，腰膝关节酸重疼痛，暑湿吐泻，转筋挛痛，脚气水肿。

炒木瓜酸味减弱，偏于和胃化湿，亦能转筋。多用于呕吐，泄泻，转筋。

【炮制研究】 木瓜含有黄酮类、皂苷、鞣质、还原糖、蔗糖、氨基酸等成分。

成分研究表明，木瓜不同炮制品中总黄酮含量依次为炒木瓜＞蒸制木瓜＞生木瓜，说明加热处理对木瓜总黄酮含量有显著的影响。

【贮藏】 置于阴凉干燥处，防潮，防蛀。

【备注】 木瓜古代有乳汁拌蒸、蒸制、酒洗、酒炒、酒浸焙干、姜汁炒、辰砂附子制、炒制等方法。近代以来主要用润切、清蒸切、炒制等方法。《中国药典》收载有清蒸法。

人 参

【处方用名】 人参、园参、生晒参、山参、生晒山参、糖参、红参。

【来源】 本品为五加科植物人参 *Panax ginseng* C. A. Mey. 的干燥根及根茎。多于秋季采挖，洗净经晒干或烘干。栽培的俗称"园参"；播种在山林野生状态下自然生长的又称"林下山参"，习称"籽海"。

【炮制方法】

1. 生晒参 取原药材（园参或林下山参），洗净，润透，切薄片，干燥，或用时粉碎、捣碎。

2. 糖参 取园参鲜根，洗净，置于沸水中浸烫 3～7 分钟，取出，入凉水中浸泡 10 分钟左右，取出，晒干，用特制的针沿人参平行与垂直方向刺小孔后，浸入浓糖水中（每 100ml 水溶液中加冰糖 135g）24 小时，取出暴晒 1 天，再用湿毛巾打潮，软化，第二次刺孔，再浸入浓糖水中 24 小时，取出后冲去浮糖，干燥。

3. 红参 取园参原药材，洗净，经蒸制干燥后为红参。用时润透，切薄片，干燥，或粉碎、捣碎。

【成品性状】 生晒园参主根呈纺锤形或圆柱形，表面灰黄色，有粗横纹及明显的纵皱，支根多 2～3 条，须根多而细长，须根上有不明显的细小疣状突起，质较硬，断面淡黄白色，粉性，有特异香气，味微苦、甘。

生晒林下参主根多与根茎近等长或较短，呈圆柱形、菱角形或人字形，表面灰黄色，具纵皱纹，支根多为 2～3 条，须根少而细长，清晰不乱，有较明显的疣状突起，香气特异，味微苦、甘。

糖参呈圆柱形或纺锤形,表面淡白色或黄白色,外皮松泡,常有刺孔残痕和糖样结晶,质疏松,气特殊而香,味先甜后微苦,嚼之可溶化。

　　红参呈纺锤形、圆柱形或扁方柱形,表面半透明,红棕色,质硬而脆,断面平坦,角质样,气微香而特异,味甘、微苦。

　　【炮制作用】　人参味甘、微苦,性平。归脾、肺、心经。具有大补元气,复脉固脱,补益脾肺,生津养血,安神益智的功能。

　　生晒参偏于补气生津,复脉固脱,补益脾肺。多用于体虚欲脱,肢冷脉微,脾虚食少,肺虚喘咳,津伤口渴,内热消渴,气血亏虚,久病虚羸,惊悸失眠,阳痿宫冷。

　　生晒山参功同生晒参而力胜,糖参功同生晒参而力逊。

　　红参味甘而厚,性偏温,以温补见长,具有大补元气,复脉固脱,益气摄血的功能。多用于气血虚亏,脉微肢冷,气不摄血,崩漏下血。

　　【炮制研究】　人参中含有 30 余种人参皂苷、蛋白质、酶类、多肽类、氨基酸、糖类、有机酸、生物碱、萜类、脂类、挥发油、维生素 B、维生素 C、果胶和无机元素等。

　　1. 工艺研究　比较常压蒸制和加压蒸制(高压蒸汽消毒柜)加工红参,结果表明,加压蒸制的红参形体美观,质量优,成本低,经济效益明显。

　　人参芦头所含人参总皂苷比人参根高 2 倍以上,动物实验及临床观察也未发现人参芦有催吐的作用,且人参芦占整个人参根重量的 12%～15%,去掉芦头是一个很大的浪费,建议人参可不去芦。

　　2. 化学成分研究　实验表明,生晒参、红参、白参(去掉表皮的人参)、冻干参所含的成分在种类和数量上都有所不同。红参中含有特有的皂苷成分及麦芽酸,使其具有较强的抗肝毒作用和抗衰老作用。冻干参中多糖保存较好。

　　3. 药理研究　人参具有增强记忆力,提高免疫力,改善心血管、延缓衰老和抗肿瘤等多种药理作用。研究发现人参中的人参皂苷含有多种抗肿瘤作用的物质成分,如人参皂苷Rg3 具有抗肿瘤转移的作用,能够阻止肿瘤细胞周期循环,并促进肿瘤细胞的细胞凋亡,降低与化疗药物的结合时的耐受性。

　　【贮藏】　置于阴凉干燥处,密闭保存,防蛀。

　　【备注】　人参古代有蒸、酒浸、盐炒、蜜炙、人乳制、焙、黄泥裹煨、微炒、制炭、去芦等方法。近代有清蒸切、润切、焙熟蒸切、烘切、糖制等方法。现行主要用清蒸切、润切、糖制等方法。《中国药典》未收载其炮炙方法。

天　麻

　　【处方用名】　天麻、炒天麻。

　　【来源】　本品为兰科植物天麻 *Gastrodia elata* Bl. 的干燥块茎。立冬后至次年清明前采挖,立即洗净,蒸透,敞开低温干燥。

　　【炮制方法】

　　1. 天麻　取原药材,洗净,浸泡至三四成透时,取出,润透,或置于蒸制容器内,蒸软,切薄片,干燥。

　　2. 炒天麻　取净天麻片,置于温度适宜的热锅内,用文火炒至黄色,略见焦斑时,取出,摊晾。或先取麦麸撒入热锅内,待起烟时,投入净天麻片,用中火炒至黄色,略见焦斑时,取出,筛去焦麦麸,摊晾。

每100kg净天麻,用麦麸10kg。

【成品性状】　天麻为不规则的薄片,外表皮淡黄色至淡黄棕色,有时可见点状排列的横环纹,切面黄白色至淡棕色,角质样,半透明,气微,味甘。炒天麻表面黄色,略见焦斑,气香。

【炮制作用】　天麻味甘,性平。归肝经。具有息风止痉,平抑肝阳,祛风通络的功能。

临床多用生品,平肝息风止痉,善治一切风证。用于小儿惊风,癫痫抽搐,破伤风,头痛眩晕,手足不遂,肢体麻木,风湿痹痛。

天麻蒸制主要是为了便于软化切片,同时经加热可破坏酶,保存苷类成分。

炒天麻可减少黏腻性,便于服用。用于小儿慢惊风,吐泻不止,脾困昏沉,默默不食。

【炮制研究】　天麻主要含天麻素等成分。

1. 工艺研究

(1)采收加工:天麻的加工以趁鲜除去外皮,洗净,蒸透,低温干燥为合理,或洗净后用4%明矾水溶液蒸或煮至透心,然后低温干燥,商品外观好,天麻素含量高。

(2)软化工艺:将天麻用减压冷浸法软化,可使其内外湿度均匀,表面不起泡,内部无干心,极易切片,切出的片形平整光滑,色泽好。用烘法软化,即以120~130℃,烘30分钟,至质地变软时趁热迅速切薄片,无粘刀和粘连现象,片面平整,损耗率低(仅3%以下)。将天麻洗净后润5小时,常压,100℃蒸80分钟的软化方法,适于大量生产。

2. 化学成分研究　对不同方法加工的天麻中天麻素及其苷元的含量测定表明,蒸制加工和干燥加工都能使天麻素显著增加,苷元相应减少。说明上述炮制方法对提高和保证天麻质量是有意义的。

3. 药理研究　天麻有一定毒副作用,天麻中毒剂量是40g以上,中毒潜伏期是1~6小时。

【贮藏】　置于通风干燥处,防蛀。

【备注】　天麻古代有蒸制、炙制、酒浸、酒浸炒、酒洗后焙干、姜制、药汁制、面裹煨、焙制、火煅、火炮、麸炒、微炒等方法。近代有清蒸切、润切、清炒、麸炒、姜制、煨制等方法。现行主要用清蒸切、润切、清炒、麸炒法。《中国药典》收载有清蒸法。

二、酒蒸

将净药物用黄酒拌匀,润透,置于蒸制容器内,用水蒸气蒸制的方法,称为酒蒸。其中装入密闭容器内,隔水加热者,称为酒炖。为了防止酒挥发,用酒炖法更合理。

酒蒸多适用于具有滋补作用的药物。

地　黄

【处方用名】　鲜地黄、生地黄、熟地黄、生地炭、熟地炭。

【来源】　本品为玄参科植物地黄 Rehmannia glutinosa Libosch. 的新鲜或干燥块根。秋季采挖,除去芦头、须根及泥沙,鲜用;或将地黄缓缓烘焙至约八成干。前者习称"鲜地黄",后者习称"生地黄"。

【炮制方法】

1. 鲜地黄　取鲜药材,洗净泥土,除去杂质,用时切厚片或绞汁。

2. 生地黄　取原药材,用水稍泡,洗净,闷润,切厚片,干燥。本品含梓醇($C_{15}H_{22}O_{10}$)不得少于0.20%,含毛蕊花糖苷($C_{29}H_{36}O_{15}$)不得少于0.020%。

3. 熟地黄

（1）酒炖：取净生地黄，加黄酒拌匀，润透，置于罐内或适宜的容器内，密闭，隔水加热或用蒸汽加热，炖至酒被吸尽，药物呈乌黑色，有光泽，味转甜时，取出，晒至外皮黏液稍干，切厚片或块，干燥。

每 100kg 净生地黄，用黄酒 30～50kg。

（2）清蒸：取净生地黄，置于笼屉或适宜的容器内，用水蒸气蒸至黑润时，取出，晒至约八成干，切厚片或块，干燥。

熟地黄含毛蕊花糖苷（$C_{29}H_{36}O_{15}$）不得少于 0.020%。

4. 生地炭 取净生地片，置于温度适宜的热锅内，用武火炒至焦黑色，发泡鼓起时，喷洒清水少许，灭尽火星，取出，放凉。或用闷煅法煅成炭。

5. 熟地炭 取净熟地片，置于温度适宜的热锅内，用武火炒至外皮焦黑色，喷洒清水少许，灭尽火星，取出，放凉。或用闷煅法煅成炭。

【成品性状】 鲜地黄呈纺锤形或条状，外皮薄，表面浅红黄色，肉质，切面淡黄白色，可见橘红色油点，中部有放射状纹理，气微，味微甜、微苦。

生地黄为类圆形或不规则的厚片，表面棕黑色或棕灰色，极皱缩，具不规则的横曲纹，切面棕黑色或乌黑色，有光泽，具黏性，气微，味微甜。

熟地黄为不规则的块片或碎块，大小和厚薄不一，表面乌黑色，有光泽，黏性大，质柔软而带韧性，不易折断，断面乌黑色，有光泽，气微，味甜。

生地炭呈不规则块片，表面焦黑色，质轻松鼓胀，外皮焦脆，中心部呈棕黑色并有蜂窝状裂隙，有焦苦味。

熟地炭呈不规则块片，表面焦黑而光亮，质脆，味甜微苦涩。

【炮制作用】 鲜地黄味甘、苦，性寒。归心、肝、肾经。具有清热生津，凉血，止血的功能。用于热病伤阴，舌绛烦渴，温病发斑，吐血，衄血，咽喉肿痛等症。鲜地黄含汁液较多，以清热生津，凉血止血为主。

生地黄味甘，性寒。归心、肝、肾经。具有清热凉血，养阴生津的功能。用于热入营血，温毒发斑，吐血衄血，热病伤阴，舌绛烦渴，津伤便秘，阴虚发热，骨蒸劳热，内热消渴。

熟地黄味甘，性微温。归肝、肾经。具有滋阴补血，益精填髓的功能。用于血虚萎黄，心悸怔忡，月经不调，崩漏下血，肝肾阴虚，腰膝酸软，骨蒸潮热，盗汗遗精，内热消渴，眩晕，耳鸣，须发早白。经蒸制后的熟地黄，质厚味浓，其性由寒转温，其味由苦转甜，其功能由清转补。清蒸熟地滋腻碍脾，加酒蒸制后，主补阴血，且可借酒力行散，起到行药势，通血脉，更有利于补血，并使之补而不腻。

生地炭主入血分，以凉血止血为主。用于血热引起的咯血，衄血，便血，尿血，崩漏等各种出血证。

熟地炭以补血止血为主。用于崩漏或虚损性出血。

【炮制研究】 地黄主要含环烯醚萜、单萜及其苷类成分，如梓醇、二氢梓醇、乙酰梓醇等多种成分。

1. 工艺研究 立体烘干法较传统的土焙法、平面烘干法加工的干地黄，其出干率提高（2%），梓醇含量显著提高（提高 3 倍）。且立体烘干法总耗资减少 50%～90%，值得推广。

将生地黄用水润透再蒸，质量较好，可节省加热时间；加热蒸足一定时间后停止加热，闷一夜，效果较好，可促使糖类成分转化完全。

采用高压蒸制法加工熟地黄,生产周期短、燃料消耗少,节约时间、污染少、效率高,且"热压"对药物穿透力强,受热快。加压蒸制 4 小时的熟地黄符合"黑似漆,甜如饴"的质量要求。

2. 化学成分研究　地黄炮制后,其梓醇含量可降低 40%～80%,但熟地酒蒸品与清蒸品之间、生地炭与熟地炭之间,梓醇含量无显著差异。

生地含有多种糖类成分,在加工成熟地黄的过程中,由于长时间加热蒸闷,部分多糖和低聚糖可水解转化为单糖,单糖含量熟地较生地高 2 倍以上。另有人研究,随着蒸制时间的增加,还原糖含量也增加,熟地黄的还原糖含量较生地增加 3 倍左右。常压蒸制 24 小时的熟地黄还原糖含量最高。说明蒸制后的熟地黄补益作用增强。

【贮藏】　鲜地黄埋在沙土中,防冻;生地黄置于通风干燥处,防霉,防蛀;熟地黄置于通风干燥处。

【备注】　地黄古代有蒸后绞汁、酒蒸、酒九蒸九曝、酒炒、酒煮、酒与砂仁九蒸九曝、砂仁茯苓酒煮多次蒸制、砂仁酒姜拌蒸、醋炒、盐水炒、盐煨浸炒、姜汁炒、姜酒拌炒、姜汁浸焙后火煅、蜜煎、蜜拌、乳汁浸、人乳炒、人乳山药拌蒸、煮制、砂仁茯苓煮、童便煮、童便拌炒、红花炒、蛤粉烫、砂仁炒、砂仁沉香制、黄连制、熬制、烧存性、烧令黑、煨制、炒焦等方法。近代有清蒸、酒蒸、砂仁黄酒蒸、酒炒制、煅炭、炒炭等方法。现行主要用酒蒸、清蒸、炒炭、煅炭等方法。《中国药典》收载有酒炖法和清蒸法。

黄　精

【处方用名】　黄精、酒黄精、蒸黄精。

【来源】　本品为百合科植物滇黄精 *Polygonatum kingianum* Coll. et Hemsl.、黄精 *Polygonatum sibiricum* Red. 或多花黄精 *Polygonatum cyrtonema* Hua 的干燥根茎。按形状不同,习称"大黄精"、"鸡头黄精"、"姜形黄精"。春、秋二季采挖,除去须根,洗净,置于沸水中略烫或蒸至透心,干燥。

【炮制方法】

1. **黄精**　取原药材,除去杂质,洗净,略润,切厚片,干燥。本品含黄精多糖以无水葡萄糖($C_6H_{12}O_6$)计,不得少于 7.0%。

2. **蒸黄精**　取净黄精,润透,置于笼屉或适宜的容器内,反复蒸至内外滋润,呈黑色时,取出,切厚片,干燥。

3. **酒黄精**　取净黄精,用黄酒拌匀,润透,置于罐内或适宜的容器内,密闭,隔水加热或用蒸汽加热,炖至酒被吸尽;或闷润至酒被吸尽后,置于笼屉或适宜的容器内,蒸至内外滋润、色黑时,取出,稍晾,切厚片,干燥。本品含黄精多糖以无水葡萄糖($C_6H_{12}O_6$)计,不得少于 4.0%。

每 100kg 净黄精,用黄酒 20kg。

【成品性状】　黄精为不规则的厚片,外表皮淡黄色至黄棕色,切面略呈角质样,淡黄色至黄棕色,可见多数淡黄色筋脉小点,质硬而韧,气微,味甜,嚼之有黏性。蒸黄精全体乌黑色,滋润,有光泽,质柔软,味甜,微带焦糖气。酒黄精表面棕褐色至黑色,有光泽,中心棕色至浅褐色,质地柔软,味甜,微有酒香气。

【炮制作用】　黄精味甘,性平。归脾、肺、肾经。具有补气养阴,健脾润肺,益肾的功能。生黄精具麻味,易刺激人的咽喉。一般不直接入药,多蒸后用。

蒸黄精补气养阴,健脾润肺作用增强,并可除去麻味,以免刺激咽喉。用于脾胃气虚,体倦乏力,胃阴不足,口干食少,肺虚燥咳,劳嗽咳血,精血不足,腰膝酸软,须发早白,内热消渴。

酒黄精借酒助其药势,滋而不腻,能更好地发挥补益作用。

【炮制研究】 黄精含多种多糖、氨基酸、黏液质等。

1. 工艺研究 改用"润-蒸-闷"的方法,能缩短炮制时间。即取净黄精,用水湿润,旺火蒸 2 小时,淋水 1 次,使所有黄精都淋到水,再蒸 24 小时,闷一夜,取出,干燥即得制品。

2. 化学成分研究 对黄精炮制前后成分进行测定,结果表明,蒸黄精的浸出物、醇浸出物、还原糖均显著增加,总糖量略有减少。黄精炮制后,刺激性消失。

【贮藏】 置于通风干燥处,防霉,防蛀。

【备注】 黄精古代有蒸制、酒蒸、砂锅蒸、九蒸九曝、蔓荆子水蒸九曝、黑豆煮、黄精煎膏与黑豆末作饼等方法。近代有酒蒸、清蒸、黑豆制、熟地制、蜜制、黑豆生姜蜜制等方法。现行主要用酒炖、酒蒸、清蒸法。《中国药典》收载有酒炖、酒蒸法。

肉 苁 蓉

【处方用名】 肉苁蓉、淡苁蓉、甜大芸、酒大芸、酒苁蓉。

【来源】 本品为列当科植物肉苁蓉 *Cistanche deserticola* Y. C. Ma 或管花肉苁蓉 *Cistanche tubulosa*(Schrenk)Wight 的干燥带鳞叶的肉质茎。春季苗刚出土时或秋季冻土之前采挖,除去茎尖。切段,晒干。(传统于秋季采收肥大者,投入盐湖内,经年后,取出,干燥,称盐苁蓉,又称盐大芸。春季采收后晒干者,称甜大芸。)

【炮制方法】

1. 肉苁蓉 取原药材,除去杂质,洗净,润透,切厚片,干燥。盐苁蓉先将盐漂净后,晒至七八成干,闷润,切厚片,干燥。肉苁蓉含松果菊苷($C_{35}H_{46}O_{20}$)和毛蕊花糖苷($C_{29}H_{36}O_{15}$)的总量不得少于 0.30%;管花肉苁蓉含松果菊苷($C_{35}H_{46}O_{20}$)和毛蕊花糖苷($C_{29}H_{36}O_{15}$)的总量不得少于 1.5%。

2. 酒苁蓉 取净肉苁蓉片,用黄酒拌匀,润透,置于罐内或适宜的容器内,密闭,隔水加热或用蒸汽加热,炖至酒被吸尽;或闷润至酒被尽后,置于笼屉或适宜的容器内,蒸透。炖或蒸至药物表面呈黑色时,取出,干燥。本品成分含量同上。

每 100kg 净肉苁蓉,用黄酒 30kg。

【成品性状】 肉苁蓉为不规则的厚片,表面棕褐色或灰棕色,有的可见肉质鳞叶,切面有淡棕色或棕黄色点状维管束,排列成不规则的波状环纹,气微,味甜微苦。酒苁蓉表面黑棕色,质柔润,略有酒香气,味甜微苦。

【炮制作用】 肉苁蓉味甘、咸,性温。归肾、大肠经。具有补肾阳,益精血,润肠通便的功能。

生肉苁蓉以补肾止浊,滑肠通便力强。多用于肾阳不足,精血亏虚,阳痿不孕,腰膝酸软,筋骨无力,肠燥便秘。

酒苁蓉补肾助阳力强。多用于阳痿,腰痛,不孕。

【炮制研究】 肉苁蓉主要含松果菊苷、毛蕊花糖苷、甜菜碱、甘露醇、麦角甾苷、氨基酸等。

1. 工艺研究 采用正交试验法优选出酒肉苁蓉的最佳炮制工艺为:加入黄酒 30%,水25%,拌匀闷润 3 小时,置于密闭罐内隔水炖 12 小时。

2. 化学成分研究 酒苁蓉的甜菜碱和氨基酸含量明显升高,而黄酒中就含有丰富的氨基酸,氨基酸对人体具有补益作用,所以用黄酒炮制肉苁蓉可增强其补益作用是有道理的。

【贮藏】 置于通风干燥处,防蛀。

【备注】 肉苁蓉古代有酒酥制、酒洗、浸、酒炒、酒蒸、酒煮、酥炒、水煮、焙、煨等方法。近代有酒炖、酒蒸、酒浸、清蒸、黑豆煮等方法。现行主要用酒炖、酒蒸法。《中国药典》收载有酒炖和酒蒸法。

山 茱 萸

【处方用名】 山茱萸、山萸肉、酒山萸肉、酒萸肉、蒸山萸肉。

【来源】 本品为山茱萸科植物山茱萸 *Cornus officinalis* Sieb. et Zucc. 的干燥成熟果肉。秋末冬初果皮变红时采收果实,用文火烘或置于沸水中略烫后,及时除去果核,干燥。

【炮制方法】

1. 山萸肉 取原药材,除去杂质及残留果核,洗净,干燥。本品含马钱苷($C_{17}H_{26}O_{10}$)不得少于 0.60%。

2. 酒萸肉 取净山萸肉,用黄酒拌匀,润透,置于罐内或适宜的容器内,密闭,隔水加热或用蒸汽加热,炖至酒被吸尽;或闷润至酒被吸尽后,置于笼屉或适宜的容器内,蒸至山萸肉色变黑润时,取出,干燥。本品含马钱苷($C_{17}H_{26}O_{10}$)不得少于 0.50%。

每 100kg 山萸肉,用黄酒 20kg。

3. 蒸山萸肉 取净山萸肉,置于笼屉或适宜的容器内,先用武火加热,"圆汽"后改用文火,蒸至外皮呈紫黑色时,熄火,闷过夜,取出,干燥。

【成品性状】 山茱萸呈不规则的片状或囊状,表面紫红色至紫黑色,皱缩,有光泽,顶端有的有圆形宿萼痕,基部有果梗痕,质柔软,气微,味酸涩微苦。酒山萸肉表面紫黑色或黑色,质滋润柔软,微有酒香气。蒸山萸肉表面紫黑色,质滋润柔软。

【炮制作用】 山茱萸味酸、涩,性微温。归肝、肾经。具有补益肝肾,收涩固脱的功能。生山茱萸长于敛汗固脱。用于自汗或大汗不止,阴虚盗汗。

酒山萸肉和蒸山萸肉补肝肾作用增强,酒蒸品比清蒸品更强,二者作用基本相同。常用于眩晕耳鸣,腰膝酸软,阳痿遗精,遗尿尿频,崩漏带下,大汗虚脱,内热消渴。

【贮藏】 置于干燥处,防蛀。

【备注】 山茱萸古代有酒蒸、酒洗、酒浸去核、盐炒、羊油炙、熬制、焙、微烧、麸炒、微炒、慢火炒等方法。近代有清蒸、酒炖、酒蒸、醋蒸、醋拌润、盐水拌蒸、蜜水蒸等方法。现行主要用清蒸、酒炖、酒蒸等方法。《中国药典》收载有酒炖、酒蒸法。

女 贞 子

【处方用名】 女贞子、酒女贞子。

【来源】 本品为木犀科植物女贞 *Ligustrum lucidum* Ait. 的干燥成熟果实。冬季果实成熟时采收,除去枝叶,稍蒸或置于沸水中略烫后,干燥;或直接干燥。

【炮制方法】

1. 女贞子 取原药材,除去杂质及梗叶,洗净,干燥。用时捣碎。本品含特女贞苷($C_{31}H_{42}O_{17}$)不得少于 0.70%。

2. 酒女贞子 取净女贞子,用黄酒拌匀,润透,置于罐内或适宜的容器内,密闭,炖至酒被吸尽;或闷润至酒被吸尽后,置于笼屉或适宜的容器内,蒸透。炖或蒸至色变黑润时,取出,干燥。用时捣碎。本品含特女贞苷($C_{31}H_{42}O_{17}$)不得少于 0.70%。

每 100kg 净女贞子,用黄酒 20kg。

【成品性状】　女贞子呈卵形、椭圆形或肾形,表面紫黑色或灰黑色,皱缩不平,体轻,外果皮薄,中果皮松软,易剥离,内果皮木质,黄棕色,具纵棱,剖开后种子通常为 1 粒,肾形,紫黑色,油性,气微,味甘微苦涩。酒女贞子表面紫黑色或黑褐色,附有白色粉霜,味甘而微苦涩,微有酒气。

【炮制作用】　女贞子味甘、苦,性凉。归肝、肾经。具有滋补肝肾,明目乌发的功能。

生女贞子长于滋阴润燥,清肝明目。多用于肝热目赤,肠燥便秘。

酒女贞子寒滑之性减弱,补肝肾作用增强。多用于肝肾阴虚,头晕目眩,须发早白,目暗不明。

【炮制研究】　女贞子主要含齐墩果酸、甘露醇、葡萄糖等成分。

1. 工艺研究　采用正交试验法优选酒炙女贞子的最佳条件为:10% 的黄酒拌润,120℃烘制 2 小时。

2. 化学成分研究　女贞子经炮制后表面析出的一层白色粉霜为齐墩果酸,酒制改变了分子细胞壁的通透性,产生了某些助溶和脱吸附作用,使女贞子中的齐墩果酸能较好地从药材组织内溶解扩散出来,从而提高了齐墩果酸的溶出效率。

【贮藏】　置于干燥处。

【备注】　女贞子古代有酒蒸、酒浸、酒蜜蒸、酒和墨旱莲及地黄制、盐炙、饭上蒸、黑豆同蒸、白芥子车前水浸等方法。近代有酒炖、酒蒸、醋蒸、酒炒、盐蒸等方法。现行主要用酒蒸、酒炖法。《中国药典》收载有酒炖和酒蒸法。

豨　莶　草

【处方用名】　豨莶草、酒豨莶草。

【来源】　本品为菊科植物豨莶 *Siegesbeckia orientais* L.、腺梗豨莶 *Siegesbeckia pubescens* Makino 或毛梗豨莶 *Siegesbeckia glabrescens* Makino 的干燥地上部分。夏、秋二季花开前及花期均可采割,除去杂质,晒干。

【炮制方法】

1. 豨莶草　取原药材,除去杂质,洗净,稍润,切段,干燥。本品含奇壬醇($C_{20}H_{34}O_4$)不得少于 0.050%。

2. 酒豨莶草　取净豨莶草段,用黄酒拌匀,闷润至透,置于笼屉或适宜的容器内,蒸透,取出,晒干。本品含奇壬醇($C_{20}H_{34}O_4$)不得少于 0.050%。

每 100kg 净豨莶草,用黄酒 20kg。

【成品性状】　豨莶草为不规则的段,茎略呈方柱形,表面灰绿色、黄棕色或紫棕色,有纵沟或细纵纹,被灰色柔毛,切面髓部类白色,叶多破碎,灰绿色,边缘有钝锯齿,两面皆具白色柔毛,有的可见黄色头状花序,气微,味微苦。酒豨莶草表面褐绿色或黑绿色,微具酒香气。

【炮制作用】　豨莶草味辛、苦,性寒。归肝、肾经。具有祛风湿,利关节,解毒的功能。

生豨莶草长于清肝热,解毒邪。多用于痈肿疔疮,风疹,湿疹,风湿热痹,湿热黄疸。

酒豨莶草以祛风湿,强筋骨力强。多用于风湿痹痛,筋骨无力,腰膝酸软,半身不遂,头痛眩晕。

【贮藏】 置于通风干燥处。

【备注】 豨莶草古代有酒蒸、酒炒、蜜酒蒸、九蒸九曝、清炒等方法。近代有酒蒸、酒浸、酒蒸后蜜炙、蜜蒸等方法。现行主要用酒蒸法。《中国药典》收载有酒蒸法。

三、醋蒸

将净药物加入定量米醋拌匀,润透,置于蒸制容器内,用水蒸气蒸制的方法,称为醋蒸。

五 味 子

【处方用名】 五味子、醋五味子、酒五味子、蜜五味子。

【来源】 本品为木兰科植物五味子 *Schisandra chinensis*(Turcz.)Baill. 或华中五味子 *Schisandra sphenanthera* Rehd. et Wils. 的干燥成熟果实。前者习称"北五味子",后者习称"南五味子"。秋季果实成熟时采摘,晒干或蒸后晒干,除去果梗及杂质。

【炮制方法】

1. 五味子 取原药材,除去杂质。用时捣碎。本品含五味子醇甲($C_{24}H_{32}O_7$)不得少于 0.40%。

2. 醋五味子 取净五味子,用米醋拌匀,闷润至醋被吸尽后,置于笼屉或适宜的容器内,蒸至黑色时,取出,干燥。用时捣碎。本品含五味子醇甲($C_{24}H_{32}O_7$)不得少于 0.40%。

每 100kg 净五味子,用米醋 20kg。

3. 酒五味子 取净五味子,用黄酒拌匀,润透,置于罐内或适宜的容器内,密闭,炖至酒被吸尽,五味子呈紫黑色或黑褐色时,取出,干燥。用时捣碎。

每 100kg 净五味子,用黄酒 20kg。

4. 蜜五味子 取净五味子,加入用适量开水稀释后的炼蜜,拌匀,润透,置于温度适宜的热锅内,用文火炒至不粘手时,取出,晾凉。用时捣碎。

每 100kg 净五味子,用炼蜜 10kg。

【成品性状】 北五味子呈不规则的球形或扁球形,表面红色、紫红色或暗红色,皱缩,显油润,有的表面呈黑红色或出现"白霜",果肉柔软,种子肾形,表面黄棕色,有光泽,种皮薄而脆,果肉气微,味酸,种子破碎后,有香气,味辛微苦。南五味子较小,表面棕红色至暗棕色,干瘪,皱缩,果肉紧贴在种子上,味辛微苦。醋五味子表面乌黑色(北五味子)或棕黑色(南五味子),油润,稍有光泽,有醋香气。酒五味子表面紫黑色或黑褐色,质柔润或微显油润,微具酒气。蜜五味子色泽加深,略显光泽,味酸,兼有甘味。

【炮制作用】 五味子味酸、甘,性温。归肺、心、肾经。具有收敛固涩,益气生津,补肾宁心的功能。

生五味子长于敛肺止咳,生津敛汗。多用于咳嗽,体虚多汗,口干作渴;亦能涩精止泻。

醋五味子酸涩之性增强,长于涩精止泻。多用于遗精滑泄,久泻不止;亦可用于久咳肺气耗散者。

酒五味子温补作用增强。多用于心肾虚损,梦遗滑精,心悸失眠。

蜜五味子补益肺肾作用增强。用于久咳虚喘。

【炮制研究】 五味子主要含木脂素类如五味子醇甲、挥发油、有机酸、叶绿素、甾醇、维生素 C、维生素 E、树脂、鞣质等。

1. 化学成分研究 炒五味子、酒五味子、醋五味子中有强壮作用的木脂素类成分的煎出量较生五味子提高,说明古人认为五味子"入补药熟用"是有一定道理的。

醋五味子中有机酸的煎出量显著增加,这与醋制增强其收涩作用的传统说法是符合的。

2. 药理研究　五味子及其木脂素成分的药理作用可以归纳如下:抗氧化,保护肝、心脑血管功能;诱导肝药酶,增强解毒功能;促进蛋白质、糖原合成;克服肿瘤耐药性,增强对抗药癌的敏感性;对中枢神经系统有镇静作用。

【贮藏】　置于通风干燥处,防霉。

【备注】　五味子古代有酒蒸、酒浸、酒蜜蒸、蜜浸蒸、蜜泔水制、盐水蒸、盐炙、火炮、焙、麸炒、米炒、炒炭等方法。近代有醋蒸、酒蒸、蜜炙、炒制、清蒸等方法。现行主要用醋蒸、酒蒸、蜜炙等方法。《中国药典》收载有醋蒸法。

四、黑豆汁蒸

将净药物用定量黑豆汁拌匀,润透,用水蒸气蒸制的方法,称黑豆汁蒸。其中装入密闭容器内,隔水加热者,又称黑豆汁炖。

何 首 乌

【处方用名】　何首乌、首乌、生首乌、制何首乌。

【来源】　本品为蓼科植物何首乌 *Polygonum multiflorum* Thunb. 的干燥块根。秋、冬二季叶枯萎时采挖,削去两端,洗净,个大的切成块,干燥。

【炮制方法】

1. 何首乌　取原药材,除去杂质,洗净,稍浸,润透,切厚片或块,干燥。本品含结合蒽醌以大黄素($C_{15}H_{10}O_5$)和大黄素甲醚($C_{16}H_{12}O_5$)的总量计,不得少于0.05%。

2. 制何首乌

(1)黑豆汁炖或蒸:取生首乌片或块,用黑豆汁拌匀,润透,置于非铁质蒸制容器内,密闭,炖至汁液被吸尽;或用黑豆汁拌匀后蒸至内外均呈棕褐色时,取出,干燥。

每100kg净何首乌片或块,用黑豆10kg。

(2)清蒸:取净首乌,置于笼屉或适宜的容器内,蒸至内外均呈棕褐色时,取出,晒至半干,切厚片,干燥。

制首乌含游离蒽醌以大黄素($C_{15}H_{10}O_5$)和大黄素甲醚($C_{16}H_{12}O_5$)的总量计,不得少于0.10%。

【成品性状】　何首乌为不规则的厚片或小方块,外表皮红棕色或红褐色,皱缩不平,有浅沟,并有横长皮孔样突起及细根痕,切面浅黄棕色或浅红棕色,显粉性,横切面有的皮部可见云绵花纹,中央木部较大,有的呈木心,气微,味微苦而甘涩。制首乌为不规则皱缩的块片,表面黑褐色或棕褐色,凹凸不平,质坚硬,断面角质样,棕褐色或黑色,气微,味微甘而苦涩。

【炮制作用】　何首乌味苦、甘、涩,性温。归肝、心、肾经。具有补肝肾,益精血,润肠通便,解毒消痈的功能。

生首乌苦泄性平兼发散,具有解毒,消痈,截疟,润肠通便的功能。用于疮痈,瘰疬,风疹瘙痒,久疟体虚,肠燥便秘。

制首乌味甘厚,性转温,增强了补肝肾,益精血,乌须发,强筋骨,化浊降脂的功能,同时消除了生首乌滑肠致泻的作用。用于血虚萎黄,眩晕耳鸣,须发早白,腰膝酸软,肢体麻木,崩漏带下,高脂血症。

【炮制研究】 何首乌含有卵磷脂、蒽醌衍生物、二苯乙烯苷、淀粉、脂肪、矿物质等。

1. 工艺研究 对何首乌传统的黑豆汁拌蒸法研究表明,常压下蒸制 32 小时为好。其制品的颜色乌黑发亮,外观质量最好,炮制后发霉情况相应减少。

2. 化学成分研究 何首乌蒸制后游离蒽醌含量增加,致泻作用减弱;卵磷脂、总糖及还原糖的含量增加,滋补作用增强。

3. 药理研究 卵磷脂为构成神经组织,特别是脑脊髓的主要成分,具有良好的滋补作用。卵磷脂能升血糖、抗衰老,还有减轻动脉粥样硬化的作用。游离蒽醌衍生物具有补益作用,能抑制肠道对胆固醇的再吸收。

【贮藏】 置于干燥处,防蛀。

【备注】 何首乌古代有黑豆蒸、黑豆酒煮、黑豆人乳制、黑豆牛膝人乳制、人乳蒸、米泔黑豆甘草同制、米泔水浸后九蒸九曝、单蒸、酒蒸、醋煮、生姜甘草制、牛膝制、羊肉制、牛乳制等方法。近代有黑豆汁蒸、黑豆汁炖、熟地汁蒸、黑豆生姜汁蒸、清蒸等方法。现行主要用黑豆汁蒸、黑豆汁炖、清蒸法。《中国药典》收载有黑豆汁炖、黑豆汁蒸和清蒸法。

五、豆腐蒸

将净药物置于豆腐块中,用水蒸气蒸制的方法,称为豆腐蒸。

藤 黄

【处方用名】 生藤黄、制藤黄。

【来源】 本品为藤黄科植物藤黄 *Garcinia morella* Desr. 所分泌的胶质树脂。在开花之前,于离地面约 3m 处将茎干皮部作螺旋状割伤,伤口内插一竹筒,盛受流出的树脂,加热蒸干,劈开,用刀刮下,即得。

【炮制方法】

1. 生藤黄 取原药材,除去杂质,打成小块或研成细粉。

2. 制藤黄

(1) 豆腐制:取大块豆腐置于盘内,中间挖一不透底的方形槽,槽内放入藤黄,再用豆腐盖严,置于笼屉内,蒸 3 ~ 4 小时,待藤黄完全熔化后,取出,放凉,藤黄凝固后,去豆腐,干燥。或将藤黄置于豆腐槽内,上用豆腐盖严,将豆腐直接放于锅内,加水煮制,待藤黄熔化后,取出,放凉,除去豆腐,干燥。

每 100kg 净藤黄,用豆腐 300kg。

(2) 荷叶制:取荷叶加 10 倍量水煎煮 1 小时,捞去荷叶,加入净藤黄煮至烊化,并继续浓缩成稠膏状,取出,凉透,使其凝固,打碎。

每 100kg 净藤黄,用荷叶 50kg。

(3) 山羊血制:先将山羊血放于锅内煮沸,分割成小块,再将藤黄小块放入山羊血中,置铜锅内加水煮 5 ~ 6 小时,除去山羊血,取出,晾干,研成细粉。

每 100kg 净藤黄,用山羊血 50kg。

【成品性状】 藤黄为不规则碎块或细粉状,碎块表面红黄色或橙黄色,平滑,质脆易碎,气微,味辛辣。豆腐制藤黄呈碎块状或细粉末状,深红黄色或深橙棕色,味辛。荷叶制藤黄和山羊血制藤黄呈黄褐色,味辛。

【炮制作用】 藤黄味酸、涩,性寒;有大毒。归胃、大肠经。具有消瘀解毒,杀虫止痛的功能。

生藤黄有大毒,不能内服。外用于痈疽肿毒,顽癣。

制藤黄毒性降低,可以内服。用于痈疽肿毒,顽癣,跌仆损伤。

【炮制研究】 藤黄含有藤黄酸、新藤黄酸、莫里林、莫里林酸、半乳糖、鼠李糖等。其中藤黄酸、新藤黄酸为抗肿瘤的活性成分。

1. 化学成分研究 定性实验表明,藤黄炮制前后化学成分未发生明显变化。而定量测定结果表明,制藤黄中的藤黄酸含量较生品均有不同程度下降,以豆腐制藤黄下降最多,清水蒸下降最少。

2. 炮制原理研究 藤黄酸有大毒,豆腐为一种碱性的凝固蛋白,能溶解部分有毒的酸性树脂,达到减毒之目的。

【贮藏】 置于通风干燥处。按毒剧药品管理。

【备注】 藤黄古代有秋荷叶露泡制、山羊血煮、水蒸煮等方法。近代有豆腐蒸、豆腐煮、荷叶煮、山羊血煮等方法。现行主要用豆腐蒸和豆腐煮法。《中国药典》未收载该药物。

第二节 煮 法

将净选或切制后的药物加辅料(固体辅料需先捣碎)或不加辅料放入锅内,加入适量清水共煮的方法,称为煮法。

煮法包括清水煮法和加辅料煮法。加辅料煮法所用的辅料种类较多,本节主要介绍甘草汁煮和豆腐煮。

(一)煮法的操作方法

1. 清水煮

(1)净制:取药物,除去杂质,大小分档。

(2)煮制:取净药材,用水浸泡至透,置于适宜容器内,加水没过药面,先用武火煮沸后,再改用文火加热,煮至内无白心时,取出,切片,干燥。如乌头。或将干燥的净药材直接投入多量沸水中,煮沸一定时间,取出,闷润,切片,干燥。如黄芩。

(3)收贮:将符合成品质量标准的饮片,经包装后,按药典规定及时贮藏。

2. 甘草汁煮

(1)净制:取药物,除去杂质,大小分档。

(2)甘草汁的制备:取净甘草片,加入适量清水煎煮两次,第一次约 30 分钟,第二次约 20 分钟,合并两次煎液,浓缩至甘草量的 10 倍,即得。

(3)煮制:取净药材,置于煮制容器内,加入定量甘草汁,先用武火煮沸后,再改用文火加热,煮至汤液被吸尽,取出,干燥。

除另有规定外,一般每 100kg 净药物,用甘草 6kg。

(4)收贮:将符合成品质量标准的饮片,经包装后,按药典规定及时收贮。

3. 豆腐煮

(1)净制:取药物,除去杂质,大小分档。

(2)煮制:取豆腐置于适宜的煮制容器内,再将净药材放置于豆腐中间,加水没过豆腐,煮至规定程度时,取出,放凉,除去豆腐。

除另有规定外,一般每100kg净药物,用豆腐200kg。

(3)收贮:将符合成品质量标准的饮片,经包装后,按药典规定及时贮藏。

(二)成品质量

清水煮品应内无白心(透心),口尝微有麻舌感。甘草汁煮品颜色加深,味甜。豆腐煮品中,珍珠呈类白色,洁净;硫黄呈黄褐色或黄绿色,臭气不明显。药汁煮和豆腐煮品含药屑、杂质不得超过2%。成品含未煮透者不得超过2%,含水分不得超过13%。

 知识链接

具辛辣味的毒剧药物,传统要求炮制后"口尝微有麻舌感"。口尝应遵循和符合如下原则:①取样量100～150mg;②舌尝部位应在舌前1/3处;③在口中嚼半分钟;④咀嚼当时不麻,2～5分钟后出现麻辣感;⑤舌麻时间维持20～30分钟后才逐渐消失。

(三)注意事项

1. 药物要大小分档,分别煮制。

2. 注意掌握加水量。加水量的多少根据药物的性质、炮制方法、炮制目的而定。药物煮的时间长者用水宜多,时间短者用水宜少。加液体辅料煮的药物,加水量应控制适宜,保证药透汁尽。如果煮制中途需加水时,宜加沸水。

3. 注意掌握火力。一般先用武火煮至沸腾,再改用文火,保持微沸,否则水迅速蒸发,不易向药物组织内部渗透。

4. 药物应煮至汁液被吸尽。

(四)煮制的目的

1. 降低或消除药物的毒副作用　降低药物的毒性以煮法最为理想,传统有"水煮三沸,百毒俱消"之说。如川乌、草乌生品有毒,清水煮制后毒性显著降低;硫黄经豆腐煮、吴茱萸经甘草汁制后,均能降低毒性。

2. 缓和药性,增强药效　如远志等,甘草汁煮后能缓其燥性,增强安神益智作用。

3. 清洁药物　如珍珠(花珠)等,豆腐煮后可去其油腻,令其洁净,便于服用。

一、清水煮

将净选或切制后的药物与清水共煮的方法,称清水煮。

清水煮多适用于某些有毒或难于贮存的药物。如川乌、黄芩等。

川　　乌

【处方用名】　生川乌、制川乌。

【来源】　本品为毛茛科植物乌头 *Aconitum carmichaelii* Debx. 的干燥母根。6月下旬至8月上旬采挖,除去子根、须根及泥沙,晒干。

【炮制方法】

1. **生川乌**　取原药材,拣净杂质,洗净灰屑,晒干。用时捣碎。本品含乌头碱($C_{34}H_{47}NO_{11}$)、次乌头碱($C_{33}H_{45}NO_{10}$)和新乌头碱($C_{33}H_{45}NO_{11}$)的总量应为0.05%～0.17%。

2. **制川乌**　取净川乌,大小分档,用水浸泡至内无干心,取出,加水煮沸4～6小时(或蒸6～8小时),至取大个及实心者切开内无白心,口尝微有麻舌感时,取出,晾至六成干,切片,干燥。本品含双酯型生物碱以乌头碱（$C_{34}H_{47}NO_{11}$）、次乌头碱（$C_{33}H_{45}NO_{10}$）及新乌头碱（$C_{33}H_{45}NO_{11}$）的总量计，不得过 0.040%；含苯甲酰乌头原碱（$C_{32}H_{45}NO_{10}$）、苯甲酰次乌头碱（$C_{31}H_{43}NO_9$）及苯甲酰新乌头原碱（$C_{31}H_{43}NO_{10}$）的总量应为 0.070%~0.15%。

【成品性状】 生川乌呈不规则的圆锥形，稍弯曲，顶端常有残茎，中部多向一侧膨大，表面棕褐色或灰棕色，皱缩，有小瘤状侧根及子根脱离后的痕迹，质坚实，断面类白色或浅灰黄色，形成层环纹呈多角形，气微，味辛辣麻舌。制川乌为不规则或长三角形的片，表面黑褐色或黄褐色，有灰棕色形成层环纹，体轻，质脆，断面有光泽，气微，微有麻舌感。

【炮制作用】 川乌味辛、苦，性热；有大毒。归心、肝、肾、脾经。具有祛风除湿，温经止痛的功能。

生川乌有大毒，多外用，以温经止痛为主。用于风寒湿痹，关节疼痛，心腹冷痛，寒疝腹痛及麻醉止痛。

制川乌毒性降低，可供内服。用于风寒湿痹，关节疼痛，心腹冷痛，寒疝腹痛及麻醉止痛。

【炮制研究】 川乌的主要成分是生物碱，其中双酯型乌头碱毒性最强，苯甲酰单酯型乌头碱毒性较小，乌头原碱类毒性很弱或几乎无毒。其中，乌头碱、中乌头碱和次乌头碱等双酯型二萜类生物碱是川乌的主要毒性成分。

1. 工艺研究

（1）清水煮工艺：采用均匀设计法，优选出川乌的最佳炮制工艺为：浸泡 4~7 小时，每天翻动并换水，至内无干心，再水煮 5~8 小时，至内无白心即可。

（2）加压蒸制工艺：①根据水解去毒的原理，采用正交试验优选了乌头最佳炮制工艺为：将乌头整个经清水润湿后，120℃加压蒸制 90 分钟较好。②有人以总生物碱和酯型生物碱含量为指标，比较川乌的不同炮制工艺，结果表明，以 147kPa（110~115℃）的压力蒸 40 分钟与《中国药典》法水煮 6 小时的含量接近；高压蒸 150 分钟与《中国药典》法常压蒸 8 小时含量基本一致。

2. 炮制原理研究 川乌中所含的乌头碱毒性极强，口服 0.2mg 就会使人中毒，3~4mg 就会致人死亡，因此炮制的主要目的是降低毒性。降毒原理为：乌头碱为双酯型生物碱，性质不稳定，在浸泡和煮制过程中，因遇水和加热易被水解或分解，生成毒性较小的单酯型生物碱如苯甲酰乌头胺（又称乌头次碱，其毒性为乌头碱的 1/500~1/200）等，再进一步水解或分解生成毒性更小的醇胺型生物碱如乌头胺（又称乌头原碱，其毒性为乌头碱的 1/4000~1/2000）等。

【贮藏】 置于通风干燥处，防蛀。按毒剧药品管理。

【备注】 川乌古代有乌豆蒸、黑豆煮、黑豆同炒、酒浸、酒炒、酒煮、煨后酒煮、酒醋浸、醋煮、盐炒、盐酒浸、盐姜制、姜汁浸、蜜煮、米泔浸、童便制、童便浸后姜炒、童便及甘草汤煮、酒童便制、草果蒸、麻油煎、熬、灰火炮、烧灰、煅存性、煨制、微炒、米泔浸后麸炒、米炒、土制、蛤粉烫、牡蛎粉炒、面炒等方法。近代有清蒸、清水煮、黑豆甘草煮、生姜豆腐煮等方法。现行主要用清水煮和清蒸法。《中国药典》收载有清水煮法和清蒸法。

草 乌

【处方用名】 草乌、生草乌、制草乌。

【来源】 本品为毛茛科植物北乌头 *Aconitum kusnezoffii* Reichb. 的干燥块根。秋季茎叶枯萎时采挖,除去须根及泥沙,干燥。

【炮制方法】

1. 生草乌 取原药材,除去杂质,洗净,干燥。本品含乌头碱($C_{34}H_{47}NO_{11}$)、次乌头碱($C_{33}H_{45}NO_{10}$)及新乌头碱($C_{33}H_{45}NO_{11}$)的总量应为0.10%~0.50%。

2. 制草乌 取净草乌,大小分开,用水浸泡至内无白心,取出,加水煮沸4~6小时(或蒸6~8小时),至取大个切开内无白心、口尝微有麻舌感时,取出,晾至六成干后,切薄片,干燥。本品含双酯型生物碱以乌头碱($C_{34}H_{47}NO_{11}$)、次乌头碱($C_{33}H_{45}NO_{10}$)和新乌头碱($C_{33}H_{45}NO_{11}$)的总量计,不得过0.040%;含苯甲酰乌头原碱($C_{32}H_{45}NO_{10}$)、苯甲酰次乌头碱($C_{31}H_{43}NO_9$)及苯甲酰新乌头原碱($C_{31}H_{43}NO_{10}$)的总量应为0.020%~0.070%。

【成品性状】 草乌呈不规则长圆锥形,略弯曲,顶端常有残茎和少数不定根残茎,有的顶端一侧有一枯萎的芽,一侧有一圆形不定根残茎,表面灰褐色或黑棕褐色,皱缩,有纵皱纹、点状须根和数个瘤突状侧根,质硬,断面灰白色或暗灰色,有裂隙,气微,味辛辣麻舌。制草乌为不规则类圆形或近三角形薄片,片面黑褐色,有灰白多角形形成层环及点状维管束,并有空隙,周边皱缩或弯曲,质脆,气微,味微辛辣,稍有麻舌感。

【炮制作用】 草乌味辛、苦,性热;有大毒。归心、肝、肾、脾经。具有祛风除湿,温经止痛的功能。

生草乌有大毒,多外用,以祛寒止痛,消肿为主。用于喉痹,痈疽,疔疮,瘰疬,破伤风等。

制草乌毒性降低,可供内服,以祛风除湿,温经止痛力胜。用于风寒湿痹,关节疼痛,心腹冷痛,寒疝腹痛及麻醉止痛。

【炮制研究】 草乌的成分与川乌类似。

研究表明,草乌的主要成分为生物碱。采用容量分析法测定草乌炮制前后乌头碱和总生物碱的含量,结果表明,制草乌中毒性生物碱乌头碱的含量为生草乌的1/20,而总生物碱含量未见明显变化。

【贮藏】 置于通风干燥处,防蛀。按毒剧药品管理。

【备注】 草乌古代有清水煮、黑豆煮、绿豆煮、豆腐煮、酒制、醋制、盐制、盐油炒、姜制、薄荷生姜汁浸、麻油浸炒、童便浸、米泔浸、醋炙后麸炒、盐水浸后麸炒、麸和巴豆同炒、粟米炒、面炒、米泔浸后炒焦、炒焦、炒炭、火炮、面裹煨等方法。近代有清蒸、清水煮、黑豆甘草煮、生姜豆腐煮等方法。现行主要用水浸漂后清水煮制。《中国药典》收载有清水煮法。

二、甘草汁煮

将净选或切制后的药物与甘草汁共煮的方法,称为甘草汁煮。

甘草汁煮多用于远志、吴茱萸、巴戟天等药物。

远 志

【处方用名】 远志、远志肉、制远志、蜜远志。

【来源】 本品为远志科植物远志 *Polygala tenuifolia* Willd. 或卵叶远志 *Polygala sibirica* L. 的干燥根。春、秋二季采挖,除去须根及泥沙,晒干。

【炮制方法】

1. 远志 取原药材,除去杂质,略洗,润透,切段,干燥。本品含远志𠮶酮Ⅲ($C_{25}H_{28}O_{15}$)不得少于0.15%,含3,6'二芥子酰基蔗糖($C_{36}H_{46}O_{17}$)不得少于0.50%。

2. 制远志 取净远志段,加入适量的甘草汁,用文火加热,煮至汤液被吸尽,取出,干燥。本品含远志𠂤酮Ⅲ($C_{25}H_{28}O_{15}$)不得少于0.10%,含3,6'二芥子酰基蔗糖($C_{36}H_{46}O_{17}$)不得少于0.30%,含细叶远志皂苷($C_{36}O_{12}H_{56}$)不得少于2.0%。

每100kg净远志,用甘草6kg。

3. 蜜远志 取炼蜜,加入少许开水稀释后,淋于远志段中,拌匀,稍闷润,待蜜被吸尽后,置于温度适宜的热锅内,用文火炒至深黄色,略带焦斑,不粘手时,取出,放凉。

每100kg净远志,用炼蜜20kg。

【成品性状】 远志为圆柱形的段,外表皮灰黄色至灰棕色,有横皱纹,切面棕黄色,中空,气微,味苦微辛,嚼之有刺喉感。制远志表面黄棕色,味微甜。蜜远志显棕红色,稍带焦斑,有黏性,气焦香,味甜。

【炮制作用】 远志味苦、辛,性温。归心、肾、肺经。具有安神益智,交通心肾,祛痰,消肿的功能。

生远志易于刺激咽喉,多外用,以消肿为主。用于痈疽疮毒,乳房肿痛。

制远志缓和了苦燥之性,又消除了刺喉感,以安神益智为主。用于心肾不交引起的失眠多梦、健忘惊悸、神志恍惚,咳痰不爽。

蜜远志化痰止咳作用增强。用于寒痰咳逆,咳嗽痰多,咳吐不爽。

【炮制研究】 远志主要含三萜皂苷类,包括多种远志皂苷成分如细叶远志皂苷等。尚含脂肪油、树脂、远志糖醇、葡萄糖、果糖、远志碱等。

远志皮与其木心的化学成分种类相同,远志皮的祛痰作用、抗惊厥作用、溶血作用及急性毒性均强于远志木心。鉴于带心远志的毒性和溶血作用均小于远志皮,而且镇静作用强,祛痰作用亦不减弱,并且抽去木心费工费时,因此,远志去心没有必要。《中国药典》(2010年版一部)规定远志不去心应用。

【贮藏】 置于通风干燥处。

【备注】 远志古代有甘草汤浸、甘草汁蒸、甘草煮、甘草黑豆水煮后姜汁炒、猪胆汁煮后姜汁制、姜炙、姜汁腌、干姜汁蘸焙、灯心煮、酒浸、酒蒸、酒蒸炒、米泔浸、米泔煮、焙制、小麦炒、微炒、炒黄、炒炭等方法。近代有甘草汁煮、甘草汁浸、蜜制、麸炒、炒等方法。现行主要用甘草汁煮、蜜炙等方法。《中国药典》收载有甘草汁煮法。

吴 茱 萸

【处方用名】 吴茱萸、制吴茱萸、盐吴茱萸。

【来源】 本品为芸香科植物吴茱萸 *Euodia rutaecarpa*(Juss.)Benth.、石虎 *Euodia rutaecarpa*(Juss.)Benth. var. *officinalis*(Dode)Huang 或疏毛吴茱萸 *Euodia rutaecarpa*(Juss.)Benth. var. *bodinieri*(Dode)Huang 的干燥近成熟果实。8—11 月果实尚未开裂时,剪下果枝,晒干或低温干燥,除去枝、叶、果梗等杂质。

【炮制方法】

1. 吴茱萸 取原药材,除去杂质及果柄、枝梗。本品含吴茱萸碱($C_{19}H_{17}N_3O$)和吴茱萸次碱($C_{18}H_{13}N_3O$)的总量不得少于0.15%,含柠檬苦素($C_{26}H_{30}O_8$)不得少于1.0%。

2. 制吴茱萸 取甘草捣碎,加入适量水煎煮两次,去渣,趁热加入净吴茱萸拌匀,闷润吸尽后,用文火炒至微干,取出,晒干。本品含吴茱萸碱($C_{19}H_{17}N_3O$)和吴茱萸次碱($C_{18}H_{13}N_3O$)的总量不得少于0.15%,含柠檬苦素($C_{26}H_{30}O_8$)不得少于0.90%。

每 100kg 净吴茱萸,用甘草 6kg。

3. 盐吴茱萸　取净吴茱萸,加盐水拌匀,稍闷,置于热锅内,用文火炒至裂开,稍鼓起时,取出,放凉。

每 100kg 净吴茱萸,用食盐 3kg。

【成品性状】　吴茱萸呈球形或五角状扁球形,表面暗黄绿色至褐色,粗糙,有多数点状突起或凹下的油点,顶端有五角状的裂隙,基部残留被有黄色茸毛的果梗,质硬而脆,气芳香浓郁,味辛辣而苦。制吴茱萸表面棕褐色至暗褐色,略鼓起,香气浓郁,辛辣味稍弱。盐吴茱萸表面焦黑色,香气浓郁,味较辛辣而微苦咸。

【炮制作用】　吴茱萸味辛、苦,性热;有小毒。归肝、脾、胃、肾经。具有散寒止痛,降逆止呕,助阳止泻的功能。

吴茱萸生品有小毒,多外用,长于祛寒燥湿。用于口疮,湿疹,牙痛,高血压。

各种方法炮制后的制吴茱萸均降低了毒性,常供内服。用于厥阴头痛,寒疝腹痛,寒湿脚气,经行腹痛,脘腹胁痛,呕吐吞酸,五更泄泻。其中,盐吴茱萸能增强入肾的作用,宜用于疝气疼痛。

【炮制研究】　吴茱萸含生物碱类成分,主要是吴茱萸碱、吴茱萸次碱等。尚含柠檬苦素、挥发油、有机酸类、黄酮类成分。

1. 工艺研究　采用正交设计法,以生物碱含量为指标,优选出制吴茱萸的最佳炮制工艺为:每 100kg 吴茱萸,用甘草 6kg,浸润 6 小时,于 230℃ 条件下炒制 10 分钟。该法制得的产品质量稳定。

2. 化学成分研究　吴茱萸生品和甘草制品粗粉中两种生物碱(吴茱萸碱、吴茱萸次碱)的含量无明显差异,但水煎液中的含量甘草制品却远远高于生品。

【贮藏】　置于阴凉干燥处。

【备注】　吴茱萸古代有蒸制、煮制、糯米煮、酒制、酒醋制、醋制、盐制、姜制、汤浸、水浸、沸水泡、黑豆制、破故纸制、黄连炒、牵牛子炒、火炮、焙制、煨制、熬制、炒黄、炒令熟、炒令焦、炒黑等方法。近代有甘草汁制、甘草盐制、酒制、醋制、盐制、姜制、黄连制、炒制等方法。现行主要用甘草汁煮、盐炙、炒黄等方法。《中国药典》收载有甘草汁炙法。

巴　戟　天

【处方用名】　巴戟天、巴戟肉、盐巴戟天、制巴戟天。

【来源】　本品为茜草科植物巴戟天 *Morinda officinalis* How 的干燥根。全年均可采挖,洗净,除去须根,晒至六七成干,轻轻捶扁,晒干。

【炮制方法】

1. 巴戟天　取原药材,除去杂质。本品及下述 3 种炮制品含耐斯糖($C_{24}H_{42}O_{21}$)均不得少于 2.0%。

2. 巴戟肉　取净巴戟天,置于笼屉或适宜的容器内,蒸透,趁热除去木心;或用水润透后除去木心,切段,干燥。

3. 盐巴戟天

(1)盐炙:取净巴戟肉,加盐水拌匀,待盐水被吸尽后,置于温度适宜的热锅内,用文火炒干,取出,晾凉。

(2)盐蒸:取净巴戟天,用盐水拌匀,待盐水被吸尽后,置于笼屉或适宜的容器内,蒸透,趁热除去木心,切段,干燥。

每 100kg 净巴戟天,用食盐 2kg。

4. 制巴戟天　取净巴戟天,与甘草汁同置于锅内,用文火煮透,甘草汁被吸尽时,取出,趁热抽去木心,切段,干燥。

每 100kg 净巴戟天,用甘草 6kg。

【成品性状】　巴戟天呈扁圆柱形,略弯曲,表面灰黄色或暗灰色,具纵纹及横裂纹,有的皮部横向断离露出木部,断面皮部紫色或淡紫色,木部坚硬,黄棕色或黄白色,味甘而微涩。巴戟肉为扁圆形短段或不规则小块,表面灰黄色或暗灰色,切面皮部厚,紫色或淡紫色,中空,气微,味甘微涩。盐巴戟天表面灰黄色或暗灰色,切面紫色或淡紫色,气微,味甘咸而微涩。制巴戟天表面灰黄色或暗灰色,切面紫色或淡紫色,气微,味甘微涩。

【炮制作用】　巴戟天味甘、辛,性微温。归肾、肝经。具有补肾阳,强筋骨,祛风湿的功能。

生巴戟天味辛而温,以补肝肾,祛风湿力强。适用于肾虚兼有风湿之证,多用于风冷腰痛,步行艰难,脚气水肿,肌肉萎缩无力。

盐巴戟天功专入肾,温而不燥,增强了补肾助阳的作用,久服无伤阴之弊。多用于肾中元阳不足,阳痿早泄,腰膝酸软,宫冷不孕,小便频数。

制巴戟天甘味更浓,补益作用增强,能补肾助阳,益气养血。用于脾肾亏损,胸中短气,腰脚疼痛,身重无力。

【炮制研究】　巴戟天主要含蒽醌化合物、环烯醚萜苷。尚含有机酸、低聚糖、氨基酸类及微量元素等成分。

巴戟天传统用药要求"去心",研究结果表明,巴戟天根皮和木心所含化学成分存在很大差异。根皮中有毒元素铅较木心含量低;铁、锰、锌等 16 种微量元素含量较木心为多,特别是与中医"肾"、心血管和造血功能密切的锌、锰、铁、铬等元素在根皮中含量较高。所以巴戟天去木心是合理的。

【贮藏】　置于通风干燥处,防霉,防蛀。

【备注】　巴戟天古代有酒洗、酒浸、酒炒、酒焙、酒蒸、酒煮、盐汤浸、盐水煮、油炒、甘草汤浸、甘草汤炒、甘草汁煮、枸杞汤浸、火炮、米炒、面炒、炒制等方法。近代及现行有清蒸去心、盐水蒸、盐炙、甘草汁煮等方法。《中国药典》收载有清蒸、盐蒸和甘草汁煮法。

三、豆腐煮

将净药物与豆腐加水共煮的方法,称为豆腐煮。

豆腐煮多用于硫黄、藤黄或作过饰品的珍珠、玛瑙等药物。

硫　黄

【处方用名】　硫黄、制硫黄。

【来源】　本品为自然元素类矿物硫族自然硫,采挖后,加热熔化,除去杂质;或用含硫矿物经加工制得。

【炮制方法】

1. 硫黄　取原药材,除去杂质,敲成碎块。本品含硫(S)不得少于 98.5%。

2. 制硫黄　先在锅底平铺一层豆腐片,上放硫黄碎块,再用豆腐片盖严,加水没过豆腐,文火加热,煮至豆腐显黑绿色时,取出,除去豆腐,用水漂净,阴干。

每100kg净硫黄,用豆腐200kg。

 知识链接

> 豆腐煮硫黄时,豆腐呈黑绿色,是硫黄与铁锅或铜锅在加热过程中产生了化学反应的结果。若炮制所用容器为铝锅或不锈钢锅或非金属容器,豆腐不显黑绿色。

【成品性状】 硫黄呈不规则块状,黄色或略呈绿黄色,表面不平坦,呈脂肪光泽,常有多数小孔,用手握置于耳旁,可闻轻微的爆裂声,体轻,质松,易碎,断面呈针状结晶形,有特异的臭气,味淡。制硫黄黄褐色或黄绿色,臭气不明显。

【炮制作用】 硫黄味酸,性温;有毒。归肾、大肠经。外用解毒杀虫疗疮;内服补火助阳通便。

生硫黄有毒,多外用。用于疥癣,秃疮,阴疽恶疮。

制硫黄毒性降低,可内服,能补火助阳通便。多用于阳痿足冷,虚喘冷哮,虚寒便秘。

【炮制研究】 硫黄主要含硫(S)。亦含有钙、镁、铝、碲、硒、砷等元素。

1. 工艺研究 通过对硫黄炮制的辅料用量进行实验研究,结果表明,硫黄与豆腐以1:1.5~1:2的比例进行炮制,炮制品的含硫量可达98%以上,含砷量≤1μg/ml,符合药典有关砷盐限量的规定。

2. 化学成分研究 硫黄的有毒成分为三氧化二砷(As_2O_3),生品砷的含量比炮制品大8~15倍,炮制可降低硫黄中三氧化二砷的含量,并以豆腐制品最为显著。说明豆腐煮制确能降低硫黄的毒性。

【贮藏】 置于干燥处,防火。

【备注】 硫黄古代有豆腐制、硝石制、猪大肠制、寒水石制、药物煮、醋煮、炼、煅、烧灰、研、甘草水研、水飞、煨制、炒制等方法。近代有豆腐煮、豆煮、萝卜煮、猪肠煮等方法。现行主要用豆腐煮法。《中国药典》收载有豆腐煮法。

珍　珠

【处方用名】 珍珠、珍珠粉。

【来源】 本品为珍珠贝科马氏珍珠贝 *Pteria martensii*(Dunker)、蚌科动物三角帆蚌 *Hyriopsis cumingii*(Lea)或褶纹冠蚌 *Cristaria plicata*(Leach)等双壳类动物受刺激形成的珍珠。自动物体内取出,洗净,干燥。

【炮制方法】

1. **珍珠** 取原药材,除去杂质,洗净,晾干。或取作装饰品的珍珠(习称"花珠"),洗净污垢(垢重者,可先用碱水洗涤,再用清水漂去碱性),用纱布包好,再将豆腐置于砂锅或铜锅内,一般300g珍珠用两块250g重的豆腐,下垫一块,上盖一块,加清水淹没豆腐寸许,煮制2小时,至豆腐呈蜂窝状为止,取出,去豆腐。用时捣碎。

2. **珍珠粉** 取净珍珠,置于乳钵内,加入适量水润湿后研细,再加多量的水,搅拌,稍静置,倾出混悬液,下沉部分再按上法反复操作数次,直至研尽。合并混悬液,静置,使细粉完全沉淀,分取沉淀,晒干或烘干,研散。大量生产可用球磨机制成极细粉。

【成品性状】 珍珠呈类球形、长圆形、卵圆形或棒状,表面类白色、浅粉红色、浅黄绿色或浅蓝色,半透明,光滑或微有凹凸,具特有的彩色光泽,质坚硬,破碎面显层纹,气微,味淡。珍珠粉为类白色极细粉,细粉中无光点,舌舔之无渣感,手捻之无砂粒感,气微,味淡。

【炮制作用】 珍珠味甘、咸,性寒。归心、肝经。具有安神定惊,明目退翳,解毒生肌,润肤祛斑的功能。用于惊悸失眠,惊风癫痫,目赤翳障,疮疡不敛,皮肤色斑。

作过装饰品的珍珠,外有油腻、污垢,豆腐煮制后,令其洁净,便于服用。

珍珠质地坚硬,不溶于水,水飞成极细粉末,易被人体吸收。

【炮制研究】 珍珠的主要成分是碳酸钙。还有多种氨基酸、卟啉类化合物、壳角、蛋白质及无机元素锰、锶、铜、铁等。

1. 工艺研究

(1)球磨机制粉:取净珍珠,置于球磨机中滚磨2~3小时后,加5倍水搅匀,呈乳白色混悬液,倾出乳浊液,用200目筛过滤,余下粗品再滚磨,合并过筛的乳浊液进行减压抽滤,滤饼在80℃条件下烘干2小时,即得珍珠粉。

(2)超微粉碎制粉:采用超微粉碎技术进行超微粉碎,与传统的球磨机粉碎得到的珍珠粉粒径大小差异很大,超微粉碎比传统的球磨机粉碎效果要好。

2. 化学成分研究 对珍珠5种炮制品中总氨基酸含量测定的结果为:豆浆煮水飞法 > 豆腐煮水飞法 > 牛乳煮水飞法 > 水飞法 > 炒爆研细法。说明豆浆或豆腐煮水飞的珍珠总氨基酸含量较高,而炒爆研细法由于温度较高,部分氨基酸被破坏。

【贮藏】 密闭。

【备注】 珍珠古代研粉、水飞法、牡蛎煮、煅、豆腐制、人乳豆腐制、炒、焙制等方法。近代有水飞、豆腐煮水飞、煅等方法。现行主要用水飞法和豆腐煮水飞法。《中国药典》收载有水飞法。

第三节 燁 法

将净药材置于多量沸水中,浸煮短暂时间,取出,除去或分离种皮的方法,称为燁法。

燁法多适用于需除去或分离种皮的种子类药物。

(一)燁法的操作方法

1. 净制 取药物,除去杂质。

2. 燁制 先将大量的清水加热至沸,再将药物(或药物连同具孔盛器)投入沸水中,翻动片刻(从水再沸腾起计时5~10分钟),烫至种皮由皱缩至膨胀,易于挤脱时,快速捞出,放入冷水中稍浸,凉后取出,搓开种皮与种仁,晒干,通过簸、筛,除去或分离种皮。

3. 收贮 将符合成品质量标准的饮片,经包装后,按药典规定及时贮藏。

(二)成品质量

燁制品呈乳白色或类白色,无种皮。成品含药屑、杂质不得超过1%,含水分不得超过13%。

(三)注意事项

1. 水量要大,一般为药材量的10倍。若水量过少,投入药物后,水温迅速降低,酶不能很快被灭活,且药物在温水中时间太长,使苷被酶解或水解,影响药效。

2. 时间不宜过长。药物加热时间以5~10分钟为宜。以免与水接触时间过长,有效成分损失。

3. 燁制后,应当天晒干或低温烘干。否则易泛油,变黄,影响成品质量。

（四）焯制的目的

1. 除去或分离种皮　如苦杏仁、桃仁的种皮属非药用部位；白扁豆的种皮（扁豆衣）偏于祛暑化湿，扁豆仁偏于健脾化湿，需分开分别药用。

2. 保存药物的有效成分　如苦杏仁焯制，既能除去非药用的种皮，又能破坏苦杏仁酶而保存苦杏仁苷。

苦 杏 仁

【处方用名】　苦杏仁、杏仁、焯苦杏仁、炒苦杏仁、苦杏仁霜。

【来源】　本品为蔷薇科植物山杏 *Prunus armeniaca* L. var. *ansu* Maxim、西伯利亚杏 *Prunus sibirica* L.、东北杏 *Prunus mandshurica*（Maxim.）Koehne 或杏 *Prunus armeniaca* L. 的干燥成熟种子。夏季采收成熟果实，除去果肉及核壳，取出种子，晒干。

【炮制方法】

1. **苦杏仁**　取原药材，除去杂质。用时捣碎。本品含苦杏仁苷（$C_{20}H_{27}NO_{11}$）不得少于 3.0%。

2. **焯苦杏仁**　取净苦杏仁，置于 10 倍于杏仁量的沸水中煮沸短时间（一般 5 分钟），至种皮微膨胀时，捞出，用凉水稍浸，取出，搓开种皮与种仁，干燥，筛或簸去种皮。用时捣碎。本品含苦杏仁苷（$C_{20}H_{27}NO_{11}$）不得少于 2.4%。

3. **炒苦杏仁**　取焯苦杏仁，置于温度适宜的热锅内，用文火炒至表面黄色时，取出，放凉。用时捣碎。本品含苦杏仁苷（$C_{20}H_{27}NO_{11}$）不得少于 2.1%。

4. **苦杏仁霜**　取焯苦杏仁，碾成泥状，用布（少量用数层吸油纸）包严，蒸热，压榨去油，如此反复操作，至药物不再黏结成饼为度，再碾细。

【成品性状】　苦杏仁呈扁心形，表面黄棕色至深棕色，一端尖，另一端钝圆，肥厚，左右不对称，尖端一侧有短线形种脐，圆端合点处向上具多数深棕色的脉纹，种皮薄，种仁乳白色，富油性，气微，味苦。焯苦杏仁形如苦杏仁或分离为单瓣，无种皮，表面乳白色或黄白色，有特异的香气，味苦。炒苦杏仁形如焯苦杏仁，表面黄色至棕黄色，偶带焦斑，有香气，味苦。苦杏仁霜呈黄白色粉末状，具有特殊气味。

【炮制作用】　苦杏仁味苦，性微温；有小毒。归肺、大肠经。具有降气止咳平喘，润肠通便的功能。

苦杏仁性微温质润，长于润肺止咳，润肠通便。多用于咳嗽气喘，胸满痰多，肠燥便秘。

焯苦杏仁可破坏酶，保存苷，去皮又利于有效成分的溶出，提高疗效。其作用与生苦杏仁相同。

炒苦杏仁性温，长于温散肺寒，并可去小毒。多用于肺寒咳嗽，久喘肺虚；亦用于肠燥便秘。

苦杏仁霜去除了脂肪油，润燥作用显著减弱，无滑肠之虑，宣降肺气之力较强。多用于脾虚便溏的咳喘患者。

【炮制研究】　苦杏仁主要含苦杏仁苷、脂肪油。尚含氨基酸、蛋白质、挥发性等成分。

1. 工艺研究

（1）焯法：以用沸水、用水量 10 倍于苦杏仁量及煮沸 5 分钟为宜。既可以破坏酶，又可以保存大量的苦杏仁苷。

（2）微波法：用微波炉，温度 80℃，加热 4~5 分钟，苦杏仁酶完全灭活，苦杏仁苷不受损失。

（3）蒸法：使用流通蒸汽将苦杏仁蒸至上气，再维持30分钟，能使苦杏仁酶完全被破坏，明显减少苦杏仁苷在炮制过程中的损失，有效地稳定苦杏仁中苦杏仁苷的含量。

（4）砂烫法：用河砂作为传热介质，利用其受热均匀、传热快、温度高的特点，能迅速、完全地破坏苦杏仁酶，且砂烫法较传统的燀法操作简便，容易掌握，适合于大批量生产。

2. 化学成分研究　实验研究表明，苦杏仁皮、肉中所含有效成分苦杏仁苷的量几乎一致，且种皮中微量元素含量比种仁高。说明苦杏仁炮制可不去皮，既可减少脱皮这一烦琐工序，节省大量药材，又可增强临床疗效。

3. 炮制原理研究　苦杏仁经加热炮制后，可以杀酶保苷，使苦杏仁苷在体内胃酸的作用下，缓慢水解，产生适量的氢氰酸，只起镇咳作用而不致引起中毒。

【贮藏】　置于阴凉干燥处，防蛀。

【备注】　苦杏仁古代有熬制、微炒、去皮尖炒、炒香、炒焦、炒令微黑、制炭、烧黑、火燎存性、焙、蒸制、煮制、酒浸、醋制、盐制、姜制、蜜制、油制、酥制、药汁制、米泔制、童便制、童便浸蜜炒、麸炒、蛤粉烫、牡蛎粉炒、面炒、面裹煨后去油、制霜等方法。近代有燀制、炒制、蒸法、制霜、制饼、麸炒、蜜制、甘草制等方法。现行主要用燀制、炒制、制霜等方法。《中国药典》收载有燀法和炒法。

桃　仁

【处方用名】　桃仁、燀桃仁、炒桃仁、桃仁霜。

【来源】　本品为蔷薇科植物桃 *Prunus persica*（L.）Batsch 或山桃 *Prunus davidiana*（Carr.）Franch. 的干燥成熟种子。果实成熟后采收，除去果肉及核壳，取出种子，晒干。

【炮制方法】

1. 桃仁　取原药材，除去杂质。用时捣碎。本品含苦杏仁苷（$C_{20}H_{27}NO_{11}$）不得少于2.0%。

2. 燀桃仁　取净桃仁，置于沸水中，烫至种皮微膨胀时，捞出，用凉水稍浸，取出，搓开种皮与种仁，干燥，筛或簸去种皮。用时捣碎。本品含苦杏仁苷（$C_{20}H_{27}NO_{11}$）不得少于1.50%。

3. 炒桃仁　取燀桃仁，置于温度适宜的热锅内，用文火炒至表面黄色时，取出，放凉。用时捣碎。本品含苦杏仁苷（$C_{20}H_{27}NO_{11}$）不得少于1.60%。

4. 桃仁霜　取净桃仁，研成泥状，用吸油纸包裹，蒸热，压榨去油，如此反复操作，至药物不再黏结成饼，再研细。

【成品性状】　桃仁呈扁长卵形，表面黄棕色至红棕色，密布颗粒状突起，一端尖，中间膨大，另一端钝圆稍偏斜，边缘较薄，尖端一侧有短线形种脐，圆端有颜色略深不甚明显的合点，自合点处散出多数纵向维管束，种皮薄，种仁乳白色，富油性。山桃仁呈类卵圆形，较小而肥厚，气微，味微苦。燀桃仁形如桃仁，无种皮，表面浅黄白色，气微香，味微苦。炒桃仁形如燀桃仁，表面黄色，略具焦斑，微有香气。桃仁霜为黄白色粉末状，气微，具有特殊气味。

【炮制作用】　桃仁味苦、甘，性平。归心、肝、大肠经。具有活血祛瘀，润肠通便，止咳平喘的功能。活血祛瘀，润肠通便。

生桃仁以活血祛瘀力强。用于经闭痛经，癥瘕痞块，肺痈肠痈，跌仆损伤，肠燥便秘，咳嗽气喘。

燀桃仁去皮利于有效成分的溶出,提高疗效。其作用与生桃仁基本一致。

炒桃仁偏于润燥和血。多用于肠燥便秘,心腹胀满等。

桃仁霜去除了脂肪油,润燥作用显著减弱,无滑肠之虑,活血祛瘀之力较强。用于癥瘕积聚,内痈等。

【贮藏】 置于阴凉干燥处,防蛀。

【备注】 桃仁古代有熬制、熬令黑烟出、微炒、去皮尖炒、制炭、麸炒、面炒、吴茱萸炒、干漆炒、烧存性、焙、酒制、盐炒、童便酒炒、白术乌豆制等方法。近代有燀制、炒制、炒焦、麸炒、蜜炙、制霜、甘草水煮等方法。现行主要用燀法和炒法。《中国药典》收载有燀法和炒黄法。

白 扁 豆

【处方用名】 白扁豆、扁豆、扁豆衣、炒扁豆。

【来源】 本品为豆科植物扁豆 *Dolichos lablab* L. 的干燥成熟种子。秋、冬季采收成熟的果实,晒干,取出种子,再晒干。

【炮制方法】

1. 白扁豆 取原药材,除去杂质。用时捣碎。

2. 扁豆衣 取净白扁豆,置于10倍于白扁豆量的沸水中,煮沸短时间(一般为10分钟),烫至种皮微膨胀时,捞出,用凉水稍浸,取出,搓开种皮与种仁,干燥,簸取种皮(仁亦作白扁豆用)。

3. 炒扁豆 取净白扁豆或仁,置于温度适宜的热锅内,用文火炒至微黄色,略带焦斑时,取出,放凉。用时捣碎。

【成品性状】 白扁豆呈扁椭圆形或扁卵圆形,表面淡黄白色或淡黄色,平滑,略有光泽,质坚硬,种皮薄而脆,种仁黄白色,气微,味淡,嚼之有豆腥气。

【炮制作用】 白扁豆味甘,性微温,归脾、胃经。具有健脾化湿,和中消暑的功能。

生扁豆清暑化湿力强。用于暑湿及消渴。

燀制可分离疗效不同的药用部位。扁豆衣气味俱弱,健脾作用较弱,偏于祛暑化湿。用于暑热所致的身热,头目昏眩。

炒扁豆偏于健脾止泻。用于脾虚泄泻,白带过多。

【炮制研究】 白扁豆主要含蛋白质、脂肪、碳水化合物、细胞凝集素 A 和 B、磷脂等成分。

扁豆中含对人体红细胞的非特异性凝集素。凝集素 A 不溶于水,无抗胰蛋白酶活性,可抑制大鼠生长,甚至引起肝脏区域性坏死,加热后则毒性大减。凝集素 B 可溶于水,能抗胰蛋白酶活性,加压蒸汽消毒或煮沸 1 小时后,活力损失 86%~94%,因此扁豆加热炮制能去毒。

【贮藏】 置于干燥处,防蛀。

【备注】 白扁豆古代有微炒、炒黑、连皮炒、陈皮炒、炒熟去壳、火炮、焙、蒸制、煮制、姜制、醋制等方法。近代有燀制、炒黄、土炒、麸炒、砂烫等方法。《中国药典》收载有炒黄法。

(姜建辉)

❓复习思考题

1. 什么是蒸法？说出蒸法的操作方法和炮制目的。
2. 说出煮法的操作方法和炮制目的。
3. 试述黑豆汁制何首乌的炮制工艺及炮制原理。
4. 说出清水煮川乌的炮制方法和降毒原理。
5. 用"口尝微有麻舌感"检视适中的程度时,应遵循的原则是什么？
6. 试述焯苦杏仁的方法、注意事项和炮制原理。
7. 说出教学大纲中蒸煮焯法所列代表性饮片的炮制作用。

第十二章 复 制 法

 学习要点

1. 复制法的含义、炮制目的、炮制方法、成品质量要求及注意事项。
2. 半夏、天南星、白附子、附子不同炮制品的炮制方法、成品性状及辅料用量。

将净选或切制后的药物,加入一种或数种辅料,按规定的程序,反复炮制的方法,称为复制法。又称法制法。

早在唐代有些药物就有了较完备的复制工艺,如《千金翼方》中造熟地黄、造干地黄法等。历经各代,复制法在药物的品种、辅料的种类和用量以及工艺程序上,都不尽相同。现代复制法多用于具辛辣味的有毒药物。

(一)复制的操作方法

复制法的具体方法和辅料的选择可视药物而定。一般是将净选后的药物置于一定容器内,加入一种或数种辅料,按规定的工艺程序,或浸、泡、漂,或蒸、煮,或数法并用,反复炮制,以达到规定的质量要求为度。

(二)成品质量

复制品口尝应微有或无麻舌感。药汁煮品含药屑、杂质不得超过2%。成品若为煮品应煮透,含水分不得超过13.0%。

(三)注意事项

1. 药物复制前,要大小分档,使浸漂或煮制的时间一致。
2. 浸漂时,每天应定时反复换水,并要勤检查,以防霉烂。
3. 如要加热处理,火力要均匀,并要勤翻动,以免糊汤。

(四)复制的目的

1. 降低毒性　如半夏等,用甘草、白矾、石灰、生姜等制后均可降低毒性。
2. 改变药性　如天南星,用胆汁制后,其性味由辛温变为苦凉,功能由温化寒痰转为清热化痰。
3. 增强疗效　如白附子等,用生姜、白矾制后,增强了祛风逐痰的功效。

半　夏

【处方用名】　生半夏、清半夏、姜半夏、法半夏。

【来源】　本品为天南星科植物半夏 *Pinellia ternata*(Thunb.)Breit. 的干燥块茎。夏、秋二季采挖,洗净,除去外皮及须根,晒干。

【炮制方法】

1. 生半夏　取净药材,除去杂质,洗净,干燥。用时捣碎。

2. 清半夏 取净半夏,大小分档,用8%的白矾溶液浸泡至内无干心时,取出,洗净,切厚片,干燥,除去药屑。本品含白矾以含水硫酸铝钾[$KAl(SO_4)_2 \cdot 12H_2O$]计,不得超过10.0%,含总酸以琥珀酸($C_4H_6O_4$)计,不得少于0.30%。

每100kg净半夏,用白矾20kg。

3. 姜半夏 取净半夏,大小分档,用水浸泡至内无干心时,另取生姜切片煎汤,加白矾与半夏共煮透,取出,晾至半干,切薄片,干燥,除去药屑。本品含白矾以含水硫酸铝钾[$KAl(SO_4)_2 \cdot 12H_2O$]计,不得超过8.5%。

每100kg净半夏,用生姜25kg、白矾12.5kg。

4. 法半夏 取净半夏,大小分档,用水浸泡至内无干心时,取出;另取甘草适量,加水煎煮2次,合并煎液,倒入用适量水制成的石灰液中,搅匀,加入上述已浸透的半夏,浸泡,每日搅拌1～2次,并保持浸液pH 12以上,至剖面黄色均匀,口尝微有麻舌感时,取出,洗净,阴干或烘干。

每100kg净半夏,用甘草15kg、生石灰10kg。

【成品性状】 半夏呈类球形,有的稍偏斜,表面白色或浅黄色,顶端有凹陷的茎痕,周围密布麻点状根痕,下面钝圆,较光滑,质坚实,断面白色,富粉性,气微,味辛辣、麻舌而刺喉。清半夏为椭圆形、类圆形或不规则厚片,片面淡灰色至灰白色,质脆,易折断,断面略呈角质样,气微,味微涩、微有麻舌感。姜半夏为不规则薄片,片面淡黄棕色,常见角质样光泽,气微香,味淡、微有麻舌感,嚼之略黏牙。法半夏呈类球形或破碎成不规则颗粒状,表面淡黄白色、黄色或棕黄色,质轻松脆或硬脆,断面黄色或淡黄色,气微,味淡略甘,微有麻舌感。

【炮制作用】 半夏味辛,性温;有毒。归脾、胃、肺经。具有燥湿化痰,降逆止呕,消痞散结的功能。用于湿痰寒痰,咳喘痰多,痰饮眩悸,风痰眩晕,痰厥头痛,呕吐反胃,胸脘痞闷,梅核气;生用外治痈肿痰核。

生半夏有毒,内服可导致失音,呕吐,水泻。多外用,以消肿止痛为主。用于痈肿痰核。

清半夏毒性降低,长于燥湿化痰。用于湿痰咳嗽,痰热内结,风痰吐逆,痰涎凝聚,咯吐不出。

姜半夏毒性降低,长于降逆止呕,温中化痰。用于痰饮呕吐,胃脘痞满。

法半夏毒性降低,长于燥湿化痰。用于痰多咳喘,痰饮眩悸,风痰眩晕,痰厥头痛。多用于中成药。

【炮制研究】 半夏主要含多种生物碱、氨基酸等成分,其毒性成分至今未能阐明。

药理研究表明,生半夏的毒性主要表现为对胃、肠、咽喉、口腔等黏膜的强烈刺激性,引起腹泻、呕吐、失音,特别对咽喉黏膜刺激强烈,所以古人有"戟人咽喉"之说。

半夏不同炮制品均能消除其刺激咽喉而导致失音的副作用,而且也保留了半夏的药理作用和临床疗效。药理作用表明,半夏不同炮制品刺激作用强弱为生半夏＞姜浸半夏＞姜矾半夏＞矾半夏＞姜汁煮半夏。

【贮藏】 置于通风干燥处,防蛀。

【备注】 半夏古代有汤洗、姜制、姜矾制、姜汁浸炒、姜竹沥制、姜青盐制、姜桑叶盐制、皂角白矾煮、甘草制、吴茱萸制、水煮、制曲、麸炒、制炭等多种方法。近代有姜半夏、清半夏、法半夏、仙半夏、京半夏、竹沥半夏等炮制品。现行主要用清半夏、姜半夏、法半夏等炮制品。《中国药典》收载有清半夏、姜半夏、法半夏。

天　南　星

【处方用名】　生天南星、生南星、制天南星、制南星、胆南星。

【来源】　本品为天南星科植物天南星 *Arisaema erubescens*（Wall.）Schott、异叶天南星 *Arisaema heterophyllum* Bl. 或东北天南星 *Arisaema amurense* Maxim. 的干燥块茎。秋、冬二季茎叶枯萎时采挖,除去须根及外皮,干燥。

【炮制方法】

1. 生天南星　取原药材,除去杂质,洗净,干燥。本品含总黄酮以芹菜素（$C_{15}H_{10}O_5$）计,不得少于 0.050%。

2. 制天南星　取净天南星,大小分档,放水中浸漂,每日换水 2～3 次。如水面起白沫时,换水后加白矾（每 100kg 天南星,加白矾 2kg）,泡 1 日后,再进行换水,漂至切开口尝微有麻舌感时取出。另取生姜片、白矾置于锅内,加入适量水煮沸后,倒入天南星共煮至透心（无白心）时,取出,除去姜片,晾至四至六成干,切薄片,干燥。本品含白矾以含水硫酸铝钾 [$KAl(SO_4)_2 \cdot 12H_2O$] 计,不得过 12.0%,含总黄酮以芹菜素（$C_{15}H_{10}O_5$）计,不得少于 0.050%。

每 100kg 净天南星,用生姜、白矾各 12.5kg。

3. 胆南星

（1）蒸法:取制天南星细粉,加入净胆汁（或胆膏粉及适量清水）拌匀,蒸 60 分钟至透,取出,放凉,制成小块,干燥。

（2）发酵法:取生南星粉,加入净胆汁（或胆膏粉及适量清水）拌匀,放温暖处,发酵 7～15 天,再连续蒸或隔水炖 9 昼夜,每隔 2 小时搅拌 1 次,除去腥臭气,至呈黑色浸膏状,口尝无麻味为度,取出,晾干。再蒸软,趁热制成小块。

每 100kg 制天南星细粉,用牛（或羊、猪）胆汁 400kg（或胆膏粉 40kg）。

【成品性状】　天南星呈扁球形,表面类白色或淡棕色,较光滑,顶端有凹陷的茎痕,周围有麻点状根痕,有的周边有小扁球状侧芽,质坚硬,断面白色,粉性,气微辛,味麻辣。制天南星为黄色或淡黄棕色的类圆形或不规则的薄片,半透明,质脆易碎,断面角质状,气微,味涩微麻。胆南星呈方块状或圆柱状,表面灰棕色或棕黑色,断面色稍浅,质硬,气微腥,味苦。

【炮制作用】　天南星味苦、辛,性温;有毒。归肺、肝、脾经。具有燥湿化痰,祛风止痉,散结消肿的功能。

生天南星辛温燥烈,有毒,多外用,长于散结消肿。用于治痈肿,蛇虫咬伤。

制天南星毒性降低,增强燥湿化痰作用。用于顽痰咳嗽,风痰眩晕,中风痰壅,口眼㖞斜,半身不遂,癫痫,惊风,破伤风。外用治痈肿,蛇虫咬伤。

胆南星毒性降低,缓和其燥烈之性,药性由温转凉,以清化热痰、息风定惊力强。用于痰热咳喘,咯痰黄稠,中风痰迷,癫狂惊痫。

【炮制研究】　天南星主要含生物碱、三萜皂苷、安息香酸、海韭菜苷、D-甘露醇及多种氨基酸,其毒性成分至今尚不清楚。

1. 化学成分研究　天南星中所含的掌叶半夏碱乙具有抗凝血作用,不同炮制工艺所得的制南星中掌叶半夏碱乙的含量均较生品降低,尤其以老方法制品下降最大,仅为生品含量的 1/9。另有报道,长期水漂虽然能去除麻辣味,但有效成分也随之流失。

2. 药理研究　天南星经白矾、胆汁、白酒、生姜、甘草等炮制后,能降低毒性。

【贮藏】　置于通风干燥处,防霉,防蛀。

【备注】　天南星古代有姜制、白矾制、胆汁制、甘草制、蒸制、煮制、韭汁煮、酒制、蜜制、牛乳炒、薄荷制、朱砂制、白矾皂荚制、乳香制、川朴制、荆芥制、黑豆青盐制、牙皂制、羌活制、制曲、焙、火炮、烧熟、煨制、石灰炒、麸炒、炒黄、炒赤、制炭等方法。近代有姜矾煮、胆汁制、姜豆腐煮、甘草白矾煮、甘草生姜蒸、石灰生姜甘草煮等方法。现行主要用姜矾煮、胆汁制等方法。《中国药典》收载有姜矾煮(制天南星)和胆汁制法(胆南星)。

白　附　子

【处方用名】　生白附子、禹白附、制白附子。

【来源】　本品为天南星科植物独角莲 *Typhonium giganteum* Engl. 的干燥块茎。秋季采挖,除去须根和外皮,晒干。

【炮制方法】

1. 生白附子　取原药材,除去杂质,洗净,干燥。

2. 制白附子　取净白附子,大小分档,用清水浸泡,每日换水 2~3 次,数日后如起黏沫,换水后加白矾(每 100kg 白附子,用白矾 2kg),泡 1 日后再换水,至口尝微有麻舌感为度,取出。另取白矾及生姜片加入适量水,煮沸后,倒入白附子共煮至无白心,捞出,除去生姜片,晾至六七成干,再闷润至内外柔软一致,切厚片,干燥,除去药屑。

每 100kg 净白附子,用生姜、白矾各 12.5kg。

【成品性状】　白附子呈椭圆或卵圆形,表面白色至黄白色,质坚硬,断面白色,粉性,气微,味淡,麻辣刺舌。制白附子为类圆形或椭圆形厚片,周边淡棕色,片面黄色,角质,气微,味微涩,微有麻舌感。

【炮制作用】　白附子味微辛,性温;有毒。归胃、肝经。具有祛风痰,定惊搐,解毒散结,止痛的功能。

生白附子有毒,长于祛风痰,定惊搐,解毒止痛。用于中风痰壅,口眼㖞斜,语言謇涩,惊风癫痫,破伤风,痰厥头痛,偏正头痛,瘰疬痰核,毒蛇咬伤。生品一般多外用。

制白附子降低毒性,并可消除麻辣味,增强祛风痰作用。用于偏头痛,痰湿头痛,咳嗽痰多。

【贮藏】　置于通风干燥处,防蛀。

【备注】　白附子古代有火炮、姜炙、姜汁蒸、米泔浸焙干、酒浸炒、酒煮炒、童便酒炒、醋炙、姜汁泡后甘草浸焙、面煨、纸裹煨等方法。近代有姜矾煮、石灰生姜浸、姜矾甘草蒸、生姜煮、白矾煮、生姜皂角制、甘草白矾制等方法。现行主要用姜矾煮法。《中国药典》收载有姜矾煮法(制白附子)。

附　子

【处方用名】　附子、附片、炮附片、淡附片。

【来源】　本品为毛茛科植物乌头 *Aconitum carmichaelii* Debx. 的子根加工品。6 月下旬至 8 月上旬采挖,除去母根、须根及泥沙,习称"泥附子"。

【炮制方法】

1. 盐附子　选个大、均匀的泥附子,洗净,浸入食用胆巴的水溶液中过夜,再加食盐,继续浸泡,每日取出晒晾,并逐渐延长晒晾时间,直至附子表面出现大量结晶盐粒(盐霜),质变硬为止。

2. 附片

(1)黑顺片:取泥附子,按大小分别洗净,浸入食用胆巴的水溶液中数日,连同浸液煮至透心,捞出,水漂,纵切成厚约0.5cm的片,再用水浸漂,用调色液使附子染成浓茶色,取出,蒸至出现油面、光泽后,烘至半干,再晒干或继续烘干。

(2)白附片:选个大均匀的泥附子,洗净,浸入食用胆巴的水溶液中数日,连同浸液煮至透心,捞出,剥去外皮,纵切成厚约0.3cm的片,用水浸漂,取出,蒸透,晒干。

3. 淡附片　取净盐附子,用清水浸漂,每日换水2~3次,至盐分漂尽,与甘草、黑豆加水共煮至透心,切开后口尝无麻舌感时,取出,除去甘草、黑豆,切薄片,干燥。本品含双酯型生物碱以新乌头碱($C_{33}H_{45}NO_{11}$)、次乌头碱($C_{33}H_{45}NO_{10}$)及乌头碱($C_{34}H_{47}NO_{11}$)的总量计,不得过0.010%。

每100kg净盐附子,用甘草5kg、黑豆10kg。

4. 炮附片　取净砂置于锅内,用武火加热,待砂呈轻松滑利状态时,投入净附片,翻炒至鼓起并微变色,取出,筛去砂,放凉。本品含生物碱以乌头碱($C_{34}H_{47}NO_{11}$)计,不得少于1.0%。

【成品性状】　盐附子呈圆锥形,表面灰黑色,被盐霜,体重,横切面灰褐色,气微,味咸而麻,刺舌。黑顺片为不规则纵切厚片,上宽下窄,外皮黑褐色,切面暗黄色,油润具光泽,半透明状,质硬而脆,断面角质样,气微,味淡。白附片形如黑顺片,无外皮,黄白色,半透明。淡附片为纵切的不规则薄片,外皮褐色,切面褐色,半透明,质硬,断面角质样,气微,味淡,口尝无麻舌感。炮附片形如黑顺片,表面黄棕色,鼓起,质松脆,气微,味淡。

【炮制作用】　附子味辛、甘,性大热;有毒。归心、肾、脾经。具有回阳救逆,补火助阳,散寒止痛 功能。

生附子有毒,多外用。

盐附子仅做性状检测,不作药用。产地加工成盐附子的目的是防止药物腐烂。

附片(黑顺片、白附片)毒性降低,便于内服,长于回阳救逆,散寒祛湿。用于亡阳虚脱,肢冷脉微,心阳不足,胸痹心痛,虚寒吐泻,脘腹冷痛,肾阳虚衰,阳痿宫冷,阴寒水肿,阳虚外感,寒湿痹痛。

淡附片毒性降低,长于回阳救逆,散寒止痛。用于亡阳虚脱,肢冷脉微,阴寒水肿,阳虚外感,寒湿痹痛。

炮附片毒性大减,长于温肾暖脾,补命门之火。用于心腹冷痛,虚寒吐泻,冷积便秘,或久痢赤白。

【炮制研究】　附子的毒性成分为乌头碱等二萜双酯类生物碱。

研究表明,各种炮制方法和工艺均能使附子中生物碱含量下降。但附子中总生物碱含量的多少不能准确反映其毒性大小,而双酯型生物碱的含量是决定其毒性大小的主要因素。附子经炮制后,毒性降低,减毒机制与川乌类似。

【贮藏】　盐附子密闭,置于阴凉干燥处;黑顺片及白附片置于干燥处,防潮。

【备注】　附子古代有水浸、蒸制、煮制、甘草制、黑豆制、赤小豆制、火炮、煨制、酒制、醋制、盐制、姜制、蜜制、酿制、黄连制、朱砂制、童便制、巴豆煮、防风制、猪脂制、麸炒、炒黄、炒黑、炒炭等方法。近代有砂烫、甘草黑豆煮、炮、甘草制、姜制、豆腐制、矾水煮、黑豆制等方法。现行主要用砂烫、甘草黑豆煮法。《中国药典》收载有甘草黑豆煮(淡附片)和砂烫法(炮附片)。

（谢仲德）

复习思考题

1. 何为复制法？主要适用于哪些药材？
2. 试述半夏的饮片规格及其炮制方法、炮制作用。
3. 试述制天南星和胆南星的炮制方法和炮制作用。

第十三章　发酵、发芽法

 学习要点

1. 发酵、发芽法的含义。
2. 发酵、发芽法的条件、方法、成品质量及注意事项。
3. 发酵、发芽法的炮制目的。
4. 书后教学大纲中所列代表性饮片的炮制方法、成品性状、炮制作用。

发酵与发芽法均借助于酶或霉菌的作用,使药物通过发酵与发芽的过程,改变其原有性能,增强或产生新的功效,扩大用药品种,以适应临床用药的需要。

第一节　发　酵　法

净选或切制后的药物,在一定的温度和湿度条件下,由于霉菌和酶的催化分解作用,使药物发泡、生衣的方法,称发酵法。

（一）发酵的操作方法

1. 发酵的方法　根据不同品种,采用不同的方法对原料进行加工处理后,再置于温度、湿度适宜的环境中进行发酵。常用的方法有两类:

（1）药料与面粉混合发酵:如六神曲、半夏曲、建神曲、沉香曲等。

（2）药料直接发酵:如淡豆豉、百药煎、红曲等。

2. 发酵的条件　发酵的过程是微生物新陈代谢的过程,因此,虽然操作方法不尽相同,但发酵时所需的条件是相同的。发酵时微生物生长繁殖应具备如下条件:

（1）菌种:发酵要求菌种纯,多数是利用空气中微生物自然发酵,若菌种不纯,会影响发酵的质量。

（2）营养物质:发酵要有充足的营养物质,如蛋白质、淀粉、脂肪、无机盐类等。

（3）温度:发酵要有适宜的温度,一般要求室温以 $30 \sim 37℃$ 为宜。若温度过高,则菌种老化、死亡,不能发酵;温度过低,则发酵迟缓,甚至不能发酵。

（4）湿度:发酵要有适宜的湿度,一般要求空气的相对湿度以 $70\% \sim 80\%$ 为宜。若湿度太大,则药料发黏,且易生虫霉烂,造成药物发暗;过分干燥,则药料易散不能成型,不易发酵。经验认为,以"握之成团,掷之即散"为宜。

（5）其他方面:药料 pH 以 $4 \sim 7.6$ 为宜,在有充足的氧气或二氧化碳条件下进行。

（二）成品质量

发酵品表面布满黄白色霉衣,内部有斑点,气味芳香,无霉味、酸败味。成品含水分不得超过13%,含药屑、杂质不得超过1%。

（三）注意事项

1. 原料在发酵前应进行杀菌、杀虫处理,以免杂菌影响发酵质量。

2. 发酵过程必须一次完成,不得中断或中途停顿。

3. 必须在适宜的温度和湿度条件下发酵。

4. 发酵过程中,前期要注意保温,后期应适当通风,使发酵有适宜的温度和充足的氧气。

（四）发酵的目的

1. 改变药性,产生新的作用,扩大用药品种　如六神曲、淡豆豉等。

2. 增强疗效　如半夏曲等。

六 神 曲

【处方用名】　六神曲、神曲、六曲、陈曲、炒神曲、焦神曲、麸炒神曲。

【来源】　本品为辣蓼、青蒿、苦杏仁等药物加入面粉混合后,经发酵而成的曲剂。

【炮制方法】

1. 六神曲

（1）原料:面粉100kg,苦杏仁、赤小豆各4kg,鲜青蒿、鲜苍耳草、鲜辣蓼各7kg。

（2）制法:将苦杏仁和赤小豆碾成粉末（或将苦杏仁碾成泥状,赤小豆煮烂）,与面粉混匀,再将鲜青蒿、鲜苍耳草、鲜辣蓼等药用适量水煎汤（占原料量的25%～30%）,将汤液陆续加入面粉中,揉搓成粗颗粒状,以手握成团,掷之即散为度,置于木制模型中压成扁平方块（33cm×20cm×6.6cm）,再用粗纸（或鲜苘麻叶）包严,放置于木箱或席篓内,每块间要留有空隙,按品字形堆放,上面用鲜青蒿或厚棉被等物覆盖保温。一般室温在30～37℃,经4～6天即能发酵,待表面全部生出黄白色霉衣时,取出,除去纸或苘麻叶,切成小方块,干燥。

2. 炒神曲　将麦麸均匀撒入温度适宜的热锅内,用中火加热,待起烟时,投入净神曲块,炒至深黄色时,取出,筛去焦麦麸,放凉。或用清炒法,文火炒至深黄色时,取出,放凉。

每100kg净神曲,用麦麸10kg。

3. 焦神曲　取净神曲块,置于温度适宜的热锅内,用中火炒至表面焦黄色,有焦香气逸出时,取出,放凉。

【成品性状】　六神曲为立方形小块,表面灰黄色,粗糙,质脆易断,微有香气。炒神曲表面深黄色,偶有焦斑,质坚脆,有香气。焦神曲表面焦黄色,内部微黄色,有焦香气。

【炮制作用】　六神曲味甘、辛,性温。归脾、胃经。具有消食化积,健脾和胃的功能。

生六神曲健脾开胃,并有发散作用。用于饮食停滞,食积中焦。

炒神曲具香气,长于醒脾和胃。用于食积不化,脘腹胀满,不思饮食,肠鸣泄泻。

焦神曲长于消食化积。用于食积泄泻。

【炮制研究】　六神曲主要含挥发油、淀粉酶、蛋白酶等。

1. 工艺研究　对六神曲的发酵工艺研究认为,以麦麸为营养源制备的六神曲,发酵周期短,成本低,消化酶含量高,且质量稳定。

2. 化学成分研究　六神曲中的消化淀粉效价,经炒黄后一般保存了生品的60%,而炒焦后基本消失。对炮制前后神曲中17种微量元素的分析表明,Zn、Mn、Fe等微量元素较高,而焦神曲所含微量元素较生品为高。

3. 药理研究　六神曲麸炒品和炒焦品均能较好地促进胃的分泌功能和胃肠推动功能。

【贮藏】　置于通风干燥处,防蛀,防潮。

【备注】　六神曲古代有焙制、微炒、炒黄、火炮、半夏共炒、煨制、枣肉制、酒制、煮制、制炭等方法。近代有麸炒、炒黄、炒焦、炒炭等方法。现行主要用麸炒、炒黄、炒焦法。《中国药典》在附录中收载有炒焦法。

半　夏　曲

【处方用名】　半夏曲、炒半夏曲。

【来源】　本品为法半夏、赤小豆、苦杏仁和鲜青蒿、鲜辣蓼、鲜苍耳草与面粉经加工发酵而成的曲剂。

【炮制方法】

1. 半夏曲

（1）原料：法半夏100kg，面粉400kg，赤小豆、苦杏仁、鲜青蒿、鲜辣蓼、鲜苍耳草各30kg。

（2）制法：取法半夏、赤小豆、苦杏仁共碾细粉，与面粉混合均匀，加入鲜青蒿、鲜辣蓼、鲜苍耳草之煎液，搅拌均匀，揉搓成粗颗粒状，以手握成团，掷之即散为度，置于木制模型中压成扁平方块，再用粗纸（或鲜苘麻叶）包严，放置于木箱或席篓内，每块间要留有空隙，按品字形堆放，上面用鲜青蒿或厚棉被等物覆盖保温。一般室温在30～37℃，经4～6天即能发酵，待表面全部生出黄白色霉衣时，取出，除去纸或苘麻叶，切成小方块，干燥。

2. 炒半夏曲　将麦麸均匀撒入温度适宜的热锅内，用中火加热，待起烟时，投入净半夏曲块，迅速拌炒至表面呈深黄色时，取出，筛去麸皮，放凉。

每100kg半夏曲，用麦麸10kg。

【成品性状】　半夏曲为小立方块，表面淡黄色，质疏松，有细蜂窝眼，有香气，味甘微辛。炒半夏曲表面深黄色，具焦香气。

【炮制作用】　半夏曲味甘、微辛，性温。归脾、胃经。具有化痰止咳，消食积的功能。用于咳嗽痰多，胸脘痞满，饮食不消，苔腻呕恶。

半夏曲经麸炒后，产生焦香气，增强健胃消食的作用。

【贮藏】　置于通风干燥处，防蛀，防潮。

【备注】　半夏曲的制备古代有合生姜发酵、合白矾生姜发酵等方法。近代制半夏曲的处方各地不甚相同，制备方法亦有发酵与不发酵的区别。现行大部分地区用法半夏与面粉等原料发酵。半夏曲的炮炙古代有微炒法。现行主要用麸炒法。《中国药典》在附录中收载用清半夏、生姜汁、白矾、六神曲、面粉等制备该药物。

红　曲

【处方用名】　红曲米、红曲。

【来源】　本品为曲霉科真菌紫色红曲霉 *Monascus parpureus* Went 的菌丝体及孢子，经人工培养，菌丝在粳米内部生长，使整个米粒变为红色。

【炮制方法】

1. 自然发酵法　选择红色土壤地，挖一深坑，在坑上下周围铺以篾席，将粳米倒入其中，上压以重石，使其发酵而变为红色。经3～4年后，米粒外皮紫红色，内心亦变为红色，取出，晒干。若内心有白点，表示尚未熟透，品质较差。

2. 人工发酵法　将粳米洗净，湿透，置于蒸笼中略蒸，稍熟，然后倒进竹笪上晾凉，撒上紫色红曲霉菌种，放置于30℃的室温中发酵，促使紫色红曲霉菌繁殖，10天后待米粒内外均长满菌丝,变为红色时,取出,晒干或烘干。

【成品性状】 红曲呈米粒状,多碎断,表面紫红色或棕红色,断面粉红色,质脆,手捻之易碎,染指,微有酸酵气,味淡。

【炮制作用】 红曲味甘,性微温。归脾、大肠、肝经。具有活血祛瘀,健脾消食,化浊降脂的功能。用于经闭腹痛,产后瘀阻,跌打损伤,饮食积滞,赤白下痢,高脂血症。

【炮制研究】 红曲主要含洛伐他丁,麦角甾醇,豆甾醇。其中洛伐他丁是降血脂的主要活性成分。

研究表明,采用改良选育的紫色红黄曲霉菌株接种在粳米上固体发酵培养而成的红曲中,洛伐他丁含量约为普通商品红曲中的10~60倍。

【贮藏】 置于阴凉干燥处,防潮,防蛀。

【备注】 红曲始见于宋代,明代对制曲方法阐述较详。其炮炙方法古代有焙制、炒制法。近代有炒炭法。现行主要用生品。《中国药典》在附录中收载该药物。

淡 豆 豉

【处方用名】 豆豉、淡豆豉。

【来源】 本品为豆科植物大豆 *Glycine max*(L.)Merr. 的成熟种子的发酵加工品。

【炮制方法】 取桑叶、青蒿加水煎煮,滤过,将煎汁拌入净黑大豆中,待汤液被吸尽后,蒸透,取出,稍晾,再置于容器内,用煎过汁的桑叶、青蒿渣覆盖,在温度25~28℃、相对湿度80%的条件下闷使发酵至黄衣上遍时取出,除去药渣,洗净,置于容器内,保持温度50~60℃,再闷15~20天,至充分发酵、有香气逸出时,取出,略蒸,干燥。

每100kg净黑大豆,用桑叶、青蒿各7~10kg。

【成品性状】 淡豆豉呈椭圆形粒状,略扁,外表黑色,皱缩不平,质柔软,断面棕黑色,气香,味微甘。

【炮制作用】 淡豆豉味苦、辛,性凉。归肺、胃经。具有解表,除烦,宣发郁热的功能。用于感冒,寒热头痛,烦躁胸闷,虚烦不眠。

【贮藏】 置于通风干燥处,防蛀。

【备注】 淡豆豉的炮炙古代有烧制、熬令黄、炒焦、九蒸九曝、酒渍、醋蒸、盐醋拌蒸、清蒸等方法。近代有炒法。现行一般都生用。淡豆豉的制备自明代就用黑豆与桑叶、青蒿发酵,并沿用至今。此外尚有黑豆与麻黄、苏叶发酵而得,该品种的味辛、性微温,与上物不同,使用时应注意。《中国药典》收载了发酵制作淡豆豉的方法。

第二节 发 芽 法

新鲜成熟的果实或种子,在一定的温度或湿度条件下,萌发幼芽的方法,称为发芽法。又称"蘖法"。

（一）发芽的操作方法

1. 选种 选取新鲜、粒大、饱满、色泽鲜艳的果实或种子。

2. 浸种 将净选后的果实或种子,用适量清水浸泡适当时间(春、秋浸泡4~6小时,冬季8小时,夏季4小时)。

3. 发芽 将浸泡适度的果实或种子,平摊于能透气漏水的容器中,或摊于铺有竹席的地面上,上面用湿物盖严,控制温度和湿度,温度一般保持在 18~25℃,每日喷淋清水 2~3 次,保持湿润,经 2~3 天即可萌发幼芽,待幼芽长出 0.5~1cm 左右时,停止发芽。

4. 干燥　将药物摊开晒干或烘干。

（二）成品质量

发芽制品芽长一般应为 0.5~1cm,出芽率不得少于 85%。成品含药屑、杂质不得超过 1%,含水分不得超过 13%。

（三）注意事项

1. 应选新鲜、成熟、饱满、发芽率在 85% 以上的果实和种子。

2. 发芽用水以井水最好,且宜冬暖夏凉。

3. 发芽的温度一般以 18~25℃ 为宜。

4. 适当避光并选择有充足氧气、通风良好的场地或容器进行发芽。

5. 发芽时先长须根而后生芽,不能把须根误认为是芽。以芽长 0.5~1cm 为宜,发芽过长则影响药效。

6. 发芽过程中,要勤检查和淋水,以保持所需温度和湿度,防止发热霉烂。

（四）发芽的目的

通过发芽,使其具有新的功效,扩大用药品种。

发芽常用的原料有麦、稻、大豆等,主要含有淀粉、蛋白质、脂肪。当种子或果实吸收水分后,呼吸作用加快,淀粉分解为糊精、葡萄糖及果糖,蛋白质分解成氨基酸,脂肪分解成甘油和脂肪酸,并产生多种消化酶、维生素等成分。由于这些变化可产生新的生理活性,使药物具有新的功效。

麦　芽

【处方用名】　麦芽、大麦芽、炒麦芽、焦麦芽。

【来源】　本品为禾本科植物大麦 Hordeum vulgare L. 的成熟果实经发芽干燥的炮制加工品。

【炮制方法】

1. 麦芽　取新鲜成熟饱满的净大麦,用清水浸泡至六七成透,捞出,置于能排水的容器内,上盖湿物,每日淋水 2~3 次,保持适宜的温、湿度,经 5~7 天,待幼芽长至约 0.5cm 时,取出,晒干或低温干燥。本品出芽率不得少于 85%。

2. 炒麦芽　取净大麦芽,置于温度适宜的热锅内,用文火炒至表面棕黄色,鼓起并有香气时,取出,放凉,筛去灰屑。

3. 焦麦芽　取净麦芽,置于温度适宜的热锅内,用中火炒至有爆裂声,表面焦褐色,鼓起,并有焦香气时,取出,放凉,筛去灰屑。

【成品性状】　麦芽呈梭形,表面淡黄色,基部胚根处生出幼芽及数条须根,幼芽长披针状条形,长约 0.5cm,质硬,断面白色,粉性,气微,味微甘。炒麦芽表面棕黄色或深黄色,偶见焦斑,有香气,味微苦。焦麦芽表面焦褐色或焦黄色,有焦斑,有焦香气,味微苦。

【炮制作用】　麦芽味甘,性平。归脾、胃经。具有行气消食,健脾开胃,回乳消胀的功能。

生麦芽健脾和胃,疏肝行气。用于脾虚食少,乳汁郁积,肝郁胁痛,肝胃气痛。

炒麦芽行气消食回乳。用于食积不消,妇女断乳。

焦麦芽消食化滞。用于食积不消,脘腹胀痛。

【炮制研究】　麦芽主要含淀粉酶、转化糖酶、维生素 B、麦芽糖、葡萄糖等成分。

1. 化学成分研究　大麦中酶活性因发芽程度不同而有显著差异。长出芽叶者酶的活性为 1:7~1:10,而无芽叶者酶的活性仅为 1:3~1:5。而乳酸含量前者为 0.8%~1.0%,后者为 0.5%~0.75%,亦有差异。另外,随炒制程度升高,作为麦芽消导成分之一的乳酸,其含量相应增加。

2. 质量研究　以淀粉酶为指标,对麦芽发芽工艺及质量标准进行研究,结果表明,不同长度麦芽的淀粉酶活性也各不相同。研究认为,最佳发芽长度应为麦粒本身长度的 0.7~0.85 倍,发芽要求均匀,发芽率在 95% 以上,长度 0.5~1cm 者应占 80% 以上,露头芽在 5% 以下,淀粉酶在 300 个糖化力单位以上者为佳。

3. 药理研究　有人认为,麦芽炒焦的作用机制是利用焦香和本身的淀粉促进胃液分泌。现代研究表明,硝酸根离子和氯离子是动物 α-淀粉酶(包括唾液淀粉酶和胰淀粉酶)的激活剂。而近期实验表明,炒麦芽提取物中有大量硝酸钙和少量氯化钠,提取物对胰淀粉酶和唾液淀粉酶均有激活作用。麦芽经炒制和水煎处理后,此激活剂仍保留,从而激活消化道中 α-淀粉酶,而起促进淀粉类食物消化的作用。

另据研究,麦芽的回乳作用关键不在于生品与炒品,而在于量的多少。小剂量(10~15g)消食开胃而催乳,大剂量(60g 左右)则耗气散血而回乳。

【贮藏】　置于通风干燥处,防蛀。

【备注】　麦芽古代有熬制、微炒、炒黄、炒焦、炒黑、巴豆炒、煨制、焙等方法。近代有炒黄、炒焦、麸炒、砂烫、蒸制等方法。现行主要用炒黄、炒焦法。《中国药典》收载有炒黄、炒焦法。

谷　芽

【处方用名】　谷芽、炒谷芽、焦谷芽。

【来源】　本品为禾本科植物粟 Setaria italica(L.)Beauv. 的成熟果实经发芽干燥的炮制加工品。

【炮制方法】

1. 谷芽　取成熟而饱满的净粟谷,用清水浸泡至六七成透,捞出,置于能排水的容器内,上盖湿物,每日淋水 1~2 次,保持湿润,待须根长至约 0.6cm 时,取出,晒干或低温干燥。本品出芽率不得少于 85%。

2. 炒谷芽　取净谷芽,置于温度适宜的热锅内,用文火炒至表面深黄色,并有香气逸出时,取出,放凉。

3. 焦谷芽　取净谷芽,置于温度适宜的热锅内,用中火炒至表面焦褐色,并有焦香气逸出时,取出,放凉。

【成品性状】　谷芽呈类圆球形,顶端钝圆,基部略尖,外壳为革质的稃片,淡黄色,具点状皱纹,下端有初生的细须根,长 0.3~0.6cm,剥去稃片,内含淡黄色或黄白色颖果(小米)1 粒,气微,味微甘。炒谷芽表面深黄色,偶见焦斑,具香气,味微苦。焦谷芽表面焦黄色,有焦斑,有焦香气,味微苦。

【炮制作用】　谷芽味甘,性温。归脾、胃经。具有消食和中,健脾开胃的功能。

生谷芽长于养胃消食。用于胃中气阴不足,食欲减退。

炒谷芽性偏温,以健脾消食力胜。用于不饥食少。

焦谷芽性温微涩,长于消食止泻。用于食积不化或饮食停滞,腹满便溏。

【贮藏】　置于通风干燥处,防蛀。

【备注】　谷芽古代有燔制、微炒、炒令焦黑、焙等方法。近代有麸炒、炒黄、炒焦、炒炭等方法。现行主要用炒黄、炒焦法。《中国药典》收载有炒黄、炒焦法。

稻　芽

【处方用名】　稻芽、炒稻芽、焦稻芽。

【来源】　本品为禾本科植物稻 *Oryza sativa* L. 的成熟果实经发芽干燥的炮制加工品。

【炮制方法】

1. 稻芽　取成熟饱满的净稻谷,用清水浸泡至六七成透,捞出,置于能排水的容器内,上盖湿物,每日淋水 1~2 次,保持湿润,待须根长至约 1cm 时,取出,干燥。本品出芽率不得少于 85%。

2. 炒稻芽　取净稻芽,置于温度适宜的热锅内,用文火炒至表面深黄色,并有香气逸出时,取出,晾凉。

3. 焦稻芽　取净稻芽,置于温度适宜的热锅内,用中火炒至表面焦黄色,并有焦香气逸出时,取出,晾凉。

【成品性状】　稻芽呈扁长椭圆形,两端略尖,外稃黄色,有白色细茸毛,具 5 脉,一端有 2 枚对称的白色条形浆片,于一个浆片内侧伸出弯曲的须根 1~3 条,长 0.5~1.2cm,质硬,断面白色,粉性,气微,味淡。炒稻芽深黄色,偶见焦斑,具香气,味微苦。焦稻芽焦黄色,有焦斑,有焦香气,味微苦。

【炮制作用】　稻芽味甘,性温。归脾、胃经。具有和中消食,健脾开胃的功能。用于食积不消,腹胀口臭,脾胃虚弱,不饥食少。

稻芽经炒黄、炒焦后,产生香气,开胃消食的作用增强。炒稻芽偏于消食。用于不饥食少。焦稻芽善化积滞。用于积滞不消。

【贮藏】　置于阴凉干燥处,防蛀。

【备注】　稻芽传统上与谷芽同用,现将二者分开分别药用。《中国药典》收载有炒黄、炒焦法。

大豆黄卷

【处方用名】　大豆黄卷、制大豆黄卷、炒大豆黄卷。

【来源】　本品为豆科植物大豆 *Glycine max* (L.) Merr. 的成熟种子经发芽干燥的炮制加工品。

【炮制方法】

1. 大豆黄卷　取成熟饱满的净大豆,用清水浸泡 6~8 小时,至表面膨胀,捞出,置于能排水的容器内,上盖湿物,每日淋水 2~3 次,保持湿润,待芽长至 0.5~1cm 时,取出,干燥。含大豆苷($C_{21}H_{20}O_9$)和染料木苷($C_{21}H_{20}O_{10}$)的总量不得少于 0.080%。

2. 制大豆黄卷　取灯心草、淡竹叶置于锅内,加入适量清水煎煮两次(每次 30~60 分钟),过滤去渣,药汁与净大豆黄卷共置于锅内,用文火加热,煮至药汁被吸尽,取出,干燥。

每 100kg 净大豆黄卷,用淡竹叶 2kg、灯心草 1kg。

3. 炒大豆黄卷　取净大豆黄卷,置于温度适宜的热锅内,用文火炒至较原色稍深时,取出,放凉。

【成品性状】　大豆黄卷呈肾形,表面黄色或黄棕色(原料黄大豆)或黑色(原料黑大豆),微皱缩,一侧有明显的脐点,一端有黄色弯曲的胚根,外皮质脆,多破裂或脱落,气微,味淡,嚼之有豆腥味。制大豆黄卷质坚韧,豆腥气较轻而微清香。炒大豆黄卷质坚韧,颜色加深,偶见焦斑,略有香气。

【炮制作用】　大豆黄卷味甘,性平。归脾、胃、肺经。具有解表祛暑,清热利湿的功能。

生大豆黄卷性偏凉,善于通达宣利,长于清利湿热,清解表邪。用于暑湿感冒,湿温初起,发热汗少,胸闷脘痞,肢体酸重,小便不利。

制大豆黄卷宣发作用减弱,清热利湿作用增强。用于暑湿,湿温。

炒大豆黄卷清解表邪作用极弱,长于利湿舒筋,兼益脾胃。用于湿痹筋挛疼痛,水肿胀满。

【贮藏】　置于通风干燥处,防蛀。

【备注】　大豆黄卷古代有炒、熬法、焙制、煮制、醋制等方法。近代有炒、灯心草与淡竹叶煮、麻黄汤制、清瘟解毒汤制等方法。现行主要用淡竹叶与灯心草煮、炒制等方法。《中国药典》收载有发芽法。

(龙全江)

复习思考题

1. 何为发酵法?发酵法所必需的条件是什么?
2. 分别叙述六神曲和淡豆豉的制备方法和成品质量。
3. 以麦芽为例,叙述发芽法的工艺过程及成品质量。

第十四章　制　霜　法

 学习要点

1. 制霜法、去油制霜法、渗析制霜法、升华制霜法的含义及炮制目的。
2. 去油制霜的操作方法、成品质量要求及注意事项。
3. 巴豆霜、千金子霜、柏子仁霜、大风子霜、木鳖子霜、西瓜霜、砒霜、鹿角霜等的炮制方法、成品性状及炮制作用。

药物去油制成松散粉末,或渗透析出细小结晶,或用其他方法制成细粉或粉渣的方法,称为制霜法。

制霜法一般包括去油制霜法、渗析制霜法、升华制霜法、副产品制霜法等。

第一节　去油制霜法

将药物种仁碾成泥状,经过适当加热,压榨去油,制成松散粉末的方法,称为去油制霜法。

（一）去油制霜的操作方法

1. 净制　取原药材,除去外壳和种皮,取仁。

2. 制霜　将种仁碾成泥状,用布包严,蒸热,压榨去油,如此反复数次,至药物松散不再黏结成饼为度。量少者,碾或捣成泥状后,用数层吸油纸包裹,经微热后压榨,反复换纸吸去油,至松散成粉,不再黏结为度。

3. 收贮　将符合制霜成品质量标准的饮片,经包装后,按药典规定及时收贮。有大毒的药物应按毒剧药管理。

（二）成品质量

制霜品为松散的粉末状,呈白色、灰白色或淡黄色。巴豆霜和千金子霜的含油量应控制在 18.0%~20.0%。

（三）注意事项

1. 药物应加热或放置于热处,趁热压榨去油。

2. 要勤换吸油纸,以尽快吸去油质,缩短炮制时间。

3. 有毒药物去油制霜用过的布或纸要及时烧毁,使用的器具应清洗干净,以免误作他用,引起中毒。

（四）去油制霜的目的

1. 降低毒性,缓和药性　如巴豆、千金子、木鳖子、大风子等有毒,泻下作用猛烈,去油制霜后可降低毒性,缓和泻下作用,保证临床用药安全有效。

2. 消除滑肠副作用　如柏子仁,其内含柏子仁油,具有滑肠通便之功,体虚便溏患者不宜用,制成霜后,除去了大部分油分,可降低滑肠的副作用。

巴　豆

【处方用名】　生巴豆、巴豆霜。

【来源】　本品为大戟科植物巴豆 *Croton tiglium* L. 的干燥成熟果实。秋季果实成熟时采收,堆置 2～3 天,摊开,干燥。

【炮制方法】

1. 生巴豆　取原药材,除去杂质,浸湿后用稠米汤或稠面汤拌匀,置于日光下暴晒或烘干后去外壳,取仁。

2. 巴豆霜

(1)压榨去油:取净巴豆仁,碾成泥状,用布包严,蒸热,用压榨器榨去油,如此反复数次,至药物松散成粉,不再黏结成饼为度,再研成松散粉末。量少者,可将巴豆仁碾成泥状后,用数层吸油纸包裹,经微热后,反复压榨换纸,达到上述要求为度。

(2)稀释法:取净巴豆仁研烂后,测定脂肪油含量,加入适量的淀粉,使脂肪油含量符合规定,混匀,即得。

巴豆霜含脂肪油应为 18.0%～20.0%。

操作时应注意:生巴豆有大毒,为防止中毒,操作时应戴手套及口罩防护,工作结束时,要用冷水洗涤裸露部位,用过的布或纸应立即烧毁,以免误用。如局部出现红斑、红肿或有灼热感、瘙痒等皮炎症状时,可用绿豆、防风、甘草煎汤内服。

【成品性状】　生巴豆种子呈略扁的椭圆形,表面棕色或灰棕色,有隆起的种脊,外种皮薄而脆,内种皮呈白色薄膜,种仁黄白色,富油性,气微,味辛辣。巴豆霜为粒度均匀、松散的淡黄色粉末,显油性,味辛辣。

【炮制作用】　巴豆味辛,性热;有大毒。归胃、大肠经。生品外用蚀疮;巴豆霜具有峻下冷积,逐水退肿,豁痰利咽的功能;外用蚀疮。

生巴豆毒性强烈,仅外用蚀疮。多用于疥癣,恶疮,疣痣,还可预防白喉。

巴豆霜泻下作用缓和,毒性降低,保证用药安全。用于寒积便秘,乳食停滞,腹水臌胀,二便不通,喉风,喉痹;外治痈肿脓成不溃,疥癣恶疮,疣痣。

【炮制研究】　巴豆含脂肪油(巴豆油)34%～57%,含蛋白质约为18%。巴豆油的主要成分为巴豆油酸、巴豆酸及与其他有机酸等形成的甘油酯,巴豆油中含有的巴豆醇二酯类化合物有 10 多种,都有不同程度的促致癌作用。蛋白质中含两种毒性球蛋白,即巴豆毒素Ⅰ、Ⅱ。

1. 工艺研究　传统制霜法含油量不易控制,稀释法制霜则未经加热处理,所含的毒性球蛋白(巴豆毒素)未被破坏,毒性较大。改为在稀释以前采用炒黄法或蒸法热处理巴豆仁,或在稀释前110℃烘烤 2 小时的工艺,既保持了传统巴豆霜的特色,又便于控制含油量。

2. 成分及药理研究　巴豆泻下的有效成分是巴豆油,能刺激肠道蠕动而致泻,0.01～0.15g 的巴豆油即可导致泻下,大剂量可引起剧烈泻下,甚至导致死亡。另外,巴豆含有毒性球蛋白,有报道,毒蛋白在110℃加热可以被破坏。加热能破坏巴豆毒蛋白,并易于油的压出。压油制霜能降低巴豆油的含量,从而降低毒性,缓和泻下作用。可见降低毒性的关键是控制巴豆油的含量和灭活毒蛋白。

【贮藏】 置于阴凉干燥处。按毒剧药管理。

【备注】 巴豆古代有熬制、煨制、烧制、火炼存性、油制、沉香制、雄黄制、加辅料炒、炒制等方法。近代有制霜、炒焦、炒炭等方法。现行主要用制霜法。《中国药典》收载有制霜法。

千 金 子

【处方用名】 千金子、续随子、千金子霜。

【来源】 本品为大戟科植物续随子 *Euphorbia lathyris* L. 的干燥成熟种子。夏、秋二季果实成熟时采收,除去杂质,干燥。

【炮制方法】

1. 千金子 取原药材,除去杂质,筛去泥沙,洗净,捞出,干燥。用时打碎。

2. 千金子霜 取净千金子,搓去种皮,碾成泥状,用布包严,蒸热,压榨去油,如此反复操作,至药物松散不再黏结成饼,碾细备用。量少者,碾碎后用数层吸油纸包裹,加热,反复压榨换纸,至纸上不显油痕,研成松散粉末。本品含脂肪油应为 18.0%~20.0%。

【成品性状】 千金子呈椭圆形或倒卵形,表面灰棕色或灰褐色,具不规则网状皱纹,网孔凹陷处灰黑色,形成细斑点,种皮薄而脆,内表面灰白色,有光泽,种仁白色或黄白色,富油性,气微,味辛。千金子霜为均匀、疏松的淡黄色粉末,微显油性,味辛辣。

【炮制作用】 千金子味辛,性温;有毒。归肝、肾、大肠经。具有泻下逐水,破血消癥;外用疗癣蚀疣的功能。

生千金子逐水消肿,破血消癥,但毒性较大,作用峻烈,多入丸、散剂服。用于二便不通,水肿,痰饮,积滞胀满,血瘀经闭;外治顽癣,赘疣。

千金子霜能缓和泻下作用,并降低毒性,多入丸、散剂服。用于二便不通,水肿,痰饮,积滞胀满,血瘀经闭;外治顽癣,赘疣。

【炮制研究】 千金子含脂肪油为 40%~50%。脂肪油对胃肠有刺激,可产生峻泻作用。

1. 工艺研究 经对不同方法制备的千金子霜进行含油量测定,结果表明以干热法和蒸法制备千金子霜较好,含油量较冷霜低。并提出含油量在 18%~20% 为宜。

2. 化学成分研究 对千金子不同炮制品(生品、炒品、酒制品、冷霜、热霜、蒸霜)中脂肪油的含量、相对密度和折光率的测定、脂肪油的薄层分析,结果证明,千金子经不同方法炮制后,毒性成分脂肪油的含量均显著降低,其降低顺序为蒸霜 > 热霜 > 冷霜 > 酒制品 > 炒品。而不同炮制方法对脂肪油成分影响较小。

3. 炮制原理研究 千金子的毒性与脂肪油有关。制霜法可除去大部分脂肪油,缓其峻烈之性,无论是加热还是不加热处理,都可以达到减毒的目的,保证用药安全。

【贮藏】 置于阴凉干燥处,防蛀。

【备注】 千金子古代有去皮炒、酒浸、去油取霜等方法。近代有制霜、微炒等方法。现行主要用制霜法。《中国药典》收载有制霜法。

柏 子 仁

【处方用名】 柏子仁、炒柏子仁、柏子仁霜。

【来源】 本品为柏科植物侧柏 *Platycladus orientalis*(L.)Franco 的干燥成熟种仁。秋、冬二季采收成熟种子,晒干,除去种皮,收集种仁。

【炮制方法】

1. 柏子仁 取原药材,除去杂质及残留的种皮,筛去灰屑。

2. 柏子仁霜 取净柏子仁,碾成泥状,用布(少量可用数层吸油纸)包严,蒸热,压榨去油,如此反复操作,至药物不再黏结成饼为度,再研成松散粉末。

3. 炒柏子仁 取净柏子仁,置于温度适宜的热锅中,用文火炒至油黄色,有香气逸出时,取出,放凉。

【成品性状】 柏子仁呈长卵形或长椭圆形,表面黄白色或淡黄棕色,顶端略尖,有深褐色小点,基部钝圆,质软,富油性,气微香,味淡。柏子仁霜为淡黄色松散粉末,微显油性,气微香。炒柏子仁表面油黄色,偶见焦斑,有香气。

【炮制作用】 柏子仁味甘,性平。归心、肾、大肠经。具有养心安神,润肠通便,止汗的功能。

生柏子仁润肠力胜。用于虚烦失眠,心悸怔忡,肠燥便秘,阴虚盗汗。但生品有致恶心呕吐的异味。

柏子仁霜可消除呕吐和润肠致泻的副作用。用于心神不宁,阴血不足,虚烦失眠而又大便溏泄者。

炒柏子仁有焦香气,可降低副作用,并使药性缓和,致泻作用减弱。常用于心烦失眠,心悸怔忡,阴虚盗汗。

【炮制研究】 柏子仁含脂肪油约为14%。尚含少量挥发油和皂苷等成分。

传统制霜法较烦琐,费时,生产量少。改进工艺为:取净柏子仁,以高速粉碎机研为泥团状,然后在大瓷盘内铺数层吸油纸,将药物铺平,再盖上吸油纸数层,以瓷盘层层相叠,上压木板或砖块,置于电热干燥箱内加温,恒温65℃,12小时,凉后取出,去油纸,研细粉即得。

【贮藏】 置于阴凉干燥处,防热,防蛀。

【备注】 柏子仁古代有酒与黄精制、蒸制、酒制、酒浸焙炒、去油、熬、炒等方法。近代以来主要用炒黄、制霜法。《中国药典》收载有制霜法。

大 风 子

【处方用名】 大风子、大风子霜。

【来源】 本品为大风子科植物大风子 *Hydnocarpus anthelmintica* Pierre 的干燥成熟种子。均系栽培。夏季果实成熟时采收,除去果皮,取出种子,洗净,干燥。

【炮制方法】

1. 大风子 取原药材,除去杂质,拣去霉坏变质者,用时捣碎;或除去种皮,取净仁。

2. 大风子霜 取净大风子仁,碾成泥状,用布(少量可用数层吸油纸)包严,蒸热,压榨去油,如此反复操作,至药物不再黏结成饼为度,再研成松散粉末。

【成品性状】 大风子呈不规则的卵圆形,或多面形,稍有钝棱,表面灰棕色或灰褐色,有细纹,较小的一端有明显的沟纹,种皮坚硬而厚,内表面光滑,浅黄色或黄棕色,种皮与种仁分离,种仁两瓣,灰白色,有油性,外被一层红棕色或暗紫色薄膜,气微,味淡。大风子霜为乳白色松散粉末,气微,味淡。

【炮制作用】 大风子味辛,性热;有毒。归肝、脾、肾经。具有祛风燥湿,攻毒杀虫的功能。

生大风子毒性较强,作用峻烈,多外用。可治疗疥癣,麻风,杨梅毒疮等。

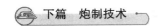

大风子霜毒性降低,多制成丸、散剂内服,用途与生大风子相同。

【贮藏】　置于阴凉干燥处。

【备注】　大风子古代有制油、去油制霜、烧存性等方法。近代以来主要用制霜法。《中国药典》在附录中收载该药物。

木　鳖　子

【处方用名】　木鳖子、木鳖子霜。

【来源】　本品为葫芦科植物木鳖 *Momordica cochinchinensis*（Lour.）Spreng. 的干燥成熟种子。冬季采收成熟果实,剖开,晒至半干,除去果肉,取出种子,干燥。

【炮制方法】

1. 木鳖子　取原药材,除去杂质,去壳取仁。用时捣碎。

2. 木鳖子霜　取净木鳖子仁,炒热,碾末,用数层吸油纸包裹,压榨去油,反复数次,至吸油纸上不再出现油迹,药物由黄白色变为白色或灰白色时,再研成松散粉末。

【成品性状】　木鳖子呈扁平圆板状,中间稍隆起或微凹陷,表面灰棕色或黑褐色,有网状花纹,在边缘较大的一个齿状突起上有浅黄色种脐,外种皮质硬而脆,内种皮灰绿色,绒毛样,种仁黄白色,富油性,有特殊的油腻气,味苦。木鳖子霜为白色或灰白色的松散粉末,味苦。

【炮制作用】　木鳖子味苦、微甘,性凉;有毒。归肝、脾、胃经。具有散结消肿,攻毒疗疮的功能。

生木鳖子有毒,仅供外用。用于疮疡肿毒,跌打损伤,乳痈,痔瘘,干癣,秃疮等。

木鳖子霜除去了大部分油质,降低了毒性,可入丸、散剂内服,其功用与木鳖子同。多用于筋骨疼痛,脚气水肿,瘰疬等。

【贮藏】　置于干燥处。

【备注】　木鳖子古代有制霜、去壳麸炒、土炒、炒黄、炒焦、制炭、烧存性、焙制、酒浸、油制等方法。近代有制霜、炒焦、砂烫、煨制等方法。现行主要用制霜法。《中国药典》收载有制霜法。

第二节　渗析制霜法

药物与物料经加工析出细小结晶的方法,称为渗析制霜法。

目的是制造新药,扩大用药品种,增强疗效。如西瓜霜。

西　瓜　霜

【处方用名】　西瓜霜。

【来源】　本品为葫芦科植物西瓜 *Citrullus lanatus*（Thunb.）Matsumu. et Nakai 的成熟新鲜果实与皮硝经加工制成。西瓜霜含硫酸钠（Na_2SO_4）不得少于 90.0%。

【炮制方法】

1. 西瓜析霜　取新鲜西瓜,沿蒂头切一厚片作顶盖,挖出部分瓜瓤,将皮硝填入瓜内,盖上顶盖,用竹签插牢,用碗或碟托住,悬挂于阴凉通风处,待西瓜表面析出白霜时,随时刮下,直至无白霜析出为止,晾干。

2. 瓦罐析霜　取新鲜西瓜切碎,放入不带釉的瓦罐内,一层西瓜一层皮硝,至罐容积的

4/5,将口封严,悬挂于阴凉通风处,数日后瓦罐外面析出白色结晶物,随析随收集,至无结晶析出为止。

上述两种制霜方法,均为每100kg西瓜,用皮硝15kg。

操作时应注意:宜在秋季气候凉爽干燥季节制备,夏季湿度大时难以得到结晶。

【成品性状】 西瓜霜为类白色至黄白色结晶性粉末,气微,味咸。

【炮制作用】 西瓜霜味咸,性寒。归心、胃、大肠经。具有清热泻火,消肿止痛的功能。

西瓜能清热解暑,芒硝能清热泻火,制成西瓜霜后,两药起到协同作用,增强清热泻火之功,并使药物更纯洁。用于咽喉肿痛,口舌热疮,牙疳,乳蛾喉痹。

【炮制研究】 西瓜霜主要成分为 $Na_2SO_4 \cdot 10H_2O$。尚含有9种无机元素和18种氨基酸,其中7种是人体必需的氨基酸。

西瓜霜制法烦琐,产量低。改进工艺为:取天然硝酸钾、硫酸钠,加热水溶解,滤过,滤液加萝卜20%(W/W),煮沸30分钟,滤过,滤液加西瓜40%(W/W),煮沸,滤过,滤液加活性炭1%(W/W)煮沸,以布氏滤器加滑石粉助滤,滤液经垂熔滤器过滤至澄明,减压蒸发浓缩,放冷析晶,结晶经风化后,按处方规定量加入冰片,套研均匀,过100～110目筛,即得。此法质量稳定,生产周期短,不受季节、气候、环境的限制,产量提高数十倍,适宜工业化生产。

【贮藏】 密封,置于干燥处。

【备注】 西瓜霜的制备古代至今都是用皮硝与西瓜制霜法。《中国药典》收载有该药物。

第三节 升华制霜法

药物经过高温加工处理,升华成结晶或细粉的方法,称为升华制霜法。

目的是纯净药物,保证毒剧药物用量准确。如砒霜。

信 石

【处方用名】 信石、砒霜。

【来源】 本品为氧化物类矿物砷华 Arsenolitum 或由硫化物类矿物毒砂 Arsenopyritum 或雄黄 Realgar 经加工升华制成。全年均可采挖,采得后,除净杂质。商品有红信石、白信石两种。

【炮制方法】

1. 信石 取原药材,除去杂质,碾细。

2. 砒霜 取净信石,置于煅锅内,上置一口径较小的锅,两锅接合处先用湿草纸再用盐泥封固,上压重物,盖锅底上贴一白纸条或放几粒大米,用文武火加热,煅至白纸或大米成老黄色时,离火,待凉后,收集盖锅上的结晶。

【成品性状】 信石呈不规则碎块状,断面具灰、黄、白、红、肉红等颜色,白色和肉红色部分为透明,灰色则不透明,具玻璃样或绢丝样光泽,质脆,轻打可碎。砒霜为白色结晶或粉末。

【炮制作用】 信石味酸、辛,性大热;有大毒。归脾、肺、胃、大肠经。具有祛痰,截疟,杀虫,蚀腐肉的功能。

生砒石内服用于寒痰哮喘,疟疾,休息痢;外治瘰疬,癣疮,溃疡腐肉不脱。

制霜后药性更纯,毒性更大。内服可祛痰截疟平喘,外用具有蚀疮祛腐杀虫的功能。用于寒痰哮喘,久疟,久痢,瘰疬,癣疮,溃疡。

生、煅品临床应用区分并不十分明显,常互相通用。

【炮制研究】　砒石以砷华(As$_2$O$_3$)为主,常混有云母、石英等矿物。天然样品尚含 Ag、Pb、Co、Ni、Sb 等成分;人工制品的混入成分取决于原料矿物。红砒(粉红色者)尚含少量硫化砷,药用以红砒为主。白砒(白色者)为较纯的氧化砷,少见。制霜后产品更纯,毒性更大。

【贮藏】　置于干燥处。专人专柜保管。

【备注】　信石古代有紫背天葵和石龙芮煅、萝卜制、萝卜灯心制、酒制、醋制、醋与甘草制、白矾制、酸浆水制、豆腐制、红枣制、煅制、硝石制、锡制、铅制、煨制等方法。近代主要用扣锅煅法制霜。《中国药典》未收载该药物。

第四节　副产品制霜法

药物经过多次长时间煎熬后所剩的粉渣另作药用,或收集产品加工时的副产物作药用的方法,称为副产品制霜法。

目的是缓和药性,综合利用,扩大药源。如鹿角霜、柿霜等。

鹿　角　霜

【处方用名】　鹿角霜。

【来源】　本品为鹿科动物马鹿 *Cervus elaphus* Linnaeus 或梅花鹿 *Cervus nippon* Temminck 已骨化的角或锯茸后翌年春季脱落的角基,去胶质的角块。春、秋二季生产,将骨化角熬去胶质,取出角块,干燥。

【炮制方法】　取净鹿角熬去胶质(制备鹿角胶)后剩下的鹿角骨块,除去杂质,捣碎或研碎。

【成品性状】　鹿角霜呈长圆柱形或不规则的块状,大小不一,表面灰白色,显粉性,常见纵棱,偶见灰色或灰棕色斑点,体轻,质酥,断面外层较致密,白色或灰白色,内层有蜂窝状小孔,灰褐色或灰黄色,有吸湿性,气微,味淡,嚼之有黏牙感。

【炮制作用】　鹿角霜味咸、涩,性温。归肝、肾经。具有温肾助阳,收敛止血的功能。用于脾肾阳虚,白带过多,遗尿尿频,崩漏下血,疮疡不敛。

【贮藏】　置于干燥处。

【备注】　鹿角霜古代有熬制取末、炒制取末、水煮、牛乳炼、炼霜熬膏、制霜炒制、煎胶捣成霜等方法。现行用煎熬制霜法。《中国药典》收载有制霜法。

柿　霜

【处方用名】　柿霜。

【来源】　本品为柿科植物柿 *Diospyros kaki* Thunb. 的果实(柿子)制柿饼时外表析出的白色粉霜。将粉霜熔化后做成饼状,称柿霜饼。

【炮制方法】　秋季摘下成熟的柿子,削去外皮,日晒夜露,约经 1 个月后放置于席圈内,再经 1 个月左右,在柿饼表面渗出一层白色粉霜,刷下后,即为柿霜。将柿霜放置于锅内加热熔化,至饴糖状时,倒入特制的模具中,待冷后取出,干燥,即为柿霜饼。

【成品性状】 柿霜为白色粉末状。柿霜饼呈圆饼状,扁平,一面平坦,略具沟纹,一面光滑,中部较厚,周边渐薄,边缘光滑,黄白色至棕黄色,质较硬而脆,易潮解或碎裂,气微,味甜具清凉感。

【炮制作用】 柿霜味甘,性凉。归心、肺经。具有清热生津,润肺化痰的功能。用于清上焦肺热,咽干喉痛,口舌生疮,吐血,咯血,干咳痰少,肺痨咳嗽,消渴。柿霜饼便于贮存,作用与柿霜相同。

【贮藏】 置于干燥处,防潮。

【备注】 柿霜明代至今主要有柿霜、柿霜饼两种规格。《中国药典》未收载该药物。

(谢仲德)

复习思考题

1. 何为去油制霜法?试述其操作方法。
2. 制备巴豆霜为什么要加热处理?应注意哪些问题?
3. 试述西瓜霜的制备方法和炮制作用。

第十五章　其他制法

学习要点

1. 烘焙法、煨法、提净法、水飞法、干馏法的含义。
2. 各法的操作方法、成品质量、注意事项及炮制目的。
3. 书后教学大纲中代表药物的炮制方法、成品规格、炮制作用、现代研究。

除前面各章叙述的炮制方法外,某些药物还采用烘、焙、煨、提净、水飞及干馏等炮制方法。本书将这些方法列为一章,称作"其他制法"予以介绍。

第一节　烘　焙　法

将净选或切制后的药物用文火间接或直接加热,使之充分干燥的方法,称为烘焙法。

烘,是将净药物置于近火处或利用干燥设备间接加热,使其所含水分徐徐蒸发,充分干燥的方法。焙,是将净药物置于金属容器或锅内,用微火经较短时间直接加热,并不断翻动,焙至药物色泽加深,质地酥脆或充分干燥的方法。烘焙时一定要控制好火力,并要勤加翻动,以免药物焦化。

烘焙法多用于某些昆虫、动物类药物以及湿药材的干燥,以利于粉碎和贮存。

某些药物的炒炙现代也可改用烘制,以达到其炮制目的。在烘制过程中,由于多利用烘箱、干燥室等设备,能减少传统炒炙法中的翻炒,减轻劳动强度,还可使药物受热均匀,便于控制炮制程度,提高饮片质量。

虻　虫

【处方用名】　虻虫、焙虻虫、米炒虻虫。

【来源】　本品为虻科昆虫复带虻 *Tabanus bivittatus* Matsumura 的雌虫体。夏、秋二季捕捉后,用线穿起,晒干或阴干。

【炮制方法】

1. 虻虫　取原药材,除去足翅及杂质。

2. 焙虻虫　取净虻虫,置于热锅内,用微火焙至黄褐色或棕黑色,质地酥脆时,取出,放凉。

3. 米炒虻虫　取净虻虫与米放置于锅内,用中火加热,拌炒至米呈深黄色时,取出,筛去米粒,摊开放凉。

每 100kg 净虻虫,用米 20kg。

4. 炒虻虫　取净虻虫,置于温度适宜的热锅内,用文火炒至色泽加深时,取出,放凉。

【成品性状】　虻虫呈椭圆形,头部黑棕色而有光泽,有凸出的两眼及长形的吸吻,背部黑棕色、有光泽,腹部黄褐色,有横纹节,体轻质脆、易破碎,有腥臭气,味苦咸。焙虻虫黄褐色或棕黑色,无足翅,质地酥脆,微有腥臭气味。米炒虻虫表面色泽加深,略具米香气。炒虻虫表面色泽加深,微有腥臭气味。

【炮制作用】　虻虫味苦,性凉;有毒。归肝经。具有逐瘀破积,通经的功能。

生虻虫有小毒,腥臭味较强,破血力猛,并有致泻的副作用,不宜生用。

焙后使之干燥,利于粉碎,并可降低毒性和腥臭气味,便于服用。用于癥瘕积聚,蓄血,血瘀经闭,跌打损伤。

米炒和清炒可降低毒性和腥臭气味,便于粉碎和服用。功用同焙虻虫。

【贮藏】　置于通风干燥处,防蛀。

【备注】　虻虫古代有熬、去足翅、炒令微黄、去翅足及炒黑、米炒、麸炒、炙、去足翅焙等方法。近代有焙、米炒、炒黄法。现行主要用焙、米炒、炒黄法。《中国药典》2010 年版附录Ⅲ中收载该药物。

蜈　　蚣

【处方用名】　蜈蚣、焙蜈蚣。

【来源】　本品为蜈蚣科动物少棘巨蜈蚣 Scolopendra subspinipes mutilans L. Koch 的干燥体。春、夏二季捕捉,用竹片插入头尾,绷直,干燥。

【炮制方法】

1. **蜈蚣**　取原药材,除去竹片及头足,用时折断或捣碎。

2. **焙蜈蚣**　取净蜈蚣,除去头足,用微火焙黄,质脆时,取出,放凉。

【成品性状】　蜈蚣为扁平长条形,全体共 22 个环节,头部暗红色或红褐色,略有光泽,背部棕绿色或墨绿色,有光泽,腹部棕黄色或淡黄色,皱缩,质脆,断面有裂隙,气微腥,具有特殊刺鼻的臭气,味辛而微咸。焙蜈蚣微挂火色,质脆,有焦腥气。

【炮制作用】　蜈蚣味辛,性温,有毒。归肝经。具有息风镇痉,通络止痛,攻毒散结的功能。

生蜈蚣有毒,长于搜风定搐。用于肝风内动,痉挛抽搐,小儿惊风,中风口㖞,半身不遂,破伤风,风湿顽痹,偏正头痛。外用多用于疮疡,瘰疬,蛇虫咬伤。

焙蜈蚣毒性降低,矫味矫臭,并使之干燥,便于粉碎。多入丸、散内服或外敷,功用同生品。

【炮制研究】　蜈蚣毒性成分为组胺样物质及溶血蛋白质,具有溶血作用。

传统认为头、足的毒性大,用时有去头、足的习惯。现代研究证明,蜈蚣头、足和体所含成分基本一致,躯干与头、足所含的微量元素相同,唯躯干含量微高,去头足可提高微量元素含量,但头足占整体药量不大,因此,《中国药典》2010 年版已不做去头足要求,而规定以蜈蚣全体入药。

成分研究表明,蜈蚣含有两种类似蜂毒的有毒成分,具有溶血作用,能引起过敏性休克,少量能兴奋心肌,大量能使心脏麻痹,抑制呼吸中枢。经焙后,可以破坏其毒性成分,降低毒性。

【贮藏】　置于干燥处,防霉,防蛀。

【备注】　蜈蚣古代有文火焙至黑褐色不得焦、酒焙、酒浸、醋制、羊酥制黄色、煨、荷叶裹煨、烧、火炮存性、煅制、炙、去头足炙、木粉制、葱制、鱼鳔制、炒制等方法。近代有焙、炒黄、酒炙等方法。现行主要用焙

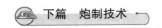

法。《中国药典》收载有焙法。

第二节 煨 法

将药物用湿面或湿纸包裹后,埋在有余烬的热火灰或加热的滑石粉中;或将药物直接置于加热的滑石粉中;或将药物与麦麸同置于炒制容器内,文火加热;或将药物与吸油纸层层间隔平铺,隔纸加热,以除去部分油质的方法,统称为煨法。

(一)煨制的操作方法

1. 裹煨

(1)面裹煨:取面粉加入适量水,做成面块,压成薄片,将净药物逐个包裹;或将净药物表面用水湿润,如水泛丸法包裹面粉3~4层。晒至半干,置于已炒热的滑石粉或砂中,文火加热,适当翻动,至面皮呈焦黄色时,取出,筛去辅料,放凉,剥去面皮。

(2)纸裹煨:将净药物用3层湿草纸包好,捏实,晾至半干,埋入无烟热火灰中(传统),或置于已炒热的滑石粉中(现代),文火加热,适当翻动,至纸呈焦黑色时,取出,去纸,放凉。

2. 烘煨(隔纸煨) 将净药物与吸油纸间隔平铺数层,上下用木板夹住,扎紧,使药物与吸油纸紧密接触,放烘干室或较高温度处,至药物所含油分渗透到纸上时,取出,放凉。

3. 麸煨 取净药物与麦麸同置于锅内,文火加热,缓缓翻动,至麦麸呈焦黄色时,取出,筛去麦麸。

4. 滑石粉煨 将滑石粉置于锅内,加热至灵活状态时,投入净药物,文火加热,翻埋至药物呈深棕色并有香气逸出时,取出,筛去滑石粉,放凉。

滑石粉煨与滑石粉烫、麸煨与麦麸炒的方法均不同。主要区别是煨法辅料用量大,锅温低,受热时间长。另外,麸煨法多是将麦麸和药物同置于锅内,而麸炒法是先将麦麸撒入热锅内,起烟后再投入药物拌炒。

(二)成品质量

煨制品油分减少,色泽加深,有香气。成品含未煨透者及糊片不得超过5%,含药屑、杂质不得超过3%。

(三)注意事项

1. 面裹煨时,药物表面最好挂一层滑石粉衣,再包裹面皮,以利于煨熟药物后剥去面皮。

2. 煨法操作应温度低,时间长,以利于油的溢出。

(四)煨制的目的

1. 除去部分油脂,增强涩肠止泻的作用 如肉豆蔻、诃子、葛根、木香、清木香等。

2. 降低毒副作用,缓和药性 如肉豆蔻经煨制后,挥发油中的有毒成分肉豆蔻醚含量降低,且能减少刺激性。

肉 豆 蔻

【处方用名】 肉豆蔻、肉果、玉果、煨肉果、煨肉豆蔻。

【来源】 本品为肉豆蔻科植物肉豆蔻 *Myristica fragrans* Houtt. 的干燥种仁。每年4—6月和11—12月各采集1次,早晨摘取成熟果实,剖开果皮,剥去假种皮,再敲脱壳状的种皮,取出种仁,用石灰乳浸1天后,焙干。

【炮制方法】

1. 肉豆蔻　取原药材,除去杂质,洗净,干燥。本品含挥发油不得少于 6.0%(ml/g),含去氢二异丁香酚($C_{20}H_{22}O_4$)不得少于 0.10%。

2. 煨肉豆蔻

(1)麸煨:将麦麸和肉豆蔻同放置于锅内,用文火加热并适当翻动,至麦麸呈焦黄色,肉豆蔻呈棕褐色,表面有裂隙时,取出,筛去麦麸,放凉。用时捣碎。本品含挥发油不得少于 4.0%(ml/g),含去氢二异丁香酚($C_{20}H_{22}O_4$)不得少于 0.080%。

每 100kg 净肉豆蔻,用麦麸 40kg。

(2)面裹煨:取面粉加入适量水做成团块,再压成薄片,将肉豆蔻逐个包裹,或将肉豆蔻表面用水湿润,如水泛丸法包裹面粉,再湿润包裹至 3~4 层,晒至半干,投入已炒热的滑石粉或细砂中,用文火加热,适当翻动,至面皮焦黄色时,取出,筛去滑石粉或细砂,放凉,剥去面皮,用时捣碎。或趁热剥去面皮,及时切片,放凉。

每 100kg 净肉豆蔻,用面粉 50kg。滑石粉或砂的用量,以能将药物全部掩埋并剩余部分为宜。

(3)纸裹煨:用湿草纸将肉豆蔻逐个包裹,捏实,晾至半干,投入已炒热的滑石粉中,用文火加热,适当翻动,至草纸焦黑色,并有浓郁的辛香气逸出时,筛去滑石粉,放凉,去纸。用时捣碎。

(4)滑石粉煨:将滑石粉放置于锅内,文火加热至灵活状态,投入净肉豆蔻,翻埋至肉豆蔻呈深棕色并有香气逸出时,取出,筛去滑石粉,放凉。用时捣碎。

每 100kg 净肉豆蔻,用滑石粉 50kg。

【成品性状】　肉豆蔻呈卵圆形或椭圆形,表面灰黄色或灰棕色,有的外被白粉(石灰粉末),全体有浅色纵行沟纹及不规则网状沟纹,种脐位于宽端,呈浅色圆形突起,合点呈暗凹陷,种脊呈纵沟状,连接两端,质坚,断面显棕黄色相杂的大理石花纹,富油性,气香浓烈,味辛。煨肉豆蔻表面棕褐色,稍显油性,气香,味辛。

【炮制作用】　肉豆蔻味辛,性温。归脾、胃、大肠经。具有温中行气,涩肠止泻的功能。

生肉豆蔻辛温气香,长于暖胃消食,下气止呕。用于脾胃虚寒,不思饮食。但生肉豆蔻含有大量油质,有滑肠之弊,并有较强的刺激性,一般多用煨制品。

煨肉豆蔻可除去部分油质,免于滑肠,刺激性减少,增强了固肠止泻的功能。用于脾胃虚寒,久泄不止,脘腹胀痛,食少呕吐。

【炮制研究】　肉豆蔻含有脂肪油 25%~40%,挥发油 8%~15%。脂肪油中主要含肉豆蔻酸甘油酯,挥发油中主要含肉豆蔻醚、丁香酚、黄樟醚及多种萜类化合物等。

1. 工艺研究

(1)煨制:研究认为,在温度适宜的条件下,加热时间越长肉豆蔻醚降低越多,麸煨以 150~160℃,15 分钟为宜;面裹煨以 170~190℃,20 分钟为宜;滑石粉煨以 140~160℃,15 分钟为宜。

(2)烘制:烤箱煨制肉豆蔻温度、时间易掌握,与传统煨法比较,脂肪油含量、挥发油物理常数及化学组分均无显著差异。方法是取滑石粉(每 10kg 肉豆蔻用滑石粉 5kg)平铺于深方盘中,140℃加热 30 分钟,取出,将肉豆蔻埋入滑石粉中,再置于烤箱中 140℃加热 2 小时(每隔 20 分钟搅拌 1 次),取出,筛去滑石粉,粉碎过 20 目筛。

2. 化学成分研究　肉豆蔻炮制后挥发油的含量明显降低,比生品降低约 20%。炮制品挥发油中的有毒成分肉豆蔻醚含量降低,黄樟醚亦有所降低。其肉豆蔻醚含量是面煨<麸煨<滑石粉煨<生品。同时炮制品挥发油中甲基丁香酚、甲基异丁香酚明显增加,使止泻作用增强,从而揭示其炮制具有减毒和增效的双重意义。

3. **药理研究**　肉豆蔻醚具有明显的抗炎、镇痛和抗癌作用,但具毒性,有致幻作用,服用过量可致中毒。肉豆蔻的炮制品均有明显的止泻作用,作用强度以面裹煨和麸煨效果较好。具止泻作用的物质主要是挥发油。

【贮藏】　置于阴凉干燥处,防蛀。

【备注】　肉豆蔻古代有面裹煨、醋面裹煨、生姜汁和面裹煨、湿纸煨、麸炒煨、糯米裹煨、炮煨去油、面包捶去油、制霜、粟米炒、醋浸、炒黄等方法。近代有面裹煨、纸裹煨、麸煨、滑石粉煨、麦麸同蒸、蛤粉烫、面粉炒、土炒、制霜等方法。现行主要用麸煨、滑石粉煨、面裹煨等方法。《中国药典》收载有麸煨法。

诃　子

【处方用名】　诃子、诃黎勒、诃子肉、炒诃子、煨诃子。

【来源】　本品为使君子科植物诃子 *Terminalia chebula* Retz. 或绒毛诃子 *Terminalia chebula* Retz. var. *tomentella* kurt. 的干燥成熟果实。秋、冬二季果实成熟时采收,除去杂质,晒干。

【炮制方法】

1. **诃子**　除去杂质,洗净,干燥。用时打碎。

2. **诃子肉**　取净诃子,稍浸,闷润,去核,干燥。

3. **炒诃子肉**　取净诃子肉,置于温度适宜的热锅内,用文火炒至深黄色时,取出,放凉。

4. **煨诃子**

(1)面裹煨:取净诃子,用水湿润,如水泛丸法包裹面粉3~4层,晒至半干,置于已加热的滑石粉或砂中,文火加热,翻埋至面皮焦黄色时,取出,筛去砂子,剥去面皮,轧开去核取肉。

每100kg净诃子,用面粉50kg。滑石粉或砂的用量,以能将药物全部掩埋并剩余部分为宜。

(2)麸煨:取净诃子,与麦麸同置于热锅内,用文火加热,缓缓翻煨至麦麸呈焦黄色,诃子呈深棕色时,取出,筛去麦麸,轧开去核取肉。

每100kg净诃子,用麦麸30kg。

【成品性状】　诃子呈长圆形或卵圆形,表面黄棕色或暗棕色,略具光泽,有不规则的皱纹及纵棱线,基部有圆形果梗痕,质坚实,气微,味酸涩而后甜。诃子肉为不规则片块状,外表深褐色或黄褐色,略具光泽,可见纵棱及皱纹,内表面粗糙,颗粒性,稍有酸气,味酸涩而后甜。炒诃子肉表面深黄褐色,有焦斑,微有焦香气。煨诃子表面深棕色,微有焦香气。

【炮制作用】　诃子味苦、酸、涩,性平。归大肠经。具有涩肠止泻,敛肺止咳,降火利咽的功能。

生诃子(诃子、诃子肉)性略偏凉,长于敛肺利咽。用于肺虚喘咳,久嗽不止,咽痛音哑。

炒诃子缓和酸涩之性,具有涩肠止泻,温散寒气的作用。用于消食化积及虚寒久泻,久痢,腹痛。

煨诃子涩敛之性增强,增强了涩肠止泻的功效。用于久泻久痢,便血脱肛。

【炮制研究】 诃子含鞣质 30%~40%,其中主要为诃子酸、诃黎勒酸、没食子酸等。鞣质是诃子收敛止泻的有效成分。

1. 工艺研究 诃子中鞣质含量,生诃子肉约含 26%,带核生诃子约含 17%,诃子核约含4%,含量差异显著。因此,诃子入药前去核十分必要。

2. 化学成分研究 比较诃子不同炮制品的鞣质含量,结果表明,诃子的清炒品、麸煨品、面煨品之间鞣质含量并无明显差异,各炮制品的成分均未有变化。但不同炮制温度对诃子鞣质含量有影响,提出砂烫带核诃子,砂温保持在 160℃ 左右为宜;煨制时,滑石粉温度保持在 240~260℃ 可提高鞣质含量。

【贮藏】 置于干燥处。

【备注】 诃子古代有去核煨、面裹煨、湿纸煨、蒸制、酒浸蒸、醋浸、姜制、炮、烧灰、煅制、熬制、麸炒等方法。近代有面裹煨、麸煨、麸炒、蜜麸炒、土炒、砂烫、炒黄、炒焦、炒炭、蒸制等方法。现行主要用煨制、炒黄法。《中国药典》未收载其炮炙方法。

木　香

【处方用名】 木香、广木香、云木香、煨木香。

【来源】 本品为菊科植物木香 *Aucklandia lappa* Decne. 的干燥根。秋、冬二季采挖,除去泥沙及须根,切段,大的再纵剖成瓣,干燥后撞去粗皮。

【炮制方法】

1. 木香 取原药材,除去杂质,洗净,稍泡,闷透,切厚片,干燥。本品含木香烃内酯($C_{15}H_{20}O_2$)和去氢木香内酯($C_{15}H_{18}O_2$)的总量不得少于 1.5%。

2. 煨木香 取未干燥的净木香片,置于铁丝匾中,用一层草纸,一层木香片,间隔平铺数层,压紧,使木香与草纸紧密接触,置炉火旁或烘干室内,烘煨至木香中所含的挥发油渗于纸上,取出,放凉。

【成品性状】 木香为类圆形或不规则的厚片,外表皮黄棕色至灰褐色,有纵皱纹,切面棕黄色至棕褐色,中部有明显菊花心状的放射纹理,形成层环棕色,褐色油点(油室)散在分布,气香特异,味微苦。煨木香形如木香片,气微香,味微苦。

【炮制作用】 木香味辛、苦,性温。归脾、胃、大肠、三焦、胆经。具有行气止痛,健脾消食的功能。

木香生品长于行气止痛,健脾消食。用于胸胁、脘腹胀痛,泻痢后重,食积不消,不思饮食。

煨木香除去了部分油分,长于实肠止泻。用于泄泻腹痛。

【炮制研究】 木香主要含挥发油。木香烃内酯和去氢木香内酯是木香的主要活性成分。

1. 化学成分研究 木香生品与不同炮制品挥发油的内在成分基本无变化,但木香经炮制后,其挥发油含量均有不同程度的减少。煨木香挥发油损失约 20%。

采用 HPLC 法对木香生品及其不同炮制品进行测定,结果表明,木香烃内酯的含量依次为:生品 > 麸煨品 = 清炒品 > 麸炒品 > 纸煨品 > 面煨品;去氢木香内酯的含量依次为:麸煨 > 清炒 > 纸煨 > 麸炒 > 面煨 > 生品。

2. 药理研究 经离体肠管实验表明,煨木香水煎液有显著抑制肠蠕动的作用,且煨木香的挥发油乳剂对肠蠕动抑制作用也较生品显著增强,同时煨制前后其挥发油的组分已发生变化。因此,一般认为煨木香的炮制原理是通过改变挥发油的性质,从而增强对肠蠕动的抑制作用,临床用于固肠止泻。

【贮藏】 置于干燥处,防潮。

【备注】 木香古代有面裹煨、纸裹煨、蒸、黄连煮、酒浸、酒磨汁、姜汁磨、茶水炒、吴茱萸炒、剉炒、火炮、焙、炙微赤、炒令黄等方法。近代有烘煨、面煨、麸炒等方法。现行主要用烘煨法。《中国药典》收载有烘煨法。

川 木 香

【处方用名】 川木香、煨川木香。

【来源】 本品为菊科植物川木香 *Vladimiria souliei*(Franch.)Ling 或灰毛川木香 *Vladimiria souliei*(Franch.)Ling var. *cinerea* Ling 的干燥根。秋季采挖,除去须根、泥沙及根头上的胶状物(称"油头"),干燥。

【炮制方法】

1. 川木香 取原药材,除去杂质及"油头"(根头偶有的黑色发黏的胶状物),洗净,润透,切厚片,干燥。

2. 煨川木香 取净川木香片,置于铁丝匾中,用一层草纸,一层川木香片,间隔平铺数层,压紧,置炉火旁或烘干室内,烘煨至川木香中所含的挥发油渗于纸上,取出,放凉。

【成品性状】 川木香呈类圆形厚片,片面黄白色或黄色,有深黄色稀疏油点及裂隙,有的中心呈枯朽状,木部显菊花心状放射纹理,周边有一明显的环纹,周边外皮黄褐色或棕褐色,具有纵皱纹,外皮脱落处可见丝瓜络状细筋脉,体较轻,质硬脆,气微香,味苦,嚼之黏牙。煨川木香黄色或深黄色,气味减弱。

【炮制作用】 川木香味辛、苦,性温。归脾、胃、大肠、胆经。具有行气止痛的功能。

川木香生品长于行气止痛。用于胸胁、脘腹胀痛,肠鸣腹泻,里急后重。

煨川木香除去了部分油分,长于实肠止泻。用于泄泻腹痛。

【贮藏】 置于阴凉干燥处。

【备注】 川木香古代有面煨、湿纸煨、醋浸焙、黄连同炒、吴茱萸同炒、糯米炒、微炒等方法。近代有烘煨、湿纸裹煨、面裹煨等方法。现行主要用烘煨法。《中国药典》收载有烘煨法。

葛 根

【处方用名】 葛根、粉葛根、煨葛根。

【来源】 本品为豆科植物野葛 *Pueraria lobata*(Willd.)Ohwi 或甘葛藤 *Pueraria thomsonii* Benth. 的干燥根。秋、冬二季采挖,野葛多趁鲜切成厚片或小块,干燥;甘葛藤习称"粉葛",多除去外皮,稍干,截段或再纵切两半或斜切成厚片,干燥。

【炮制方法】

1. 葛根 取原药材,除去杂质,洗净,润透,切厚片或小块,晒干。本品含葛根素($C_{21}H_{20}O_9$)不得少于2.4%。

2. 煨葛根

(1)纸裹煨:取葛根小块,用3层湿草纸包裹,晒至半干,投入已炒热的滑石粉中,用文火加热,适当翻动,至草纸呈焦黑色,葛根呈微黄色时,取出,去纸,放凉。

(2)麸煨:取少量麦麸撒入热锅内,用中火加热,待起烟后,加入葛根片,上面再撒麦麸,煨至下层麦麸呈焦黄色时,随即用铁铲将葛根与麦麸不断翻动,至葛根片呈焦黄色时,取出,筛去麦麸,放凉。

每100kg净葛根,用麦麸30kg。

【成品性状】 野葛为纵切的长方形厚片或小方块,切面浅黄棕色至棕黄色,质韧,纤维性强;粉葛为不规则的厚片或立方块状,外表面黄白色或淡棕色,切面黄白色,横切面有时可见由纤维形成的浅棕色同心性环纹,纵切面可见由纤维形成的数条纵纹,体重,质硬,富粉性,气微,味微甜。煨葛根表面焦黄色或微浅,气微香。

【炮制作用】 葛根味甘、辛,性凉。野葛归脾、胃、肺经;粉葛归脾、胃经。具有解肌退热,生津止渴,透疹,升阳止泻,通经活络,解酒毒的功能。

生葛根长于解肌退热,生津止渴,透疹,通经活络,解酒毒。用于外感发热头痛,项背强痛,口渴,消渴,麻疹不透,热痢,泄泻,眩晕头痛,中风偏瘫,胸痹心痛,酒毒伤中。

煨葛根发散作用减弱,止泻功能增强。多用于湿热泄痢,脾虚泄泻。

【贮藏】 置于通风干燥处。

【备注】 葛根古代有煨制、焙制、蒸制、干煮、醋制、去心微炙、炙黄、炒制、炒黑等方法。近代有麸煨、纸裹煨、滑石粉煨、米汤煨、炒黄等方法。现行主要用湿纸裹煨、麸煨等方法。《中国药典》未收载其炮炙方法。

第三节　提　净　法

某些矿物药,特别是一些可溶性无机盐类药物,经过溶解,过滤,重结晶处理,使之进一步纯净的方法,称为提净法。

（一）提净的操作方法

根据药物的不同性质,常用的提净法有以下两种方法:

1. 降温结晶(冷结晶)　将药物与辅料加水共煮后,滤去杂质,将滤液置阴凉处,使之冷却重新结晶。如芒硝。

2. 蒸发结晶(热结晶)　将药物先适当粉碎,加入适量水加热溶化后,滤去杂质,将滤液置于搪瓷盆中,加入定量米醋,再将容器隔水加热,使液面析出结晶物,随析随捞取,至析尽为止;或将原药材与醋共煮后,滤去杂质,将滤液加热蒸发至一定体积后再使之自然干燥。如硇砂。

（二）成品质量

提净品中芒硝应为无色透明或类白色半透明的结晶体,含硫酸钠(Na_2SO_4)不得少于99.0%;硇砂应为灰白色或微带黄色或紫红色的结晶性粉末。

（三）注意事项

1. 降温结晶时,宜在秋末冬初进行,以利于结晶的析出。

2. 蒸发结晶时,不应使用金属器皿,以防被腐蚀。采用隔水加热时,析出的结晶应随析随捞取,否则会影响结晶的析出。

（四）提净的目的

1. 使药物纯净,缓和药性,提高疗效　如朴硝质地不纯,不宜内服。经萝卜提净后,可提高其纯净度;萝卜的甘温之性,又能缓其咸寒之性;并借萝卜的消导降气之功,增强其润燥软坚,消导下气通便作用。

2. **降低毒性** 如硇砂生品有毒,忌内服,经米醋提净后,能降低毒性,可供内服。

芒　硝

【处方用名】 芒硝。

【来源】 本品为硫酸盐类矿物芒硝族芒硝 Mirabilite,经加工精制而成的结晶体。主含含水硫酸钠($Na_2SO_4 \cdot 10H_2O$)。

【炮制方法】

1. 朴硝 取芒硝的天然产品,加热溶解,滤过,除去泥沙及其他不溶性杂质,将滤液静置,析出结晶粗品。

2. 芒硝 取适量鲜萝卜,洗净,切成片,置于加热容器内,加入适量水煮透,捞出萝卜,再投入适量朴硝共煮,至全部溶化,取出,滤过或澄清以后取上清液,放冷,待结晶大部分析出后,取出,置于避风处适当干燥,即得。其结晶母液经浓缩后可继续析出结晶,直至不再析出结晶为止。本品含硫酸钠(Na_2SO_4)不得少于99.0%,含重金属、砷盐均不得过百万分之十。

每100kg朴硝,用萝卜20kg。

【成品性状】 朴硝为芒硝的粗制品。芒硝为棱柱状、长方形或不规则块状及粒状,无色透明或类白色半透明,质脆,易碎,断面呈玻璃样光泽,气微,味咸。

【炮制作用】 芒硝味咸、苦,性寒。归胃、大肠经。具有泻下通便,润燥软坚,清火消肿的功能。

朴硝,杂质较多,不宜内服,以消积散痛见长。外用于乳痈,痔疮肿痛。

芒硝,提高了纯净度,可供内服,经与萝卜制后,可缓和咸寒之性,并取萝卜消导降气之功,增强其润燥软坚,消导,下气通便作用。用于实热积滞,腹满胀痛,大便燥结,肠痈肿痛;外治乳痈,痔疮肿痛。

【炮制研究】 芒硝主要含有含水硫酸钠($Na_2SO_4 \cdot 10H_2O$)。

1. 工艺研究

(1)根据Na_2SO_4溶解度曲线,得出理论上提净芒硝最佳工艺为:取朴硝100kg,加水208ml,34℃水浴恒温,饱和溶液减压抽滤,母液0℃结晶,即得芒硝。

(2)用正交试验法优选提净芒硝的最佳工艺为:每100kg朴硝,用萝卜10kg,水250kg,煎煮10分钟后过滤,滤液于2~4℃结晶。

(3)实验表明,2~4℃时芒硝结晶得率最高为68%,8~10℃得率为56%,12~15℃时为40%;而将芒硝澄清液置于冰箱内快速结晶,得率可达88%。

2. 化学成分研究 朴硝经过炮制后钠元素含量变化不明显,钙、镁含量显著下降。芒硝经萝卜提净后,萝卜中的锌、锰、钛等元素进入芒硝,成为提净后芒硝的组成成分,同时萝卜也吸附了铜、铅、铬等离子,从而降低了对人体健康不利的成分含量,故朴硝提净后有一定的解毒作用。

【贮藏】 密闭,在30℃以下保存,防风化。

【备注】 芒硝古代有萝卜制、豆腐制、甘草制、制玄明粉、火炮、炼、熬、烧、蒸制、煮制、暖水淋、炒制等方法。近代以来主要用萝卜提净法。《中国药典》未收载其炮炙方法。

玄　明　粉

【处方用名】 风化硝、玄明粉。

【来源】 本品为芒硝 Mirabilite 经风化干燥制得。主含硫酸钠（Na_2SO_4）。

【炮制方法】 取重结晶之芒硝，打碎，用草纸包裹，悬挂于阴凉通风处；或取芒硝置于平底盆内，露放通风处，令其风化，失去结晶水，成白色质轻粉末，过筛，即得。本品含硫酸钠（Na_2SO_4）不得少于 99.0%。

【成品性状】 玄明粉为白色粉末，气微，味咸。有引湿性。

【炮制作用】 玄明粉味咸、苦，性寒。归胃、大肠经。具有泻下通便，润燥软坚，清火消肿的功能。

玄明粉为芒硝经风化制得，质地纯净，其性缓和而不泄利，用于实热积滞，大便燥结，腹满胀痛；外治咽喉肿痛，口舌生疮，牙龈肿痛，目赤，痈肿，丹毒。

【炮制研究】 玄明粉主要含无水硫酸钠（Na_2SO_4）。

研究表明，芒硝风化的温度一般不超过 30℃，否则容易液化。晶体硫酸钠脱水制备玄明粉以 30℃烘干为好。

芒硝自然风化需时较长，常因风化不完全而残留部分结晶水。欲求快速风化，可将芒硝置搪瓷器皿中，放水浴锅上加热，结晶体溶化，水分逐渐蒸发，即可得到白色粉末状玄明粉。该法优点是较自然风化时间短。

【贮藏】 密封，防潮。

【备注】 玄明粉制法明代始有。现行用芒硝风化法制得。《中国药典》收载用风化法制备。

硇 砂

【处方用名】 硇砂、白硇砂、紫硇砂、醋硇砂。

【来源】 本品为氯化物矿物硇砂 Sal ammoniac 或紫色石盐 Halite violaceous 的晶体。前者称白硇砂，主含氯化铵；后者称紫硇砂，主含氯化钠。全年可采，挖出后除去杂质即得。

【炮制方法】

1. 硇砂 取原药材，除去杂质，砸成小块。

2. 醋硇砂 取净硇砂块，置于沸水中溶化，过滤后倒入搪瓷盆中，加入定量米醋，将搪瓷盆放置于锅内，隔水加热蒸发，当液面出现结晶时随时捞起，至无结晶析出为止，干燥。或将上法滤过获得的清液置于非铁质容器中，加入定量米醋，加热蒸发至近干时，再自然干燥，取出。

每 100kg 硇砂，用醋 50kg。

【成品性状】 白硇砂为不规则碎块状结晶，表面灰白色或暗白色，有部分呈黄色，稍有光泽，质酥脆，断面显束状纹理，具土腥气，味咸苦而刺舌。紫硇砂多呈立方形或不定形，有棱角，凹凸不平，表面暗红色或紫红色，质较重，断面平滑光亮，具玻璃样光泽，臭气浓，味咸。醋硇砂为灰白色或微带黄色或紫红色的结晶性粉末，味咸苦，刺舌。

【炮制作用】 硇砂味咸、苦、辛，性温；有毒。归肝、脾、胃经。具有消积软坚，破瘀散结的功能。

生硇砂具有腐蚀性，只限外用。用于息肉，疣赘，瘰疬，痈肿，恶疮。

醋硇砂质地纯净，毒性降低，同时借助醋散瘀之性，增强软坚化瘀，消癥瘕积块之功。用于癥瘕疬癖，噎膈反胃，外治目翳。现多用于治疗各种恶性肿瘤。

【炮制研究】 硇砂主含氯化钠，此外尚含 Fe^{2+}、Fe^{3+}、Mg^{2+}、S^{2-} 及 SO_4^{2-} 等离子。白硇砂主含氯化铵，尚含 Fe^{3+}、Ca^{2+}、Mg^{2+}、SO_4^{2-} 等离子。

现代研究表明,紫硇砂毒性主要来自硫化物和多硫化物。多硫化物在胃中溶解,有强烈的腐蚀作用。硫化物和多硫化物在胃酸作用下,会产生硫化氢,硫化氢在消化道或呼吸道能很快被吸收。当游离的硫化氢在血液中来不及氧化时,就会引起全身中毒反应。

研究表明,直火醋制品中硫和多硫化物含量最低。从除毒效果看,以直火醋制炮制法为好;从临床考虑,炮制应有度,以析出结晶法为好。

【贮藏】 置于阴凉干燥处,防潮。

【备注】 硇砂古代有取霜、醋熬成霜、童便制、煅制、炒制、枫树皮制、豆腐煎等方法。现行主要用醋提净法。《中国药典》未收载其炮炙方法。

第四节 水 飞 法

某些不溶于水的矿物、贝壳类药物,经反复研磨成细粉后,利用粗细粉末在水中悬浮性不同的特点而分离、制备极细腻粉末的方法,称为水飞法。

(一)水飞的操作方法

将药物适当破碎,置于乳钵中或其他适宜容器内,加入适量清水润湿,研磨成糊状,再加入大量水搅拌,静置片刻,待粗粉下沉后,立即倾取混悬液,下沉的粗粒再行研磨,如此反复操作,至研细为止。最后将不能混悬的杂质弃去,将倾出的混悬液合并静置,待完全沉淀后,倾去上部的清水,滤去底部细粉浆液中的水分,干燥后,将沉淀物研散研细,即得极细粉末。

(二)成品质量

成品呈朱红色、橙黄色、白色或类白色的极细粉末。朱砂粉含硫化汞(HgS)不得少于98.0%。雄黄粉含砷量以二硫化二砷(As$_2$S$_2$)计,不得少于90.0%。

(三)注意事项

1. 研磨时加水量宜少,以防溢出或不易研磨。

2. 搅拌混悬时加水量宜大,以除去有毒物质或杂质。

3. 有毒药物干燥时温度不宜过高,以晾干或低温烘干为宜。

4. 朱砂和雄黄研磨时要忌铁器,并要注意温度。

(四)水飞的目的

1. 使药物洁净 水飞能除去药物中的可溶性杂质和不能悬浮的杂质,使药物更加纯净。

2. 使药物更加细腻 药物经水飞能制得极细粉末,便于内服和外用,提高其生物利用度。

3. 除去毒性物质 药物中的某些水溶性有毒成分,如砷盐、汞盐等,可随水被弃去;某些不溶于水的有毒成分,如游离汞等,因不能悬浮而随残渣被弃去。

4. 防止研磨时粉尘飞扬 药物用湿法研磨,能防止干法研磨时的粉尘飞扬,以减少药物的损失、避免污染环境、减轻某些刺激性较强甚至有毒的药物对人体的侵害。

朱 砂

【处方用名】 朱砂、辰砂、丹砂、朱砂粉。

【来源】 本品为硫化物类矿物辰砂族辰砂 Cinnabar。主含硫化汞(HgS)。采挖后,选取纯净者,用磁铁吸净含铁的杂质,再用水淘去杂石和泥沙。

【炮制方法】

1. 朱砂 取原药材,除去铁屑、杂石和泥沙杂质。

2. 朱砂粉 取朱砂粗粉,用磁铁吸去铁屑,置于乳钵内,加入适量清水研磨成糊状,至手捻细腻无声时,加大量清水搅拌,使成红色混悬液,稍停,即倾出上层混悬液。下沉的粗粉如上法继续研磨,如此反复数次,直至不能再研为止。除去杂质,合并混悬液,静置后分取沉淀,晾干或40℃以下干燥,再研散。或取朱砂用磁铁吸除铁屑,用球磨机研磨水飞成细粉,晾干或40℃以下干燥,过200目筛。本品含硫化汞(HgS)不得少于98.0%。

【成品性状】 朱砂为粒状或块状集合体,呈颗粒状或块片状,鲜红色或暗红色,条痕红色至褐红色,具光泽,体重,质脆,片状易破碎,粉末状者有闪烁的光泽,气微,味淡。朱砂粉为朱红色极细粉末,体轻,以手指撮之无粒状物,对光检视之无亮银星,以磁铁吸之无铁末,气微,味淡。

【炮制作用】 朱砂味甘,性微寒;有毒。归心经。具有清心镇惊,安神,明目,解毒的功能。

朱砂粉纯净,极细,便于制剂及服用。用于心悸易惊,失眠多梦,癫痫发狂,小儿惊风,视物昏花,口疮,喉痹,疮疡肿痛。

【炮制研究】 朱砂的主要成分为硫化汞(HgS),尚含有微量的杂质。杂质主要是毒性成分游离汞和可溶性汞盐,后者毒性极大,为朱砂的主要毒性成分。

1. 工艺研究 研究认为制备朱砂粉采用两步球磨、水漂法为好。即先将朱砂在球磨机中磨成90~100目的细粉,再加水磨成140目的细粉,然后用2倍水漂15次以上,低温烘干。该法制得的朱砂外观好,炮制品的物理结构、颗粒直径以及汞、游离汞和杂质的含量都较理想。

辰砂的制备:用朱砂矿提出水银,将硫黄粉放置于铁锅中加热熔化后,加水银混匀,整平表面,待冷却后扣上瓷盆,在其上扣上铁锅,两锅接合处先用湿草纸后用盐泥密封,文火加热5~7小时,待冷却后可得辰砂。

2. 化学成分研究 比较水飞法、湿法研磨、粉碎机粉碎、粉碎水漂3次、粉碎沸水漂3次,5种朱砂炮制品中以水飞法炮制后的朱砂中游离汞和可溶性汞盐含量最低,粉碎机粉碎的含量最高。而大生产中采用的干研法(球磨法),其游离汞含量高于国家饮用水标准300多万倍。水飞时洗涤的次数越多,可溶性汞盐的含量越少,同时水飞还可降低铅和铁等金属的含量,而对HgS含量基本无影响,可见研磨水飞法是较理想的炮制方法。

此外还发现,晒干品中游离汞的含量较60℃烘干者高出约1倍。因此,水飞后,朱砂粉应晾干的传统炮制要求是有科学道理的。《中国药典》2010年版要求晾干或40℃以下干燥。

【贮藏】 置于干燥处。

【备注】 朱砂古代有水飞、与蛇黄同研水飞、酒蒸后研、蒸制、椒红煮后水飞、甘草等煮后研、荞麦灰煮后研、荔枝壳水煮研、蜜煮后研、蜜木瓜蒸后研、黄芪当归煮、麻黄水煮、黄松节酒煮、醋浸、荞麦煮、甘草煮、炮熟研、炼、煅、火煅醋淬、炭火炙至紫色、炭火炒、置猪心内湿纸包煨等方法。近代有干研后水飞、湿研后水飞、甘草汤洗后研末。现行主要用湿研后水飞法。《中国药典》收载有水飞法。

雄 黄

【处方用名】 雄黄、明雄黄、雄黄粉。

【来源】 本品为硫化物类矿物雄黄族雄黄 Realgar。主含二硫化二砷(As_2S_2)。采挖后,除去杂质。或由低品位矿石浮选生产的精矿粉。

【炮制方法】

1. 雄黄 取原药材,除去杂质。

2. 雄黄粉 取净雄黄,置于乳钵内,加入适量清水研细,然后加多量清水搅拌,倾取混悬液。下沉的粗粉再如上法反复操作多次,直至不能再研为止。弃去杂质,合并混悬液,静置后倾去上面的清水,取沉淀,晾干,研细。本品含砷量以二硫化二砷(As_2S_2)计,不得少于90.0%。

【成品性状】 雄黄为块状或粒状的集合体,呈不规则块状,深红色或橙红色,条痕淡橘红色,晶面有金刚石样光泽,质脆,易碎,断面具树脂样光泽,微有特异的臭气,味淡。精矿粉为粉末状或粉末集合体,质松脆,手捏即成粉,橙黄色,无光泽。雄黄粉为极细腻的粉末,橙黄色,无光泽,微有特异的臭气,味淡。

【炮制作用】 雄黄味辛,性温;有毒。归肝、大肠经。具有解毒杀虫,燥湿去痰,截疟的功能。

水飞后可使药物纯净,极细,毒性降低,便于制剂。用于痈肿疔疮,蛇虫咬伤,虫积腹痛,惊痫,疟疾。

【炮制研究】 雄黄主含二硫化二砷(As_2S_2),毒性很小,但雄黄中夹杂有剧毒化合物砒霜(As_2O_3),临床用药需炮制以降低或除去。

研究表明,由于 As_2S_2 既不溶于水,也不溶于稀酸,而 As_2O_3 可溶于水,与稀酸作用生成 $AsCl_3$,因此,水飞法能降低雄黄中 As_2O_3 含量,除去的 As_2O_3 量与水飞时的用水量有规律性关系,用水量愈多,除得愈净,当用水量为药物量的300倍时,除去的效果较好;或将雄黄3次酸洗,5次水洗 As_2O_3 可基本被除净。也有报道,用10%醋飞、酸牛奶飞及3% NaOH 碱洗法,均可除去 As_2O_3。上述方法都不影响 As_2S_2 的含量。

干法研磨不能代替水飞法。雄黄在空气中受热,当温度上升到180℃以上,至220～250℃时,As_2S_2 能大量转化生成 As_2O_3,证明前人"雄黄见火毒如砒"之说是有道理的。因此,雄黄不能在有氧情况下加热炮制,且水飞后宜低温干燥或晾干。

【贮藏】 置于干燥处。

【备注】 雄黄古代有水飞、炼、研、醋煮、醋浸、醋研、蜜煎、油煎、蒸、炒等方法。近代有水飞、蒜头制、醋制等方法。现行主要用水飞法。《中国药典》收载有水飞法。

滑 石

【处方用名】 滑石、滑石粉。

【来源】 本品为硅酸盐类矿物滑石族滑石 Talcum。主含含水硅酸镁[$Mg_3(Si_4O_{10})(OH)_2$]。全年可采,采挖后除去泥沙及杂石。

【炮制方法】

1. 滑石 取原药材,除去杂石,洗净,干燥,砸成碎块。

2. 滑石粉 取净滑石,砸碎,粉碎成细粉。或取滑石粗粉,加水少量,碾磨至细,再加入适量清水搅拌,倾出上层混悬液,下沉部分再按上法反复操作数次,合并混悬液,静置沉淀,倾去上清液,将沉淀物晒干,研细粉。本品含重金属不得过百万分之四十,含砷盐不得过百万分之二。

【成品性状】　滑石多为块状集合体。呈不规则的块状,白色、黄白色或淡蓝灰色,有蜡样光泽,体较重,质软、细腻,手摸有滑润感,无吸湿性,置水中不崩散,气微,味淡。滑石粉为白色或类白色、微细、无砂性的粉末,手摸有滑腻感,气微,味淡。

【炮制作用】　滑石味甘、淡,性寒。归膀胱、肺、胃经。具有利尿通淋,清热解暑;外用祛湿敛疮的功能。

滑石粉纯净、极细,便于内服及外用。用于热淋,石淋,尿热涩痛,暑湿烦渴,湿热水泻;外治湿疹、湿疮、痱子。

【炮制研究】　滑石主含水合硅酸镁,有吸附和收敛作用,能保护肠管,止泻而不引起鼓肠。滑石撒布创面能形成被膜,有保护创面,吸收分泌物,促进结痂的作用。

研究表明,粉碎滑石和水飞滑石的化学成分含量差别极小。考虑到水飞法费时又费力,不宜大量加工,因此制备滑石粉时,可用粉碎法,而建议弃用水飞法。

【贮藏】　密闭,置于干燥处。

【备注】　滑石古代有水飞、捶碎、细研、炼、火煅、烧、煮、炒等方法。近代以来主要用水飞法或粉碎成细粉末。《中国药典》收载有粉碎法、水飞法。

第五节　干　馏　法

将药物置于适宜容器内,以火烤灼,使其产生汁液的方法,称为干馏法。

（一）干馏的操作方法

1. 坛口向下法　将净药物装入坛内,坛口向下,架起,坛的四周用锯末、劈柴、米糠围严,点火燃烧,坛的下部放一接收容器,收集加热后产生的液状物。如竹沥油等。

2. 坛口向上法　将净药物轧成颗粒,装入砂质制药壶中,坛口向上,盖好,用黏土泥密封壶盖及壶口周围,另在壶嘴上接一冷凝器及接收瓶(连结处亦需密封),将壶置于砂浴中或炉火上加热,在干馏器上部收集冷凝的液状物。如黑豆馏油等。

3. 炒熬法　将净药物研碎后放置于锅内,用文武火加热炒熬,至油出尽为至,收集锅内油状物。如蛋黄油等。

干馏法温度一般较高,多在120～450℃进行,但由于原料不同,各干馏物裂解温度也不一样。如蛋黄油在280℃左右,竹沥油在350～400℃左右,豆类的干馏物一般在400～450℃制成。

（二）干馏的目的

制备新药,扩大用药品种,以适应临床需要。药料由于高热处理,产生了质的变化,形成了新的化合物。如鲜竹干馏所得的化合物以不含氮的酸性、酚性物质为主要成分;含蛋白质类的动、植物药(鸡蛋黄、大豆、黑豆)干馏所得的化合物则以含氮碱性物质为主。它们均有抗过敏、抗真菌的作用。另外,还从含蛋白的动植物干馏油中分离出了镇痉成分。

竹　沥

【处方用名】　竹沥、竹沥油、竹油。

【来源】　本品为禾本科植物粉绿竹 *Phyllostachys glauca* McClure、净竹 *Phyllostachys nuda* McClure、淡竹 *Phyllostachys nigra*(Lodd.)Munro var. *henonis*(Mitf.)Stapf ex Rendle 及同属数种植物的鲜秆加热沥出的液体。

【炮制方法】 取鲜嫩竹茎,截成0.3~0.5m的小段,劈开洗净,装入坛内,装满后坛口向下,架起,坛的底面及周围用锯末和劈柴围严,用火燃烧,坛口下面放置一罐,竹片受热后即有汁液流出,滴注罐内,至竹中汁液流尽为止。或取鲜竹,洗净,从两节之间锯断,节留中间,直劈两瓣,架在文火上加热,两端流出的液体接于容器中,即得。

【成品性状】 竹沥为淡黄色或红棕色的浓稠液体,具竹香气,味苦微甜。

【炮制作用】 竹沥味甘、苦,性寒。归心、肺、胃经。具有清热化痰,镇惊利窍的功能。用于肺热咳嗽痰多,气喘胸闷,中风舌强,痰涎壅盛,小儿痰热惊风。

【炮制研究】 竹沥的水溶性成分主要为天门冬氨酸等13种氨基酸;醚溶性提取液含愈创木酚、甲酚、苯酚、乙酸、苯甲酸、水杨酸等。

研究表明,竹材在干馏时,120℃左右开始,350~400℃热分解最盛,450℃以上逐渐减少,若以焦油和水为制作目的,以保持400℃的温度最好。烧制鲜竹沥的时间一年之中以秋、冬季为好,其制取量、相对密度、泡沫、色泽等性状指标都比春、夏季好;秋、冬两季相比,冬季比秋季好;在一天24小时内,以18时至次日9时的时间段内烧制为好。

【贮藏】 瓶装,置于阴凉处。

【备注】 竹沥的制备古代有明火炙竹制沥法、新竹烧取法、竹段装瓶或坛倒悬炭火围逼制沥法。现行主要用新竹烧取法和竹段装坛内倒悬制沥法。《中国药典》未收载该药物。

蛋 黄 油

【处方用名】 蛋黄油、卵黄油。

【来源】 本品为雉科动物家鸡 *Gallus gallus domesticus* Brisson 的蛋,煮熟后剥取蛋黄,经熬制而成的加工品。

【炮制方法】 将鸡蛋煮熟,取蛋黄研碎,放置于锅内,先用文火加热,炒至水分除尽后,改用武火加热,熬至蛋黄油出尽为止,滤尽蛋黄油,装瓶备用。

操作中主要掌握先文火使水分蒸发,后武火(280℃)熬出油为度。

【成品性状】 蛋黄油为油状液体,具青黄色荧光。

【炮制作用】 蛋黄油味甘,性平。归心、肾经。具有清热解毒的功能。用于烧伤,皮肤溃疡,湿疹,头疮,耳脓。

【贮藏】 瓶装,置于阴凉处。

【备注】 蛋黄油古代有蛋黄熬令黑、蛋黄炒令油出的方法。现行仍沿用蛋黄炒令油出的方法。《中国药典》未收载该药物。

黑豆馏油

【处方用名】 黑豆馏油。

【来源】 本品为豆科植物黑大豆 *Glycine max*(L.) Merr. 的黑色种子经干馏制得。

【炮制方法】 取净黑大豆,轧成颗粒,装入砂质制药壶中,装量为壶容积的2/3(七分满),盖好,用黏土泥密封壶盖及壶口周围,另在壶嘴上接一冷凝器及接收瓶(连结处亦需密封),将壶置于炉火上进行干馏,得到黑色黏稠状液体,即为粗制黑豆馏油。

若进一步精制,则将粗制品放在分液漏斗内,静置20~30分钟使分层,上层是馏油,下层为水和水溶性混合物,弃去下层液。取上层黑豆馏油置于蒸馏瓶内,水浴加热蒸馏,温度保持在80~100℃,约经30分钟,蒸馏出来的淡黄色透明液,为干馏油中的挥发性物质,临床验证无效;而留在蒸馏瓶中的残液,呈黑色具有光泽的浓稠液体,即黑豆馏油。

【成品性状】 黑豆馏油为黑色、具光泽的浓稠液体,气焦臭。

【炮制作用】 黑豆经干馏后,产生了新的功效。黑豆馏油具有抗炎止痒,清热利湿,收敛的功能。用于干癣,湿疹,神经性皮炎等。

【贮藏】 瓶装,置于阴凉处。

【备注】 黑豆馏油清代有装罐口向下的干馏法。现行用装砂壶中于上部壶嘴取油法。《中国药典》未收载该药物。

(王 妍)

复习思考题

1. 解释:烘焙法,煨法,水飞法,提净法,干馏法。
2. 简述滑石粉煨与滑石粉烫、麸炒与麸煨的区别。
3. 说出面裹煨肉豆蔻、提净朴硝、水飞朱砂的操作方法。
4. 朱砂、雄黄为什么要低温干燥?
5. 为什么朱砂、雄黄炮制时忌用火煅?

实训指导

（一）实训课的性质与任务

实训是《中药炮制技术》课程教学的重要环节，是工学结合的重要途径。通过实训，能加深学生对常用中药饮片的规格、炮制方法、成品质量标准的理解，明确机器设备的工作原理和标准操作规程，培养学生自主学习的方法能力；强化各种操作技能的训练，培养学生的职业能力；促进团结协作、沟通交流，培养学生的社会能力。

本实训指导是依据高职高专中药等专业的培养目标和《中药炮制技术》教学大纲的要求，为满足中药炮制工作岗位的能力需求，以基于工作过程的岗位技能要求为标准，以传统炮制方法和现代饮片生产企业的生产项目为主线，以典型的中药饮片为载体，校企共同编写而成的。

实训内容以传统炮制操作方法为主，有净选加工、饮片切制、清炒法、加辅料炒法、炙法、煅法、蒸煮燀法、复制法、发酵发芽法、制霜法、其他制法。各法所列举的实训药物各校可根据具体情况灵活选用或增减。

为了培养学生的职业能力，应安排一定时间或利用周末和节假日到中药饮片生产企业进行实训或顶岗见习，获得企业真实工作的经验。

为了提高药品质量意识，拓展学生的知识与技能，本实训指导还收录了具有代表性的现代炮制研究内容，有槟榔浸泡前后槟榔碱的含量测定、槐花炒炭前后鞣质及芦丁含量比较、马钱子砂烫前后士的宁含量测定、延胡索及其炮制品煎液中生物碱的含量测定和镇痛试验、中药煅炭与炒炭前后止血作用的比较，不同软化方法对黄芩中黄芩苷含量的影响，大黄炮制前后蒽醌类成分的含量比较等。各校可根据具体条件选做，也可以让学生自主设计实验，提高学生的综合知识与技能的运用能力，为学生的可持续发展奠基础。

（二）实训课的组织形式

为了体现职业教育教学理念，突出以学生为主体，老师作为学习的指导者和参与者，本课程可采用项目导向、任务驱动、理实一体等行动导向教学模式，体现教、学、做一体化。让学生在完成实训任务的过程中，理论知识、职业技能和岗位体验同步训练。授课时，各校可根据具体情况灵活运用。

任课教师布置实训课的实训任务，介绍实训课所要达到的能力目标，讲解与实训相关知识与技能，示范具体操作，在学生实训过程中进行指导和答疑。实训任务完成后，每个学习小组根据实训结果进行自评和互评，最后由教师综合评定实训成绩。

学生每4~5人一组组成学习团队，查阅相关文献资料，在老师的指导下，制定和优化实训方案，合作完成工作任务，认真记录实训过程，在自我评价和老师评价中改进提高；实训结束后要书写实训报告。学生应利用周末或节假日到企业实训或见习，与企业教师一起完成真实的工作任务，获得真实的岗位体验。

（三）考核方式与方法

实行学习全过程跟踪考核。平日考核成绩占 60%，期末考核成绩占 40%。考核内容以实践技能为主，兼顾知识与职业素养，强化综合职业能力的培养。

平日考核：主要考核每个实训项目完成的质量和学生的综合表现。采用学生自测、互测和教师评价相结合的方式，实训效果评价 80%，卫生安全纪律等 10%，实训记录和实训报告 10%，满分为 100 分（也可采用学分制）。

期末考核：主要考核综合知识与技能，满分为 100 分（也可采用学分制）。

总成绩：

$$Y = \sum_{i=1}^{n} X_i \times 60\% + Z \times 40\%$$

（其中，Y 为总成绩；X_i 为每一个实训项目评定的成绩；Z 为期末考核成绩）

平日考核不达标者，予以提醒并加强指导和帮助，补考直至达标。各项实训考核合格后方可参加期末考核。总成绩不合格者，要继续培训直至合格，方可参加顶岗实习。

实训一　参观见习

【实训目的】

1. 通过体验传统和现代炮制职场环境与工艺，增进学生对本课程的理解和认识。
2. 通过基本技能的练习、实训，培养学生的基本操作能力。
3. 通过企业文化熏陶，培养学生对专业的情感。

【实训内容】

1. 参观实训基地。
2. 基本技能训练。
3. 与企业员工进行交流、学习。

【实训方法】

（一）参观见习

学生到饮片加工企业的各部门巡回见习，学校和企业教师讲解中药炮制的重要性、中药饮片 GMP 工业的管理、饮片厂的设计、各生产车间和仓库的职能、生产车间的安全操作规程等相关知识。使学生体验饮片生产企业的职场环境与氛围，熟悉学习中药炮制的任务、职能和中药炮制的工艺程序，了解中药饮片 GMP 生产监督管理，增进学生对本课程的理解和认识。

（二）实训

1. **企业实训**　企业教师带领学生在企业的各个饮片加工车间，根据当天具体的工作任务，首先给学生讲授相关理论知识，再示范基本操作，若条件许可，学生可以每 4～5 人作为一学习团队进行练习，教师巡回指导。让学生体验和参与到真实的工作过程中，初步明确中药炮制标准操作规程，锻炼学生的基本操作能力，培养学生对专业的情感，激发学生的学习兴趣。

2. **实训室实训**　授课教师带领学生在学校的模拟 GMP 车间讲解现代化炮制设备的构造、原理和使用方法；在传统实训室，讲解炒药锅的构造以及手工炒药器具、簸箕、药筛、罗等的使用技巧；带教老师示范基本操作，然后学生进行分组进行操作技能训练，教师巡回指导。锻炼学生的基本操作能力，为本课程后续知识与技能的学习奠定基础。

3. 沟通交流　与企业员工和同学进行交流、学习,培养学生的社会能力。

【实训提示】

1. 遵守实训室、企业的安全操作规程。

2. 勤于思考,刻苦训练,一丝不苟。

3. 尊敬师长,虚心好学,热爱中药事业。

【实训思考】

1. 通过参观见习,你有哪些体会和收获? 对今后的工作有何设想?

2. 简述实训中接触的各项技能操作的要领。

实训二　净选加工

【实训目的】

1. 具有对药材进行熟练净选加工的能力。

2. 熟悉簸箕、药筛等的操作技能。

3. 会使用筛药机净制药材。

【实训内容】

1. 清除杂质　山茱萸、牵牛子、菊花、昆布。

2. 分离或清除非药用部位　草果、金樱子、枇杷叶、斑蝥、麻黄、莲子。

【实训工具与设备】　药筛、罗、簸箕、笊篱、瓷盆、小刀、锤子、铜丝刷、振荡式筛药机、风筛机等。

【实训方法】

(一) 清除杂质

1. 山茱萸　将山茱萸置于药匾或拣选工作台上,用手将其所含的果柄、带核的果实、霉败品等挑拣出来。所含杂质不得超过 3%。

2. 牵牛子　量少者,用簸箕或用传统的五号竹筛(孔眼内径约为 3mm)将牵牛子中的干瘪种子和灰屑筛簸去;量大者,用筛药机筛去。所含杂质不得超过 3%。

3. 菊花　用挑选法将菊花中霉败的花朵和果柄去除。若挤压成团,要用一号竹筛将成团的花朵筛出,再喷淋清水少许,待湿润后,分开完整的花朵,及时干燥。所含杂质不得超过 2%。

4. 昆布　将除去杂质及硬柄的昆布,用清水泡至膨胀后,再用多量清水搓洗,并每天定时换水以漂洗干净,漂至口尝无咸味时,取出,晾至半干,切成宽丝片,干燥,除去药屑。所含杂质不得超过 2%。

(二) 分离或清除非药用部位

1. 草果　取净草果,用中火加热,炒至果皮鼓起,呈焦黄色,用手容易捏破时,取出,搓碎,筛除片较大的果皮后,再用簸箕簸去隔膜及碎屑,即得净草果仁。所含杂质不得超过 3%。

2. 金樱子　取金樱子果实,除去杂质,洗净润软,用刀纵切成两瓣,挖去内壁附着的淡黄色绒毛和小瘦果(核),干燥后即得金樱子肉。所含杂质不得超过 3%。

3. 枇杷叶　取原药材,除去杂质,用清水洗净,捞出,润软,刷净绒毛后,趁软切成宽丝片,干燥,除去药屑。所含杂质不得超过 2%。

4. 斑蝥　戴好口罩和乳胶手套,取原药材,用镊子逐个将头、足、翅除去,即得净生斑螫。除去的头、足、翅应深埋地下或烧掉。所含杂质不得超过 2%。

5. 麻黄　用挑选法将麻黄茎与根分离,分别药用。所含杂质不得超过 2%。

6. 莲子　将莲子洗净,略浸,润软后,用刀纵向剖开,镊取种子中的绿色幼叶及胚根,干燥后即为莲子心;种子中的 2 枚黄白色肥厚的子叶,干燥后即为莲子肉。所含杂质不得超过 3%。

（三）企业实训

周六或节假日到饮片加工厂、药厂等生产企业顶岗实训。熟悉筛药机的工作原理和操作规程。

【注意事项】

1. 净选加工后的药物应符合药用净度标准。

2. 去毛操作时要注意劳动保护。

3. 加工斑蝥时,要严防中毒,并执行《关于医疗用毒药、限制性剧药管理规定》。

4. 去毛、去心等操作中若需润制,要注意用水量,防止药材吸水过多,成分流失。

5. 在生产企业顶岗实训时,应遵守企业的"安全生产操作规程",工作过程中应严格执行"机械设备标准操作规程"。

【实训思考】

1. 试述净选加工药物的操作要点、质量标准及炮制作用。

2. 分别说出实训中各种药物的炮制方法。

实训三　饮片切制

【实训目的】

1. 掌握药材的软化方法、程度。

2. 熟悉手工切制、机器切制和饮片干燥的方法。

3. 了解饮片切制的目的。

【实训内容】　切制药物:益母草、丹参、槟榔、黄芩。

【实训工具与设备】　盆、竹匾、麻袋、缸、蒸煮容器、电炉、润药池、手工切药设备、切药机、干燥机等。

【实训方法】

（一）软化

1. 常水软化

（1）益母草:将拣净杂质,抖去叶子的益母草,整齐地平铺在水泥地面上,喷淋清水,使全部渍湿,上盖湿麻袋滋润软化,润至用折断法检查茎枝柔韧,较粗的茎枝还能断裂时,即可切制。未润透或水分过大者不得超过 5%。

（2）丹参:将除去残茎及杂质的丹参,放洗药池内洗涤干净,捞出,上盖湿麻袋滋润软化。如 1 次不能润软,要喷淋清水复润 1 次。润至用手握法检查无坚硬感时,即可切制。水分过大或未润透者不得超过 5%。

（3）槟榔:将分档后的槟榔,置于清水中浸泡(春冬 5~6 天,夏秋 3~4 天),至六七成透,捞出,置于缸内,上盖湿物,闷润 3~4 天,每天淋水 1~2 次,润至用刀劈法检视内无干心时,取出。未泡透者不得超过 5%,伤水者不得超过 3%。

2. 蒸法软化

黄芩:取净黄芩分开大小条,置于沸水锅中煮制 10 分钟,不断上下翻动,煮至用手折之略弯曲,立即捞出,趁热置于容器内闷润 8～12 小时,使内外湿度一致。未蒸透者不得超过 3%。

(二) 切制

1. 手工切制

(1) 把活:用左手捏起长条形的"把货"药材,捋顺放置刀床上,用右手压住,待堆至一大把后,左手拿压板压住、掐紧,并推送至刀口,右手握刀下压,即被切制成饮片。

规格要求:益母草横切成长 10mm 小段,丹参横切成 4mm 厚片,黄芩横切成 1～2mm 的薄片。

(2) 个活:将软化好的槟榔用蟹爪钳夹住,放在刀床上,左手拿压板压住,并推送至刀口,右手握刀下压,即被切制成饮片。

规格要求:槟榔切成 1～2mm 的薄片。

2. 机器切制

(1) 益母草、丹参、黄芩的切制:将润至适中的药材放于机器台面后,启动铡刀式切药机,将药槽内的药材捋顺、压紧,防止塞刀或切出败片。压紧的药材经无声链条(传送带)被送至刀床切口,药材在刀片的上下往复运动中,被横切成饮片。片的厚薄由偏心调节部分进行调节。

规格要求:同手工切制。

(2) 槟榔的切制:将润至适中的槟榔装入旋转式切药机的固定器内,铺平,压紧,使推进速度一致,保证切片均匀。装好后,启动机器,在推进器的推动下,把药材推送至刀床切口,进行切片。

规格要求:同手工切制。

(三) 干燥

1. 自然干燥　将切制的饮片,摊于竹匾或其他容器内阴干或晒干,并定时翻动,使其充分干燥。

2. 人工干燥　将饮片用干燥箱或干燥机进行干燥。槟榔、益母草饮片的干燥温度应控制在 60℃ 以下,其他药材的干燥温度应控制在 80℃ 以下,并定时翻动至全部干燥时,取出,放凉。

质量标准:干燥后的饮片不得变色,含水量应控制在 7%～13%。

【注意事项】

1. 药材软化时吸水量要适当,软化"太过"或"不及"均影响饮片质量并增加切制困难。

2. 手工切制要注意掌握压板向前移动速度,以使切制的饮片厚度一致。

3. 机器切制要注意随时检查机器,按章操作,杜绝事故。

4. 自然干燥应保持环境清洁,人工干燥应注意干燥的温度。槟榔、黄芩饮片干燥时不宜暴晒,丹参应当天干燥,以免饮片由砖红色变为暗紫色。

【实训思考】

1. 饮片切制的目的有哪些?

2. 药材软化程度的检查方法有哪些?

3. 机械切制时应注意什么问题?

4. 实训中,你切制的饮片质量规格是否符合要求,若不符合,原因何在?

实训四　清炒法

【实训目的】

1. 掌握炒黄、炒焦和炒炭的基本方法和质量标准。

2. 掌握3种炒法的不同火候,炒后药性的变化及炒炭"存性"的含义。

3. 会使用滚筒式炒药机。

4. 了解清炒法的炮制目的。

【实训内容】

1. 炒黄　芥子、酸枣仁、王不留行、牵牛子、莱菔子。

2. 炒焦　山楂、麦芽、槟榔、栀子。

3. 炒炭　地榆、干姜、蒲黄、槐花、荆芥。

【实训工具与设备】　炉子、炒药锅、铁铲、瓷盆、筛子、温度计、天平、竹匾、滚筒式炒药机等。

【实训方法】

（一）炒黄

1. 操作方法　取净药物,置于温度适宜的热锅内,用文火加热(王不留行用中火),炒至适中的程度时,立即取出,放凉。除净药屑。

2. 成品性状

（1）炒芥子呈微黄色至深黄色(炒白芥子)或深黄色至棕褐色(炒黄芥子),偶有焦斑,有香辣气。

（2）炒酸枣仁鼓起,呈紫红色,微有焦斑,有裂纹,略有焦香气。

（3）炒王不留行种皮爆裂,80%以上爆成类球形白花,质松脆,有香气。

（4）炒牵牛子色泽加深,鼓起,有裂隙,微具香气。

（5）炒莱菔子鼓起,色泽加深,质酥脆,气微香,味淡微苦辛。

（二）炒焦

1. 操作方法　取净药物,置于温度适宜的热锅内,用中火加热,炒至药物表面呈焦黄色或焦褐色,带有焦斑,并透出焦香气味时,迅即出锅,放凉,除净药屑。焦山楂等焦化程度较重者,出锅前还要喷淋少许清水降温,以防焦化面继续扩大。

2. 成品性状

（1）焦山楂表面焦褐色,内部黄褐色,有焦香气,酸味减弱。

（2）焦麦芽微鼓起,少部分爆花,表面焦褐色或焦黄色,有焦斑,有焦香气,味微苦。

（3）焦槟榔表面焦黄色,质脆,易碎,气微,味涩微苦。

（4）焦栀子表面焦褐色或焦黑色,果皮内表面棕色,种子表面黄棕色或棕褐色,气微,味微酸而苦。

（三）炒炭

1. 操作方法　取净药物,置于温度适宜的热锅内,地榆、干姜用武火加热,蒲黄、槐花、荆芥用中火加热,不断翻炒至规定程度,喷洒清水少许,灭尽火星,略炒干,取出,摊晾。

2. 成品性状

（1）地榆炭表面焦黑色,内部棕褐色,味微苦涩。

（2）姜炭表面焦黑色,内部棕褐色,体轻,质松脆,味微苦、微辣。

(3)蒲黄炭棕褐色或黑褐色,具焦香气,味微苦涩。

(4)槐花炭表面焦黑色,手捻粉末呈褐色,保留原药外形。

(5)荆芥炭表面黑褐色,内部焦褐色,略具焦香气,味苦而辛。

【注意事项】

1. 药物炒前要净选和大小分档。

2. 酸枣仁炒黄时火力不宜过大,且炒的时间也不宜过久,否则油枯失效。蒲黄如已结块,炒时应搓散团块。

3. 炒时要勤翻动,避免生熟不匀的现象。但王不留行翻炒不宜过快,否则影响其爆花率及爆花程度。

4. 炒炭时若出现火星要及时喷洒适量清水,以免燃烧,失去存性。

5. 出锅后,要及时摊开晾凉,待散尽余热和湿气,检查无复燃可能后,再收贮。

6. 机械炒制,应按操作规程进行场地、机械设备的清洁与消毒,并填写相关生产记录。

【实训思考】

1. 试述所炒药物的操作要点、成品性状及炮制作用。

2. 你在药物炒炭过程中,是如何控制"存性"的? 举例说明。

3. 实训中,你炒制的药物质量规格如何? 如出现"太过"或"不及",原因何在?

实训五　加辅料炒

【实训目的】

1. 掌握加辅料炒的方法、所用固体辅料的处理方法和用量。

2. 学会实训药物炮制时的操作要点、质量标准及操作注意。

3. 了解加辅料炒法的炮制目的。

【实训内容】

1. 麸炒　白术、枳壳、苍术、僵蚕、薏苡仁。

2. 米炒　斑蝥、党参。

3. 土炒　山药、白术。

4. 砂烫　马钱子、骨碎补、穿山甲、鳖甲。

5. 蛤粉烫　阿胶。

6. 滑石粉烫　刺猬皮、水蛭。

【实训工具与设备】　炉子、铁锅、铁铲、炊帚、铁丝筛、瓷盆、温度计等。

【实训方法】

(一) 麸炒

1. **操作方法**　将麦麸均匀撒入温度适宜的热锅内,用中火加热,待起烟时,投入分档的净药物,不断翻动并适当控制火力,炒至适中的程度时,迅速取出,筛去麦麸,放凉。

每100kg净药物,用麸皮10～15kg。

2. **成品性状**

(1)炒白术表面黄棕色或黄褐色,偶见焦斑,有焦香气。

(2)麸炒枳壳色泽加深,偶见焦斑,具焦麸香气。

(3)麸炒苍术表面呈深黄色,有香气。

(4)麸炒僵蚕表面呈淡黄色至黄色,腥气较微弱。

（5）麸炒薏苡仁微鼓起,表面呈微黄色,具香气。

（二）米炒

1. 操作方法

（1）贴米法:将渍湿的米撒入热锅内,使其均匀平贴于锅底,用中火加热至米冒烟时,投入净药物,轻轻翻动米上的斑蝥,炒至米呈黄棕色,少数焦褐色或焦黑色时,取出,去米,放凉。

每100kg净药物,用米20kg。

（2）拌米法:将米撒入温度适宜的热锅内,用中火加热至米冒烟时,投入净斑蝥或党参,拌炒至米呈黄棕色时,取出,去米,放凉。

每100kg净药物,用米20kg。

2. 成品性状

（1）米炒斑蝥微挂火色,有油亮光泽,臭气轻微。

（2）米炒党参表面呈深黄色,偶有焦斑,有特殊香气,味微甜。

（三）土炒

1. 操作方法　取灶心土细粉,置于锅内,用中火加热,待土粉色泽较深,呈灵活状态时,立即投入净药物,炒至药物表面均匀挂一层土粉,并透出香气时,取出,筛去土粉,放凉。

为每100kg净药物,用灶心土20~30kg。

2. 成品性状

（1）土炒山药表面均匀挂一层土粉,呈土黄色,无焦黑斑和焦苦味,具土香气。

（2）土炒白术表面均匀挂一层土粉,呈土黄色,有土香气。

（四）砂烫

1. 操作方法　将净砂(或油砂)置于锅内,用武火加热,待砂呈轻松、较滑利状态时,投入净药物,不断用砂掩埋、翻炒,至质地酥脆或鼓起,达到成品质量标准时,取出,筛去砂,放凉。穿山甲、鳖甲还需趁热投入醋中略浸(淬),取出,干燥。

砂的用量,以能完全掩埋所加药物为宜。醋淬时米醋的用量,为每100kg净药物,穿山甲用30kg,鳖甲用20kg。

2. 成品性状

（1）砂烫马钱子两面均膨胀鼓起,边缘较厚,表面棕褐色或深棕色,砸开内面棕褐色或深棕色,有时有小泡,微有香气,味极苦。

（2）烫骨碎补体膨大鼓起,表面棕褐色或焦黄色,切面棕褐色,质轻、酥松,气微,味淡微涩。

（3）醋山甲鼓起成珠,边缘向内卷曲,表面金黄色,质脆,略有醋气。

（4）醋鳖甲淡黄色至深黄色,质酥脆,略有醋气。

（五）蛤粉烫

1. 操作方法　将研细过筛后的蛤粉置于热锅内,用中火加热,至蛤粉滑利易翻动时,投入净药物,不断翻埋烫炒至膨胀鼓起,内部疏松时,取出,筛去蛤粉,放凉。

每100kg净药物,用蛤粉30~50kg。

2. 成品性状　阿胶珠呈类圆球形,表面棕黄色或灰白色,附有白色粉末,内无"溏心",质酥易碎,断面中空或多孔状,淡黄色至棕色,气微,味微甜。

（六）滑石粉烫

1. 操作方法　将滑石粉置于锅内,用中火加热,至翻动呈灵活状态时,投入净药物,翻炒至鼓起,酥脆,色泽加深时,取出,筛去滑石粉,放凉。

每100kg净药物,用滑石粉40~50kg。

2. 成品性状

(1)烫刺猬皮焦黄色,表面鼓起,质地发泡,刺卷曲,皮部边缘向内卷曲,微有腥臭味。

(2)烫水蛭黄棕色,微鼓起,质松脆,易碎,有腥气。

【注意事项】

1. 药物炒前要净选,大小分档。

2. 麸炒时,火力可稍大,撒入麸皮要均匀,操作要力求迅速。

3. 米炒时,火力不宜过大,温度过高会使药材烫焦,影响质量。

4. 土炒时,温度要适宜。温度过低,药物表面挂不上土粉,颜色也不易改变;温度过高,药物则焦化。

5. 砂烫时,不同药物所需温度不同,烫炒前可先用少量药物试烫,温度适宜后,再大批量烫炒。

6. 阿胶颗粒以边长6~10mm左右的立方块为宜。过大,内部会有"溏心";过小,易被烫焦,二者均影响质量。

7. 烫炒过有毒药物的辅料,不能再用于烫炒其他药物。

【实训思考】

1. 试述所炒药物的操作要点、成品性状和炮制作用。

2. 砂烫与土炒有什么区别?

3. 实训中,你炒制的药物程度如何? 如出现"太过"或"不及",原因何在?

实训六 炙法

【实训目的】

1. 掌握各种炙法的操作方法、注意事项、成品质量。

2. 熟悉姜汁、食盐水、炼蜜的制备方法和各炙法中辅料的一般用量。

3. 了解各种炙法的炮制目的。

【实训内容】

1. 酒炙 当归、白芍、大黄、川芎、黄连。

2. 醋炙 乳香、五灵脂、香附、柴胡、延胡索、三棱。

3. 盐炙 杜仲、黄柏、泽泻、小茴香、补骨脂、车前子、知母。

4. 姜炙 厚朴、草果、竹茹。

5. 蜜炙 甘草、黄芪、枇杷叶、麻黄、马兜铃、百合。

6. 油炙 淫羊藿。

【实训工具与设备】 炉子、铁铲、铁锅、铝锅、瓷盘、量筒、纱布等。

【实训方法】

(一)酒炙

1. 操作方法 取净制或切制后的药物,与定量的黄酒拌匀,闷润,待酒被药物吸尽后,置于温度适宜的热锅内,用文火炒干,取出,晾凉,除去药屑。

每100kg净药物,用黄酒10kg。

2. 成品性状

（1）酒当归表面深黄色或浅棕黄色,略有焦斑,香气浓郁,并略有酒香气。

（2）酒白芍表面微黄色或淡黄棕色,偶见焦斑,微有酒香气。

（3）酒大黄表面呈深棕色或棕褐色,偶有焦斑,折断面呈浅棕色,略有酒香气。

（4）酒川芎色泽加深,偶有焦斑,质坚脆,略有酒气。

（5）酒黄连色泽加深,略有酒香气,味极苦。

（二）醋炙

1. 操作方法

（1）醋炙乳香、五灵脂:取净制后的药物,置于温度适宜的热锅内,用文火炒至表面熔化发亮（树脂类）或炒至表面颜色改变,有腥气逸出（动物粪便类）时,均匀喷洒定量米醋,用文火炒至微干,取出,摊开晾干。

每100kg净药物,乳香用米醋5kg;五灵脂用米醋10kg。

（2）醋炙香附、柴胡、延胡索、三棱:取净选或切制后的药物,与定量米醋拌匀,闷润,待醋被药物吸尽后,置于温度适宜的热锅内,用文火炒至一定程度,取出,晾凉。

每100kg净药物,用米醋20kg。

2. 成品性状

（1）醋乳香表面深黄色,显油亮光泽,略透明,微有醋气。

（2）醋五灵脂表面灰褐色或焦褐色,稍有光泽,断面黄褐色或棕褐色,质较松,略有醋气。

（3）醋香附外表黑褐色,切面浅棕色或深棕色,微有焦斑,微有醋香气。

（4）醋柴胡表面淡黄棕色,微有醋香气,味微苦。

（5）醋延胡索表面及切面黄褐色,质较硬,味苦,微具醋香气。

（6）醋三棱表面黄色或灰棕色,偶见焦黄斑,微有醋香气。

（三）盐炙

1. 操作方法

（1）食盐水溶液的制备:将食盐加适量清水[食盐:水＝1:（4～5）]溶解,过滤,即得。每100kg净药物,用食盐2kg。

（2）盐炙杜仲、黄柏、泽泻、小茴香、补骨脂:净药物与定量的食盐水拌匀,闷润,待盐水被药物吸尽后,置于温度适宜的热锅内,用文火（杜仲用中火）炒至适中的程度,晾凉。

（3）盐炙车前子、知母:取净药物,置于温度适宜的热锅内,用文火炒至一定程度,均匀喷洒适量的盐水,文火炒干,取出,晾凉。

2. 成品性状

（1）盐杜仲表面黑褐色,内表面褐色,折断时胶丝弹性较差,味微咸。

（2）盐黄柏表面深黄色,偶有焦斑,味极苦,微咸。

（3）盐泽泻表面淡黄棕色或黄褐色,偶见焦斑,味微咸。

（4）盐小茴香表面微黄色,微鼓起,偶有焦斑,香气浓,略有咸味。

（5）盐补骨脂表面黑色或黑褐色,微鼓起,气微香,味微咸。

（6）盐车前子表面黑褐色,气微香,味微咸。

（7）盐知母表面黄色,偶见焦斑,气微,味微咸,嚼之有黏性。

（四）姜炙

1. 操作方法

（1）姜汁的制备:按第九章姜炙法中姜汁的制备方法制备。要求所得姜汁与生姜的比例为1:1。每100kg净药物,用生姜10kg。若无生姜,可用干姜煎汁,用量约为生姜的1/3。

(2)姜炙厚朴、草果:取净药物与定量姜汁拌匀,闷润,待姜汁被吸尽后,置于温度适宜的热锅内,用文火炒至一定程度,取出,晾凉。

(3)姜竹茹:取净竹茹揉成3g重的小团,压平,再将姜汁均匀淋洒于竹茹团上,稍闷润,置热锅内,用文火加热,如烙饼法烙至两面呈微黄色,有黄色焦斑时,取出,晾干。

2. 成品性状

(1)姜厚朴丝表面灰褐色,偶见焦斑,略有姜辣气。

(2)姜草果仁表面棕褐色,鼓起,偶有焦斑,有特异香气,味辛辣微苦。

(3)姜竹茹黄色,有少许焦斑,微有姜的气味。

（五）蜜炙

1. 操作方法

(1)蜂蜜的炼制:将蜂蜜置于铝锅内,加热至徐徐沸腾后,改用文火,保持微沸,并除去泡沫及上浮蜡质,然后用罗筛或纱布滤去死蜂、杂质,再倾入锅内,加热至116～118℃,满锅起鱼眼泡,手捻之有黏性,两指间尚无长白丝出现时,迅速出锅。

(2)蜜炙甘草、黄芪、枇杷叶、麻黄、马兜铃:先取定量的炼蜜,加适量开水稀释,与净制或切制后的药物拌匀,闷润,待蜜被药物吸尽后,置于温度适宜的热锅内,用文火炒至颜色加深、不粘手时,取出,摊晾,凉后及时收贮。

每100kg净药物,甘草、黄芪、款冬花用炼蜜25kg;麻黄用炼蜜20kg。

(3)蜜炙百合:取净制后的药物,置于温度适宜的热锅内,用文火炒至色泽加深时,再加入定量炼蜜,迅速翻动,使蜜与药物拌匀,炒至不粘手时,取出,摊晾,凉后及时收贮。

每100kg净药物,用炼蜜5kg。

2. 成品性状

(1)炙甘草表面老黄色,微有光泽,质稍黏,具焦香气,味甜。

(2)炙黄芪外表皮浅棕黄或棕褐色,略有光泽,切面皮部黄白色,木质部淡黄色,具蜜香气,味甜,略带黏性,嚼之微有豆腥味。

(3)蜜枇杷叶表面棕黄色或红棕色,微有光泽,略带黏性,具蜜香气,味微甜。

(4)蜜麻黄表面深黄色,微有光泽,略具黏性,有蜜香气,味微甜。

(5)蜜马兜铃表面深黄色,略具光泽,有黏性,味微苦、甜。

(6)蜜百合表面黄色或深黄色,偶有焦斑,略带黏性,味甜。蒸百合淡黄棕色,半透明,味苦甘。

（六）油炙

1. 操作方法　先将羊脂油置于锅内,用文火加热,至全部熔化时,倒入净淫羊藿丝,炒至微黄色,油脂被吸尽时,取出,放凉。

每100kg净淫羊藿,用羊脂油(炼油)20kg。

2. 成品性状　炙淫羊藿表面浅黄色,显油亮光泽,微有羊脂油气。

【注意事项】

1. 药物拌制前要净选、分档。

2. 采用先拌辅料后炒药法时,要闷润至辅料完全被药物吸尽后,方可进行炒制。酒炙、醋炙药物闷润时,容器要加盖密闭,以防酒、醋迅速挥发。

3. 若液体辅料用量较少,不能与药物拌匀时,可先加适量饮用水稀释后,再与药物拌润。

4. 先炒药后加辅料法时,要注意喷洒辅料的时机和用量。

5. 炒炙时,火力不可过大,翻炒宜勤,出锅后要摊晾。

【实训思考】

1. 试述所炙药物的操作要点、成品性状及炮制作用。

2. 试述所用液体辅料的处理方法、一般常用量及炮制药物时的作用。

3. 先炒药后加辅料炒的代表性药物有哪些? 这些药物为什么不能用先拌辅料后炒药的方法?

4. 比较炙法与加辅料炒法在方法、加热火力和时间以及成品质量方面的异同点。

5. 实训中,你炒炙的药物程度如何? 如果出现"太过"或"不及",原因何在?

实训七　煅法

【实训目的】

1. 掌握 3 种煅制方法的操作要点及火候、注意事项和质量标准。

2. 了解煅法的炮制目的。

【实训内容】

1. 明煅法　白矾、石膏、赤石脂、石决明、牡蛎。

2. 煅淬法　自然铜、磁石、炉甘石。

3. 扣锅煅法　棕榈、血余炭。

【实训工具与设备】　炉子、铁铲、锅、坩埚、烧杯、量筒、火钳、电炉、大小瓷蒸发皿、搪瓷盘、台秤、马福炉;盐泥、米醋等。

【实训方法】

（一）明煅法

1. 操作方法

（1）煅制枯矾:取净药物,打碎,置于适宜的容器内,用武火加热,不得搅拌,煅至水分完全蒸发,无气体放出时,取出,放凉。

（2）煅石膏、赤石脂:取净药物,敲成小块,置于适宜的耐火容器内,用武火加热,煅至红透,取出,放凉。

（3）煅制石决明、牡蛎:取净药物,置于无烟炉火上或适宜的耐火容器内,用武火煅至质地酥脆时,取出放凉,碾碎。

2. 成品性状

（1）枯矾呈不透明、白色、蜂窝状或海绵状的固体块状物或细粉,无结晶样物质,体轻质松,手捻易碎,味酸、涩。

（2）煅石膏为白色的粉末或酥松块状物,表面透出微红色的光泽,不透明,体较轻,质软,易碎,捏之成粉,气微,味淡。

（3）煅赤石脂为土红色细颗粒或细粉,质酥松。

（4）煅石决明呈不规则的碎块或粗粉,灰白色,无光泽,质酥脆,断面呈层状。

（5）煅牡蛎为不规则的碎块或粗粉,灰白色,质酥脆,断面层状。

（二）煅淬法

1. 操作方法

（1）煅自然铜、磁石:将药物直接放于无烟炉火中,或适宜的耐火容器内煅烧至红透,立即投入规定量的米醋中浸淬,如此反复煅、淬数次,直至质地酥松为度。

每100kg净药物,用米醋30kg。

(2)煅炉甘石:取净炉甘石碎粒,置于适宜容器内,用武火加热,煅至红透,取出后立即放入水中浸淬,搅拌,倾出混悬液,未透者沥干后再煅烧,如此反复煅淬2~3次。合并混悬液,静置,倾去上层清水,干燥,碾细。

2. 成品性状

(1)煅自然铜为不规则的碎粒,呈黑褐色,无金属光泽,质地疏松,易打碎,有醋气。

(2)煅磁石为不规则的碎块或颗粒,表面黑色质硬而酥,无磁性,有醋香气。

(3)煅炉甘石呈白色、淡黄色或粉红色的粉末,体轻,质松软而细腻光滑。

(三)扣锅煅法

1. 操作方法　取净棕榈或净头发(头发应先用碱水,再用清水洗去污垢,干燥),置于铁锅内,上扣一较小的无耳铁锅,两容器结合处用盐泥封固,上压重物,在上锅脐处贴一块白纸条或放大米数粒,先用文火加热,后用武火煅至白纸或大米呈深黄色时,停火,待凉后,取出。

2. 成品性状

(1)棕榈炭表面黑褐色至黑色,有光泽,有纵直条纹,触之有黑色炭粉,内部焦黄色,纤维性,略具焦香气,味苦涩。

(2)血余炭为不规则块状,乌黑光亮,有多数细孔,呈蜂窝状,体轻,质脆,研之有清脆声,用火烧之有焦发气,味苦。

【注意事项】

1. 药物煅制前应砸成小块,以缩短煅制时间,减少煅淬次数。

2. 煅明矾时,装量宜少,且要一次煅透,中途不得停火,切忌搅拌。

3. 煅淬药物火力要强,并要趁热淬之,淬至辅料被吸尽。

4. 煅制自然铜过程中,会产生硫的升华物或有毒的二氧化硫气体,应在通风处操作。

5. 扣锅煅法药物不宜压得过紧,装量一般以不超过锅容积的2/3为宜。但煅血余炭时,以不超过锅容积的1/3为宜。煅时如盐泥开裂漏气应及时封堵。煅透后务必放冷后再开启。

【实训思考】

1. 试述煅制药物的操作要点、成品性状及炮制作用。

2. 三种煅法各有何特点？分别适用于哪类药材？

3. 为什么煅白矾时装量要少,且应一次煅透,不得搅拌？

4. 实训中,你煅制的药物程度如何？你是如何保证药物"煅存性"的？

实训八　蒸煮燀法

【实训目的】

1. 掌握蒸法、煮法、燀的方法、质量要求。

2. 了解蒸法、煮法、燀法的炮制目的,辅料的性质和作用。

【实训内容】

1. 蒸法

(1)清蒸:黄芩。

(2)酒蒸:地黄、大黄、山茱萸、黄精、女贞子、肉苁蓉。

(3)醋蒸:五味子。

(4)黑豆汁蒸:何首乌。

(5)豆腐蒸:藤黄。

2. 煮法

(1)清水煮:川乌(或草乌)。

(2)甘草汁煮:远志、巴戟天。

(3)豆腐煮:硫黄。

3. 焯法　苦杏仁、桃仁。

【实训器材及药品】　铁锅(或小铜锅)、笼屉、蒸罐、搪瓷盘、筛子、纱布、烧杯、量筒、漏斗;黄酒、米醋、黑豆、豆腐、甘草、清水等。

【实训方法】

(一) 蒸法

1. 操作方法

(1)清蒸黄芩:取原药材,除去残茎、杂质,置于蒸制容器内蒸半小时,取出,切薄片,干燥。

(2)酒蒸地黄、大黄、山茱萸、黄精、女贞子、肉苁蓉:取净药物,加黄酒拌匀,置于罐内或适宜容器内,密闭,隔水加热或用蒸汽加热,先用武火加热至"圆汽"后再用文火,至酒被吸尽,药物内外均呈黑色(或黑润)时,取出,干燥。

每100kg净药物,地黄、大黄用黄酒 30～50kg;山茱萸、黄精、女贞子、肉苁蓉用黄酒 20kg。

(3)醋蒸五味子:取净五味子,用米醋拌匀,置于蒸制容器内,加热蒸至表面黑色时,取出,干燥。

每100kg净五味子,用黄酒 20kg。

(4)黑豆汁蒸何首乌:①黑豆汁的制备:取黑豆 10kg,加水适量,煮约 4 小时,熬汁 15kg,豆渣再加水煮约 3 小时,熬汁约 10kg,合并得黑豆汁约25kg。②蒸何首乌:取生首乌片或块,用黑豆汁拌匀,润湿,置于非铁质蒸制容器内,密闭,炖至汁液被吸尽;或用黑豆汁拌匀后蒸至内外均呈棕褐色时,取出,干燥。

每100kg净何首乌片或块,用黑豆 10kg。

(5)豆腐蒸藤黄:取大块豆腐置于盘内,中间挖一不透底的方形槽,槽内放入藤黄,再用豆腐盖严,置于笼屉内,蒸 4～5 个小时,至藤黄完全熔化后,取出,放凉,待藤黄凝固,除去豆腐,干燥。

每100kg净藤黄,用豆腐 300kg。

2. 成品性状

(1)黄芩外表皮黄棕色至棕褐色,切面黄棕色或黄绿色,气微,味苦。

(2)熟地黄为不规则的块片或碎块,表面乌黑色,有光泽,黏性大,质柔软而带韧性,不易折断,断面乌黑色,有光泽,气微,味甜。

(3)熟大黄内外均呈黑褐色,略有清香气。

(4)酒山茱萸肉表面紫黑色或黑色,质滋润柔软,微有酒香气。

(5)酒黄精表面棕褐色至黑色,有光泽,中心棕色至浅褐色,质地柔软,味甜,微有酒香气。

（6）酒女贞子表面紫黑色或黑褐色,附有白色粉霜,味甘而微苦涩,微有酒气。

（7）酒苁蓉表面黑棕色,质柔润,略有酒香气,味甜微苦。

（8）醋五味子表面乌黑色(北五味子)或棕黑色(南五味子),油润,稍有光泽,有醋香气。

（9）制首乌为不规则皱缩的块片,表面黑褐色或棕褐色,凹凸不平,质坚硬,断面角质样,棕褐色或黑色,气微,味微甘而苦涩。

（10）制藤黄呈碎块状或细粉末状,深红黄色或深橙棕色,味辛。

（二）煮法

1. 操作方法

（1）清水煮川乌:取净川乌,大小分档,用水浸泡至透(切开内无干心),取出,加水煮沸4~6小时,煮至取大个及实心者切开内无白心,口尝微有麻舌感时,取出,晾至六成干,切厚片,干燥。

（2）豆腐煮硫黄:先在锅底平铺一层豆腐片,上放硫黄碎块,再用豆腐片盖严,加水没过豆腐,文火加热,煮至豆腐显黑绿色时,取出,除去豆腐,用水漂净,晾干或阴干。

每100kg净硫黄,用豆腐200kg。

（3）甘草汁煮远志、巴戟天:①甘草汁的制备:取净甘草片,加适量清水煎煮两次,第一次约30分钟,第二次约20分钟,滤过,合并两次煎液,浓缩至甘草量的10倍,即得;②甘草汁煮:取净药物,加入适量的甘草汁,用文火加热,煮至汤液被吸尽,取出,干燥。

每100kg净药物,用甘草6kg。

2. 成品性状

（1）制川乌为不规则或长三角形的片,表面黑褐色或黄褐色,有灰棕色形成层环纹,体轻,质脆,断面有光泽,气微,微有麻舌感。

（2）制硫黄呈黄褐色或黄绿色,臭气不明显。

（3）制远志表面黄棕色,味微甜。

（4）制巴戟天表面灰黄或暗灰色,切面紫色或淡紫色,气微,味甘微涩。

（三）燀法

1. 操作方法　燀苦杏仁、桃仁:取净苦杏仁,置于10倍量的沸水中煮沸5分钟,至外皮微膨胀时,捞出,用凉水稍浸,取出,搓开种皮与种仁,干燥,筛或簸去种皮。

2. 成品性状

（1）燀苦杏仁形如苦杏仁,无种皮,表面乳白色,气微,味苦。

（2）燀桃仁形如桃仁,无种皮,乳白色。

【注意事项】

1. 药物蒸、煮前要大小分档。

2. 须用液体辅料拌蒸的药物应待辅料被吸尽后再蒸制。蒸制完毕后,若有剩余的辅料,应拌入药物后再进行干燥。

3. 严格控制火力。在蒸罐内炖时,一般先用武火,"圆汽"后改用文火。但在笼屉内酒蒸时,要先用文火,防止酒快速挥发,达不到酒蒸的目的。

4. 要控制蒸制时间。需长时间蒸制的药物应不断添加开水,以免水煮干,要有专人值班,以保安全。

5. 燀苦杏仁时要注意用水量、水温和燀制的时间。

【实训思考】

1. 蒸制药物应注意什么问题？

2. 黄芩软化有哪几种方法？为什么不能用冷水软化？

3. 焯苦杏仁的注意事项有哪些？

实训九　复制法

【实训目的】

1. 掌握半夏、天南星的炮制方法及质量标准。

2. 学会药物复制后"微有麻辣感"的检查方法。

3. 明确复制法的炮制目的。

【实训内容】

1. 制半夏、制天南星。

2. 半夏炮制前后刺激性比较。

【实训器材及药品】

1. 复制　瓷盘、瓷盆、筛子、刀、量筒、烧杯、电炉、玻璃棒、生姜、白矾、石灰、甘草等。

2. 刺激性实验　烧杯、量杯、乳钵、滴管、兔盒、洗瓶、200目筛、家兔、生理盐水等。

【实训方法】

（一）复制法

1. 操作方法

（1）半夏的炮制方法

清半夏：取净半夏，大小分开，用8%白矾溶液浸泡，至内无干心，口尝微有麻舌感时，取出，洗净，切厚片，干燥。筛去碎屑。

每100kg净半夏，用白矾20kg。

姜半夏：取净半夏，大小分开，用水泡至内无干心时，另取生姜切片煎汤，加白矾与半夏共煮透，取出，晾至半干，切薄片，干燥。筛去碎屑。

每100kg净半夏，用生姜25kg，白矾12.5kg。

法半夏：取净半夏，大小分开，用水浸泡至内无干心，去水，加入甘草石灰液（取甘草加适量水煎2次，合并煎液，倒入适量水制成的石灰液中）浸泡，每日搅拌1~2次，并保持pH 12以上，至口尝微有麻舌感、切面黄色均匀为度，取出，洗净，阴干或烘干。

每100kg净半夏，用甘草15kg，生石灰10kg。

（2）制南星的方法：取净天南星，按大小分别用水浸泡，每日换水2~3次，如起白沫时，换水后加白矾（每100kg天南星，加白矾2kg），泡1日后，再进行换水。至切开口尝微有麻舌感时取出。另将生姜片、白矾置于锅内加适量水煮沸后，倒入浸漂过的天南星共煮至内无干心时取出，除去姜片，晾到四至六成干，切薄片，干燥。筛去碎屑。

每100kg净天南星，用生姜、白矾各12.5kg。

2. 成品性状

（1）清半夏为椭圆形、类圆形或不规则厚片，片面淡灰色至灰白色，质脆，易折断，断面略呈角质样，气微，味微涩、微有麻舌感。

（2）姜半夏为不规则薄片，片面淡黄棕色，常见角质样光泽，气微香，味淡，微有麻舌感，嚼之略黏牙。

（3）法半夏呈类球形或破碎成不规则颗粒状，表面淡黄白色、黄色或棕黄色，质轻松脆或硬脆，断面黄色或淡黄色，气微，味淡略甘，微有麻舌感。

（4）制天南星为黄白色或淡棕色薄片，质脆易碎，味涩微麻。

（二）刺激性试验

1. 口尝法　取清半夏剖开，从中心部位挖出少许（绿豆粒大），放于舌前1/3处，咀嚼1分钟，记录何时出现麻舌感，何时消失。再以同样方法比较生半夏的麻舌感。

半夏炮制后应口尝微有麻舌感，其经验判断方法是：取药材100～150mg，放于舌前1/3处，在口内咀嚼1分钟，若2～3分钟出现麻舌感，持续20～30分钟逐渐消失，即为程度适中。

2. 动物实验　取生半夏和清半夏粉末（200目）各2g，分别用生理盐水研磨，使成20%混悬液。选取体重2～4kg家兔（要求双眼无红肿，无溃疡者），将其固定后，提起上、下眼皮，使成三角形，左右两眼分别滴入生半夏混悬液和清半夏混悬液各0.2ml，轻轻合闭上、下眼睑，注意不要使药液溢出，使药液与整个眼结膜充分接触，4分钟后，立即用40ml生理盐水冲洗，1小时后比较眼结膜的变化情况，根据下列划分标准进行记录，并判定刺激性大小：

"－"上下眼睑与实训前一样，无明显变化。

"＋"仅于上眼睑或下眼睑或上下眼睑出现小水疱。

"＋＋"同上，但水疱较大，更为明显。

"＋＋＋"上下眼睑结膜有明显水肿，眼睑轻度外翻。

【注意事项】

1. 药物复制前，要大小分档，使浸漂或煮制的时间一致。

2. 浸漂时，每天应定时反复换水，并要勤检查，以防霉烂。

3. 如要加热处理，火力要均匀，并要勤翻动，以免糊汤。

4. 药理实验时，药液在滴入两眼前要充分混匀，眼结膜中的药粉用生理盐水冲洗时，各组所用生理盐水应尽量一致，以便于比较结果。

【实训思考】

1. 半夏、天南星的炮制品各有哪些？说出炮制时所用的辅料及用量，以及各炮制品的作用特点。

2. 家兔眼刺激试验结果能说明什么问题？

实训十　发酵、发芽法

【实训目的】

1. 掌握发酵、发芽的程度及质量标准，辅料的处理及药物制作方法。

2. 熟悉发酵、发芽法所必需的条件，以及影响成品质量的因素。

3. 了解发酵、发芽的炮制目的。

【实训内容】

1. 发酵法　六神曲、淡豆豉。

2. 发芽法　麦芽、大豆黄卷。

【实训工具与设备】　电炉、铁锅、铁铲、筛子、竹匾、瓷盆、瓷盘、刀、模具等。

【实训方法】

（一）六神曲的制备

1. 操作方法

（1）处方：面粉 40g，麦麸 60g，杏仁 4g，赤小豆 4g，鲜青蒿、鲜苍耳草、鲜辣蓼各 7g（干者用 1/3）。

（2）制法：将杏仁和赤小豆碾成粉末（或将杏仁碾成泥状，赤小豆煮烂），与面粉、麦麸混匀，再将鲜青蒿等用适量水煎汤（占原料量 25%～30%），将汤液陆续加入面粉中，揉搓成粗颗粒状，以手握能成团，掷之即散为度。然后于木制模型中，压成扁平方块（33cm×20cm×6.6cm），再用粗纸（或鲜苘麻叶）包严，放置木箱或席篓内，每块间要留有空隙，按品字形堆放，上面用鲜青蒿或厚棉被等物覆盖。一般室温在 30～37℃，相对湿度在 70%～80%，经 4～6 天即能发酵，待表面全部生出黄白色霉衣时，取出，除去纸或苘麻叶，切成小方块，干燥。

2. 成品性状 六神曲为灰黄色的块，表面粗糙，内部生有斑点，质地较硬，气味芳香，无霉气。

（二）淡豆豉的制备

1. 操作方法 取黑大豆洗净。另取桑叶、青蒿加水煎煮，滤过，将煎汁拌入净大豆中，待汤液被吸尽后，蒸透，取出，稍晾，再置于容器内，用煎过汁的桑叶、青蒿渣覆盖，在温度 25～28℃，相对湿度 80% 的条件下，闷使发酵至黄衣上遍时，取出，除去药渣，洗净，置于容器内，保持温度 50～60℃，再闷 15～20 天，至充分发酵、有香气逸出时，取出，略蒸，干燥。

每 100kg 净黑大豆，用桑叶、青蒿各 7～10kg。

2. 成品性状 淡豆豉呈灰褐色，有黄衣，气香，味甘淡。

（三）麦芽的制备

1. 操作方法 取新鲜成熟饱满的净大麦，用清水浸泡至六七成透，捞出，置于能排水的容器内，上盖湿物，每日淋水 2～3 次，保持适宜的温、湿度，经 5～7 天，待幼芽长至约 0.5cm 时，取出，晒干或低温干燥。

2. 成品性状 麦芽呈黄白色，有芽和须根，内含粉质，芽长 0.5cm 左右。其发芽率应在 85% 以上。

（四）大豆黄卷的制备

1. 操作方法 取成熟饱满的净大豆，用清水浸泡至表面起皱，捞出，置于能排水的容器内，上盖湿布，每日淋水 2～3 次，保持湿润，待芽长至 0.5～1cm 时，取出，干燥。

2. 成品性状 大豆黄卷为带芽的黄豆或黑豆，芽黄色，卷曲。其发芽率应在 85% 以上。

【注意事项】

1. 发酵、发芽过程中均要保证一定温度和湿度，发酵法宜在夏季进行。

2. 要勤检查，防止发酵过度或芽长得过长。

3. 麦芽、大豆黄卷等芽长至规定要求时，要及时干燥。

【实训思考】

1. 试述发酵、发芽法的操作要点和成品质量标准。

2. 发酵、发芽最适宜的条件是什么？

实训十一 制霜法

【实训目的】

1. 掌握制备巴豆霜、西瓜霜的操作方法、质量标准及注意事项。

2. 熟悉巴豆制霜时加热的目的及巴豆霜的炮制原理。

3. 了解巴豆霜中巴豆油含量与巴豆霜质量的关系。

【实训内容】

1. 制霜　巴豆霜、西瓜霜。

2. 脂肪油的测定　巴豆制霜前后巴豆油的含量测定。

【实训器材及药品】

1. 制霜　乳钵、铜筛、草纸、压榨器、蒸锅、电炉、瓦罐、毛刷等。

2. 巴豆油含量测定　索氏提取器、烧瓶、称量瓶、水浴锅、天平、滤纸、乳钵、蒸发皿、量筒、乙醚、无水硫酸钠等。

【实训方法】

（一）巴豆霜的制备

1. 操作方法

（1）压榨去油：取净巴豆仁，碾成泥状，用布包严，蒸热，用压榨器榨去油，如此反复数次，至药物松散成粉，不再黏结成饼为度，再研成松散粉末。量少者，可将巴豆仁碾成泥状后，用数层吸油纸包裹，经微热后，反复压榨换纸，达到上述要求为度。

（2）稀释法：取净巴豆仁研烂后，测定脂肪油含量，加适量的淀粉，使脂肪油含量符合规定，混匀，即得。

2. 成品性状　巴豆霜为粒度均匀、松散的淡黄色粉末，显油性，味辛辣。其含油量应为 18%～20%。

（二）西瓜霜的制备

1. 操作方法

（1）西瓜析霜：取新鲜西瓜，沿蒂头切一厚片作顶盖，挖出部分瓜瓤，将皮硝填入瓜内，盖上顶盖，用竹签插牢，用碗或碟托住，悬挂于阴凉通风处，待西瓜表面析出白霜时，随时刮下，直至无白霜析出为止，晾干。

（2）瓦罐析霜：取新鲜西瓜切碎，放入不带釉的瓦罐内，一层西瓜一层皮硝，至罐容积的 4/5，将口封严，悬挂于阴凉通风处，数日后瓦罐外面析出白色结晶物，随析随收集，直至无结晶析出为止。

每 100kg 西瓜，用皮硝 15kg。

2. 成品性状　西瓜霜为类白色至黄白色结晶性粉末，气微，味咸。

（三）巴豆及巴豆霜中含油量测定

1. 提取方法　精密称取巴豆和巴豆霜各约 5g，分别装入滤纸筒内，上下均塞脱脂棉，置于干燥的索氏提取器中，由提取管上装入无水乙醚 120ml，连接冷凝装置，于 50℃ 左右恒温水浴中提取 2.5～3 小时，至提取完全，回收乙醚，然后将烧瓶中的提取液倒入预先洗净、于 100℃ 干燥而精密称重的蒸发皿中，并用少量无水乙醚洗净烧瓶，一并加入蒸发皿中，在水浴上徐徐蒸发，挥尽乙醚，然后置于烘箱中，100℃ 干燥 1 小时取出，移入干燥器中冷却 30 分钟，精密称定，计算巴豆油的百分含量。

$$巴豆油含量（\%） = \frac{巴豆油重}{样品重} \times 100\%$$

2. 巴豆油提尽的检查方法　从提取管中吸取 10 滴乙醚提取液于表面皿上，置于水浴锅上挥尽乙醚，然后加入 4～5 粒无水 Na_2SO_4，置于电炉上加热，若无丙烯醛气味；或将乙醚提取液滴于白色滤纸上，使乙醚挥尽，若无油迹，则为提尽。

【注意事项】

1. 制备巴豆霜要注意劳动保护,应戴口罩、手套,所用器具应及时洗刷干净。

2. 制备西瓜霜应选在秋季凉爽有风时进行,霜应随析出随扫下。

3. 挥发乙醚时,水浴温度以 40℃ 为宜,且必须将乙醚完全挥尽后,才能于烘箱内干燥。

【实训思考】

1. 巴豆制霜的方法有几种? 其优缺点是什么? 如何改进?

2. 巴豆霜的质量应从哪些方面进行控制?

实训十二 其他制法

【实训目的】

1. 熟悉煨法、提净法、水飞法、干馏法的操作方法、成品质量、注意事项。

2. 了解各法的炮制目的。

【实训内容】

1. 煨法 面裹煨肉豆蔻、麦麸煨肉豆蔻、烘煨木香。

2. 提净法 芒硝。

3. 水飞法 朱砂。

4. 干馏法 蛋黄油。

【实训工具与设备】 电炉、铁铲、铁筛、固定木夹、切刀、砧板、乳钵、磁铁、瓷盆、蒸发皿、吸油纸、纱布等。

【实训方法】

(一)煨法

1. 操作方法

(1)煨肉豆蔻:①麸煨:将麦麸和肉豆蔻同置于锅内,用文火加热并适当翻动,至麦麸呈焦黄色,肉豆蔻呈棕褐色,表面有裂隙时,取出,筛去麦麸,放凉。②面裹煨:取面粉加水适量混合均匀成适宜的团块,再压成薄片,将肉豆蔻逐个包裹。或将肉豆蔻表面用水湿润,如水泛丸法包裹面粉,再湿润再包裹至 3~4 层,晾至半干。投入已加热至滑利状态的滑石粉中,适当翻动,至面皮呈焦黄色时,取出,筛去滑石粉,剥去面皮。

每 100kg 净肉豆蔻,用麦麸 40kg 或面粉 50kg。

(2)烘煨木香:取未干燥的木香片平铺于吸油纸上,一层木香一层纸,如此间隔平铺数层,上下用平坦木板夹住,以绳捆扎结实,使木香与纸贴紧,放于温度较高的地方,使油渗于纸上,重复操作至纸上无油迹时,取出木香,放凉。

2. 成品性状

(1)煨肉豆蔻表面呈棕褐色,断面大理石样花纹不明显,稍显油性,气香,味辛。

(2)煨木香颜色加深,香气明显减弱,含油量降低。

(二)提净芒硝

1. 操作方法 取适量鲜萝卜,洗净,切成片,置于加热容器内,加适量水煮透(约 10 分钟),捞出萝卜,再投入适量朴硝共煮,至全部溶化,取出,用纱布过滤或澄清以后取上清液,放冷,待结晶大部分析出后,取出,置于避风处适当干燥,即得。其结晶母液经浓缩后可继续析出结晶,直至不再析出结晶为止。

每 100kg 朴硝,用萝卜 20kg。

2. 成品性状　芒硝为棱柱状、长方形或不规则块状及粒状,无色透明或类白色半透明,质脆,易碎,断面呈玻璃样光泽,气微,味咸。

（三）水飞朱砂

1. 操作方法　取粗朱砂粉,用磁铁吸尽铁屑,置于乳钵内,加适量清水,研磨成糊状,至手捻细腻无声时,加多量清水,使成红色混悬液,稍停,即倾出上层混悬液。下沉的粗粉依上法继续研磨,如此反复数次,直至不能再研为止,除去杂质,合并混悬液,静置后分取沉淀,晾干或40℃以下干燥,再研散即可。

2. 成品性状　朱砂粉为朱红色极细粉末,体轻,以手指撮之无粒状物,对光检视无亮银星,以磁铁吸之,无铁末,气味,味淡。

（四）蛋黄油的制备

1. 操作方法　将鸡蛋洗净煮熟,取黄,置于蒸发皿内,压碎,文火加热,并不断翻炒,待水分蒸发后再用武火继续翻炒,至蛋黄呈焦黑色,有油馏出,及时倾出即得。

2. 成品性状　蛋黄油呈棕黑色油状液体,具青黄色荧光。

【注意事项】

1. 煅制时火力不宜过大,以使油质徐徐被辅料吸收。

2. 提净芒硝时加水量不宜过多,以达到药物全部溶解即可,否则不易结晶。

3. 朱砂研磨时忌用铁器,研磨过程中,水量宜少,搅拌混悬时用水量宜大;干燥时温度不宜过高,以晾干或40℃以下烘干为宜。

4. 制蛋黄油时,鸡蛋要新鲜,熬油时应控制好火力,所得蛋黄油要及时装瓶贮藏。

【实训思考】

1. 煅法的炮制目的是什么？操作时应注意些什么？

2. 皮硝为什么要精制？收得率与哪些因素有关？

3. 朱砂粉的制备为什么要用水飞法？此法有什么优缺点？

4. 干馏法的炮制目的是什么？蛋黄油在临床上有什么用途？

实训十三　槟榔软化前后槟榔碱的含量测定

【实训目的】　掌握槟榔软化的目的及意义。

【实训内容】　生槟榔、槟榔饮片中槟榔碱的含量测定。

【实训器材及药品】　分析天平、锥形瓶、分液漏斗、漏斗、烧杯、滴定管、水浴锅、乙醚、氨试液、无水硫酸钠、滑石粉、硫酸滴定液、甲基红指示剂、氢氧化钠滴定液、蒸馏水。

【实训方法】

（一）供试品的制备

1. 生槟榔　取净槟榔,低温干燥,粉碎。

2. 槟榔片　取浸泡软化后的净槟榔片,低温干燥,粉碎。

（二）槟榔碱的含量测定

取各供试品粗粉8g,精密称定,置于具塞锥形瓶中,加乙醚80ml,振摇后加氨试液4ml,振摇10分钟,加无水硫酸钠10g,振摇5分钟。静置俟沉淀,分取乙醚液,置于分液漏斗中,残渣用乙醚洗涤3次,每次10ml,合并醚液,加滑石粉0.5g,振摇3分钟,加水2.5ml,振摇3分钟。静置,至上层醚液澄清时,分取醚液,水层用少量乙醚洗涤,合并醚液,低温蒸发至约20ml。移置于分液漏斗中,精密加入硫酸滴定液(0.01mol/L)20ml,振摇提取,静置俟分层,分取醚层,醚层用水振摇洗涤 3 次,每次 5ml,合并洗液与酸液,滤过,滤器用水洗涤,合并洗液与酸液。加甲基红指示液数滴,用氢氧化钠滴液(0.02mol/L)滴定。每 1ml 硫酸滴定液(0.01mol/L)相当于 3.104mg 的槟榔碱($C_8H_{13}NO_2$)。

【注意事项】

1. 萃取时出现乳化层不易分层时,可用玻棒搅拌使其分层。

2. 滴定时要注意观察,由红色变为黄色时,即为滴定终点。

【实训思考】 通过本实训,说出药材软化时"少泡多润"的重要性。

实训十四 槐花炒炭前后鞣质及芦丁的含量比较

【实训目的】

1. 通过对槐花炭中芦丁、鞣质的含量测定,验证"炒炭存性"的传统经验及止血作用增强的原理。

2. 了解槐花炒炭的炮制目的。

【实训内容】 采用高锰酸钾法测定槐花炒炭前后鞣质的含量;采用比色法测定芦丁的含量。

【实训器材及药品】

1. 鞣质的含量测定 温度计、10ml 吸量管、500ml 烧杯、乳钵、漏斗、垂熔玻璃漏斗、500ml 容量瓶、500ml 量筒、10ml 量筒、贮液棕色瓶、25ml 酸式滴定管、10ml 刻度吸管、抽滤瓶;高锰酸钾、靛胭脂、浓硫酸、氯化钠、硫酸钡、明胶。

2. 芦丁含量测定 100ml 容量瓶、100ml 量筒、10ml 吸量管、25ml 容量瓶、分光光度计、索氏提取器;精制芦丁、亚硝酸钠、硫酸铝、氢氧化钠、石油醚、甲醇。

【实训方法】

(一)样品的制备

1. 槐花 取净槐花,干燥,研成粗粉。

2. 槐花炭 取净槐花,置于温度适宜的热锅内,用中火炒至表面焦褐色,喷淋少许清水,灭尽火星,取出,干燥。

(二)鞣质含量测定

1. 样品的含量测定 分别取槐花生品及炒炭品的粗粉约 10g,精密称定,加蒸馏水 300ml,小火煮沸 30 分钟,过滤。药渣再加水 100ml 复提 2 次,提尽鞣质,合并滤液,定容于 500ml 容量瓶中,静置过夜。次日滤去析出之沉淀物。精密吸取滤液 10ml 于 1000ml 三角烧瓶中,加 500ml 蒸馏水,5ml0.6% 靛胭脂,20ml 硫酸,用 0.02mol/L 高锰酸钾溶液滴定至出现黄绿色,消耗高锰酸钾的毫升数为"A"。

2. 空白溶液测定 精密吸取上述提取液 100ml,加入 30ml 新鲜配制的 2.5% 明胶液,用氯化钠饱和,加 10ml 10% 稀硫酸及 10g 硫酸钡,振摇数分钟,以干滤纸过滤。吸取滤液 10ml,同上法用 0.02mol/L 高锰酸钾溶液滴定,消耗的高锰酸钾毫升数为"B"。

3. 槐花中鞣质含量计算 以鞣酸为标准,每毫升 0.1mol/L 高锰酸钾溶液,相当于 0.004157g 鞣酸。

$$鞣质的含量(\%) = \frac{(A-B) \times 0.004157 \times T \times 100}{W} \times \frac{M_1}{M_2} \times 100\%$$

式中,A:高锰酸钾的用量(ml)

B：空白中高锰酸钾的用量（ml）

T：稀释度

W：取样量（g）

M_1：滴定用高锰酸钾的毫摩尔数

M_2：0.1mol/L 高锰酸钾的毫摩尔数

（三）芦丁含量测定

1. 标准曲线的制备　精密称取干燥至恒重的芦丁，配制成 2.00mg/ml 的甲醇液。取 10ml 加水稀释至 100ml。精密吸取 0.00ml、1.00ml、2.00ml、3.00ml、4.00ml、5.00ml、6.00ml 分别置于 25ml 容量瓶中，各加水至 6ml，加 5% 亚硝酸钠溶液 1ml，使混匀，放置 6 分钟，加 10% 硫酸铝溶液 1ml，摇匀，放置 6 分钟，加氢氧化钠试液 10ml，再加水至刻度，摇匀，放置 15 分钟。在 500nm 波长处测定吸收度，以零管为空白对照，绘制吸收度—浓度标准曲线。

2. 供试品溶液的制备及测定　精密称取生槐花、槐花炭粗粉各 1g，置于索氏提取器中，加 30ml 石油醚回流至提取液无色，放冷，弃去石油醚液。再加甲醇 90ml，加热回流至提取液无色，将提取液置于 100ml 容量瓶中，用甲醇少量洗涤容器，洗液并入容量瓶中，加甲醇至刻度，摇匀。精密吸取 10ml，置于 100ml 容量瓶中，加水至刻度，摇匀。

精密吸取 3ml，置于 25ml 容量瓶中，按标准曲线制备项下的方法，自"加水至 6ml"起依法测定吸收度，计算含量。

$$含量（\%）\frac{C \times T}{1000 \times W} \times 100\%$$

式中，C：由回归方程计算的供试品量（mg）

　　　　T：稀释度

　　　　W：供试品的重量（g）

【注意事项】

1. 槐花炒炭时，锅温不能超过 250℃，槐花温度不能超过 210℃，出炭率不能低于 82%。

2. 加明胶和酸性氯化钠溶液后，必须振摇。

【实训思考】

1. 含量测定的原理是什么？如何除去测定中的干扰物？

2. 槐花炒炭前后鞣质的含量有何变化？

3. 说出"炒炭存性"的重要性。

实训十五　马钱子炮制前后士的宁的含量测定

【实训目的】　通过马钱子砂烫前后士的宁的含量比较，进一步了解马钱子砂烫的炮制原理。

【实训内容】　测定马钱子生品与砂烫品中士的宁含量。

【实训器材及药品】　具塞三角瓶、移液管（10ml、0.2ml、0.1ml）、滴管、漏斗、分液漏斗、量筒、玻璃棒、分析天平、容量瓶（50ml）、滤纸、薄层扫描仪、微量注射器、紫外分析仪；三氯甲烷、氨水、硫酸、正己烷、乙酸乙酯、甲醇、二乙胺、硅胶 GF_{254} 板等。

【实训方法】

（一）供试品的制备

1. 生马钱子粉　取生马钱子，粉碎，过 20 目筛。

2. 制马钱子粉　取砂烫马钱子,粉碎,过 20 目筛。

（二）士的宁的含量测定

1. 分光光度法　取生、制马钱子粉各约 0.4g,精密称定,置于 100ml 具塞锥形瓶中,精密加入三氯甲烷 20ml 与浓氨溶液 0.3ml,密塞,称定重量,冷浸 24 小时,称重,用三氯甲烷补足提取过程中损失的重量,充分振摇,滤过,精密量取滤液 10 ml,置于分液漏斗中,以硫酸液（0.5mol/L,取硫酸 30ml,缓缓注入适量蒸馏水中,冷却至室温并稀释至 1000ml,摇匀,即得。）萃取 4 次,萃取液合并后,用预先湿润的滤纸滤入 50ml 量瓶中,并以硫酸液（0.5mol/L）适量洗涤滤器,洗液并入量瓶中,再加硫酸液（0.5mol/L）至刻度,摇匀,精密量取 10ml,置于 50ml 容量瓶中,加硫酸液（0.5mol/L）稀释至刻度,摇匀,照分光光度法,在 262nm 及 300nm 波长处测定吸收度,照下式计算,即得。

$$士的宁含量（\%）= \frac{5(0.321a - 0.467b)}{W} \times 100\%$$

式中,a:吸收度（262nm 处）

b:吸收度（300nm 处）

W:供试品的重量（g）

2. 薄层扫描法

（1）提取液的制备:精密称取马钱子粉末 2g,置于 150ml 碘量瓶中,加入 10% 氨水 3ml 湿润,室温放置 1.5 小时,加入 80ml 三氯甲烷浸泡 3 天,其间振摇 3 次,每次 10 分钟,过滤,滤渣用三氯甲烷洗涤 3 次,每次 10ml,合并滤液,减压回收三氯甲烷浓缩,用 1ml 左右吸管转移至 5ml 容量瓶中,再加三氯甲烷 3 次,每次 1ml,洗涤瓶壁,合并三氯甲烷液,加三氯甲烷至刻度。

（2）标准曲线的绘制:精密称取士的宁 9mg,置于 2ml 容量瓶中,用三氯甲烷溶解并定容至刻度。用微量注射器精密吸取士的宁（1μl、2μl、3μl、4μl、5μl）分别在薄层板上点样,用展开剂正己烷-乙酸乙酯-甲醇-二乙胺（8:6:0.3:1.5）展开,展距 15cm,取出挥干溶剂,用双波长扫描仪反射锯齿扫描测定,测定波长 260nm,参比波长 360nm,线性参数 SX = 3。根据标准品浓度及峰面积值进行线性回归,求出工作曲线和回归方程。

（3）供试品溶液中士的宁的含量测定:精密吸取供试品溶液 9μl,在硅胶 GF_{254} 薄层板上点样,展开后经薄层扫描,测得供试品与对照品的峰面积,由工作曲线、回归方程计算各炮制品中士的宁含量。

【注意事项】

1. 提取是否完全,可用改良碘化铋钾试液、硅钨酸试液、碘-碘化钾试液检查。

2. 马钱子及其生物碱系剧毒药,实训时要注意安全,严禁带走。

【实训思考】　通过分析实训结果,说明砂烫马钱子的降毒原理。

实训十六　延胡索及其炮制品煎液中生物碱的含量测定和镇痛试验

【实训目的】　通过对延胡索炮制前后生物碱含量的测定及镇痛试验,明确延胡索的炮制意义。

【实训内容】

1. 延胡索生品及醋煮法（或醋炒品）煎液中总生物碱含量测定。

2. 延胡索生品及炮制品煎液的镇痛试验。

【实训器材及药品】 烧杯、电炉、分液漏斗、10ml 容量瓶、回收装置、5ml 刻度吸管、圆底烧瓶、碘瓶、碱式滴定管、注射器、秒表、计数器；三氯甲烷、硫酸、氨水、无水硫酸钠、氢氧化钠、甲基红、溴甲酚绿、试纸、醋酸等。

【实训方法】

（一）供试品的制备

1. 延胡索　取净延胡索，打碎成颗粒状，干燥。

2. 醋延胡索　取净延胡索，加醋与适量水（平药面），用文火加热，煮至透心，水干时取出，捣碎成颗粒状，干燥。

每 100kg 延胡索，用醋 20kg。

（二）总生物碱的含量测定

1. 供试品溶液的制备　精密称取延胡索、醋延胡索各 10g，分别置于 500ml 烧杯中，加水（200ml、100ml）煎煮 2 次，每次微沸 20 分钟，用脱脂棉过滤，加氨水调至 pH 10 以上，移入 250ml 分液漏斗中，用三氯甲烷萃取至无生物碱反应，合并萃取液，加 20ml 蒸馏水洗涤，再用 5ml 三氯甲烷洗涤水层，合并三氯甲烷。加无水硫酸钠 3g 脱水后，回收三氯甲烷至小体积，转入 10ml 容量瓶中，加三氯甲烷至刻度，备用。

2. 含量测定　精密吸取上述供试品溶液 5ml，置于 100ml 锥形瓶中，水浴挥去三氯甲烷，加三氯甲烷 2ml 溶解残渣，加 0.01mol/L 硫酸 20ml，水浴挥去三氯甲烷，加甲基红-溴甲酚绿指示剂 2 滴，用 0.02mol/L 氢氧化钠液滴定，终点由红色变为绿色（或以电位测定法指示终点，等当点为 pH 5.1）。

总生物碱含量以延胡索乙素计，每 1ml（0.01mol/L）硫酸溶液相当于 7.1084mg 延胡索乙素。

（三）镇痛试验——化学刺激法

1. 供试品溶液的制备　取延胡索生品及醋制品各 25g，水煎煮 2 次（400ml、250ml），微沸 25 分钟，过滤，浓缩至 100ml 备用。

2. 试验方法　取小鼠 30 只，体重 18～22g（雄性），随机分为 3 组，对照组给予等体积生理盐水，给药组分别灌以上述供试品液每只 0.6ml，40 分钟后，各鼠腹腔注射 0.7% 醋酸 0.1ml/10g，观察并记录 15 分钟内产生扭体反应的动物数或每组扭体反应的次数，与生理盐水组比较其镇痛效果。

【注意事项】

1. 水煎液因含淀粉而不易过滤，需用少量棉花过滤。

2. 萃取时出现乳化不易分层时，可用玻璃棒搅拌使其分层。

【实训思考】

1. 通过实训结果，归纳出醋炙延胡索的炮制原理。

2. 延胡索总生物碱的含量测定有哪几种方法？

实训十七　中药煅炭与炒炭前后止血作用的比较

【实训目的】　通过实训了解中药炒炭的炮制目的。

【实训内容】　棕榈、地榆、槐花、大蓟等煅炭、炒炭前后止血、凝血时间的测定。

【实训器材及药品】　乳钵、电炉、剪刀、秒表、5ml 注射器、小鼠灌胃器、兔开口器、导尿管、滤纸条、毛细管（φ1mm）、小砂轮、婴儿磅秤、天平；小鼠、家兔、生理盐水等。

【实训方法】

（一）供试品的制备

1. 棕榈按扣锅煅法煅炭存性。

2. 地榆、槐米、大蓟按炒炭法炒炭存性。

（二）试液的制备

称取生药和炭药各 100g，分别置于 1000ml 烧杯中，加水 400ml 煎煮 1 小时，用纱布过滤，残渣加水 200ml，再煎煮 30 分钟，纱布过滤，合并滤液浓缩至 100ml。

（三）出血时间测定

取体重 18～22g 小鼠 30 只，随机分成 3 组，称重、标号。按 0.8ml/20g 剂量，分别将生药水煎液和炭药水煎液给两组小鼠灌胃。半小时后，剪去小鼠尾部 3mm，每隔 30 秒，用滤纸轻轻吸去血滴，但不能挤压尾部，直至血流自然停止，用秒表记录出血时间。另以生理盐水组作对照，对所得结果进行统计学处理，求得 P。

（四）凝血时间测定（毛细血管法）

1. 取 1.5～2.0kg 的家兔，将兔左耳缘静脉用针刺破一处，待血液自行流出后，用内径为 1mm 的玻璃毛细管吸取血液，血液流出时开始记录时间，每隔 30 秒轻轻折断毛细管一段，再于右耳缘静脉取血，测定凝血时间，进行自身比较。

2. 取小鼠按上法分组，灌胃，30 分钟后，用毛细管（ϕ1mm）于鼠眼球静脉取血，至管内血柱达 5cm 后取出，当血液进入毛细管时开始计时，每 30 秒轻轻折断毛细管一段，若有血丝出现即为凝血，测得凝血时间。另以生理盐水为对照组，对所得结果进行统计学处理。

【注意事项】

1. 测定出血时间时，应将小鼠固定，并尽量使之保持安静。

2. 测定凝血时间时，要轻折毛细管。

【实训思考】

1. 中药煅炭、炒炭前后止血作用是如何变化的？

2. 中药炒炭的目的是什么？炭药在临床上常用于治疗哪些病症？

实训十八　不同软化方法对黄芩中黄芩苷含量的影响

【实训目的】　通过比较不同方法软化的黄芩中黄芩苷含量，说明黄芩加热软化的意义。

【实训内容】　对生黄芩、冷水浸黄芩、清水煮黄芩 3 种炮制品进行黄芩苷的含量测定。

【实训器材及药品】　分析天平、分光光度计、具塞三角烧瓶、玻璃漏斗、50ml 容量瓶、10ml 容量瓶、移液管（0.1ml、0.2ml、0.5ml、1.0ml）、滤纸；乙醇、黄芩苷标准品。

【实训方法】

（一）供试品的制备

1. 黄芩　取净黄芩，粉碎，过 40 目筛。

2. 冷水浸黄芩　取净黄芩，用冷水浸润，软化至柔软能切时，切薄片，干燥，粉碎，过 40 目筛。

3. 清水煮黄芩　取净黄芩分开大小条，置于沸水中煮沸 10 分钟，立即捞出，趁热闷润，切薄片，干燥，粉碎，过 40 目筛。

（二）黄芩苷的含量测定

1. 标准曲线的绘制　精密称取黄芩苷标准品 2.5mg，置于 10ml 容量瓶中，用 50% 乙醇

311

溶液 8ml 溶解,冷至室温,再加 50% 乙醇溶液至刻度,摇匀,即得 0.25mg/ml 的黄芩苷标准溶液。精密量取此液 0.1ml、0.2ml、0.3ml、0.4ml、0.5ml 分别置于 10ml 容量瓶中,并加 50% 乙醇溶液至刻度,摇匀。用 50% 乙醇溶液作为空白,用分光光度法在 279nm 处测吸收度,绘制标准曲线,并求出回归方程。

2. 供试品的含量测定   分别取各供试品 1g,精密称定,置于具塞三角烧瓶中,加 50% 乙醇溶液 50ml 冷浸 24 小时,过滤,滤液置于 50ml 容量瓶中,用 50% 乙醇溶液定容至刻度,为供试品溶液。精密量取供试品液 0.5ml 置于 25ml 容量瓶中,用 50% 乙醇溶液定容至刻度,精密吸取此液 1.0ml 于置 10ml 容量瓶中,用 50% 乙醇溶液定容至刻度。以 50% 乙醇溶液作为空白,在 279nm 处测吸收度,从标准曲线回归方程中计算供试品中黄芩苷的含量。

【注意事项】

1. 实验操作时,供试品与对照品力求条件一致,否则影响结果。

2. 用 50% 乙醇溶液冷浸时,一定要密闭,避免乙醇挥发。

【实训思考】   通过结果分析,为了提高黄芩的饮片质量,应选用何种软化方法最佳? 为什么?

实训十九   大黄炮制前后蒽醌类成分的含量比较

【实训目的】   通过大黄不同炮制品的成分含量比较,探讨大黄炮制的意义。

【实训内容】   比较生大黄、熟大黄中蒽醌类成分的含量,以掌握炮制对大黄所含成分的影响。

【实训器材及药品】   可见-紫外分光光度计、分析天平、电炉、石棉网、水浴锅、索氏提取器、100ml 磨口三角烧瓶、250ml 三角烧瓶、250ml 分液漏斗、刻度吸管、量瓶(25ml、250ml)、滤纸、洗瓶、冷凝管、标准筛;三氯甲烷、混合碱溶液(5% 氢氧化钠-2% 氢氧化铵混合液)、混合酸溶液(10ml 冰醋酸加 2ml25% 盐酸)、1,8-二羟基蒽醌标准品。

【实训方法】

(一)供试品的制备

1. 生大黄   取净大黄片,碾粉,过 40 目筛。

2. 熟大黄   取净大黄块,以酒炖法炖至大黄内外均呈黑色时,取出,干燥,碾粉,过 40 目筛。

(二)含量测定

1. 标准曲线的绘制   精密称取 25mg 1,8-二羟基蒽醌,置于 250ml 量瓶中,三氯甲烷溶解并稀释至刻度。精密量取标准溶液 0.50ml、1.00ml、2.00ml、3.00ml、4.00ml、5.00ml,分别置于 25ml 量瓶中,水浴上蒸去三氯甲烷,用混合碱溶液定容至刻度,摇匀,30 分钟后在 525nm 处测定光密度(A),以混合碱液为空白对照,绘出光密度(A)-浓度(C)曲线,并计算该曲线的回归方程。

2. 大黄中游离蒽醌的含量测定   精密称取各供试品 100mg,分别置于索氏提取器中,以 50ml 三氯甲烷回流提取至无色,三氯甲烷提取液移入分液漏斗中,冷却至室温,以混合碱溶液萃取至无色,合并碱液,用少量三氯甲烷洗涤,弃去三氯甲烷,用混合碱液调至一定体积(250ml),若不澄清,可用垂熔漏斗过滤,溶液于沸水浴中加热 4 分钟,用冷水冷却至室温(注意应补足原来体积),30 分钟后在 525nm 处测定光密度(以混合碱溶液为空白),由标准曲线所得浓度计算含量。

3. 大黄中结合蒽醌的含量测定　精密称取各供试品 100mg,分别加 20ml 混合酸溶液于 100ml 三角烧瓶中,回流水解 1 小时,冷后加入 30ml 三氯甲烷,继续回流 20 分钟,三氯甲烷提取液以滤纸过滤于分液漏斗中,药渣用 10ml 三氯甲烷洗涤 3 次,洗液通过原滤纸过滤于分液漏斗中,用少量水洗涤三氯甲烷,三氯甲烷液用混合碱溶液同上法萃取测定,测得含量为游离蒽醌和结合蒽醌总量,从中减去游离蒽醌量,即得结合蒽醌含量。

$$蒽醌类成分的含量(\%) = \frac{C \times T}{W} \times 100\%$$

式中,C:游离蒽醌的浓度(mg/ml)

T:供试品的稀释度(即稀释倍数×原体积)

W:供试品的干燥重量(mg)

【注意事项】

1. 标准品与供试品的发色时间应相同。

2. 萃取与比色操作应在无阳光直接照射的情况下进行,碱萃取液应避光保存。

3. 与样品接触的仪器应干燥。

【实训思考】　通过大黄炮制前后蒽醌类成分的变化,说明熟大黄泻下作用降低的原因。

（刘　波　袁国卿）

附录　常用炮制设备的标准操作规程

一、筛药机

以 SX-800 型筛药机为例。本设备为箱式双层电动筛药机。其原理主要是利用药材与杂质大小差异,配置适当规格的筛网,在筛体往复运动下达到分离或将饮片分档的目的。

（一）标准操作规程

1. 准备工作

（1）检查筛选机应具有"已清洁"标志牌,并确认在有效期内,如超过有效期,使用前需重新进行清洁。

（2）拧开两个紧固螺母,拉出筛网,检查筛网有无破损,如有破损要及时更换。

（3）根据工艺要求选择筛网的目数,以达到分档的要求。

（4）将筛网安装固定,调整减震器的两个压紧螺母,使减压板与压紧螺母紧固。

（5）接通电源,打开开关,空载运转查看是否正常,如有异常及时停机查清故障原因并排除。

2. 操作

（1）打开电源开关,启动正常后开始投料。

（2）将药物均匀地投入进料口,投料不可过多,避免造成出料不均匀。

（3）将不同规格的药物分别放入不同容器内,并分别注明。

（4）工作结束后,关闭电源开关,关闭排尘控制开关。

（5）填写设备运行及生产记录。

（二）清洁规程

1. 清洁工具　塑料扫把、不脱落纤维的抹布;清洁剂。

2. 清洁程序

（1）关闭电源,拧开网板固定螺丝。

（2）将网板分别取出,用毛刷清扫干净,用清洁剂清洁干净,再用饮用水冲净,晾干。

（3）用抹布蘸取清洁剂将进料口及出料口清洁干净,再用饮用水将清洁剂清洗干净。

（4）用抹布将设备外表清洁干净。

（5）按顺序将设备的筛网装配好。

（6）填写清洁标志及清洁记录;悬挂设备状态标志。

3. 清洁评价　以眼观表面无污迹,无药物残留,洁净的白布擦拭,布上无变化,设备见本色为准。

4. 清洁频次　①同品种连续生产 3 批;②同品种连续生产超过 7 天;③换品种时;④特殊情况。4 个条件满足其中 1 个条件时,必须进行清洁。

二、洗药机

以 XY720 型洗药机为例。本设备为滚筒式洗药机,每小时可洗涤药材 300~500kg。其工作原理主要是通过联轴器驱动蜗轮箱实现减速,蜗轮箱再通过链轮驱动左侧的一组滚轮带动滚筒转动,滚筒内通水后,水压加大达到清洗物料的目的。

（一）标准操作规程

1. 准备工作

（1）使用前先检查蜗轮箱油面是否在油窗刻度线上,如不在刻度线上要加润滑油。

（2）打开洗药机电源开关,开启喷水管阀门开关,空车运转,无异常现象才可投入使用。

2. 操作

(1)打开电源开关,开启喷水管阀门开关。

(2)将药物均匀地投入进料口,注意装入物料不宜过多,以免清洗不彻底,以连续均匀效果最佳。

(3)随时注意喷水情况,声音不正常时应立即停机,检查正常后方可继续生产。

(4)药材清洗完毕,先关闭洗药机电源开关、水管开关,然后再关闭总电源开关。

(5)填写设备运行及生产记录。

(二)清洁规程

1. 清洁工具　塑料刷子、不脱落纤维的抹布;清洁剂。

2. 清洁程序

(1)关闭电源,打开饮用水,用软管将洗药机内部清洁干净。

(2)拆开洗药机下面挡板,用塑料刷将残余药物清洁干净,再用饮用水清洁干净。

(3)用抹布将洗药机进料口擦净。

(4)将设备底座清洗干净。

(5)关闭饮用水。

(6)填写清洁标志及清洁记录;悬挂设备状态标志。

3. 清洁评价　以眼观表面无污迹,无药物残留,洁净的白布擦拭,布上无变化,设备见本色为准。

4. 清洁频次　①同品种连续生产 3 批;②同品种连续生产超过 7 天;③换品种时;④特殊情况。4 个条件满足其中 1 个条件时,必须进行清洁。

三、润 药 机

以 GT_7C_5-3 型润药机为例。本设备为圆筒形卧式机润药机,其最高工作压力(MPa)≤0.3。适用于减压浸润、加压浸润、热润或冷润,也适用于蒸药和中药湿热灭菌。工作原理主要是将需要浸润的药材置于机内后,锁紧机门,抽真空至工艺技术参数中规定的负压值,并保持一定时间(负压保持时间以被浸润物不同而定,一般 10~30 分钟),以便将被浸润中药材中的气体排除。而后向机内喷饮用水,使其迅速被吸收,待饮用水完全淹没被浸润药材后,可打开放气阀,并继续向机体内充满饮用水,而后,关闭放气阀,再向机内注液加压至小于或等于 0.3MPa,并保持一段时间,以达到快速浸润的结果。根据工艺要求选用不同浸润方法。

(一)标准操作规程

1. 冷浸润法

(1)将药物装入料车,打开锅门,将料车推入锅内,锁紧锅门,关闭所有阀门及接口。

(2)打开电源,启动真空泵抽真空使压力至 -0.08MPa~ -0.07MPa。

(3)打开饮用水,加水浸没药材,打开压缩空气阀门加压,使压力小于 0.3MPa,根据工艺要求,设定浸润时间,开始润药。

(4)润药完毕,打开排污阀门排净污水,开启保险连锁装置,打开锅门,进行出料。

2. 热浸润法

(1)将清洗的净药物装入料车,推入锅内,关闭锅门和除溢流口外的所有阀门及接口,通入饮用水,至水位(液位计的 80~100cm)完全浸没药材。

(2)通入蒸汽加热,待温度达到≤50℃后停止加热。根据工艺要求,设定润药时间,开始润药。

(3)出料:润药完毕,打开排污阀门排净污水,开启保险连锁装置,打开锅门,进行出料。

冷浸或热浸操作完毕后,均应填写设备运行及生产记录。

3. 注意事项

(1)用蒸汽润制时,温度不得高于 50℃。

(2)润制完成时,汽未放净,严禁开门。

(3)润制时,润药机的工作压力不大于 0.3MPa。

(二)清洁规程

1. 清洁工具　塑料刷子、不脱落纤维的抹布;清洁剂。

2. 清洁程序

（1）关闭蒸汽阀门、饮用水阀门。

（2）打开润药机门，将药筐拉出，用塑料毛刷蘸取清洁剂，将其清洁干净，然后用饮用水冲洗干净。

（3）用饮用水将润药机内部残留物冲洗干净。

（4）用不脱落纤维的抹布蘸取清洁剂擦拭润药机内部，再用饮用水将清洁剂冲洗干净。

（5）用抹布蘸取清洁剂擦拭润药机外部表面，然后用饮用水冲洗干净，晾干。

（6）将药筐推入润药机，关闭机门。

（7）填写清洁标志及清洁记录；悬挂设备状态标志。

3. 清洁评价 以眼观表面无污迹，无药物残留，洁净的白布擦拭，布上无变化，设备见本色为准。

4. 清洁频次 ①同品种连续生产3批；②同品种连续生产超过7天；③换品种时；④特殊情况。4个条件满足其中1个条件时，必须进行清洁。

四、铡刀式切药机

以 DWZL-300 型直线往复式切药机为例。

本设备为铡刀式切药机，每小时可切制40～300kg。用于根、茎、叶、草、皮类中药饮片的切制。其工作原理主要是由于机械的传动，使刀片上下往复运动，原料经链条连续送至切药口，由往复式切刀切制成所需要厚度的饮片。

（一）标准操作规程

1. 准备工作

（1）检查切药机是否具有"已清洁"标志牌，并确认在清洁有效期内。

（2）开车前在各润滑位置加注润滑油。

（3）检查刀刃是否磨钝，如有缺口或磨钝要磨好后再使用。

（4）按生产工艺要求调整切片厚度。

（5）通电前检查电器系统是否完好，接通电源后先空转（注意！不准反转），观察一下有无异常现象。若有故障及时排除。

2. 操作

（1）检查总电源开关应为关闭状态。

（2）调刻度，提升小球扳动拨杆，按齿轮箱上方的"截断长度-齿轮档位配位表"调整刻度（注：表中的"内、中、外"为拨杆所处的位置，表中的数据是齿轮箱下方棘轮转动一个齿时的数值，棘轮转动两个齿时，实际数值为表中数值的两倍）。

（3）调整棘轮齿数，转动皮带轮外侧偏心座上的螺杆，使偏心块移动，转动皮带轮一周，使推动棘轮的齿数符合要求（推动棘轮的齿数不得大于10齿）。

（4）调节刀片切入输送带深度，（一般不需调整）。调整方法：拧松刀架机构螺母，调节机构上下位置。每调整一次都要转动皮带轮，使刀片缓慢下移。当刀刃位于最低点时，观测刀刃与输送带的间隙或切入输送带的深度，将需切的物料置于输送带的两侧，观察切断情况，直到合适为止。切刀切入输送带太深，会影响输送带的使用寿命。

（5）调整输送带的位置，让输送带的标记点转动一周，若有偏移要及时调整。调整方法：输送带偏移侧螺栓张紧，另侧放松，每次调整螺栓转动不宜超过1/4周。输送带出料头偏移一般不得超过5mm。

（6）装刀：转动皮带轮，使刀架处于最高点，取洁净的磨好的刀片，置于刀杆端头，拧紧压刀杆螺母。

（7）打开总电源开关，启动切药机，若有点振动应正常运行，调整速度。

（8）运行正常后，加药材于输送带上进行切制。

（9）操作者在上药时要铺匀，厚度要适当，切忌厚实不均，若忽然遇塞车要立即打"返车"将药物退出，停车清理。

（10）工作结束后，关闭开关，切断电源。

（11）填写设备运行及生产记录。

3. 注意事项

（1）工作服袖口必须扎紧。

（2）切制时不要用手接触刀片。

（3）开机前应检查输送带上有无异物。

（4）正常使用每隔一天或停用后首次使用,需对全部运动部位加润滑油,加油量以不滴油为限。

（5）物料中不得有金属或石块等硬物,以免损坏刀和输送带。

（6）最高工作频率适合于截断长度在6mm以下使用。截断长度越长,切刀工作频率(电机转速)应越低。

（7）棘轮齿数、刀片切入深度和电机转速应确定专人调整。

（8）运转时及时清理输送带下侧物料,以免黏性物料带至切刀下侧切伤或切断输送带,同时导致输送带左右偏移。

（9）运转时,有若出现输送带不走,或走的距离比设定的大,导致物料尺寸不准时,及时调整偏心块的位置,使棘轮走位准确;如果是输送带打滑,要张紧输送带(在输送带不打滑的情况下,输送带不要张行太紧)。

（10）停机时要拆卸刀片,每次装刀后要先转动皮带轮一周,以确认刀片切入输送带的深度。

（二）清洁规程

1. 清洁工具 塑料刷子、不脱落纤维的抹布;清洁剂。

2. 清洁程序

（1）切断电源,让设备处于停机状态。

（2）盘车让刀片处于最低点。

（3）将药机刀片、三面挡板及工作台面按次序依次拆下。

（4）用不落纤维的抹布蘸取饮用水,将各部件清洁干净。

（5）用毛刷将设备内部清扫干净,然后用抹布蘸取饮用水将设备内部及传送带清洁干净。

（6）按正确的次序将设备重新装配好;填写清洁标志及清洁记录;悬挂设备状态标志。

3. 清洁评价 以眼观表面无污迹,无药物残留,洁净的白布擦拭,布上无变化,设备见本色为准。

4. 清洁频次 ①同品种连续生产3批。②同品种连续生产超过7天。③换品种时。④特殊情况。4个条件满足其中1个条件时,必须进行清洁。

五、旋转式切药机

以QY120-4型旋转式切药机为例。本设备为旋转式切药机,每小时可切制70~700kg。适用于根、茎、叶、草、皮、块状及果实类中药材的饮片切制。

（一）标准操作规程

1. 准备工作

（1）检查旋转式切药机应有"已清洁"标志牌,并在清洁有效期内。

（2）先检查电机、电器开关是否完好,电动机有无受潮,各部件是否完整,安装是否牢固。

（3）检查润滑部位加油是否充足,变速箱油位应到油窗的油位线。

（4）打开护罩门,将刀片与刀门的间隙调到0.2mm±0.1mm的范围内,各紧固件不得松动,运动部位要清洁无障碍。

（5）根据药材的泡实调整上链条与下链条的夹角,调整上下链条后部辊上的螺栓,使链条松紧适宜。

（6）根据不同的饮片规格,调整挡板轴的厚度,并与变速手柄位置相符合。(切制规格在1~4mm的块状及果实类的药材时,应安装上三块调整挡板,大于4mm的饮片时,可去掉调整挡板直接调速。调整时,同时变换链条给进速度以达同步)。

（7）刀片的刃口夹角必须控制在22°~24°为宜。

（8）接通电源,打开开关,空车运转,检查各转动部位是否运转正常,如有异常及时停机排除故障。

2. 操作

（1）将待切药材放在机器平台上,将药材推进进料口压紧,打开开关进行切制。

（2）进料要形成连续性,进料均匀,不要忽多忽少,以免造成塞药现象,药材被塞住时要及时停车清理,以保证所切药材质量。

（3）操作时严防金属及其他杂物混入切制的药材中,以免损坏刀片及其他部件。

（4）切制时,若有异声,立即停车,搬动离合手柄,打"返车"退出药材进行清理,排除故障后再进行切制。

（5）在切制过程中,注意观察所切药材质量,及时调整,保证药材切制质量。

（6）在切制含淀粉量多、黏性大、纤维性大的药材时,可适当喷水,以助切制。（拉合板可做喷水孔用）。

（7）工作结束后,切断电源,清理设备卫生。

（8）填写设备运行及生产记录。

3. 注意事项

（1）因为刀片与出药口间隙大小,直接影响饮片质量,刀片与出药口的间隙保持在 0.2～0.4mm,三把刀片应调至同一个平面上,然后拧紧压紧螺母。

（2）经常检查刀片的锋利程度,发现磨钝或缺口时,及时修磨,刀片的刀口夹角控制在 22°±1°。

（3）所有调整必须在停车状况下进行,严禁在运行状态下调整。

（4）当手柄位置与调节挡板轴数字不一致时,严禁开车。

（5）如遇故障,应及时排除,严禁机器带病工作。

（二）清洁规程

1. 清洁工具　塑料刷子、不脱落纤维的抹布;清洁剂。

2. 清洁程序

（1）关闭电源,使切药机处于停机状态。

（2）打开防护罩,用毛刷将罩内杂物清洁干净。

（3）将刀片拆下,用清洁剂清洁干净,再用饮用水清净。

（4）将刀片加油保养,放入储存间备用。

（5）打开切药机刀片罩盖,用清洁剂将内部药物残渣清洁干净,再用饮用水清洁干净。

（6）将设备装配好;擦净设备外表面。

（7）填写清洁标志及清洁记录;悬挂设备状态标志。

3. 清洁评价　以眼观表面无污迹,无药物残留,洁净的白布擦拭,布上无变化,设备见本色为准。

4. 清洁频次　①同品种连续生产 3 批;②同品种连续生产超过 7 天;③换品种时;④特殊情况。4 个条件满足其中 1 个条件时,必须进行清洁。

六、热风循环烘箱

以 RHX-41-A 型热风循环烘箱为例。其工作原理是:轴流风机推动空气,经热交换器加热后通过风道由分风板分配进入干燥箱,加热物料,同时循环的热风将蒸发出来的水分带走,湿热空气通过排湿孔排出箱外,使物料得以干燥。

（一）标准操作规程

操作如下:

（1）将烘箱的门打开,将装放盘的小车拉出。

（2）将需干燥的饮片放到盘子内,将盘子自上至下依次装到小车上。

（3）将小车推入烘箱,关门,锁定。

（4）合上电源开关 SA,注意指示灯 HL$_1$ 是否指示。

（5）按下风机按钮 SB$_2$,并检查风机转向是否正确。

（6）将"手"或"自"动切换开关放在"自动"位置,转动 XMT-12 设定旋钮,然后设定好温度控制点,极限报警点。具体设定方法:将仪表拨动开关放在上限位置,同时旋转相对应的设定电位器,此时数字显示的是所需要的温度,用同样的方法,分别将烘箱温度使用点、温度报警点设定好,然后将仪表拨动开关放在测量位置。

（7）关掉截止阀,打开旁通阀,同时也打开疏水器旁通阀,放掉管道中的冷却水,然后按相反次序,关掉旁通阀,打开截止阀,将"手"或"自"动切换开关置于手动位置,按下加热按钮开关。

（8）将电动执行器的限位开关限在开闭位置。

（9）根据物料含有的水分量来调节排湿阀中的开启角度,不能太大。排湿时间待烘箱温度上升到所需的设定值后,即进行排湿。

(10)干燥过程中每小时翻盘1次,翻盘时,由下至上依次翻盘。

(11)干燥完毕,关闭加热按钮,停止加热,过20分钟关闭风机按钮。

(12)打开烘箱门,将装药的小车拉出,由下至上依次将干燥好的饮片存放到指定的容器中。

(13)将饮片运到下道工序。按清洁程序对设备进行清洁。

(14)填写设备运行及生产记录。

（二）清洁规程

1. 清洁工具 塑料刷、不脱落纤维的抹布、不锈钢桶;清洁剂用洗洁精;消毒剂用75%乙醇溶液、0.1%新洁尔灭溶液,消毒剂每月轮换使用1次。

2. 程序

(1)在停机状态下,将烘盘及烘架取出,用清洁剂把烘架、烘盘分别清洁干净,然后用饮用水冲净。

(2)用塑料刷、抹布将烘箱内部的药物残渣清洁干净。

(3)用清洁剂将烘箱内面及烘箱外壳擦洗1遍,然后用饮用水擦洗干净。

(4)用洁净抹布蘸取消毒剂将烘盘、烘盘架及烘箱内部擦洗消毒,10分钟后,用饮用水清洁干净。

(5)将烘盘及烘架放于烘箱内,并烘干。

(6)填写清洁标志及清洁记录;悬挂设备状态标志。

3. 清洁评价 以眼观表面无污迹,无药物残留,设备见本色。

4. 清洁频次 ①同品种连续生产3批;②同品种连续生产超过7天;③换品种时;④特殊情况。4个条件满足其中1个条件时,必须进行清洁。

七、滚筒式炒药机

以 CY-2 型滚筒式炒药机为例。

（一）标准操作规程

1. 准备工作

(1)检查炒药机是否有"已清洁"标志牌及前批"清场合格证"。

(2)检查锅筒、减速机、排风口、电器等是否完好无损,紧固件是否紧固,并对润滑部位注油润滑。

(3)检查电源正常,各紧固件紧固,运动部位无障碍物,滚轮锅圈清洁无污物。

(4)开机空车运转,检查锅体运转情况正常;启动吸尘器使吸尘器正常运转。

(5)准备好所用的工具、物品及容器具。

2. 操作

(1)液化气点火操作:开机使锅体顺时针旋转,打开液化气瓶开关。打开点火棒开关,并点燃点火棒。把点火棒伸入炉腔内,由小到大逐渐打开主机下部的液化气开关,并点燃燃烧器。打开风机,将风机风量调至最小,使燃烧器火焰正常。由小到大调节风机风量。调整气瓶上的中压减压阀,调节火焰大小。升温半小时左右,待达到工艺所需温度后,再进行操作。

(2)药材的炒制操作:锅体正向运转,将上部进料口打开,把饮片倒入锅内。随时检查炒制质量。饮片炒好后,用倒顺开关使锅体逆向旋转,从下部接料。关闭液化气开关,停止加热。主机继续运转达10~20分钟后,停机。关闭风机,关闭总电源。

(3)填写设备运行及生产记录。

3. 注意事项

(1)操作中,正确使用倒顺开关。当锅体需要改变旋向时,使锅体处于静止状态,严禁锅体处于旋转状态时改变旋转方向。

(2)操作完毕及时关闭液化气阀门,再旋转10~20分钟,防止锅体局部受热而损坏设备。

(3)机器运转时,操作人员注意监视,发现异常,立即停机检查。

（二）清洁规程

1. 清洁工具 塑料刷子、不脱落纤维的抹布;清洁剂。

2. 清洁程序

(1)启动炒药机,转动锅体,将适量饮用水加入锅体内,并用刷刷洗锅壁。

（2）用塑料刷将锅内杂物清洁干净。

（3）逆向运转倒出清洗液。

（4）加入清洁剂刷洗,然后用饮用水将炒药机锅体内部刷洗干净。

（5）用抹布蘸取清洁剂将设备外表、吸尘器、罩、内外表面清洁干净。如吸尘罩不易清洁,则将罩拆下,运至清洗间,用清洁剂清洁干净,然后用饮用水冲洗干净。

（6）用洁净抹布蘸取消毒剂,将设备的各部件及设备内部进行擦拭,10 分钟后用饮用水将各部件冲洗干净。

（7）关闭主机电源,重新装配吸尘罩。

（8）填写清洁标志及清洁记录;悬挂设备状态标志。

3. 清洁评价　以眼观表面无污迹,无药物残留,洁净的白布擦拭,布上无变化,设备见本色为准。

4. 清洁频次　①同品种连续生产 3 批;②同品种连续生产超过 7 天;③换品种时;④特殊情况。4 个条件满足其中一个条件时,必须进行清洁。

《中药炮制技术》教学大纲

（供中药等专业用）

一、课程性质与任务

中药炮制技术是制备中药饮片的一门独特的制药技术，是中药等专业的一门必修专业课程。应在学习中医学基础概要、中药方剂学、药用植物学、有机化学、分析化学、中药化学技术、中药鉴定技术等课程后开设本课程。本课程在中药等专业的课程体系中起着重要的支撑和促进作用。

本课程的任务是通过教与学，使学生具有必需的中药炮制的基本理论、基本知识；具备熟练进行中药炮制操作的基本技能；具备在饮片生产企业从事中药材炮制加工、质量检测、贮藏保管的职业能力；具备自主学习的方法能力；具备团结协作、沟通交流的社会能力；具备良好的职业素养。使学生真正成为能适应中药产业化发展需要、德智体美全面发展的高等技术应用型专门人才。

本大纲供三年制中药等专业使用。

二、课程教学目标

依据高等职业院校中药等专业的培养目标，本课程的教学目标是：通过理实一体化教学，使学生掌握从事中药炮制生产所必需的基本理论、基本知识和基本技能；掌握中药材的炮制加工技术；熟悉现代新技术、新设备在中药炮制中的应用；了解相关学科的知识和技术；具备自学或继续学习的能力。

【知识教学目标】

1. 掌握中药炮制的操作方法、成品质量、操作中的注意事项、炮制目的、新技术新设备的原理或标准操作规程；掌握常用饮片（附本大纲之后）的炮制方法、成品性状、炮制作用及贮藏。

2. 熟悉有关中药炮制的法规、中药炮制的分类及常用辅料、中药饮片的质量要求及贮藏保管、某些药物的炮制原理、中药饮片 GMP 有关规定。

3. 了解中药炮制的发展概况、中药炮制的研究、中药炮制对药物的影响。

【能力培养目标】

1. 具备对各种饮片进行炮制加工、质量检测的能力。

2. 具备对饮片生产机械和设备使用与维护的能力。

3. 具备改进中药饮片生产工艺的能力。

4. 具有一定的就业、创业和可持续发展的能力。

【素质教育目标】

1. 具有良好的职业素养。

2. 具有一定的法律意识和辨别能力。

3. 具有团结协作、沟通交流的能力。

4. 具有良好的职业道德，树立全心全意为人民服务的思想。

三、教学内容与要求

上篇　基本知识与技能

第一章　绪　　论

【知识教学目标】

1. 掌握中药炮制、炮炙、中药饮片的含义；中药炮制的法律依据及质量标准。

2. 熟悉传统的制药原则、古代和现代中药炮制专著、中药饮片 GMP 有关规定。

3. 了解中药炮制发展史四个阶段的主要特点;中药炮制的研究。

【能力培养目标】 掌握《中药炮制技术》的学习方法。

【教学内容】

概述

1. 中药炮制、炮炙、中药饮片的含义,中药炮制历史上曾有的称谓。

2. 简述学习中药炮制的任务。

3. 介绍本课程的参考书和学习方法。

第一节 中药炮制的起源与发展概况

1. 简述中药炮制的起源,中药炮制发展的 4 个阶段的特点,与炮制有关的著作。

2. 古代三部炮制专著及其意义。

3. 简要介绍现代主要的炮制著作。

第二节 传统的制药原则

举例讲明中药炮制传统的制药原则和具体操作方法。

第三节 中药炮制的研究

简要介绍或自学中药炮制的研究内容和研究方法。

第四节 中药炮制的法律依据及质量标准

1. 简述《中华人民共和国药品管理法》将中药饮片列入药品管理,确立了中药饮片的法律地位,是中药炮制所必须遵守的法规。

2. 讲明中药饮片的国家质量标准包括《中国药典》、《全国中药炮制规范》和《中药饮片质量通则》,各省、自治区、直辖市的《中药炮制规范》属地方标准,但对于国家药品标准没有收载的品种,地方标准仍作为法定的强制性标准。

第五节 中药饮片 GMP 介绍

简要介绍中药饮片 GMP 的相关规定。

第二章 中药炮制的目的及对药物的影响

【知识教学目标】

1. 掌握中药炮制的目的、炮制对药性的影响。

2. 熟悉炮制对药物临床疗效的影响、对调剂和制剂的影响。

3. 了解炮制对药物理化性质的影响。

【教学内容】

第一节 中药炮制的目的

1. 举例说明中药炮制的目的。

2. 介绍明代陈嘉谟的传统炮制理论。

第二节 炮制对药性的影响

1. 讲述通过炮制使药物性味发生变化,以适应中医临床辨证施治用药的需要;讲述药物自身属性多偏,通过炮制以调整其性味,使达到安全有效的用药要求。

2. 重点讲述炮制对四气五味的影响的 3 种情况。

3. 举例介绍炮制对升降浮沉、归经、毒性的影响。

第三节 炮制对药物临床疗效的影响

1. 讲述炮制能直接影响药物临床疗效的发挥。

2. 从净制、切制、加热炮制、辅料炮制几个方面举例介绍炮制对药物临床疗效的影响。

第四节 炮制对调剂和制剂的影响

1. 讲述炮制与调剂和制剂的关系。

2. 简述或自学炮制对中药调配和中药制剂的影响。

第五节 炮制对药物理化性质的影响

1. 讲述研究中药炮制前后理化性质的变化,对探讨中药炮制作用和炮制原理具有重要意义。

2. 举例简述或自学炮制对药物物理性质特别是化学性质的影响。

第三章　中药炮制的分类及辅料

【知识教学目标】

1. 掌握中药炮制的分类方法;中药炮制辅料的含义。

2. 熟悉中药炮制常用辅料及其制药时的作用。

3. 了解雷公炮炙十七法、三类分类法、五类分类法的内容。

【能力培养目标】　会对麦麸、灶心土、河砂等使用前进行净制处理;会制备食盐水、姜汁、炼蜜、羊脂油、黑豆汁、甘草汁等。

【教学内容】

第一节　中药炮制的分类

1. 介绍雷公炮炙十七法、三类分类法、药典分类法、五类分类法、药用部位分类法的内容及其优缺点。

2. 重点介绍本教材采用工艺与辅料相结合分类方法的缘由。

第二节　中药炮制常用辅料

1. 讲述中药炮制所用辅料的含义;辅料用以炮制药物时的形态分两大类;中药炮制的常用辅料及制药时的作用。

2. 教会辅料麦麸、灶心土、河砂等使用前的净制处理;食盐水、姜汁、炼蜜、羊脂油、黑豆汁、甘草汁等的制备方法。

第四章　中药饮片的质量要求及贮藏保管

【知识教学目标】

1. 掌握中药饮片质量要求的主要内容。

2. 熟悉贮藏中的变异现象和造成变异的自然因素及贮藏保管方法。

3. 了解贮藏保管的注意事项。

【能力培养目标】

1. 会根据药物的性质、自然因素等情况选用合适的贮藏保管方法。

2. 能对出现的变异现象找出原因并提出整改措施。

【教学内容】

第一节　中药饮片的质量要求

1. 讲述《中国药典》、《中药饮片质量通则》等对净度、片型及粉碎粒度、色泽、气味、水分的要求。

2. 介绍灰分、浸出物、有效成分、有毒成分、有害成分、显微理化鉴别、卫生学检查和包装检查的要求。

第二节　中药饮片的贮藏保管

1. 讲述传统的贮藏保管方法,重点是对抗同贮法;现代常用的养护新技术,重点是气调养护技术。

2. 讲述中药饮片贮藏中可能出现的变异现象,以及造成这些变异现象的因素,主要是自然因素。

3. 简要介绍或自学贮藏保管中应注意的问题。

下篇　炮制技术

第五章　净选加工

【知识教学目标】

1. 掌握净选加工的方法、净制设备的性能和工作原理、净药材的质量要求。

2. 熟悉净选加工的目的。

3. 了解净选加工中某些药物的炮制研究。

【能力培养目标】

1. 能按照净药材的质量要求,进行常用中药的净选处理。

2. 会碾捣、制绒、拌衣、揉搓等操作。

【教学内容】

概述

讲述净制的含义、净药材的含义、净选加工的目的。讲述只有净药材才能用于临床。

第一节　清除杂质

1. 讲述挑选、筛选、风选、水选等清除杂质的操作方法及特点;净制设备的原理或使用方法。

2. 讲述清除杂质的方法往往是交替使用,在清除杂质的同时也除去了非药用部位或对药物进行分档。

第二节　分离和清除非药用部位

1. 举例说明分离和清除非药用部位的方法。重点介绍去皮壳、去毛、去心、去核、去头尾足翅的方法和代表性药物。

2. 简要介绍枇杷叶去毛、桔梗去皮和芦及人参去芦、枳壳去瓤的现代研究成果。

第三节　其他加工

简要介绍或自学碾捣、制绒、拌衣、揉搓的方法和目的。

第四节　净制药材的质量要求

重点介绍药材净选后,具体的质量要求、质量指标和检查方法。

第六章　饮片切制

【知识教学目标】

1. 掌握饮片切制的目的、药材切制前的软化方法、饮片的类型及规格、饮片切制过程的质量标准。

2. 熟悉手工切制的方法及机械切制设备的原理或标准操作规程。

3. 了解饮片的干燥方法、包装要点、影响饮片质量的因素。

【能力培养目标】

1. 能根据药物的性质选择合适的软化方法。

2. 会运用切制工具进行饮片的切制操作。

3. 会使用洗药机、切药机和干燥机。

【教学内容】

概　　述

讲述饮片的含义和饮片切制的目的。

第一节　药材切制前的软化处理

1. 讲述药材除少量可以鲜切或干切外,大多数干燥的中药材切制前需要软化处理。重点讲述常水软化处理的方法、适用的药材、药材软化中的"伤水"和"下色"现象。

2. 讲述软化设备的原理或使用方法。

3. 简要介绍其他软化方法、"看水头"的方法、药材机械切制时软化程度的特点。

第二节　饮片的类型及切制方法

1. 在饮片类型中重点讲述常见的 8 种饮片类型和规格,简要说明饮片类型的选择原则。

2. 在切制方法中重点介绍"把活"、"个活"的切制手法和剁刀式、旋转式切药机的工作原理或操作方法。

3. 简要介绍其他切制方法。

第三节　饮片的干燥

1. 简要介绍饮片自然干燥和人工干燥的方法或技术。

2. 讲述翻板式干燥机和热风干燥机的工作原理;重点讲述饮片干燥时的温度。

第四节　饮片切制过程的质量标准

重点讲述软化药材、切制饮片、干燥饮片的质量标准。

第五节　饮片的包装

简要介绍或自学饮片包装的方法。

第六节　影响饮片质量的因素

1. 讲述败片的含义。

2. 简要介绍或自学影响饮片质量的因素。

第七章 清 炒 法

【知识教学目标】

1. 掌握清炒法的操作方法、成品质量、辅料用量、注意事项及炮制目的；常用药物的成品性状、炮制作用。

2. 熟悉机械炒药机的原理和标准操作规程。

3. 了解清炒法的含义、某些药物的现代研究。

【能力培养目标】

1. 能运用不同火力完成清炒法操作。

2. 会使用滚筒式炒药机和平锅式炒药机。

3. 能正确判定药物炒后的成品质量。

【教学内容】

概 述

1. 讲述炒法、火力和火候的含义。

2. 讲述火力的种类和适用范围、手工炒药的 4 个步骤和滚筒式炒药机、平锅式炒药机的工作原理或标准操作规程。

第一节　炒黄法（包括炒爆）

1. 讲述炒黄法的含义、适用的药物、操作方法、成品质量、注意事项及炮制目的；常用药物的成品性状、炮制作用。

2. 重点讲授的药物：牛蒡子、决明子、槐花、葶苈子、芥子、紫苏子、苍耳子、莱菔子、使君子、王不留行、酸枣仁、火麻仁。

3. 介绍槐花、芥子、苍耳子的现代研究成果。

第二节　炒焦法

1. 讲述炒焦法的含义、适用的药物、操作方法、成品质量、注意事项及炮制目的；常用药物的成品性状、炮制作用。

2. 重点讲授的药物：山楂、川楝子、栀子、槟榔。

3. 介绍槟榔的现代研究成果。

第三节　炒炭法

1. 讲述炒炭法的含义、适用的药物、操作方法、成品质量、注意事项及炮制目的；常用药物的成品性状、炮制作用。

2. 重点讲授的药物：大蓟、小蓟、地榆、干姜、乌梅、白茅根、蒲黄、荆芥。

第八章　加辅料炒法

【知识教学目标】

1. 掌握加辅料炒法的操作方法、成品质量、辅料用量、注意事项及炮制目的；常用药物的成品性状、炮制作用。

2. 熟悉机械炒药机的原理和标准操作规程。

3. 了解加辅料炒法的含义、某些药物的现代研究。

【能力培养目标】

1. 能运用不同火力完成加辅料炒法的操作。

2. 会使用滚筒式炒药机和平锅式炒药机。

3. 能正确判定药物炒后的成品质量。

【教学内容】

概 述

讲清加辅料炒与清炒法的异同点。

第一节　麸炒法

1. 讲述麸炒法的含义、适用的药物、操作方法、辅料用量、成品质量、注意事项及炮制目的，常用药物的成品性状、炮制作用。

  2. 重点讲授的药物：苍术、枳壳、枳实、薏苡仁、僵蚕、芡实、白术、山药。

  第二节 米炒法

  1. 讲授米炒法的含义、适用的药物、操作方法、辅料用量、成品质量、注意事项及炮制目的；常用药物的成品性状、炮制作用。

  2. 重点讲授的药物：斑蝥、党参。

  3. 讲述斑蝥米炒的道理。

  第三节 土炒法

  1. 讲述土炒法的含义、适用的药物、操作方法、辅料用量、成品质量、注意事项及炮制目的；常用药物的成品性状、炮制作用。

  2. 重点讲授的药物：山药、白术。

  第四节 砂烫法

  1. 讲述砂烫法的含义、适用的药物、操作方法、辅料用量、成品质量、注意事项及炮制目的；常用药物的成品性状、炮制作用。

  2. 重点讲授的药物：鳖甲、穿山甲、龟甲、鸡内金、骨碎补、马钱子。

  3. 讲述砂烫马钱子的降毒原理。

  第五节 蛤粉烫法

  1. 讲述蛤粉烫法的含义、适用的药物、操作方法、辅料用量、成品质量、注意事项及炮制目的；常用药物的成品性状、炮制作用。

  2. 重点讲授的药物：阿胶。

  第六节 滑石粉烫法

  1. 讲述滑石粉烫法的含义、适用的药物、操作方法、辅料用量、成品质量、注意事项及炮制目的；常用药物的成品性状、炮制作用。

  2. 重点讲授的药物：水蛭。

第九章 炙 法

【知识教学目标】

  1. 掌握各炙法适用的药物、操作方法、成品质量、注意事项及炮制目的；常用药物的成品性状、炮制作用。

  2. 熟悉辅料的选择、制备和一般用量。

  3. 了解炙法的含义、炙法与加辅料炒法的区别、某些药物的现代研究。

【能力培养目标】

  1. 具有用手工和机械进行各种炙法操作的能力。

  2. 会制备盐水、姜汁、炼蜜、羊脂油。

  3. 能正确判定药物炙后的成品质量。

【教学内容】

概 述

  1. 讲述炙法的含义。

  2. 简要介绍炙法的分类、炙法与加辅料炒法的区别。

  第一节 酒炙法

  1. 讲述酒炙法适用的药物、酒炙的操作方法、黄酒的一般用量、成品质量、注意事项及炮制目的；常用药物的成品性状、炮制作用。

  2. 重点讲授的药物：黄连、大黄、白芍、龙胆、乌梢蛇、蕲蛇、丹参、当归、川芎、牛膝、威灵仙、续断、蟾酥。

  3. 讲述大黄炮制后泻下作用降低的原因。

  第二节 醋炙法

  1. 讲述醋炙法适用的药物、醋炙的操作方法、米醋的一般用量、成品质量、注意事项及炮制目的；常用药物的成品性状、炮制作用。

2. 讲述乳香、没药、五灵脂采用先炒药物后加醋的原因。

3. 重点讲授的药物:芫花、柴胡、香附、青皮、郁金、艾叶、延胡索、三棱、莪术、五灵脂、乳香、没药。

4. 讲述延胡索醋炙后止痛作用增强的原理。

第三节　盐炙法

1. 讲述盐炙法适用的药物、盐炙的操作方法、食盐的一般用量、成品质量、注意事项及炮制目的;常用药物的成品性状、炮制作用。

2. 讲述知母、车前子采用先炒药物后加盐水的原因。

3. 重点讲授的药物:黄柏、知母、泽泻、车前子、小茴香、益智、杜仲、补骨脂、砂仁、菟丝子。

第四节　姜炙法

1. 讲述姜炙法适用的药物、姜炙的操作方法、姜汁的制备和一般用量、成品质量、注意事项及炮制目的;常用药物的成品性状、炮制作用。

2. 重点讲授的药物:厚朴、竹茹、草果。

第五节　蜜炙法

1. 讲述蜜炙法适用的药物、蜜炙的操作方法、炼蜜的制备和一般用量、成品质量、注意事项及炮制目的;常用药物的成品性状、炮制作用。

2. 讲述百合、槐角采用先炒药物后加蜜的原因。

3. 重点讲授的药物:甘草、黄芪、麻黄、马兜铃、百部、旋覆花、前胡、桑白皮、百合、槐角。

4. 讲述蜜炙麻黄的炮制原理。

第六节　油炙法

1. 简述油炸、油脂涂酥烘烤的方法、适用的药物、炮制作用。

2. 重点讲述羊脂油炙方法、辅料用量、成品性状、炮制作用。

3. 重点讲授的药物:淫羊藿、三七、蛤蚧。

第十章　煅　　法

【知识教学目标】

1. 掌握各种煅法的操作方法、成品质量、注意事项及炮制目的;常用药物的成品性状、炮制作用。

2. 熟悉各种煅法的特点、适用药物、淬液的选择和用量。

3. 了解各种煅法的含义、某些药物的现代研究。

【能力培养目标】

1. 具有进行明煅法操作的能力。

2. 会进行煅淬法、扣锅煅法的操作。

3. 能正确判定煅制药物的成品质量。

【教学内容】

概　　述

简要介绍煅法的含义、分类。

第一节　明煅法

1. 讲述明煅法的含义、适用的药物、操作要点、成品质量、注意事项及炮制目的;常用药物的成品性状、炮制作用。

2. 简述平炉煅、反射炉煅的工作原理。

3. 重点讲授的药物:白矾、皂矾、石膏、钟乳石、赤石脂、龙骨、石决明、牡蛎、瓦楞子。

第二节　煅淬法

1. 讲述煅淬法的含义、适用的药物、操作要点、成品质量、注意事项及炮制目的;常用药物的成品性状、炮制作用。

2. 介绍辅料的选择和用量。

3. 重点讲授的药物:自然铜、赭石、磁石、阳起石、炉甘石。

第三节　扣锅煅法

1. 讲述扣锅煅法的含义、适用的药物、操作要点、成品质量、注意事项及炮制目的;常用药物的成品性状、炮制作用。

2. 重点讲授血余炭、棕榈、灯心草、干漆。

第十一章　蒸煮焯法

【知识教学目标】

1. 掌握蒸煮焯法的炮制方法、成品质量、注意事项。

2. 熟悉蒸煮焯法的目的。

3. 了解蒸煮焯法的含义和某些药物的现代研究。

【能力培养目标】

1. 具有进行蒸煮焯法操作的能力。

2. 会正确判定炮制后药物的成品质量。

【教学内容】

第一节　蒸法

1. 讲述蒸法的含义、分类,举例说明蒸法的目的。

2. 重点讲述各种蒸法的操作方法、成品质量、注意事项。

3. 重点讲授的药物:黄芩、桑螵蛸、玄参、木瓜、人参、地黄、黄精、肉苁蓉、山茱萸、五味子、何首乌、藤黄。

4. 讲述黄芩加热软化的目的以及软化不当导致饮片变绿的原因;何首乌黑豆汁蒸制的炮制原理。

第二节　煮法

1. 重点讲述清水煮、甘草汁煮、豆腐煮的方法、成品质量、注意事项;常用药物的成品性状、炮制作用。

2. 重点讲授的药物:川乌、草乌、远志、吴茱萸、硫黄。

3. 讲述清水煮川乌(草乌)的降毒原理。

第三节　焯法

1. 讲述焯法的含义、适用的药物、操作方法、成品质量、注意事项及炮制目的;常用药物的成品性状、炮制作用。

2. 重点讲授的药物:苦杏仁。

3. 讲述焯苦杏仁的炮制原理。

第十二章　复　制　法

【知识教学目标】

1. 掌握复制的操作方法、成品质量、注意事项及炮制目的。

2. 熟悉复制法的目的。

3. 了解复制法的含义及现代研究。

【能力培养目标】

1. 具有进行复制法操作的能力。

2. 会制备姜半夏、清半夏、法半夏、制天南星、胆南星。

【教学内容】

1. 讲述复制法的含义。

2. 重点讲授的药物:姜半夏、清半夏、法半夏、制天南星、胆南星、白附子的制备方法、所用的辅料、炮制作用。

3. 简要讲解白附子、淡附片的制备方法和所用辅料。

第十三章　发酵、发芽法

【知识教学目标】

1. 掌握发酵、发芽法的条件、方法、成品质量及注意事项。

2. 熟悉发酵、发芽法的炮制目的。

3. 了解发酵、发芽法的含义。

【能力培养目标】

1. 会发酵、发芽的方法。

2. 能制备六神曲、半夏曲、淡豆豉、麦芽、大豆黄卷。

【教学内容】

第一节　发酵法

1. 讲述发酵法的含义、发酵的条件和目的。

2. 重点以六神曲、淡豆豉为例,来分别讲述药物加面粉发酵、药物直接发酵的操作方法、成品质量、注意事项。

3. 重点讲授的药物:六神曲、半夏曲、淡豆豉。

第二节　发芽法

1. 讲述发芽法的含义、操作方法、成品质量及注意事项;常用药物的成品性状、炮制作用。

2. 简要介绍发芽法的目的。

3. 重点讲授的药物:麦芽、大豆黄卷。

4. 简要介绍麦芽的炮制研究。

第十四章　制　霜　法

【知识教学目标】

1. 掌握制霜方法、成品质量及注意事项。

2. 熟悉制霜目的。

3. 了解制霜法的含义。

【能力培养目标】　会运用去油制霜法制备巴豆霜、千金子霜、柏子仁霜,用渗析制霜法制备西瓜霜。

【教学内容】

第一节　去油制霜法

1. 讲述去油制霜的含义、炮制目的、制霜时加热的目的。

2. 重点讲授去油制霜的方法,成品质量。

3. 简要介绍去油制霜的注意事项。

4. 常用药物:巴豆、千金子、柏子仁。

第二节　渗析制霜法

讲述西瓜霜的两种制备方法、成品质量及注意事项。

第三节　升华制霜法

以信石为例简要介绍升华制霜的方法。

第四节　副产品制霜法

简要介绍鹿角霜、柿霜的制备方法。

第十五章　其他制法

【知识教学目标】

1. 掌握其他制法的操作方法、成品质量及注意事项。

2. 熟悉烘焙、煨、提净、水飞、干馏法的炮制目的。

3. 了解烘焙、煨、提净、水飞、干馏法的含义及药物的现代研究。

【能力培养目标】

1. 具有进行烘焙、煨、提净、水飞的操作能力。

2. 能熟练进行煨肉豆蔻、朴硝的提净、朱砂的水飞操作。

【教学内容】

第一节　烘焙法

1. 讲述烘焙法的含义、烘焙法与炒法的区别。

2. 简要介绍烘焙法的操作方法。

3. 重点讲授的药物:蜈蚣。

第二节　煨法

1. 讲述煨法的含义、分类。

2. 讲述裹煨、麸煨、烘煨的方法、成品质量;常用药物的成品性状、炮制作用。

3. 重点讲授的药物:肉豆蔻、木香、葛根。

第三节　提净法

1. 讲述提净法的含义、炮制目的。

2. 重点讲授提净的方法、辅料用量、成品质量、注意事项;常用药物的成品性状、炮制作用。

3. 重点讲授的药物:芒硝。

第四节　水飞法

1. 讲述水飞法的含义、炮制目的。

2. 重点讲授水飞法的操作方法、成品质量、注意事项;常用药物的成品性状、炮制作用。

3. 重点讲授的药物:朱砂、雄黄、滑石。

第五节　干馏法

1. 简要介绍干馏法的含义、炮制目的。

2. 讲述干馏法的操作方法。

3. 重点讲授的药物:竹沥。

四、教学时数分配与安排

按照教学计划的规定,本课程总学时为 90 学时,其中理论教学 42 学时,实践教学 48 学时。

教学内容	理论教学时数	实践教学时数	总时数
第一章　绪论	2		2
第二章　中药炮制的目的及对药物的影响	2		2
第三章　中药炮制的分类及辅料	1		1
第四章　中药饮片的质量要求及贮藏保管	2	2	4
第五章　净选加工	4	2	6
第六章　饮片切制	4	4	8
第七章　清炒法	4	6	10
第八章　加辅料炒法	4	8	12
第九章　炙法	4	8	12
第十章　煅法	4	4	8
第十一章　蒸煮焯法	3	4	7
第十二章　复制法	2	2	4
第十三章　发酵、发芽法	2	2	4
第十四章　制霜法	2	2	4
第十五章　其他制法	2	4	6
合　　计	42	48	90

五、使用说明

1. 本大纲适用于高职高专中药类各专业中药炮制技术课程的教学。

2. 本大纲教学目标包括知识教学目标、能力培养目标和素质教育目标。知识教学目标分掌握、熟悉、了解3级,凡属掌握和熟悉的内容均为教学重点,应努力通过课堂讲授和运用课件、考试等多种手段,使学生理解并掌握;能力培养目标尤为重要,应通过各种实践教学环节,实训多练,力求使学生能在老师的指导和辅助下达到能和会的要求;素质教育目标同样重要,应通过课堂上教书育人、实践环节中的为人师表,使学生努力达到本门课程的基本素质要求。

附:代表性中药饮片名录(150味)

1. 清炒法

(1)炒黄:牛蒡子、决明子、槐花、葶苈子、芥子、紫苏子、苍耳子、莱菔子、使君子、王不留行、酸枣仁、火麻仁。

(2)炒焦:山楂、川楝子、栀子、槟榔。

(3)炒炭:大蓟、小蓟、地榆、干姜、乌梅、白茅根、蒲黄、荆芥。

2. 加辅料炒法

(1)麸炒:苍术、枳壳、枳实、薏苡仁、僵蚕、芡实。

(2)米炒:斑蝥、党参。

(3)土炒:山药、白术。

(4)砂烫:龟甲、鳖甲、穿山甲、鸡内金、骨碎补、马钱子。

(5)蛤粉烫:阿胶。

(6)滑石粉烫:水蛭。

3. 炙法

(1)酒炙:黄连、大黄、白芍、龙胆、乌梢蛇、蕲蛇、丹参、当归、川芎、牛膝、续断、威灵仙、蟾酥。

(2)醋炙:芫花、柴胡、香附、青皮、郁金、艾叶、延胡索、三棱、莪术、五灵脂、乳香、没药。

(3)盐炙:黄柏、知母、泽泻、车前子、小茴香、益智、杜仲、补骨脂、砂仁、菟丝子。

(4)姜炙:厚朴、竹茹、草果。

(5)蜜炙:甘草、黄芪、麻黄、马兜铃、百部、旋覆花、前胡、桑白皮、百合、槐角。

(6)油炙:淫羊藿、三七、蛤蚧。

4. 煅法

(1)明煅:白矾、皂矾、石膏、钟乳石、赤石脂、龙骨、石决明、牡蛎、瓦楞子。

(2)煅淬:自然铜、赭石、磁石、阳起石、炉甘石。

(3)扣锅煅:血余炭、棕榈、灯心草、干漆。

5. 蒸煮焯法

(1)蒸法:黄芩、桑螵蛸、玄参、木瓜、人参、地黄、黄精、肉苁蓉、山茱萸、五味子、何首乌、藤黄。

(2)煮法:川乌、草乌、远志、吴茱萸、硫黄。

(3)焯法:苦杏仁。

6. 复制法 半夏、天南星(含胆南星)、白附子。

7. 发酵、发芽法

(1)发酵法:六神曲、半夏曲、淡豆豉。

(2)发芽法:麦芽、大豆黄卷。

8. 制霜法 巴豆、千金子、柏子仁、西瓜霜。

9. 其他制法 蜈蚣、肉豆蔻、木香、葛根、芒硝、朱砂、雄黄、滑石、竹沥。

主要参考书目

1. 国家药典委员会. 中华人民共和国药典（2010 年版一部）[M]. 北京：中国医药科技出版社,2010.

2. 国家中医药管理局. 中药饮片质量通则[M]. 北京：1994.

3. 卫生部药政管理局. 全国中药炮制规范[M]. 北京：人民卫生出版社,1988.

4. 国家食品药品监督管理局执业药师资格认证中心. 中药学专业知识[M]. 北京：中国医药科技出版社,2013.

5. 叶定江,张世臣. 中药炮制学[M]. 北京：人民卫生出版社,1999.

6. 叶定江. 中药炮制学[M]. 上海：上海科学技术出版社,1996.

7. 王孝涛. 历代中药炮制法汇典（古代部分、现代部分）[M]. 南昌：江西科学技术出版社,1989.

8. 金世元,王琦. 中药饮片炮制研究与临床应用[M]. 北京：化学工业出版社,2004.

9. 龚千峰. 中药炮制学[M]. 第 2 版. 北京：中国中医药出版社,2007.

10. 原思通. 医用中药饮片学[M]. 北京：人民卫生出版社,2001.

11. 吕文海. 中药炮制学[M]. 北京：科学出版社,1992.

12. 胡熙明. 中华本草[M]. 上海：上海科学技术出版社,1998.

13. 张炳鑫. 中药饮片切制工艺学[M]. 北京：中国医药科技出版社,1998.

14. 冯秀锟. 中药炮制技术 CAI 多媒体课件[M]. 北京：中国中医药出版社,2004.

15. 叶定江. 中药临床生用与制用[M]. 南昌：江西科学技术出版社,1991.

16. 郭晓庄. 有毒中草药大词典[M]. 天津：天津科学技术翻译出版公司,1992.

药名索引

333

40检